Elizabeth Davis

Das Hebammen-Handbuch

Elizabeth Davis

Das Hebammen Handbuch

Ganzheitliche Schwangerschafts-
und Geburtsbegleitung

Kösel

Übersetzung aus dem Amerikanischen: Inge Olivia Wacker, Magnetsried.
Die Originalausgabe erschien unter dem Titel »Heart & Hands. A Midwife's Guide
to Pregnancy & Birth« bei Celestial Arts, Berkeley, California.

Ich widme dieses Buch meiner Familie:
Celeste und Orion,
meinem Mann George
und dem kleinen John

ISBN 3-466-34273-2

1 2 3 4 5 6 · 97 96 95 94 93 92

Gedruckt auf umweltfreundlich hergestelltem Werkdruckpapier
(säurefrei und chlorfrei gebleicht)

Inhalt

Ein wichtiger Hinweis an die LeserInnen 8

Vorwort 9

1 Hebammen – ein Berufsprofil 11

Für die werdenden Eltern: Die Wahl der Hebamme 15

2 Vorsorge 16

Das erste Gespräch 17 / Krankengeschichte 18 / Körperliche Untersuchungen 20 / Ernährung und Übungen 27 / Eine Auswahl treffen 30 / Laboruntersuchungen 30 / Routineuntersuchungen 35 / Allgemeine körperliche Beschwerden 35 / Häufige Ängste und Beratungstechniken 41 / Beteiligung des Vaters 42 / Beteiligung der Geschwister 44 / Die letzten sechs Wochen 44 / Hausbesuche 48 / Anmeldungen in letzter Minute 49

Für die werdenden Eltern: Gut für dich sorgen in der Schwangerschaft 51

3 Probleme in der Schwangerschaft 54

Körperliche Komplikationen 54

Anämie 54 / Probleme mit der Gewichtszunahme 56 / Fehlgeburt 57 / Ektopische Schwangerschaft 59 / Blasenmole 59 / Blutungen in der Spätschwangerschaft 60 / Diabetes in der Schwangerschaft 61 / Bluthochdruck 62 / Präeklampsie 64 / Hydramnion 66 / Zwillinge feststellen 67 / Steißlage und Querlage 68 / Frühgeburten 69 / Zu kleines Baby 70 / Übergroßes Baby 72 / Übertragung 73

Psychische Belastungen 74

Alleinerziehende Mütter 75 / Berufstätige Mütter 77 / Mütter über 35 79 / Entfremdung der Partner 80 / Lesbische Schwangere 81 / Die Beziehung zu den Eltern 82 / Sexuelle Probleme 84 / Psychische Gegenanzeigen 86

Für die werdenden Eltern: Gefahrenzeichen in der Schwangerschaft 87

4 Die Geburt 88

Die frühe Eröffnungsphase 88 / Die Rolle der Hebamme in der frühen Eröffnungsphase 92 / Aktive Geburtsarbeit 93 / Medizinische Maßnahmen während der aktiven Geburts-

arbeit 94 / Der Übergang zu heftigeren Wehen 96 / Austreibungsphase 98 / Medizinische Maßnahmen während der Austreibungsphase 100 / Die Unterstützung der Geburt 102 / Die Nachgeburtsphase 109 / Die Geburt der Plazenta 109 / Nach Rissen schauen 112 / Die Untersuchung des Neugeborenen 113 / Beobachtung nach der Geburt 115

Für die werdenden Eltern: Goldene Tips für Väter 116

5 Komplikationen bei der Geburt 117

Lange Eröffnungsphase und Erschöpfung der Frau 118 / Mißverhältnis zwischen kindlichem Kopf und Becken 124 / Wehenstillstand bei hinterer Hinterhauptlage 129 / Verzögerte Austreibungsphase 131 / Schlechter Zustand des Kindes (fötaler Distreß) 133 / Probleme mit der Nabelschnur 134 / Bluthochdruck der Mutter 135 / Vorzeitiger Blasensprung 136 / Ungewöhnliche Lagen 139 / Schulterdystokie 142 / Überraschende Steißlage 145 / Blutungen 146 / Verzögerte Plazentalösung 152 / Beurteilung und Nähen von Rissen und Dammschnitten 154 / Technik der Dammnaht (von John Walsh, PA/Hebamme) 155 / Wiederbelebung des Neugeborenen 161 / Mißbildungen beim Baby 165 / Wenn das Baby stirbt 167

Für die werdenden Eltern: Falls ein Kliniktransport notwendig wird 168

6 Die Nachsorge 170

Hausbesuch am ersten Tag 171 / Am dritten Tag 173 / Am siebten Tag 175 / Nachuntersuchung in der 3. bis 6. Woche 175

Das Baby: Komplikationen und Probleme 178

Hypoglykämie (Unterzucker) 178 / Mekoniumaspiration 178 / Vorübergehende Tachypnoe 178 / Neugeboreneninfektion 179 / Gelbsucht 179 / Reizbarkeit, Blähungen 181 / Leichtere Probleme 182

Für die werdenden Eltern: Was tun, wenn das Baby schreit 181

Die Mutter: Komplikationen und Probleme 183

Leichtere Probleme 183 / Hämatome 184 / Gebärmutter- und Unterleibsinfektionen 184 / Thrombophlebitis und Lungenembolie 185 / Stillschwierigkeiten 185 / Wochenbettdepressionen 186 / Sexuelle Veränderungen 189 / Empfängnisverhütung 190

7 Hebamme werden 192

Ausbildung und Zulassung zum Hebammenberuf 192 / Literaturempfehlungen 194 / Als Geburtsbegleitung bei Hausgeburten dabeisein 196 / Geburtsbegleitung in der Klinik 198 / Fortbildungsgruppen 200 / Als Lehrling einer Hausgeburtshebamme assistieren 200

8 Die Hebammenpraxis 202

Der Praxisort: In der Stadt oder auf dem Land? 202 / *Instrumente und Geräte* 204 / *Praxiseinrichtung und Organisation* 204 / *Kleidung und Hygiene* 205 / *Öffentlichkeitsarbeit* 206 / *Medizinischer Hintergrunddienst und Konsultationsmöglichkeiten* 206 / *Aufzeichnungen, Karteikarten und Einverständniserklärungen* 207 / *Zusammenarbeit mit einer Partnerin* 208 / *Balintgruppen* 209

9 Ein Ausblick 210

Für die werdenden Eltern: So kannst du deine Hebamme unterstützen! 213

Anhang 215

Adressen 215

Fragebögen 220

I Krankheitsgeschichte und persönlicher Hintergrund 220 / *II Bisherige Schwangerschaften* 228

Formulare 233

I Aufzeichnungen über die Schwangerenvorsorge 233 / *II Transportbericht nach abgebrochener Hausgeburt* 234 / *III Wochenbettpflege* 235

Checklisten 236

I Hinweise für das Wochenbett 236 / *II Der Hebammenkoffer* 237 / *III Was die Eltern bereithalten müssen* 238

Literatur 239
Dank 242
Register 243

Ein wichtiger Hinweis an die LeserInnen

Die medizinischen und gesundheitlichen Maßnahmen in diesem Buch basieren auf der Qualifikation und dem Wissen, auf persönlichen Erfahrungen und auf Recherchen der Autorin sowie auf Empfehlungen aus verläßlichen medizinischen Quellen. Da jeder Mensch und jede Situation einzigartig sind, raten die Autorin und der Verlag den LeserInnen dringend, sich mit einem qualifizierten Mediziner in Verbindung zu setzen, ehe sie irgendeine Maßnahme anwenden, bei der sie Zweifel hinsichtlich ihrer Wirkung und in bezug darauf haben, ob sie angemessen ist. Der Verlag empfiehlt keine bestimmte Geburtstechnik, ist jedoch der Überzeugung, daß die Informationen in diesem Buch der daran interessierten Leserschaft zugänglich sein sollten. Weil immer ein Risiko besteht, zeichnen Autorin und Verlag nicht verantwortlich für irgendwelche nachteiligen Wirkungen oder Nebeneffekte, die sich aus den hier gemachten Vorschlägen, Rezepten oder Maßnahmen ergeben. Stützen Sie sich nicht auf dieses Buch, wenn Sie nicht bereit sind, dieses Risiko einzugehen. Setzen Sie sich jederzeit mit einem Arzt oder einem erfahrenen Gesundheitsexperten in Verbindung. Es ist ein Zeichen von Weisheit, nicht von Ängstlichkeit, eine zweite oder dritte Meinung einzuholen.

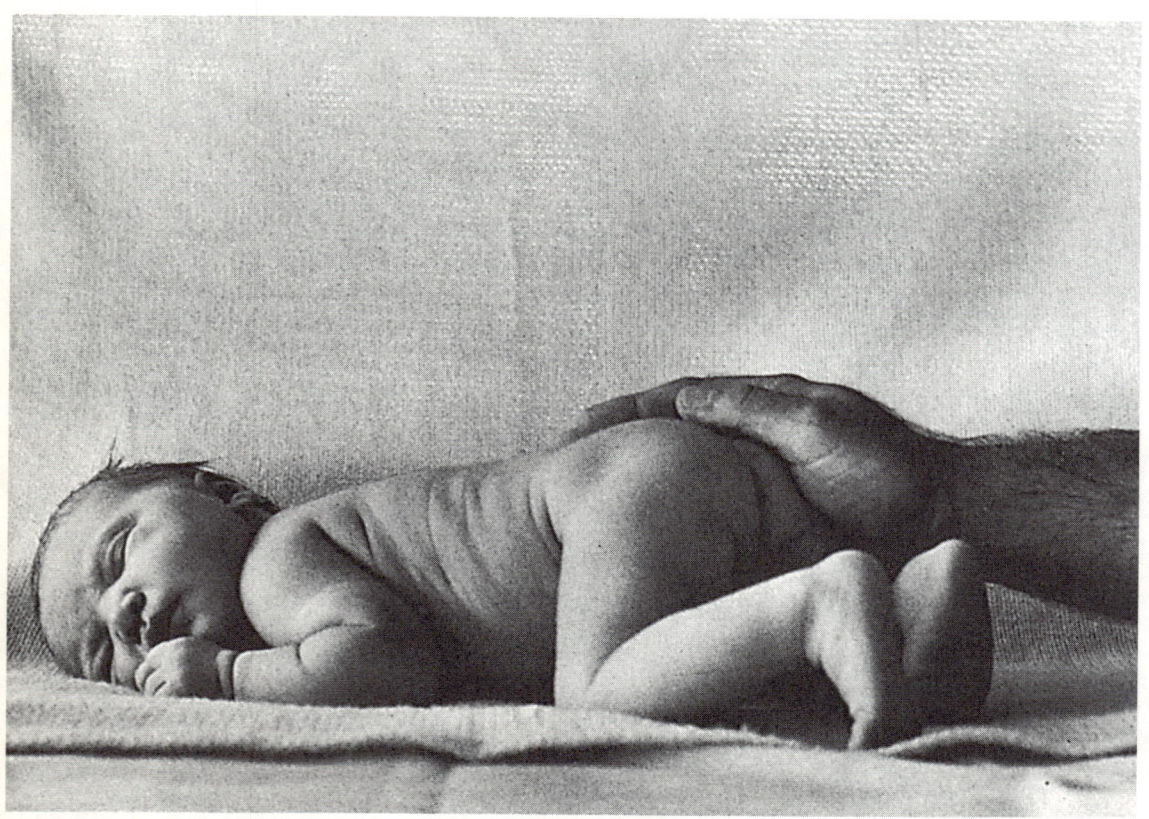

Vorwort

Dieses Buch hat die Absicht, eine praktische Anleitung für den Hebammenberuf zu geben, indem es die Realitäten dieses Berufs vermittelt. Die Hebammenkunst ist eine uralte Fertigkeit und zugleich durch ihre Verbindungen zur feministischen Bewegung, zum wachsenden Bewußtsein und einem sich entwickelnden Netzwerk an Selbsthilfeeinrichtungen eine Wiederentdeckung unserer Zeit.

Dieses Buch möchte die elitäre Haltung entmystifizieren, mit der die Medizin einen ganz grundlegenden, natürlichen körperlichen Vorgang umgibt. Es gibt andere Bücher, die ausführlichere Informationen zur Geburtshilfe enthalten, doch keines davon erläutert, wie dieses Wissen individuell den Frauen angepaßt, wie Regeln so modifiziert werden können, daß sie auf die jeweilige Situation passen. Dies ist ein Buch über die *praktische Hebammenarbeit*, mit besonderem Augenmerk auf den kreativen Umgang mit Komplikationen. Es enthält manche Antworten auch für Eltern, die sich nicht nur eine erstklassige Versorgung wünschen, sondern verschiedene Alternativlösungen für Probleme kennenlernen wollen, die während Schwangerschaft und Geburt auftreten können. Bestimmte, im Inhaltsverzeichnis hervorgehobene Abschnitte wollen speziell den Bedürfnissen werdender Eltern begegnen. Da ich glaube, daß Eltern Einblicke in die Bewertungs- und Entscheidungsprozesse einer Hebamme ebenso zu schätzen wissen wie sachliche Informationen, habe ich mich im Stil nicht an einem allgemeineren Publikum orientiert, sondern den vertrauensvollen Ton einer Hebamme gewählt, die sich an ihre Kolleginnen wendet (für die das Buch ja auch vor allem gedacht ist).

Da nichts die persönliche Erfahrung, die Intuition, die sich aus vielen Geburtsbegleitungen entwickelt, ersetzen kann, vermag auch dieses Handbuch nur begrenzt in die Hebammenkunst einzuführen. Doch die vorgeschlagenen Verfahren und Handlungsweisen können die künftige Hebamme zumindest zu weiteren Fragen und Studien anregen und auch erfahrene Praktikerinnen vielleicht dazu veranlassen, neue, verantwortungsbewußte Vorgehensweisen zu erproben. Wenn dieses Buch Eltern und Fachkräften gleichermaßen innovatives Denken und ein humanistisches Verständnis nahebringt, ist sein wichtigstes Ziel erreicht.

Große Fortschritte sind bei der Humanisierung der Geburt gemacht worden. Solange Eltern auf ihrem Recht bestehen, Geburtsort und die sie betreuende Person selbst auszuwählen, und solange Hebammen sich aufmachen, diese Bedürfnisse zu erfüllen, wird es weitere Fortschritte geben. Ich freue mich auf den Tag, da jede Frau genau so gebären kann, wie sie es sich wünscht, mit umfassender Unterstützung und angemessenem Beistand.

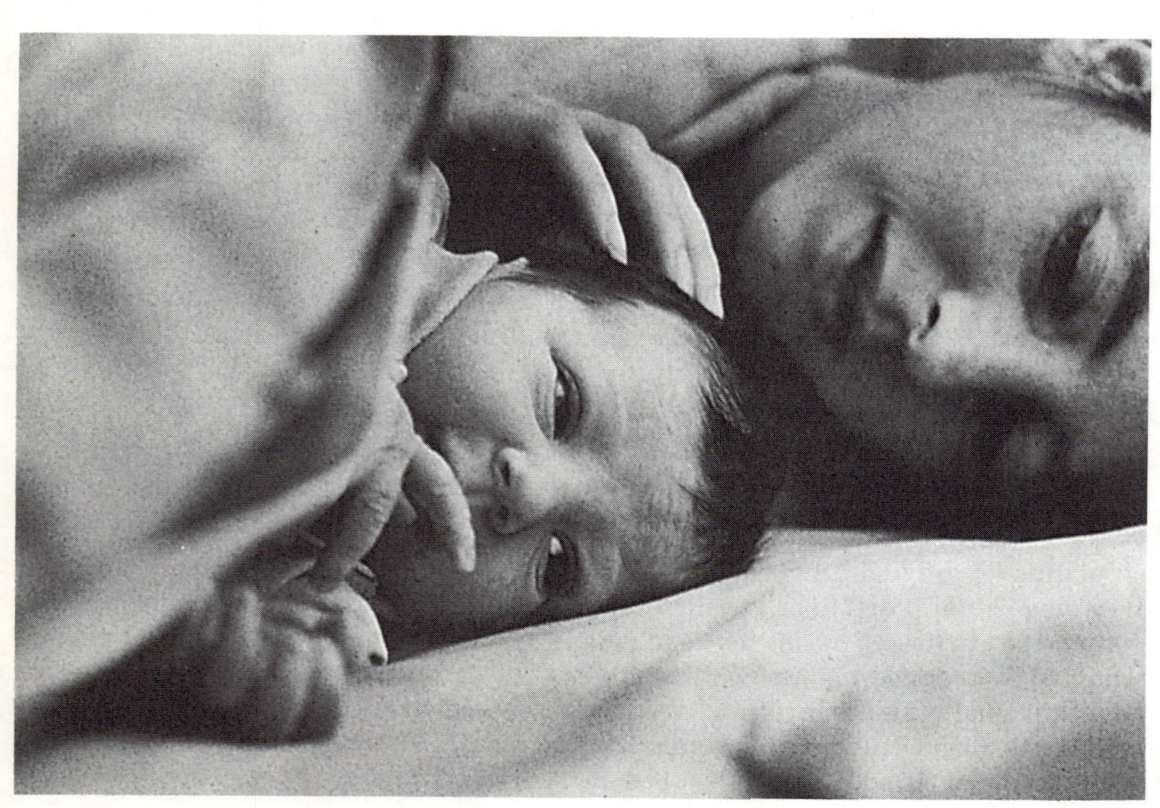

1 Hebammen – ein Berufsprofil

Von jeher sind Hebammen die traditionellen Geburtshelferinnen gewesen, die in der Gemeinschaft hochangesehen waren. Heute jedoch genießt die Hebamme zwar vielleicht noch sehr viel persönliches Ansehen, doch hat sie weder einen hohen gesellschaftlichen Status noch ist sie machtvoll. Vielmehr muß sie gegen den Strom schwimmen, wenn sie Eltern bei ihrer Suche nach einer sicheren Geburtsalternative unterstützt.

Die Hebammenkunst ist unbestritten der älteste Helferberuf. Von Anbeginn haben Frauen einander während der Geburt beigestanden. Diejenige, die besonders interessiert und geeignet war, wurde zur Hebamme und übte die Heilkünste ihrer Zeit und ihrer Kultur aus. Das ist in vielen Ländern der Dritten Welt heute noch so. Im heutigen Dänemark, in Holland und Schweden ist eine Geburt mit Hilfe einer Hebamme das übliche. Tatsächlich ist in den fünf Ländern mit der niedrigsten Sterblichkeitsrate unter der Geburt weltweit der Einsatz von Hebammen am höchsten, sie betreuen 70% aller Geburten. In den USA, wo auf Grund politischer und wirtschaftlicher Einschränkungen nur 5% aller Geburten von Hebammen geleitet werden, ist diese Sterblichkeitsrate erschreckend hoch, die USA stehen weltweit an 16. Stelle.

Ungeachtet ihrer offensichtlich segensreichen Tätigkeit sind Hebammen vor allem in der westlichen Welt immer wieder verfolgt worden. Im 16. und 17. Jahrhundert wurden sie in Europa als Hexen auf dem Scheiterhaufen verbrannt. Und das passierte auch in Amerika. Das waren für alle Frauen schlimme Zeiten. Die Hebammenkunst bestand aus Notwendigkeit heraus zwar weiter, doch um die Jahrhundertwende kam es wiederum zu heftigen Repressalien, als die Medizin ein profitabler Berufsstand wurde und die aufkommende männliche Ärzteschaft auf die Einnahmen aus Geburten erpicht war.

Damals kam der Hebammenberuf auf Grund der Bestrebungen der Ärzte, ihn zu diskreditieren, fast völlig zum Erliegen. Den Hebammen wurden Nachlässigkeit, Unsauberkeit, sexuelle Promiskuität und Perversion vorgeworfen. Im Mittelalter galt die Hebamme als Gefährtin des Teufels, später wurde sie Sinnbild für die »leichtfertige Frau« – im Gegensatz zum »braven Mädchen«, das Krankenschwester wurde und eine dem Arzt untergeordnete Rolle akzeptierte. Dennoch wirkten Hebammen weiterhin in ihren Gemeinden, wo ihnen Freundinnen und Nachbarinnen als Alternative zu den Ärzten den Vorzug gaben. Sich selbst überlassen hätte der Hebammenberuf wahrscheinlich niemals überlebt, denn die meisten Hebammen waren arm, machtlos und auch nicht organisiert. Die Nachfrage nach Hebammen hat diesen Beruf bis zum heutigen Tag am Leben erhalten. Der Hebammenstand ist offenbar aus dem Leben nicht wegzudenken und besteht fort, weil es bei werdenden Müttern und ihren Familien ein Bedürfnis danach gibt.

In Nordamerika waren praktisch von Anfang an autodidaktische Hebammen (deren Können und

Wissen auf Erfahrung beruht) tätig, den Berufsstand der ausgebildeten Hebamme und Krankenschwester gibt es dort erst seit neuerer Zeit.
1939 begann der Frontier Nursing Service mit
der Hebammenausbildung nach dem Vorbild
eines in England entwickelten Modells. Heute
existieren in den USA fast 30 Hebammenschulen, doch was die Ausübung dieses Berufs anbelangt, gibt es große Hindernisse.

Der Kampf um die Autonomie des Hebammenberufs ist international; überall auf der Welt
werden Hebammen in ihrer Tätigkeit eingeschränkt. In Anbetracht der bewegten Vergangenheit und der schwierigen gegenwärtigen Situation wird deutlich, daß nur auf Grund der
ständigen Nachfrage der Betroffenen der Hebammenberuf überlebt hat. Wodurch wird die
Betreuung durch eine Hebamme zur so einer
begehrenswerten Geburtsalternative?

Der Hebammenberuf beruht darauf, den *Nor-
malzustand zu unterstützen.*

Im Grunde ist es eine Dienstleistung, bei der
die Hebamme die Kräfte der Natur anerkennen,
auf sie reagieren und mit ihnen zusammenarbeiten muß. In diesem Sinne ist die Arbeit der
Hebamme ökologisch, es geht um den weisen
Umgang mit Kraftquellen und die Achtung vor
dem Gleichgewicht der Natur. Was für ein Rie-
senunterschied zur Vorliebe der westlichen Medizin für Medikamente und Apparate! Hebam-
menbetreuung bedeutet *individuelle* Betreuung.
Die erfahrene Hebamme weiß, daß es eine große Bandbreite im normalen Ablauf von
Schwangerschaft, Geburt und der Zeit danach
gibt; ihre Aufgabe ist es, das Verlaufsmuster zu
erkennen und zu einem gesunden Ablauf bei-
zutragen. Durch sorgfältige Vorsorgeuntersuchungen ist die Hebamme mit jeder Klientin so
vertraut, daß ihr eine Abweichung vom Normalen schnell auffallen würde. Die Geburt stellt
den Abschluß einer sich allmählich entwickelnden Beziehung dar, bei der es um eine Betreuung auf körperlicher, emotionaler und verstan-
desmäßiger Ebene geht. Bei jeder Geburt besteht die Möglichkeit von Komplikationen,
doch das Können der Hebamme beruht darauf,
damit umzugehen.

Das Wesen des Hebammenberufs liegt darin,
im jeweiligen Augenblick aufnahmefähig und
sensibel zu sein oder, mit anderen Worten, bescheiden zu bleiben und achtsam zu sein. Doch
dieses scheinbar so einfache Verhalten ist nicht
so leicht durchzuhalten; es ist das Gegenteil von
Kontrolle. Das größte Problem der gegenwärtigen Ausbildung in Geburtshilfe besteht darin,
daß die Pathologie viel zu sehr betont wird, so
daß die Studierenden nicht nur Komplikationen
zu erkennen lernen, sondern sie sogar erwarten.
Das führt im allgemeinen dazu, daß ein Arzt
darum bemüht ist, die ganze Geburt unter Kontrolle zu halten, um das Unerwartete zu verhindern, und so können die natürlichen Vorgänge
nicht ihren Lauf nehmen. Ein solchermaßen
normiertes Vorgehen ist für eine Schwangere
wenig attraktiv. Was sie sich wirklich wünscht,
ist eine einfühlsame Einstellung, bei der ihre
Gefühle und ihr gesamtes Befinden berücksichtigt werden. Und genau das bietet ihr die Hebamme. Die Aufgabe der Hebamme ist oft als
Kunst des Unsichtbarseins bezeichnet worden,
denn sie greift nicht ein, außer wenn es darum
geht, Gleichgewicht und Harmonie wiederherzustellen.

Schauen wir uns einmal genauer an, wie es um
die Hebamme heute bestellt ist: Wie ist sie als
Person, und welche Rolle hat sie in der Gesellschaft inne? Hebammen sind natürlich in ihrer
Persönlichkeit und in ihren Einstellungen sehr
unterschiedlich, doch eines scheinen sie fast
alle gemeinsam zu haben: *Ausdauer.* Eine Hebamme sieht sich riesigen Hindernissen gegenüber, wenn sie in freier Praxis arbeiten will.

Und hierin liegt das Geheimnis ihres Rufs: Sie ist eine Rebellin!

Es ist merkwürdig, daß der Feminismus sich noch nicht die Sache der Hebammen zu eigen gemacht hat, wenn auch den perinatalen Rechten immer mehr Aufmerksamkeit geschenkt wird. Was ist feministischer als der Beruf der Hebamme? Was uns die natürliche Geburt am eindrucksvollsten lehrt, ist, daß sich dabei die grundlegende weibliche Kraft entfalten kann. Die Geburtserfahrung verlangt von der Frau, ihre gesellschaftliche Rolle abzulegen und ihre einzigartigen Fähigkeiten zur Zusammenarbeit mit der Natur und Hingabe an die Naturkräfte zu entdecken. Die Geburt kann unglaubliche Fähigkeiten verleihen; sie kann einen Wandel für die Frau bedeuten, eine Erneuerung, sie kann ihr Vertrauen stärken und ihre Identität festigen. Ihre daraufhin veränderte Sicht macht es ihr möglich, auf ganz entschieden eigenständige Weise mit ihrem Kind umzugehen, mit neu erworbener innerer Sicherheit. Und das steht in krassem Gegensatz zur nach außen gerichteten, männlich orientierten Einstellung unserer Gesellschaft. Deshalb ist die Hebamme als Hüterin und Fördernde dieses Vorgangs allein schon durch das Wesen ihrer Arbeit wirklich eine Feministin.

Es kommt oft vor, daß eine Frau beschließt, Hebamme zu werden, um anderen Frauen näher zu sein; nicht nur als Freundin, sondern mit dem Ziel, ein stützendes Netzwerk entstehen zu lassen und Gemeinschaft zu fördern. Der Hebammenberuf enthält also einen Aspekt gesellschaftlicher Entwicklung, der darin besteht, daß Frauen motiviert werden, die Verantwortung nicht nur für die eigenen Geburten, sondern auch füreinander zu übernehmen. Damit brechen sie aus den vereinzelten Kleinfamilien aus, um mit Müttern und Kindern in wechselseitigen Kontakt zu treten, und können ihre gemeinsamen Quellen erkennen und aus ihnen schöpfen. Auf diese Weise kann der Beruf der Hebamme damit verbunden sein, soziale Neuerungen wie Kinderbetreuung am Arbeitsplatz und allgemein eine tolerantere Haltung gegenüber Frauen durchzusetzen, die Familie und Beruf miteinander verbinden.

Die Hebamme setzt sich auf jeden Fall für Wahlmöglichkeiten ein. Sie verteidigt energisch das Recht der Eltern, den Ort der Geburt selbst zu wählen, und tritt ebenso für ihr eigenes Recht ein, in ganz unterschiedlichen Bereichen zu arbeiten. An Kliniken übliche Privilegien werden Hebammen oder denen, die sich für sie einsetzen und mit ihnen zusammenarbeiten, oft vorenthalten. Hausgeburten sind immer noch umstritten, obwohl Statistiken immer wieder ergeben, daß Geburten zu Hause ebenso sicher wie Geburten in der Klinik sind – wenn nicht sicherer.

Die meisten Frauen, die sich für eine Schwangerenbetreuung durch eine Hebamme entscheiden, möchten ihr Kind zu Hause zur Welt bringen. Die häufigsten Gründe dafür sind die angenehmere Atmosphäre und der Wunsch nach so wenig Eingriffen wie möglich. Untersuchungen haben ergeben, daß die Körperfunktionen bei der Geburt um so besser ablaufen können, je entspannter und ruhiger die Frau ist. Wenn sie unter Druck gesetzt wird oder Angst bekommt, setzt ihr Körper Hormone (Katecholamine) frei, die sich hemmend auf die Eröffnung des Muttermundes auswirken.

Die Hauptverantwortung der Hebamme gegenüber ihren Klientinnen liegt also darin, ihr möglichstes zu tun, um für eine angenehme Atmosphäre, Entspannung und Beruhigung zu sorgen. Zu ihren Kenntnissen gehören sowohl medizinische Techniken wie auch weniger konkrete Fähigkeiten wie Intuition, Impulse geben und weiterleiten zu können. Ihre Hände sind ihre vielleicht wertvollsten Werkzeuge, denn sie spürt, beschützt und heilt durch ihre Berührung. Die Art, wie die Hebamme eine Geburt begleitet, hat mit Sicherheit Einfluß auf die Freude und Sicherheit dabei. Sie dient als Spiegel und macht im richtigen Moment die richtigen Vorschläge. Sie bemüht sich ständig darum, sich einer Bewertung zu enthalten und doch die Wahrheit zu sagen.

Die letztendliche Verantwortung für die Geburt tragen die Eltern. Es liegt an ihnen, ob sie sich gut informiert und eine Hebamme ausgesucht haben, die die persönlichen Qualitäten und die Kompetenz besitzt, die ihnen entspricht. Und dadurch, daß sie auf dem Recht bestehen, die ganz persönliche Erfahrung der Geburt so zu erleben, wie sie das möchten, eröffnen sie sich Möglichkeiten für ungeahnte Freude und Erfüllung und schaffen gleichzeitig die Grundlagen, als Eltern stark und einfühlsam sein zu können.

Die Wahl der Hebamme

1. *Wie ist sie ausgebildet?* Hat sie Hausgeburtserfahrungen? Hat sie eine Hausgeburtshebamme eine Zeitlang bei Geburten begleitet, und falls ja, wie lange?

2. *Welche Erfahrung hat sie?* Wie viele Geburten hat sie seit Abschluß ihrer Ausbildung betreut? Hat sie in unterschiedlichen Bereichen gearbeitet?

3. *Was gehört alles zu ihrem Betreuungsangebot?* Die gesamte Vorsorge? Hausbesuche (wie viele)? Vorbereitung der Geschwister? Wochenbettpflege (in welchem Umfang)? Labortests? Geburtsvorbereitungskurse?

4. *Arbeitet sie allein oder mit Kolleginnen zusammen?* Wie viele sind es? Wie oft kannst du jede von ihnen vor der Geburt treffen? Wenn sie zu mehreren sind, kannst du dir deine Hebamme aussuchen?

5. *Begrenzt sie die Zahl der Geburten, die sie monatlich betreut?* Steht das mit der Unterstützung durch ihre Kolleginnen im Einklang? Was wäre, wenn gleichzeitig zwei Geburten sind? Konnte sie schon einmal nicht zu einer Geburt kommen?

6. *Was für eine Unterstützung steht ihr in Notfällen zur Verfügung?* Ist das eine andere Hebamme? Besteht die Möglichkeit, sie vor der Geburt kennenzulernen?

7. *Wie ist sie erreichbar?* Hat sie einen Piepser? Wenn nicht, wie kannst du dich mit ihr in Verbindung setzen? Ist sie 24 Stunden am Tag jederzeit zu sprechen? Was passiert, wenn sie während deiner Schwangerschaft Urlaub macht? Wer vertritt sie, und wie ist ihre Vertretung erreichbar?

8. *Was für Erfahrungen hat sie mit Komplikationen?* Mit welchen? Mußte sie schon einmal ein Baby wiederbeleben? Wie würde sie mit starken Blutungen umgehen?

9. *Welche Geräte und Instrumente bringt sie zur Geburt mit?* Sauerstoff, Infusionslösungen, Ambubeutel fürs Baby? Medikamente gegen Blutungen?

10. *Welche medizinische Unterstützung hat sie im Hintergrund?* Arbeitet sie mit einem/r bestimmten Arzt/Ärztin zusammen? Mit einer bestimmten Klinik? Wie wird sie im Fall eines Kliniktransports gewöhnlich dort behandelt? Welchen Einfluß hat sie in der Klinik? Kannst du dir deinen Arzt aussuchen? Welchen Kinderarzt hat sie als Unterstützung?

11. *Erhebt sie zusätzliche Gebühren?* Wie rechnet sie ab?

12. *Welche anderen Kosten können entstehen?* Wieviel kostet der Geburtsvorbereitungskurs, entstehen zusätzliche Laborkosten?

13. *Welche Einstellung hat sie?* Warum ist sie Hebamme geworden? Was ist ihre Grundeinstellung zur Geburt? Unterstützt sie es, daß die Familie bei der Geburt dabei ist? Der Vater? Wie? In welchem Maß erwartet sie von dir, daß du in der Schwangerschaft selbst gut für dich sorgst?

14. *Wie kommst du mit ihr aus?* Fühlst du dich wohl mit ihr zusammen? Kannst du ihr gegenüber aufrichtig sein? Ist sie aufrichtig zu dir? Kannst du ihr vertrauen und hast trotzdem Entscheidungsfreiheit? Möchtest du sie bei deiner Geburt dabei haben?

2 Vorsorge

Hebammen sind berechtigt, die regelmäßigen Vorsorgeuntersuchungen in der Schwangerschaft durchzuführen. Die meisten Hebammen betreuen jedoch fast ausschließlich Geburten und verweisen die werdenden Mütter zur Vorsorge an einen Gynäkologen, was jedoch viele gravierende Nachteile hat. Nur auf Grund der gesamten Vorsorge kann die Hebamme die Frau wirklich kennenlernen und so *erfahren, was während der Geburt auf sie zukommen kann.* Es ist ratsam, über den individuellen körperlichen und seelischen Zustand jeder betreuten Frau gut informiert zu sein.

Durch sorgfältige Untersuchungen in den letzten sechs Schwangerschaftswochen verschafft sich die Hebamme einen guten Eindruck von der Größe, der Lage und dem Wachstum des Babys. Auf Grund dieser Informationen kann sie sich auf eine kurze oder lange Geburt einstellen und der Mutter Übungen, Literatur oder eine Ernährung vorschlagen, die ihr die Geburt erleichtern und Komplikationen vorbeugen. Technisch gesehen hilft es der Hebamme, wohlüberlegte Entscheidungen hinsichtlich der möglichen Spielräume während der Geburt zu treffen, wenn sie die Befunde von Mutter und Baby kennt. Die Vorsorgeuntersuchungen lohnen sich in Anbetracht der Ersparnis an Zeit, Energie und Ängsten während der Geburt sowohl für die Familie wie auch für die Hebamme.

Vorsorge bedeutet im Grunde Gesundheitsprophylaxe und beinhaltet folglich auch Ernährungsberatung, Kräuterheilkunde sowie Körper und Psyche gleichermaßen berücksichtigende Übungen wie Yoga und Entspannung. Ferner gehören dazu auch alle wichtigen Untersuchungen, um Komplikationen festzustellen. Das erfordert Kenntnisse, auf die im weiteren Kapitel noch eingegangen wird: Labortests und -analysen, regelmäßige Urinuntersuchungen, Blutdruckmessung, Abtasten des Babys und Abhören der Herztöne und die Bestimmung des Fundusstandes. Wenn auffällige Normabweichungen auftreten, sollte für weitere Anweisungen und Prognosen medizinischer Rat eingeholt werden.

Der erste Kontakt mit einer Frau, die eine Hausgeburt machen möchte, erfolgt wahrscheinlich telefonisch. Wenn ihr euch schon kennt, dann besteht deine Aufgabe darin, bisher gewonnene Eindrücke beiseite zu lassen und dir während dieses ersten Gesprächs einen neuen Eindruck zu verschaffen. Frag die Frau ausdrücklich, wo ihr Interesse an einer Hausgeburt herrührt. Das ermöglicht dir, zu erkennen, wie fundiert ihr Interesse ist und ob eine Fortsetzung der Zusammenarbeit sinnvoll ist.

Wenn du einen guten Eindruck hast, fahre fort mit Fragen nach ihrem Gesundheitszustand, ihrer Partnerbeziehung, früheren Schwangerschaften, bisherigen Krankheiten usw. Zu hoffen ist, daß auch sie dich nach deiner Einstellung, Erfahrung, deinen Hilfsmitteln usw. fragt. Wenn die Entscheidung für weitere Treffen positiv ausfällt, sollte am besten schon für die nächste Woche ein Termin vereinbart werden. Dabei sollten beide werdende Eltern anwesend sein. Nimm dir dafür mindestens zwei Stunden Zeit. Es gibt viel zu besprechen, und eine eingehende körperliche Untersuchung steht an.

Denk immer daran, daß du niemals versuchen darfst, jemanden von einer Hausgeburt zu überzeugen. Warte, bis du das Gefühl hast, daß sie auf Grund ihrer eigenen Entscheidung zu dir kommen. Von Anfang an muß Klarheit über die Verantwortung der Eltern für die Geburt bestehen.

Das erste Gespräch

Dieses sehr persönliche, eingehende Gespräch mit den Eltern bietet dir Gelegenheit, etwas über ihre Vorstellungen über Geburt und Elternsein zu erfahren und sie mit entsprechenden Informationen zu versorgen. Wenn sie schon Kinder haben, werden sie über ihre Erlebnisse sprechen. Beim ersten Kind werden sie viele Fragen haben. Erkundige dich bei beiden nach ihren Beweggründen für eine Hausgeburt. Höre dir die Antworten des werdenden Vaters aufmerksam an, denn das gibt dir Aufschluß über seine emotionale Einstellung zur Schwangerschaft. Achte auf die Prioritäten. Wenn eine Hausgeburt in Erwägung gezogen wird, ist es wichtig, auf die Verantwortung und die innere Überzeugung hinzuweisen, die mit einer Hausgeburt einhergehen. Nimm dich vor Eltern in acht, die sagen: »Ich hasse Kliniken.« Für Eltern, die in einer negativen und rückwärtsgewandten Stimmung befangen sind, ist ein besseres Verständnis wichtig. Nenne ihnen die Vorteile einer Hausgeburt und achte auf ihre Reaktion: Was wollen sie *wirklich*?

Deine Ausbildung und Berufserfahrung, deine Geräte und Hilfsmittel und die medizinische Rückendeckung sind weitere wichtige Gesprächsthemen. Erläutere ihnen deine Art zu praktizieren, weise auf deine Grenzen hin, da-

rauf, wie du weiter mit ihnen zusammenarbeiten möchtest, und sprich mit ihnen über deine Einstellung zur Ärzteschaft. Sprich über Komplikationen und achte auf Widerstand gegenüber einem Transport in die Klinik. Sprich einfühlsam Notfallkomplikationen an, die zu Geburtsschäden oder zum Tod führen können. Natürlich solltest du betonen, daß ausführliche Vorsorgeuntersuchungen und eine sorgfältige Überwachung von Mutter und Baby sehr viel zur Prävention beitragen, doch bring in Erfahrung, wie sie sich verhalten würden, wenn das Schlimmste eintritt. Wenn dir einer der beiden Partner besonders ängstlich vorkommt, dann frag nach dem schlimmsten Geburtsalptraum. Dieses Gespräch bietet ausreichend Gelegenheit, um physiologische Erklärungen von Komplikationen zu geben, wobei deutlich werden wird, daß die meisten nicht zufällig auftreten, sondern vorhersehbar sind. Wenn du auf die Bedeutung der Vorsorgeuntersuchungen in diesem diagnostischen Sinn hinweist, dann wird den Eltern außerdem klar, wie sehr es darauf ankommt, daß sie zu den verabredeten Terminen kommen und dich informieren, wenn irgend etwas Ungewöhnliches eintritt.

Die beiden ernstesten Notfälle, Blutungen und ein schlechter Zustand des Babys, sollten eingehend besprochen werden. Erkläre mögliche Gründe für Blutungen und grundlegende Maßnahmen in dieser Situation. Besprich auch, wie du ein geschwächtes Babys behandelst, einschließlich der Geräte und Techniken zur Wiederbelebung. Im allgemeinen informiert die Hebamme die Eltern während der Geburt über Unregelmäßigkeiten im Geburtsverlauf und erklärt die üblichen Maßnahmen und mögliche Alternativen. Doch bleibt in Notsituationen hierfür keine Zeit, deshalb mach die Eltern jetzt schon damit vertraut und tu das weiterhin während der gesamten Schwangerschaft.

Wer soll bei der Geburt dabei sein? Die Antwort auf diese Frage gibt dir Aufschlüsse über die sexuelle und emotionale Einstellung des Paares. Legen sie Wert auf Intimität, möchten sie unter sich sein, sind sie sehr gesellig oder stehen sie gern im Mittelpunkt? Menschen, die ihnen bei der Geburt wichtig sind, sollten zur Vorsorge mitkommen, damit du dir einen Eindruck von der Unterstützung, die die Frau bekommt, verschaffen kannst. Mach Vorschläge für mögliche Funktionen und Tätigkeiten eines jeden Teilnehmers, einschließlich der Betreuung nach der Geburt.

Kläre Erwartungen ab: Wie sehen die Eltern deine Rolle bei der Geburt? Erwartet die Frau sehr viel Anleitung und Beteiligung deinerseits oder ist der Vater ihre hauptsächliche Unterstützung? Erscheinen dir seine Vorstellungen, wie er sich an der Geburt beteiligen möchte, realistisch, wenn du deinen Eindruck von seiner Persönlichkeit und ihrer Beziehung in Betracht ziehst? Möchte er bei der Geburt helfen? Wie denkt die Frau darüber? Wenn sie die Geburt größtenteils ohne Hilfe erleben möchten, sind sie sich über die Notwendigkeit der Untersuchungen von Mutter und Baby – Abhören der Herztöne usw. – im klaren, die von Zeit zu Zeit gemacht werden müssen? Durch dieses Gespräch ermutigst du sie dazu, ihre persönlichen Einstellungen zum Ausdruck zu bringen, durch die die Geburtserfahrung sich zu einem Ganzen fügt.

Während des Gesprächs bieten sich passende Gelegenheiten, um Informationen zu geben, auf Literatur hinzuweisen und Gruppen und andere Ansprechpartner zu nennen. So wird den Eltern klar, daß sie eine Menge in Erfahrung bringen müssen. Empfiehl ihnen bestimmte Literatur (Bücher, Zeitschriften, Rundbriefe), Filmvorführungen oder Informationsveranstaltungen. Gib den Eltern gleich beim ersten Termin eine umfassende Literaturliste. Weise sie auch auf die Regionalgruppen der La Leche Liga und der AfS usw. hin (Adressen siehe S. 216, 218, 219).

Krankengeschichte

Die Krankengeschichte kannst du entweder direkt erfragen oder über einen Fragebogen in Erfahrung bringen. Sie sollte einen Überblick über chronische Beschwerden und Krankheiten enthalten, deren Bedeutung jeweils davon abhängt, wie lange diese Krankheit zurückliegt und wie lange sie angedauert hat. Schau dir die erste Seite des Fragebogens zur Krankengeschichte im Anhang an (S. 220). Jeder Punkt hat mit der Schwangerschaft zu tun, manche Probleme sind schwerwiegender als andere. Diabetes, Schilddrüsenerkrankungen (Hyperthyreose), chronische Lungenerkrankungen, schweres Asthma, Epilepsie, Gerinnungsstörungen, angeborene Herzerkrankungen (2. – 4. Grades) oder Nierenkrankheiten sind eindeutige Kontraindikationen zur Hausgeburt. Krankheiten, die in der Schwangerschaft eintreten oder schon vorher bestehen und gegen eine Hausgeburt sprechen, sind schwere Anämie, akute Virusinfektionen (Röteln, Zytomegalie oder Windpocken zum Beispiel), nicht ausgeheilte Geschlechtskrankheiten, Unterernährung, Drogenabhängigkeit, regelmäßiger bis häufiger Alkohol- oder Zigarettenmißbrauch (mehr als 10 Zigaretten am Tag). Es empfiehlt sich, ein medizinisches Lehrbuch zur Hand zu haben, in dem die Auswirkungen dieser Faktoren auf die Schwangerschaft behandelt werden, und du solltest unbedingt medizinischen Rat einholen, wenn du dir über etwas in der Krankengeschichte Sorgen machst oder dir nicht über alles im klaren bist.

Die gynäkologische Vorgeschichte hat größte Bedeutung für die Schwangerschaft. Frage nach Myomen. Diese Muskelfasergeschwülste in der Gebärmutter können unterschiedlich groß sein, wachsen jedoch in der Schwangerschaft meist beträchtlich. Sie können sich entweder nach der Außen- oder der Innenseite der Gebärmutterwand entwickeln, im letzteren Fall kann sich das auf die Schwangerschaft so auswirken, daß das Baby weniger Platz hat oder die Plazenta sich nicht einnisten kann. Ein Sonogramm ist unbedingt anzuraten.

Wenn Gebärmutteroperationen erfolgt sind, frag die Ärztin, mit der du zusammenarbeitest. Wenn bei der Frau Eingriffe am Muttermund wie z.B. Kauterisation, Kryochirurgie oder eine Konisation vorgenommen worden sind, kann sich sehr viel Narbengewebe gebildet haben, wodurch sich die Eröffnung des Muttermundes möglicherweise verzögert. Verhärtetes Narbengewebe am Muttermund läßt sich durch Massagen mit Nachtkerzenöl (Oenothera) gegen Ende der Schwangerschaft erweichen (siehe S. 48).

Wie ist es nach Schnittentbindungen? Untersuchungen über vaginale Geburten nach einem Kaiserschnitt haben zwar keine signifikanten Gefahren für Mutter und Kind ergeben, doch lassen sich keine generellen Aussagen machen. Noch immer gelten solche Frauen häufig als Risikoschwangere. Die jeweilige Situation muß mit der Frau also eingehend besprochen werden. Unter bestimmten Umständen sind Hebammen bereit, Frauen, die dafür in Frage kommen, zu Hause zu entbinden. Entscheidest du dich dagegen, dann tu aber dein möglichstes, um eine Frau, die nach einem Kaiserschnitt eine vaginale Geburt möchte, an eine unterstützende Betreuung weiterzuverweisen. Nenne ihr die Adressen von Kaiserschnittgruppen oder ähnlicher Selbsthilfegruppen in ihrer Gegend.

Auch die Empfängnisverhütung ist ein wichtiger Punkt. Wenn eine Frau vor der Empfängnis eine Spirale hatte, ist sie möglicherweise wegen der starken Monatsblutungen anämisch und sollte umgehend ihre Hämoglobinwerte untersuchen lassen. Die Spirale kann auch Vernarbungen der Gebärmutterinnenwand bewirken, was zu einer unregelmäßigen Plazentaeinnistung oder möglichen Schwierigkeiten bei der Plazentalösung führen kann. Gebärmutterentzündungen haben die gleichen Auswirkungen. Auch am Muttermund kann sich Narbengewebe bilden (siehe obige Hinweise).

Frühere Abtreibungen oder Fehlgeburten sollten eingehend besprochen werden. Hat es Probleme wegen starker oder langandauernder Blutungen gegeben? Unter welchen Umständen wurde die Abtreibung/Fehlgeburt durchgeführt? Welche emotionalen Nebenwirkungen traten auf? Viele Frauen empfinden einen großen Verlust (»als wäre mir das Herz aus dem Leib gerissen worden«, äußerte sich eine Frau) und müssen darüber sprechen. Manche haben das Gefühl, daß die Seele oder Identität des toten Embryos zu dem Baby zurückgekehrt ist, mit dem sie jetzt schwanger sind. Wenn Prostaglandine eingesetzt wurden, hat die Frau Wehen gehabt und verbindet vielleicht negative Gefühle mit Kontraktionsempfindungen. Besprich das mit ihr und sei auf mögliche Schwierigkeiten bei der Geburt gefaßt.

Die Krankengeschichte der Familie ist besonders wichtig, um das Vorkommen von Bluthochdruck, Diabetes oder Erbkrankheiten zu bestimmen. Zwillinge in der Familie der Mutter sind bedeutsam, wenn du den Eindruck hast, daß der Bauchumfang der Frau im Vergleich zur Schwangerschaftsdauer sehr groß ist.

Eine Auflistung der bisherigen Symptome während dieser Schwangerschaft gibt Aufschluß darüber, wie gesund die Mutter bis jetzt war. Blutungen, auch Schmierblutungen, sind bedeutsam, sie können Anzeichen für eine Fehlgeburtsneigung sein, die du ansprechen solltest (mehr darüber in Kapitel 3). Wenn es vor der Schwangerschaft oder vor der 24. Woche zu Ödemen gekommen ist, sollte das medizinisch beurteilt werden. Wasseransammlungen können Anzeichen für einen schlechten Gesundheitszustand sein, wobei Ödeme ein pathologisches Symptom sind, das auf eine Neigung zu Präeklampsie hinweist. Wenn das ausgeschlossen werden kann, sprich über die Ernährungsweise und empfiehl der Frau, keine behandelten Lebensmittel mehr zu essen, die chemische Schadstoffe enthalten und die Nieren belasten. Rate ihr, viel hochwertiges Eiweiß und frisches Gemüse zu essen und nach Geschmack zu salzen. Gelegentlich auftretende Kopfschmerzen sind für sich genommen normal, doch mit zwei weiteren Anzeichen für Präeklampsie einhergehend sind sie ein Anzeichen für ernste Gefahr und machen eine sofortige Überweisung notwendig. Sehstörungen sind ebenfalls ein verdächtiges Zeichen (siehe Kapitel 3).

Die Erwähnung grippeähnlicher Symptome erfordert eine nähere Überprüfung. Vor allem, wenn die Frau extrem unter Müdigkeit, Drüsenschwellungen und einem allgemeinen Schmerzzustand leidet, hat sie sich möglicherweise mit dem Zytomegalie-Virus oder Toxoplasmose infiziert; diese schweren Erkrankungen verlaufen allerdings häufig ohne Symptome. Bei einer Ansteckung kann der Fötus schwere neurologische Schäden davontragen, vor allem *nach* der 10. Woche. Die Infektion mit dem Zytomegalie-Virus ist relativ häufig, etwa die Hälfte der Gesamtbevölkerung hat Antikörper. Es gibt keine speziellen Vorbeugemaßnahmen, doch kann die Frau die Möglichkeit einer Toxoplasmoseinfektion möglichst gering halten, indem sie rohes Fleisch und Kontakt mit Katzenkot meidet.

Die Erwähnung einer Scheidenentzündung in der Frühschwangerschaft kann auf eine Herpesinfektion hindeuten, vor allem, wenn die Frau bisher nicht davon betroffen war. Das kann für das Baby schwerwiegende Folgen haben (siehe S. 40f.).

Ein Vorteil des Fragebogens, der zu Hause ausgefüllt werden kann, ist der ausführliche Fragenteil am Ende, der von den Eltern klare Stellungnahmen zu ihren tatsächlichen Gefühlen und Wünschen erfordert. Die Antworten auf die Fragen zu möglichen Schädigungen oder zum Tod liefern Hinweise darauf, wie emotional verantwortungsvoll und reif die Eltern wirklich sind. Die Anworten zu den Fragen hinsichtlich der Bereitschaft, nötigenfalls in die Klinik zu gehen, solltest du am besten schriftlich vorliegen haben. Die Antworten zum Verständnis der Rolle der Hebamme können auf Möglichkeiten hinweisen, wie die Hebamme ihre Einstellung mit der der Eltern in Einklang bringen kann.

Es kommt vor, daß du mit einer Frau zu tun hast, die nicht bereit ist, die Fragen schriftlich zu beantworten. In fast allen Fällen, an die ich mich erinnere, hatte diese Haltung mit der emotionalen Unfähigkeit zu tun, Verantwortung für die Geburt zu akzeptieren. Etwas aufzuschreiben, heißt Stellung beziehen, zum eigenen Wort stehen zu müssen. Wenn die Beantwortung Lücken aufweist, gib ihnen den Fragebogen zurück, damit sie ihn vervollständigen.

Körperliche Untersuchungen

Jede Frau sollte zu Beginn der Schwangerschaft umfassend körperlich untersucht werden, falls das im letzten Jahr davor nicht der Fall war. Ich führe hierzu keine Hinweise an, weil das beträchtliche Erfahrung erfordert. Diese Untersuchung kann außerdem von dem unterstützenden Arzt gemacht werden, wogegen die im folgenden beschriebenen Routineuntersuchungen und die Beckenuntersuchung für

*die Arbeit der Hebamme unabdingbar sind.
Das bedeutet jedoch nicht, daß die körperliche
Untersuchung nicht in den Aufgabenbereich
der Hebamme fallen könnte.*

Die erste Untersuchung bietet Gelegenheit, sich über den allgemeinen Gesundheitszustand der Frau Gewißheit zu verschaffen. Darüber hinaus besteht ein wichtiger Zweck dieses Termins darin, körperliche Nähe und Vertrauen zu ermöglichen. Sei mit deinem Herzen und mit viel Fingerspitzengefühl bei der Sache, wenn du sie untersuchst. Mach dir dabei Notizen (siehe Seite 233).

Stell zunächst ihren **voraussichtlichen Geburtstermin** fest (ET: errechneter Termin). Dazu brauchst du das Datum ihrer letzten Regel (LR), vergewissere dich, ob das eine *normale* Blutung und keine Schmierblutung durch Einnisten des Embryos war. Um die letzte Periodenblutung genau festzustellen, ist es eine Hilfe, wenn du auch die vorherige Periodenblutung und die durchschnittliche Dauer des Zyklus erfragst. Dann rechne von dem Datum drei Monate zurück, zähle eine Woche hinzu und ändere nötigenfalls die Jahreszahl. Das ist ihr errechneter Termin (ET). Die Wochen seit der letzten Periode ergeben das Gestationsalter des Babys.

Als nächstes stell das **Gewicht** der Frau und die bisherige Gewichtszunahme fest. Vielleicht kommst du jetzt noch einmal auf die Ernährung zurück. Angenommen ihr Ausgangsgewicht war für ihre Größe und Statur normal, dann beträgt die durchschnittliche Gewichtszunahme pro Woche etwa 450 Gramm. Manche Frauen reagieren sehr empfindlich auf ihre körperlichen Veränderungen, deshalb ist es wichtig, ihnen zu bestätigen, daß eine ausreichende Gewichtszunahme wünschenswert und für die Gesundheit des Babys und ihre Kraftreserven in der Schwangerschaft, bei der Geburt und während der ersten Lebenswochen des Babys notwendig ist.

Untersuche den Urin mit einem Teststreifen auf Eiweiß und Zucker. Die Bedeutung abnormer Ergebnisse wird in Kapitel 3 erklärt. Es ist wichtig, Abweichungen von der Norm zu erkennen und den Eltern zu erklären.

Als nächstes **miß den Blutdruck,** der je nach emotionalem Befinden unterschiedlich ist. In der medizinischen Literatur wird zwar behauptet, daß nur der systolische Druck durch Anspannung oder Aufregung beeinflußt wird, ich habe jedoch festgestellt, daß beim ersten Termin oft beide Werte recht hoch sind. Ich sage der Frau dann, daß das ganz normal und kein Grund zur Beunruhigung ist. Ein ungewöhnlich hoher Blutdruck von 140/90 ist jedoch – vor allem bei gleichzeitigen Wasseransammlungen und Eiweiß im Urin – ein Hinweis auf Präeklampsie und erfordert eine sofortige Überweisung an den betreuenden Arzt. Die Normalwerte liegen zwischen 90/50 und 130/80.

Des weiteren solltest du **Puls und Temperatur messen**, um die Ausgangswerte der Frau zu haben. Aus diesem Grund solltest du auch die **Reflexe prüfen**.

Sehr zu empfehlen ist auch eine **Untersuchung der Brüste.** Achte dabei auf eine *Symmetrie* des Gewebes. Alle Verdickungen oder Knoten sollten von einem Spezialisten eingehend untersucht werden.

Von den gebräuchlichen Handgriffen bei der Brustuntersuchung bevorzuge ich folgende:

1. Schau dir zunächst die Brüste an, wenn die Frau aufrecht dasitzt. Achte auf Symmetrie und auf Falten oder Spannungen um die Brustwarze herum. Bitte sie dann, die Hände auf die Hüften zu legen und gegen ihre Hüftknochen zu drücken, während du auf obige Punkte achtest.

2. Bitte sie, sich hinzulegen, und setze deine Untersuchung fort, indem du mit den Fingerkuppen kreisförmig die gesamte Brustoberfläche abtastest, von außen nach innen zur Brustwarze hin. Achte darauf, die Stelle direkt unterhalb der Brustwarze abzutasten, und drück die Brustwarze dann sanft zusammen, um etwaige Sekretionen festzustellen. Nach den ersten Schwangerschaftswochen kann Kolostrum, ein dickflüssiges, gelbes Sekret, austreten.

3. Taste in gleicher Weise den oberen Brustkorb (die Pektoralmuskeln) ab.

4. Konzentriere dich auf den oberen äußeren Quadranten der Brust, denn das ist der gewebereichste Teil und deshalb für abnormes Wachstum besonders prädestiniert. Taste hier mit Daumen und Fingerspitzen tiefer ins Gewebe hinein und erfasse auch darunter liegendes Gewebe und rolle es zwischen den Fingern, um die Struktur zu erfühlen. Wiederhole diese Bewegung überall dort, wo sich viel Gewebe befindet (das ist bei jeder Frau unterschiedlich).

5. Schließlich ertaste die Brust seitlich zu den Achseln hin. Erklär der Frau bei jedem Schritt, was du tust. Fordere sie dann auf, diese Untersuchung in deinem Beisein zu wiederholen (erst eine, dann die andere Brust). Da viele Frauen von umfangreichen Untersuchungen eingeschüchtert werden, versuche ich den Vorgang meistens zu vereinfachen, indem ich ihr sage, daß sie keine Hemmungen zu haben braucht, ihre Brust zusammenzudrücken, tief hineinzutasten und auf der anderen Seite nachzuprüfen, ob es dort genauso ist, wenn sie auf irgend etwas Ungewöhnliches stößt.

Das ist eine gute Gelegenheit, um über die Vorbereitung der Brustwarzen auf das Stillen zu sprechen. Besonders wenn eine Frau hellhäutig ist und rötliche Brustwarzen hat, ist eine Abhärtung wichtig. Keinen BH zu tragen, ist eine Möglichkeit, die für die Schwangere jedoch nicht so bequem ist. Bei einem BH, der eine Quernaht im Körbchen hat, kann diese aufgetrennt werden, so daß sich die Brustwarze an der Kleidung reiben kann, die Brust aber gut gestützt ist.

Wahrscheinlich möchte sich die Frau wieder etwas überziehen, bevor du mit der **Untersuchung ihres Beckens** weitermachst. Wenn Platz ist, lade ihren Partner ein, sich zu ihr aufs Bett zu setzen. Die vaginale Untersuchung ist für die Frau etwas sehr Intimes, sicherlich hat sie schon unsanfte, gefühllose Untersuchungen erlebt und ist etwas nervös. Laß dir Zeit. Zieh einen Handschuh an, gib Gleitmittel auf die Finger und sei sanft, wobei du dich von ihren Muskelreaktionen leiten läßt und Blickkontakt zu ihr aufnimmst, falls sie darauf eingeht. Sobald ihr beide bereit seid, **untersuche den Muttermund.** Achte auf die Beschaffenheit (Konsistenz, Länge, Durchgängigkeit) und die Lage (zentral, nach hinten oder nach vorn gerichtet).

Zur Bestätigung des Geburtstermins **untersuche bimanuell** die Größe der Gebärmutter. Drücke sanft gegen den Muttermund und ertaste mit der anderen Hand den Gebärmutterfundus. Wenn du deine Hände zusammenführst, bekommst du eine Vorstellung über das Wachstum der Gebärmutter. Um die 10. Woche hat der Fundus gerade den Schambeinbogen erreicht, mit 12 Wochen befindet er sich gewöhnlich ein paar Zentimeter oberhalb, in der 16. Woche ist er in der Mitte zwischen Schambein und Nabel.

Wenn die Größe der Gebärmutter nicht mit dem errechneten Termin übereinstimmt, schau dir noch einmal den Zyklus an. Wenn die Frau vor der Schwangerschaft die Pille genommen hat und vor der Empfängnis keine regelmäßigen Blutungen hatte, ist sie vielleicht schon weiter. Manche Frauen haben noch mehrere Monate nach der Empfängnis Blutungen zum Zeitpunkt ihrer gewohnten Regel. Wenn die Gebärmutter überhaupt nicht vergrößert zu sein scheint, mach einen Schwangerschaftstest, bevor du die Frau weiterbetreust. Nichts ist peinlicher als Schwangerenvorsorge mit einer Frau, die gar nicht schwanger ist!

Als nächstes **miß das Becken** aus. Schau dir die folgenden Abbildungen an, nimm das mit dem Beckentyp jedoch nicht zu genau. Diese am Anfang durchgeführte Messung dient zur Diagnose großer Abweichungen im Knochenbau, die für eine normale Geburt hinderlich sein könnten. Denke daran, daß sich das Knorpelgewebe gegen Ende der Schwangerschaft ganz natürlich erweicht, wodurch sich Größenverhältnisse, die an der Grenze sind, beträchtlich verändern können. Und natürlich muß das alles in Relation zur Größe des Babys gesehen werden.

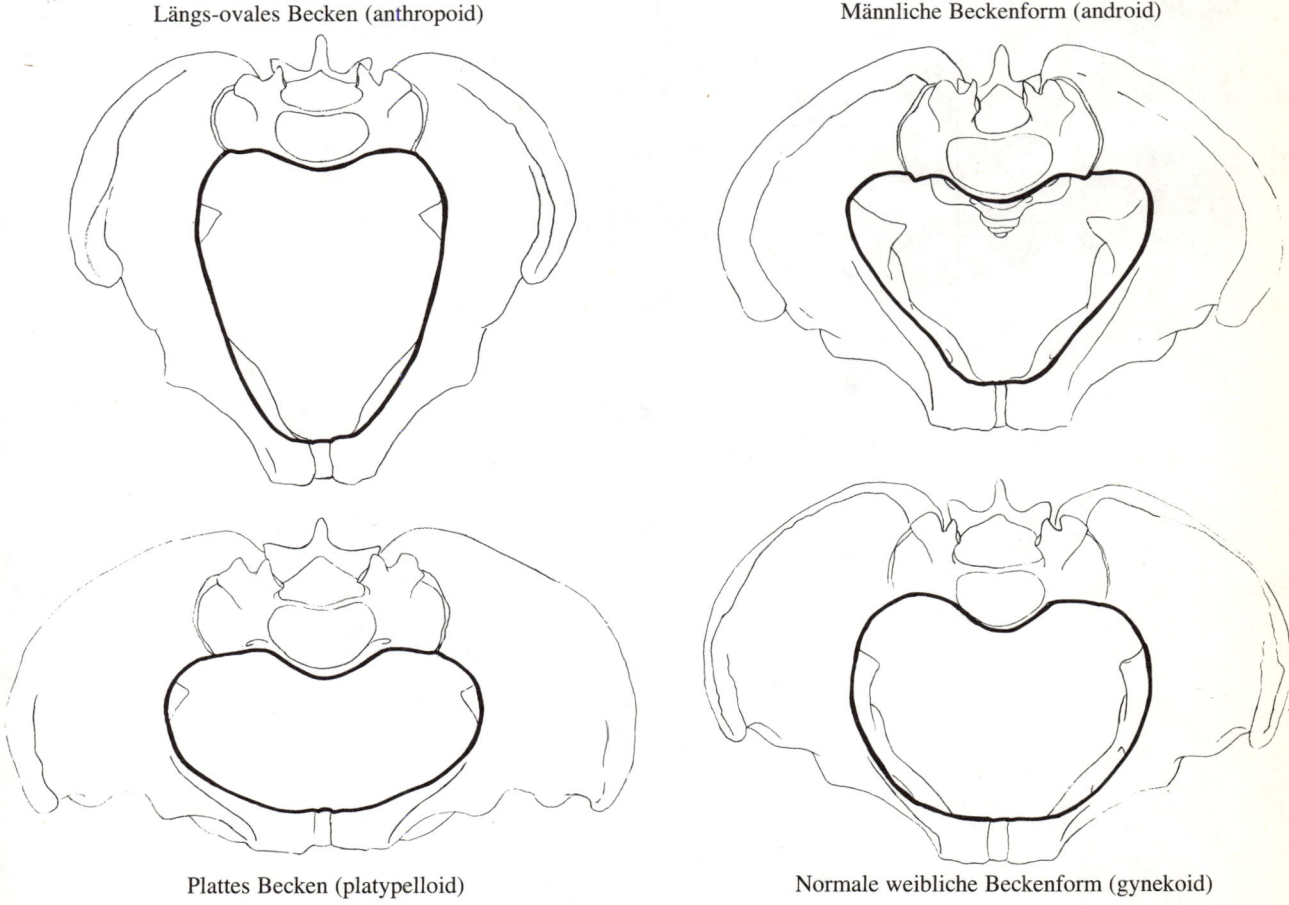

Längs-ovales Becken (anthropoid)

Männliche Beckenform (android)

Plattes Becken (platypelloid)

Normale weibliche Beckenform (gynekoid)

Hauptsächliche Beckenformen

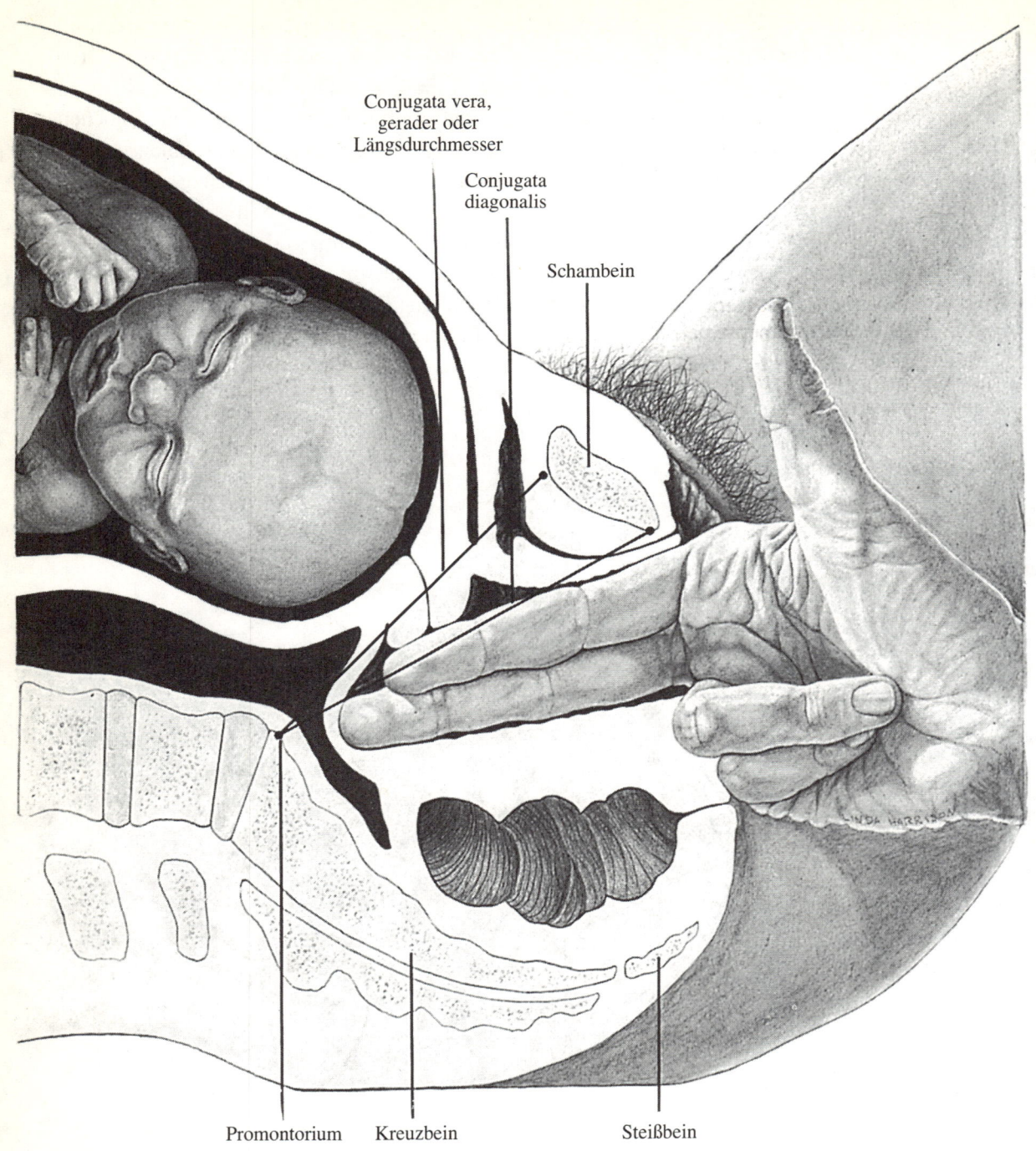

Conjugata vera,
gerader oder
Längsdurchmesser

Conjugata
diagonalis

Schambein

Promontorium   Kreuzbein   Steißbein

Bestimmen des diagonalen Beckendurchmessers

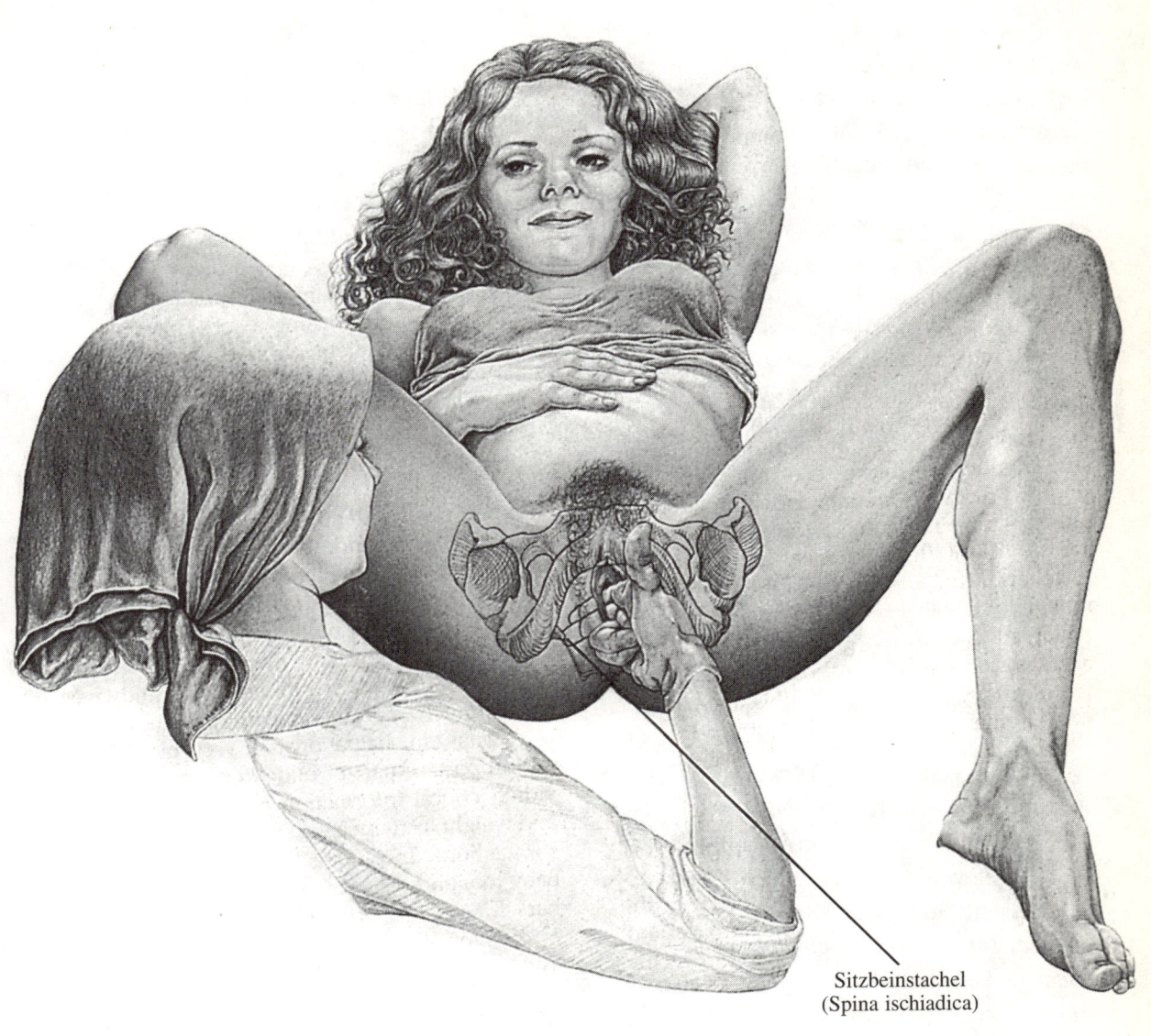

Sitzbeinstachel
(Spina ischiadica)

Ertasten der Sitzbeinstachel

Es gibt fünf grundlegende Schritte bei der Feststellung des Beckendurchmessers. **Bestimme die Kreuzbeinwölbung**, indem du das Steißbein ertastest (richte deine Finger gerade nach unten in Richtung Unterlage) und die Finger dann aufwärts zum Promontorium führst (siehe Abbildung S. 24). Die Kreuzbeinwölbung sollte halbkreisförmig gerundet sein. Wenn sich das Kreuzbein abgeflacht anfühlt, denk an die Möglichkeit eines androiden Beckens und eines verkleinerten Durchmessers der Beckenmitte. Manchmal ist die Wölbung in Steißbeinnähe rund, wird aber zum Promontorium hin flacher. In diesem Fall stellt sich der kindliche Kopf vielleicht schwer ins Becken ein, weil der Beckeneingang verkleinert ist. Mach dir detaillierte Aufzeichnungen über alles, was du ertastest; es kann von Bedeutung für deine Geburtsleitung sein. Zumindest kannst du dich auf zu erwartende Schwierigkeiten und Möglichkeiten zu ihrer Lösung einstellen.

Als nächstes **bestimme die Größe des Beckeneingangs**. Zunächst mißt du die Conjugata diagonalis, die Entfernung zwischen dem unteren Rand des Schambeins und dem Promontorium. Um die Conjugata vera zu berechnen (das tatsächliche Maß des Beckeneingangs), mußt du von deiner Messung die Dicke des Schambogens abziehen (ca. 1,5 cm). Natürlich führst du dazu kein Maßband ein. Miß also vorher deine Reichweite von der Innenseite des Daumengelenks bis zur Spitze des Mittelfingers. Bei über 10,5 cm gilt der Beckeneingang als groß genug. Wenn du keine sehr kurzen Finger hast, sie also mindestens 12 cm lang sind, kannst du diese Untersuchung sehr exakt durchführen (vergiß nicht, 1,5 cm für die Dicke des Schambeins abzuziehen). Meistens kann das Promontorium nicht einmal erreicht werden, ein sicheres Zeichen, daß der Beckeneingang weit genug ist.

Der nächste Schritt besteht im **Ertasten der Sitzbeinstachel**. Das erfordert einige Übung, doch wenn du es einmal gemacht hast, verstehst du es. Du findest die Sitzbeinstachel, indem du die Finger fast bis zum Scheideneingang zurückziehst und dann direkt zur einen und danach zur anderen Seite hin tastest, etwa bei 4 und 8 Uhr. Die Stachel fühlen sich wie Knochenvorsprünge an, entweder stumpf und kaum spürbar oder spitz und hervorstehend. Im letzteren Fall kann sich dadurch der Durchmesser der Beckenmitte verringern, was beim Durchtritt in der Austreibungsphase hinderlich sein könnte. Ein sicheres Zeichen, daß du die Sitzbeinstachel ertastet hast, ist die charakteristische Zurückweichreaktion der Frau, wenn du die Bänder (Ligamentum sacrospinale) berührst.

Als nächstes **ertaste den Schambeinbogen**, indem du langsam und sanft deine Finger zurückziehst. Es sollte möglich sein, daß du zwei Finger darunterschieben und leicht spreizen kannst. Wenn du deine Finger aus der Scheide gelöst hast, **bestimme die Größe des Beckenausgangs**, indem du eine Faust machst und sie sanft zwischen die Sitzbeinhöcker drückst. Miß wiederum deine Faustbreite, sie sollte mindestens 10,5 cm betragen. Wenn sie schmaler ist, richte deine Schätzung des Beckenausgangs danach aus.

Damit ist die Beckenuntersuchung abgeschlossen. Gib der Frau das ruhig durch einen beruhigenden Klaps zu verstehen. Sag ihr während der Untersuchung immer, was du gerade tust und was du ertastest. Sehr gut wäre es, wenn deine Partnerin an einem Beckenmodell die Stellen zeigen könnte, während du die Untersuchungsschritte erklärst.

Als nächstes **miß den Fundusstand** mit einem weichen Maßband (wenn sie mindestens in der 18. Woche ist). Miß vom oberen Rand des Schambeins bis zur Oberseite der Gebärmutter.

Um ein genaues Ergebnis zu bekommen, drück mit deinem Finger am obersten Punkt des Fundus tief ins Gewebe ein.

Jetzt **ertaste Lage und Größe des Babys**. Fang mit dem Gebärmutterfundus an, um zu sehen, ob du deutlich Körperteile erkennen kannst. Der Kopf fühlt sich sehr hart und rund an, der Po ist weicher, hat unregelmäßige Konturen und ist kleiner. Als nächstes fühle zu beiden Seiten der Gebärmutter nach dem Rücken und den kleineren Gliedern und dann oberhalb des Schambeins nach dem vorliegenden Teil. Das Abtasten ist eine Kunst, die du mit wachsender Erfahrung erlernst. Mir ist aufgefallen, daß Hebammen sich dafür sehr viel mehr Zeit nehmen als Ärzte. Das Abtasten ist ein sehr angenehmer und wichtiger Teil der Hebammenarbeit, der aufschlußreiche Informationen über die Größe und das Gewicht des Kindes, seine Lebhaftigkeit und seine Reaktionen auf Stimulation liefert. Ermuntere den Vater dazu, ebenfalls das Baby zu fühlen, und zeig der Mutter, wie sie selbst ihr Kind ertasten kann.

Als nächstes **höre die kindlichen Herztöne ab** (HT). Das kindliche Herz sollte in der 20. Woche mit einem herkömmlichen Hörrohr zu hören sein; andernfalls versuche es eine Woche später noch einmal und überweise die Frau dann zur Ultraschalluntersuchung. Die normale Herztonfrequenz beträgt 120 – 160 Schläge pro Minute, doch manchmal gelten auch 170 Schläge noch als normal. Die Herzfrequenz ist normalerweise zu Beginn der Schwangerschaft höher und geht dann um 10 bis 15 Schläge zurück, je mehr das Baby wächst. **Achte auch auf Schwankungen**. Höre dazu die Herztöne mehrmals je 15 Sekunden lang ab, errechne dann jeweils die Schläge pro Minute und notiere dir die Eckwerte, z.B. 132 – 148. Zu Schwankungen kommt es auf Grund von Stimulationen des Babys durch die Berührung und die Eigenbewegungen des Kindes. Das gilt als Zeichen für neurologische Gesundheit, denn es zeigt, daß das Baby sich auf geringe Belastungen einstellen kann, was auf die Fähigkeit schließen läßt, mit den Geburtswehen zurechtzukommen.

Ein guter Abschluß des ersten Termins ist es, wenn du den Vater, die Freundin oder Geschwister des Babys die Herztöne abhören läßt.

Ernährung und Übungen

Ratschläge zur Ernährung gibst du am besten auf Grund einer dreitägigen Aufzeichnung über das, was die Frau in diesem Zeitraum gegessen hat (vergiß nicht, diesen Vorschlag am Telefon zu machen, wenn du diese Liste beim ersten Termin gerne zur Hand hättest). Ernährung ist lediglich ein Glied in der Gesundheitskette und sollte im Zusammenhang mit Sport, Bewegung und Lebensgewohnheiten betrachtet werden.

Es gibt unzählige Ernährungstheorien, die ich hier nicht alle behandeln möchte. Meine eigene Beurteilung einer guten Ernährung beruht nicht darauf, mikrogrammweise Mineralstoffe zu addieren, doch habe ich genügend Wissen über den Nährwert der meisten Nahrungsmittel und Kräuter und kann so einen Speisezettel auf einen Blick einschätzen. Es ist jedoch ratsam, eine Nährwerttabelle zur Hand zu haben (z.B. die *Kleine Nährwerttabelle* der Deutschen Gesellschaft für Ernährung, e.V., Umschau-Verlag). So lassen sich Meinungsverschiedenheiten über den Zinkgehalt in Champignons, Kalzium in Tofu usw. beilegen.

Abgesehen von einer guten, ausgewogenen Ernährung empfehle ich zusätzlich folgendes, um nährstoffarme Anbauflächen, Streß und Luftverschmutzung usw. auszugleichen: 1) Vitamin E – 400 Einheiten, 2) Vitamin C – 500 mg als Prophylaxe und 3) Eisen – 100 mg einer organischen Eisenkomplexbindung. Wenn eine

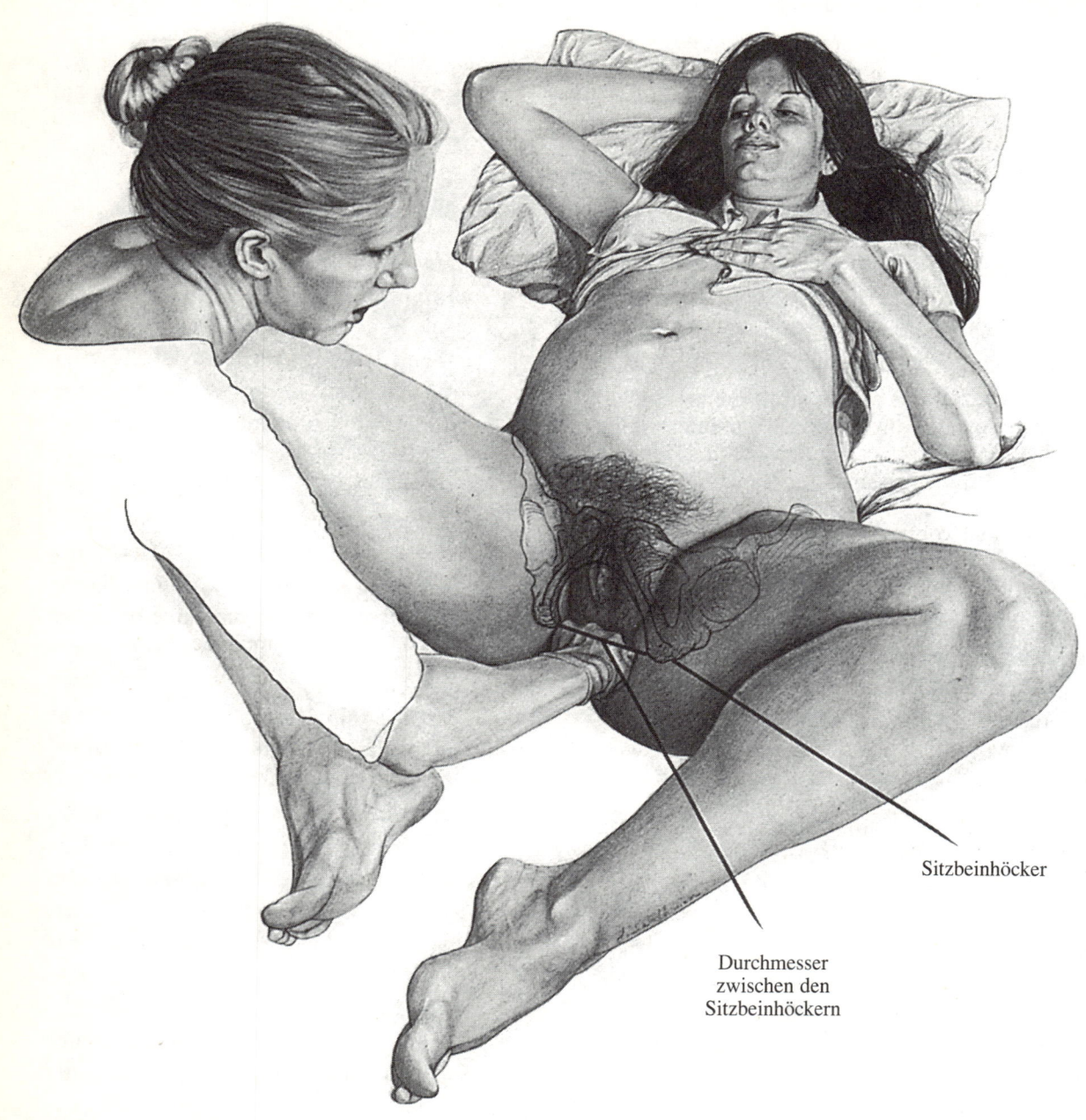

Sitzbeinhöcker

Durchmesser
zwischen den
Sitzbeinhöckern

Feststellung der Maße des Beckenausgangs

Frau über bestimmte Symptome klagt, die auf Vitaminmangel schließen lassen, dann schau zunächst, ob sich ihre Ernährungsweise verbessern läßt und empfiehl *erst dann* zusätzliche Vitaminpräparate! Auch in Anbetracht nährstoffarmer Böden geht die Deckung des Bedarfs an Vitaminen und Spurenelementen durch die Nahrung vor. Die Aufnahme von Zusatzpräparaten durch den Körper ist noch nicht vollständig erforscht. Kürzlich erfuhr ich von einer Mutter, die bis zur Geburt sehr viel Vitamin C genommen hatte: Ihr Baby erkrankte kurz nach der Geburt an Skorbut, weil es so an die Vitamin-C-Aufnahme gewöhnt war, daß der plötzliche Entzug zu Krankheitssymptomen führte. Ein Neonatologe in einem meiner Vorbereitungskurse meinte, daß auch Kalziummangel (Hypokalzämie) bei Neugeborenen daher rühren könnte, daß die Mutter in der Schwangerschaft große Mengen Kalzium zu sich genommen hat, um ihre Schmerzschwelle zu erhöhen. Zusätzliche Vitamine und Mineralien sollten wirklich nur ergänzend sein!

Einige Frauen brauchen anscheinend überhaupt keine zusätzlichen Präparate, wenn sie sich hauptsächlich mit frisch gepreßten Säften, rohem Obst und Gemüse und hochwertigem Eiweiß ernähren. Wenn diese Frauen nicht anämisch sind und keinerlei andere Anzeichen für einen schlechten Gesundheitszustand vorliegen, wozu sollten sie dann welche nehmen? Das Erstaunliche ist, daß manche Frauen alle möglichen Zusatzpräparate nehmen und sich relativ gut ernähren und trotzdem schlecht aussehen. Andere essen unregelmäßig hochwertige Nahrung, ohne viel darüber nachzudenken, und sehen absolut strahlend aus. Ernährung ist also nicht der einzige Faktor; wie und wann etwas zu sich genommen wird, darauf kommt es an. Werdende Mütter müssen mit ihren eigenen inneren Hungersignalen in Verbindung sein, die

sie wissen lassen, was sie wann am besten essen. Das trifft nur für diejenigen zu, die nicht süchtig nach Zucker, Koffein, Alkohol oder Marihuana sind.

Wenn eine ausreichende Ernährung problematisch zu sein scheint, die Mutter also sehr wenig Geld hat und sich das Nötigste nicht leisten kann, weise sie auf Sozialhilfe und Hilfen für Mutter und Kind hin. Jede Hebamme sollte über die sozialen Hilfen für werdende Mütter Bescheid wissen.

In Verbindung mit sich zu sein heißt im Gleichgewicht sein, und hierbei spielen ausgewogene Aktivitäts- und Ruhephasen eine große Rolle. Körperbewegung sollte *beleben*, Ruhe *neue Kräfte spenden*. Die unheilvolle Einstellung, sich bis zum Überdruß und zur Erschöpfung sportlich zu betätigen, ist wahrscheinlich unangebracht, ebenso wie das Rezept, zehn Stunden täglich zu schlafen und eine Mittagspause zu machen. Es geht um individuelle Bedürfnisse, und die lassen sich durch eine feinfühlige Deutung ganz unauffälliger Botschaften des Körpers erkennen. Wenn das Baby gerade einen Wachstumsschub hat und die Frau starken persönlichen Belastungen ausgesetzt ist, braucht sie für ihre Situation einen kombinierten Ausgleich. Einige Entspannungsübungen und zusätzliche Vitamine helfen ihr vielleicht, die nötige Ruhe zu finden, um sich damit auseinanderzusetzen, was in ihrer Schwangerschaft vor sich geht. Vielleicht teilt ihr das Baby mit, daß sie sich mehr Ruhe gönnen soll, weil seine derzeitige Entwicklung hohe Anforderungen an ihre Reserven stellt. Vielleicht braucht sie ein oder zwei Wochen lang zehn oder auch elf Stunden Schlaf. Es geht um die Selbstwahrnehmung.

Wie ist es mit anstrengenden Übungen und Sport? Frauen, die sehr aktiv sind, sollten damit fortfahren oder langsam weniger Sport treiben, entsprechend den Botschaften ihres Körpers. Ein plötzlicher Aktivitätsabfall kann die Körperfunktionen aus dem Geleise bringen, es kann zu Verstopfung, Kreislaufproblemen oder Nervosität kommen. Wenn eine Frau zum Beispiel regelmäßig Jogging oder Aerobic gemacht hat, kann sie das auf jeden Fall beibehalten, solange sie nicht fanatisch ist und deshalb nicht spürt, wann es ratsam ist, langsamer zu machen oder ganz aufzuhören. Eine Faustregel lautet, Überhitzung und Atemlosigkeit zu vermeiden. Ich empfehle Frauen Yoga, weil es Bewegung und Ruhe vereinigt. Yoga aktiviert nicht nur den Körper, sondern beruhigt den Geist. Ich habe oft die Erfahrung gemacht, daß Yoga am Ende eines anstrengenden Tages mir für den Abend neue Energie gibt und meine Müdigkeit beseitigt. Yoga stärkt den Körper durch die Wiederherstellung eines subtilen Muskel- und Hormongleichgewichts.

Berufstätige Schwangere brauchen besondere Empfehlungen. Sie haben wenig Raum für Spontaneität, können selten dann essen, wenn sie es möchten, oder sich ausruhen oder umherlaufen, wenn ihnen danach zumute ist. Die Routinebelastungen zu erleichtern, kann eine Teillösung sein, das beste wäre jedoch wahrscheinlich eine kürzere Arbeitszeit. Die Schwangerschaft ist ein ganz besonderer Zeitabschnitt, und sich darauf vorzubereiten, ist wesentlich. Das erfordert zeitliche Flexibilität.

Bestärke jede Frau darin, eine Geburtsvorbereitung oder Schwangerschaftsyoga zu machen. Dabei lernen sich Schwangere kennen, und es löst sich Befangenheit wegen der körperlichen Veränderungen.

Eine Auswahl treffen

Ein harter Ausdruck, doch gehört das zu einem Entscheidungsprozeß, von dem die Eltern ebenso betroffen sind wie die Hebamme. Auf welcher Grundlage entscheidest du, daß eine Hausgeburt für eine Frau oder ein Paar nicht in Frage kommt? Zu den körperlichen Gegenanzeigen, die beim ersten Besuch vielleicht deutlich geworden sind, gehören Übergewicht, hoher Blutdruck und ein verengtes oder abnormes Becken. Bei den psychischen Gegenanzeigen ist es komplizierter. Eine verantwortungslose Einstellung, eine feindliche Haltung gegenüber Vorschlägen oder »Besserwisserei« und Engstirnigkeit sollten die Hebamme stutzig machen. Unzureichende Ernährung läßt, vor allem wenn sich die Frau Veränderungsvorschlägen verschließt, auf eine allgemeine Gleichgültigkeit schließen, übermäßiger Drogen-, Alkohol-, oder Tabakmißbrauch ebenso. Wenn du am Ende des ersten Gesprächs das Gefühl hast, daß dir bei der Betreuung des Paares sehr unbehaglich zumute wäre, schlag ihnen andere Alternativen vor. Das ist auch sinnvoll, wenn du spürst, daß sie sich mit dir nicht wohlfühlen. Wenn du das Paar jedoch sympathisch findest und sie positiv auf dich reagieren, dann sei offen für Veränderungen. Ich habe Frauen betreut, die zu Beginn der Schwangerschaft rauchten, tranken und Psychopharmaka nahmen und dann innerhalb von Wochen ihre Gewohnheiten änderten. Frauen, die Informationen gegenüber aufgeschlossen sind und den Wunsch zeigen, Gesundheit und Wohlergehen des Babys den Vorrang zu geben, verdienen eine Chance. Gib ihnen deine Empfehlungen, versorg sie mit entsprechender Literatur und schau, ob sich bis zum nächsten Termin etwas verändert hat.

Laboruntersuchungen

Wenn die Frau die Vorsorgeuntersuchungen beim Arzt oder in einer Klinik machen läßt, sind die Labortestergebnisse im Mutterpaß angegeben. Sie kann die Befunde bei ihrem behandelnden Arzt anfordern, falls Fragen auftauchen.

Das **Blutbild** dient zur Feststellung, ob die Mutter Anämie hat oder Eisenpräparate benötigt. Hämoglobin (Hb) und Hämatokrit (Hk) sind die Anzeiger. Die Hb-Werte sollten höher als 11,0 sein, Hk über 33 betragen. Hk gibt den Anteil der Erythrozyten, der roten Blutkörperchen, am Blutvolumen an. Weil die roten Blutkörperchen den Sauerstoff transportieren, bedeutet ein niedriger Hk-Wert, daß das Baby und die Mutter unter einem gewissen Sauerstoffmangel leiden. Die Mutter ermüdet schnell, das Baby wächst langsam. Wenn die Mutter bei der Geburt unter Anämie leidet, ist die Möglichkeit, daß es dem Kind schlecht geht, größer als sonst. Außerdem können ihre Wehen weniger wirksam sein, die Geburt sich länger hinziehen, es kann zu Nachgeburtsblutungen und Infektionen kommen. Selbst leichte Blutungen sind bei anämischen Frauen kritisch, weil ihr Blut sowieso schon wenig Sauerstoff enthält. Mehr Informationen über Anämie siehe Kapitel 3.

Zu den Laboruntersuchungen gehören auch ein **Gonorrhoe- und ein Syphilistest**. Eine positive Gonokokkenkultur läßt auf eine Infektion der Vagina oder des Muttermundes schließen, wodurch die Augen des Babys während der Geburt stark geschädigt werden können. Wenn nicht innerhalb von zwei Stunden nach der Geburt Augentropfen verabreicht werden, kann das Baby erblinden. Gonorrhoe verläuft oft ohne Symptome, deswegen sollte sich jede Frau untersuchen lassen. So kann sie ihrem Baby die Augentropfen ersparen, die meist routinemäßig verabreicht werden. Die LSR (Luessuchreaktion) ist ein Bluttest für Syphilis, eine Krankheit, die zu Fehlgeburt, Mißbildungen, Frühgeburt, Tod des Ungeborenen oder Ansteckung des Neugeborenen führen kann.

Im allgemeinen wird auch ein **Abstrich** gemacht, um unregelmäßiges Zellwachstum am Muttermund festzustellen. Das ist wichtig, weil es durch die Schwangerschaft zu einem schnelleren Wachstum solcher Zellen kommen kann. Ein Abstrich ist nicht schwierig, und da er sechs Wochen nach der Geburt wiederholt werden sollte, möchtest du vielleicht lernen, wie er gemacht wird. Das Labor stellt die Objektträger, die Rahmen und das Fixativ zur Verfügung, du brauchst sterile Wattetupfer mit langem Stiel und ein Spekulum. Plastikspekula sind vorzuziehen, weil du dich dann nicht ums Sterilisieren zu kümmern brauchst, und die Frau kann ihr Spekulum mitnehmen, wenn sie sich zu Hause ihren Muttermund anschauen möchte. Verwende beim Plastikspekulum kein Gleitmittel, weil es schon vorbehandelt ist und zusätzliches Gleitmittel die Ergebnisse verändern könnte. Wenn du den Muttermund sehen kannst, nimm einen Wattetupfer und dreh ihn sanft im Gebärmutterhals, um das Sekret aufzufangen (die Zellen sind darin enthalten). Du solltest etwas in den Gebärmutterhals eindringen, um auch Zellen an der Übergangsstelle vom Plattenepithel zum Zylinderepithel zu erreichen, wo abnorme Zellbildungen am häufigsten auftreten. Rolle den Tupfer, um das Sekret in geraden Linien auf dem Objektträger zu verteilen. Besprüh den Objektträger dann mit Fixativ, lasse ihn an der Luft trocknen und schreibe Name und Datum drauf.

Verwende während des Abstrichs eine Taschenlampe, um ungewöhnlichen Ausfluß oder eine Entzündung erkennen zu können. Sollte eins von beiden der Fall sein, hat die Frau möglicherweise Gonnorrhoe (was sich durch Anlegen einer Kultur nachprüfen läßt) oder Chlamydien, oft tritt beides gemeinsam auf. Häufig bemerkt die Frau keine Symptome, doch ihr Partner hat meist Ausfluß, Schmerzen oder spürt Brennen beim Urinieren.

Chlamydien sind für Mutter und Kind gefährlich. Werden sie nicht behandelt, kann es während der Schwangerschaft zu einer Gebärmutterinfektion oder zu einer Sepsis bei vorzeitigem Blasensprung kommen. Chlamydien können auch zu Harnwegsinfektionen führen. Das Baby ist einem 70prozentigen Infektionsrisiko bei der Geburt ausgesetzt, was zu einer schweren Bindehautentzündung oder sogar zu Lungenentzündung führen kann.

Es ist anzuraten, mindestens einmal während der Schwangerschaft, wahrscheinlich gegen Ende, eine **Chlamydienkultur** anzulegen oder einen Abstrich zu machen. Gewöhnlich werden Chlamydien mit Tetrazyklinen behandelt, doch während der Schwangerschaft ist das wegen der Wirkung auf den kindlichen Zahnschmelz (Verfärbungen) kontraindiziert. Erythromycin ist fast ebenso wirksam und schadet während der Schwangerschaft nicht. Der Partner muß ebenfalls behandelt werden, 7 – 10 Tage dürfen die beiden keinen Geschlechtsverkehr haben und dann mehre Wochen lang nur mit Kondom, bis ein weiterer Test ergibt, daß die Infektion völlig ausgeheilt ist.

Ein weiterer Grund für eine Muttermund- oder Scheidenentzündung sind Streptokokken. Diese Scheideninfektion ist häufig und kann für das Baby ernste Folgen haben. Man schätzt, daß bis zu 40% der Frauen zum Termin diesen Erreger in Scheide oder Gebärmutter haben, und die Übertragungsrate beträgt für das Baby bei der Geburt 75%. Glücklicherweise werden aber nur 3 – 4 von 1000 Babys tatsächlich infiziert.

Das Infektionsrisiko steigt bei vorzeitigem Blasensprung. Wenn die Bakterien die Gebärmutter erreichen, kann es zu einer mütterlichen Ansteckung kommen (Chorioamnionitis), wodurch auch das Baby im Mutterleib angesteckt werden kann. Das ist eine *sehr ernste* Erkrankung beim Baby, die in 90% der Fälle zum Tod führt! Das erste Symptom äußert sich meist in Apnoe (Atemstillstand), spinale Meningitis ist ein weiteres häufiges Anzeichen.

Leider sprechen Streptokokken während der Schwangerschaft nur schlecht auf eine Behandlung an. Das übliche Mittel dagegen sind Antibiotika, doch auch nach einer vollen Behandlungsphase im letzten Schwangerschaftsdrittel haben Frauen zum Termin hin oft wieder positive Ergebnisse. Dennoch ist es ratsam, auf **B-Streptokkoken** hin zu untersuchen, damit du zumindest bei einem vorzeitigen Blasensprung darüber Bescheid weißt.

Der **Röteln-HAH-Test** zeigt an, ob die Mutter gegen Röteln immun ist. Das erfolgt durch einen Verdünnungsvorgang, der Antikörper anzeigt. Ein Röteln-Titer von 1:48 z.B. bedeutet, daß sich Antikörper nachweisen lassen, obwohl die Probe mehrmals verdünnt wurde. Das beweist, daß die Mutter Röteln hatte oder Antikörper gebildet hat, auch wenn sie sich nicht mehr an den Zeitpunkt erinnern kann. Ein sehr hoher Wert (mehr als 1:64) kann ein Hinweis auf eine nicht lange zurückliegende oder bestehende Infektion sein. In diesem Fall sollte der Test wiederholt und die Mutter an einen beratenden Arzt weiterverwiesen werden. Wenn der Titer niedrig ist (weniger als 1:10) bedeutet daß, daß sie sich anstecken könnte und *nach* der jetzigen Schwangerschaft und mindestens drei Monate vor Beginn der nächsten geimpft werden sollte, um das Risiko einer Ansteckung in der Schwangerschaft zu verringern. Wenn das passierte, bestände beim Baby ein Risiko von 20%, daß es unter Herz-, Seh- oder Hörschäden leidet.

Auch die **Blutgruppe** muß festgestellt werden für den Fall einer Nottransfusion. Die vier Blutgruppen sind O, A, AB und B, und der Rhesusfaktor des Blutes (Rh) ist entweder D+ (positiv) oder D- (negativ). Der Rhesusfaktor ist ein in den roten Blutzellen enthaltenes Antigen; 83% aller Frauen haben diesen Faktor und sind rh-positiv, 17% haben ihn nicht und sind rh-negativ. Wenn eine Frau rh-negativ und ihr Baby rh-positiv ist, besteht das Risiko einer Isoimmunisierung. Dazu kommt es, wenn fötales Blut in den mütterlichen Kreislauf gelangt (auf Grund eines intrauterinen Traumas, einer vorzeitigen Plazentalösung oder einer Plazenta prävia) und sich Antikörper gegen die positiven Blutzellen des Babys bilden. Das führt beim Neugeborenen zu schwerer Anämie. Beim ersten Kind ist das sehr selten (so selten wie eine Verletzung, durch die eine Isoimmunisierung hervorgerufen werden kann), es sei denn, die rh-negative Schwangere hatte Abtreibungen oder Fehlgeburten, wobei Blut des Babys in den mütterlichen Kreislauf gelangte. Bei rh-negativen Frauen wird dreimal eine Antikörper- (Ak-) Bestimmung durchgeführt. Heute wird bei jeder rh-negativen Frau nach einer Fehlgeburt oder Abtreibung eine Anti-D-Prophylaxe durchgeführt. Aber auch eine Frau, die zum ersten Mal ein Kind erwartet, kann unbemerkte Fehlgeburten gehabt haben. Um sicher zu gehen, sollte *jede* rh-negative Frau in der Frühschwangerschaft eine Antikörperuntersuchung machen lassen, und eine weitere in der 24., 28., 32. und 36. Woche.

Es gehört heute zur Routine, *während* der Schwangerschaft eine Anti-D-Prophylaxe (durch Injektion von Anti-D-Gammaglobulinen; Rh_o-Gammaglobulinen) durchzuführen. Manche Ärzte empfehlen sie für alle Rh-negativen Schwangeren in der 28. – 30. Woche, da ein Risiko von 2% für eine Sensibilisierung besteht. Eine Anti-D-Prophylaxe während der Schwangerschaft führt zu *passiver* Immunisierung, bietet also für eine folgende Schwangerschaft keinen Schutz. Ein solcher prophylaktischer Einsatz der Anti-D-Prophylaxe ist umstritten; einem Artikel in der Zeitschrift *Mothering* zu Folge besteht das Risiko einer fötalen Schädigung, sogar mit Todesfolge. Zweifellos hat, vor allem in den USA, die Angst, juristisch belangt zu werden, zu dieser konservativen Verwendung von Rh_o-GAM und anderen Gamma-Globulinen geführt – die Frau muß selbst entscheiden.

Direkt nach der Geburt muß Nabelschnurblut vom Baby und Blut von der Mutter entnommen werden, um festzustellen, ob eine Anti-D-Prophylaxe nötig ist und in welcher Dosierung. Sie muß innerhalb von 72 Stunden verabreicht werden.

Die **Urinuntersuchung** gehört ebenfalls zu den Vorsorgemaßnahmen. Neben dem Vorhandensein von Eiweiß und Zucker lassen sich auch Bakterien nachweisen, die eine Harnwegsinfektion anzeigen können. Wichtig ist, sich klarzumachen, daß Harnwegsentzündungen während der Schwangerschaft oft ohne Symptome verlaufen. Die Harnröhre ist durch den erhöhten Progesteronspiegel so weich, daß die Frau keine Schmerzen empfindet. Aus diesem Grund sollte jede Frau, die immer wieder Blasenentzündungen hatte, darauf hingewiesen werden, auf die geringsten Symptome zu achten. Eine unerkannte Blasenentzündung kann zu den Nieren aufsteigen und zu schweren Schäden führen (siehe S. 39). Und das am häufigsten verschriebene Medikament gegen Nierenentzündungen erhöht das Anämierisiko der Mutter, wodurch sie noch mehr gefährdet wird.

Immer häufiger wird zur Tuberkuloseuntersuchung der *Tine-Test* angewendet. Nach der Erstansteckung (die oft von selbst ausheilt) kann eine Frau weiterhin infiziert sein, ohne Symptome zu haben. Eine angeborene Infektion ist zwar selten, doch eine Ansteckung des Neugeborenen kommt vor, da es mit der Mutter und anderen Familienangehörigen in Kontakt kommt. Wenn die Mutter während der Schwangerschaft eine aktive Tuberkulose hat, wird sie sofort behandelt, bei einer inaktiven Tuberkulose wird die Behandlung meist später durchgeführt.

Jede Frau, bei der schon einmal ein Tine-Test positiv war, *sollte nicht* noch einmal getestet werden, denn dadurch könnte die Krankheit reaktiviert werden. Überweise solche Frauen dann an einen Arzt.

Bestimmte Frauen sollten sich einer **genetischen Untersuchung** unterziehen. Wenn beide Eltern z.B. aus dem Mittelmeerraum stammen, besteht das Risiko einer Thalassämie beim Fötus; bei einem jüdischen Paar ist das Risiko des Tay-Sachs-Syndroms beim Fötus erhöht, und ein schwarzes Elternpaar ist möglicherweise Träger von Genen der Sichelzellenanämie. Eltern, die schon ein behindertes Kind haben, machen sich auf jeden Fall Sorgen, daß auch dieses behindert sein könnte. Verweise alle Eltern, bei denen dieses Risiko besteht, an eine genetische Beratungsstelle. Das kann ein mit großen Ängsten belastetes Problemfeld sein, und es wäre von einer Hebamme unverantwortlich, ein Paar ohne sichere Anhaltspunkte zu beruhigen.

Jede Frau über 35 sollte auch auf die Möglichkeiten einer Chromosomenuntersuchung hingewiesen werden. Durch *Amniozentese* können das Down-Syndrom (auch: Trisomie 21) und andere Chromosomenschäden, die mit dem Alter der Mutter zusammenhängen, festgestellt werden. Die Häufigkeit des Down-Syndroms beträgt bei Frauen über 35 eine von etwa 300 Geburten, das ist ungefähr das gleiche Risiko, das bei diesem Eingriff für eine Fehlgeburt oder eine Infektion besteht. Ab 40 erhöht sich das Trisomie-Risiko auf bis zu eine von 50 Geburten. Bei der Amniozentese wird eine Nadel durch die Bauchdecke der Mutter in die Fruchtblase eingeführt und eine Fruchtwasserprobe entnommen. Dieser Eingriff wird unter Ultraschall vorgenommen und kann nicht vor der 14. Schwangerschaftswoche durchgeführt werden, weil bis dahin noch nicht genug Fruchtwasser vorhanden ist; der günstigste Zeitpunkt ist die 14. – 16. Woche. Bis zum Erhalt des Ergebnisses dauert es einige Wochen.

Die *Chorionzottenbiopsie* kann schon in der 10. – 12. Woche durchgeführt werden. Das ist ein großer Vorteil bei einem positiven Befund und wenn die Frau sich für eine Abtreibung entscheidet. Doch ist dieser Eingriff mit einem höheren Fehlgeburtsrisiko verbunden als die Amniozentese. Es wird eine kleine Plazentaprobe von der kindlichen Seite der Plazenta entnommen.

Der *Alpha-Fetoproteintest* ist eine Blutuntersuchung, durch die Schädigungen des Neuralrohrs festgestellt werden können. Dazu gehören Anenzephalie, Mikrozephalie, Hydrozephalie und Spina bifida. Der Test hat leider eine Fehlerquote von 20%, so daß für eine endgültige Diagnose zusätzlich eine Amniozentese und Ultraschall notwendig sein können.

Die Entscheidung für genetische Untersuchungen ist eine sehr persönliche und häufig quälende Angelegenheit. Wenn eine Frau sich dagegen entscheidet, wird sie wahrscheinlich immer wieder darauf verwiesen werden, wenn völlig Fremde sie fragen, was denn »der Test« ergeben hat und ob sie einen Jungen oder ein Mädchen bekommt. Die Fruchtwasseruntersuchung wird mehr und mehr Routine, manche Ärzte empfehlen sie jeder Frau über 30! Die Entscheidung ist schwer, doch ein Gespräch mit einer genetischen Beratungsstelle kann einer Frau helfen, die Risiken realistisch einzuschätzen. Die Hebamme sollte aktuelle Informationsblätter und Adressen zur Hand haben.

Es wird wahrscheinlich immer häufiger vorkommen, daß du von Frauen, die du betreust, nach einem AIDS-Test gefragt wirst. Mehr dazu findest du in Kapitel 3 auf S. 82.

In der zweiten Schwangerschaftshälfte (um die 26. – 28. Woche) hältst du möglicherweise einen **Glukosetest** für angebracht. Die meisten Ärzte machen das routinemäßig, um einen Schwangerschaftsdiabetes auszuschließen (mehr dazu in Kapitel 3). Hierzu muß die Frau 50 mg Glukose zu sich nehmen. Eine Stunde später wird ihr Blut abgenommen, und wenn die Werte 140 mg/dl überschreiten, sind weitere Untersuchungen nötig.

Wenn eine Frau zum ersten Termin zu dir kommt und noch keine Vorsorgeuntersuchungen durchgeführt wurden, du aber nicht über die nötigen Instrumente verfügst, dann verweise sie an einen Arzt und nütze die nächste Gelegenheit, dir diese Fertigkeiten selbst anzueignen. Die von dir betreuten Frauen werden die Kontinuität in der Vorsorge zu schätzen wissen, und du wirst die damit verbundene Autonomie deiner Praxis genießen.

Routineuntersuchungen

Die Vorsorgetermine sollten bis zur 28. Woche alle vier Wochen und von der 28. – 34. Woche alle zwei Wochen vereinbart werden, von der 35. Woche an einmal wöchentlich. Der Hauptgrund für die zunehmende Häufigkeit der Besuche besteht darin, daß es gegen Ende der Schwangerschaft eher zu Komplikationen kommen kann, denn dann sind die Belastungen für die Mutter und das Baby am größten. Auch ist es wichtig, daß du einen intensiveren persönlichen Kontakt zur Mutter herstellst, damit die emotionalen Voraussetzungen für die Geburt entstehen können.

Bei jeder Vorsorge wird routinemäßig der Urin auf Eiweiß und Zucker untersucht, das Gewicht und der Blutdruck gemessen, die Fundushöhe festgestellt, Herztöne des Babys abgehört und das Baby abgetastet (um Lage und Aktivität festzustellen). Frag immer auch nach Ernährung und Bewegung. In der 28. Woche möchtest du dir vielleicht noch einmal einen dreitägigen Ernährungsbericht anschauen, denn der Eiweiß-, Kalzium- und Eisenbedarf steigen im letzten Schwangerschaftsdrittel. Der Hämatokrit sollte nochmals überprüft werden, vor allem auch immer dann, wenn die Frau über große Müdigkeit oder Atemnot klagt. Wenn eine Neigung zu Diabetes in der Schwangerschaft besteht, ist ein weiterer Glukosetest sinnvoll. Ansonsten sollten die Termine mehr die persönlichen Aspekte zum Thema haben, um die Frau und ihre Familie dabei zu unterstützen, sich auf die Schwangerschaft einzustellen.

Es gibt viele Gesprächsthemen: Literatur, Geburtsvorbereitung, die Rolle des Vaters, der Großeltern, die Betreuung nach der Geburt, die Vorbereitung des Dammbereichs und der Brustwarzen, der Umgang mit dem Neugeborenen, Hygienemaßnahmen, Arbeit und Spiel. Geh auf die Eltern ein, achte aber darauf, daß nicht bei jedem Termin immer wieder dieselben Themen behandelt werden. Es ist anregend, wenn du neue Gesprächsthemen einbringst, und die Eltern brauchen neue Gesichtspunkte.

Vergiß nicht, nach dem allgemeinen Befinden der Frau zu fragen, denn es gibt eine Reihe von körperlichen Beschwerden, die immer wieder einmal auftreten (siehe nächster Abschnitt).

Mach dir bei jedem Termin brauchbare Aufzeichnungen! Lies in Kapitel 8 den Abschnitt über Hinweise hierzu.

Allgemeine körperliche Beschwerden

Eine Empfindlichkeit im Becken und leichte Schmerzen beim Gehen sind gewöhnlich **Bänderschmerzen,** die durch die Dehnung der

Mutterbänder, die den Uterus halten, verursacht werden, wenn sie sich an dessen zunehmende Größe und Gewicht anpassen. Vielen Frauen ist nicht klar, daß die Gebärmutter von Bändern gehalten wird, die von ihrer Basis aus zu den Beckenknochen hin verlaufen. Die Gebärmutter ist sehr beweglich, mehr oder weniger ein schwebendes Organ (siehe Abbildung S. 38).

Schwangerschaftserbrechen beruht im allgemeinen auf einer Hormonempfindlichkeit, kann aber auch als Reaktion auf die neue Empfindung des Schwangerseins auftreten. Es wird allgemein davon ausgegangen, daß ein seelischer Konflikt oder emotionale Turbulenzen wegen der Schwangerschaft zu Übelkeit und Erbrechen beitragen können. Aus diesem Grund wird reichlich Vitamin-B-Komplex empfohlen, um den Streß zu mildern; besonders wichtig ist B-6. Linderung verschaffen auch Kekse oder Naturyoghurt bei aufkommender Übelkeit. Viele Frauen berichten, daß häufige kleine Mahlzeiten zu helfen scheinen. Entspannungsübungen können helfen, ebenso eine emotionale Klärung.

Wenn die Übelkeit Erbrechen nach sich zieht, dann beobachte die tagtägliche Entwicklung. Wird das Erbrechen zum Dauerzustand, hat die Mutter eine *Hyperemesis gravidarum*, es besteht die Gefahr der Dehydrierung und Mangelernährung, wodurch auch das Baby ernsten Komplikationen ausgesetzt ist. Ständiges Erbrechen ist ein Teufelskreis, oft ist intravenöse Behandlung notwendig, um das Elektrolytgleichgewicht der Mutter zu stabilisieren, damit sie die Nahrung bei sich behalten kann. Verweis die Frau umgehend an eine Ärztin.

Verdauungsstörungen und **Sodbrennen** treten oft bei Wachstumsschüben des Babys und der Verdrängung des Magens und Darms auf. Das beste Mittel dagegen scheinen Verdauungsenzyme (Papaya und Bromelaine) zu sein,

die bei Bedarf genommen werden. Es sollte darauf geachtet werden, daß der Magen vor dem Hinlegen nicht zu voll ist. Die Umstände und die Stimmung beim Essen haben ebenfalls einen Einfluß. Die Verdauung erfolgt soviel langsamer als normalerweise, daß die Nahrung sehr sorgfältig gekaut werden muß. Da die Gallenblase in der Schwangerschaft nicht so gut funktioniert, hilft auch eine fettarme Ernährung.

Müdigkeit und **geschwächte Abwehr** hängen mit der Ernährung und dem allgemeinen Gesundheitszustand zusammen. Schau dir die Ernährungsweise an. Laß dir zum nächsten Termin den dreitägigen Ernährungsbericht mitbringen. Manche Frauen geraten sowohl mit ihrer Ernährung wie auch mit ihren Aktivitäten in einen Trott und müssen alte Muster durchbrechen. Vielseitige Ernährung, vor allem Obst und Gemüse, liefert die nötigen Vitamine und Mineralien, um gesund zu bleiben. Vielfältige tägliche Aktivitäten und viel Bewegung im Freien tragen zu seelischem und emotionalem Gleichgewicht bei. Unterstütze die Frau dabei, herauszufinden, was für sie richtig ist. Das ist eine gute Vorbereitung darauf, als Mutter kreativ und einfallsreich zu sein.

Wenn sie über extreme oder ständige Müdigkeit klagt, wiederhol den Hämatokrittest, um Anämie auszuschließen.

Kopfschmerzen, allgemeine Schmerzzustände und Beschwerden lassen sich oft durch beruhigende Tees wie Hopfen, Helmkraut und Kamille lindern. Ebenfalls hilfreich ist Yoga oder auch, sich emotionale Klarheit durch Gespräche und Beschäftigung mit den eigenen Problemen zu verschaffen.

Wenn die Frau über **Rückenschmerzen** klagt, empfiehl ihr entsprechende nicht zu anstrengende Körperübungen und Beckenwiegen, damit der Kreuzbereich beweglich bleibt. Das

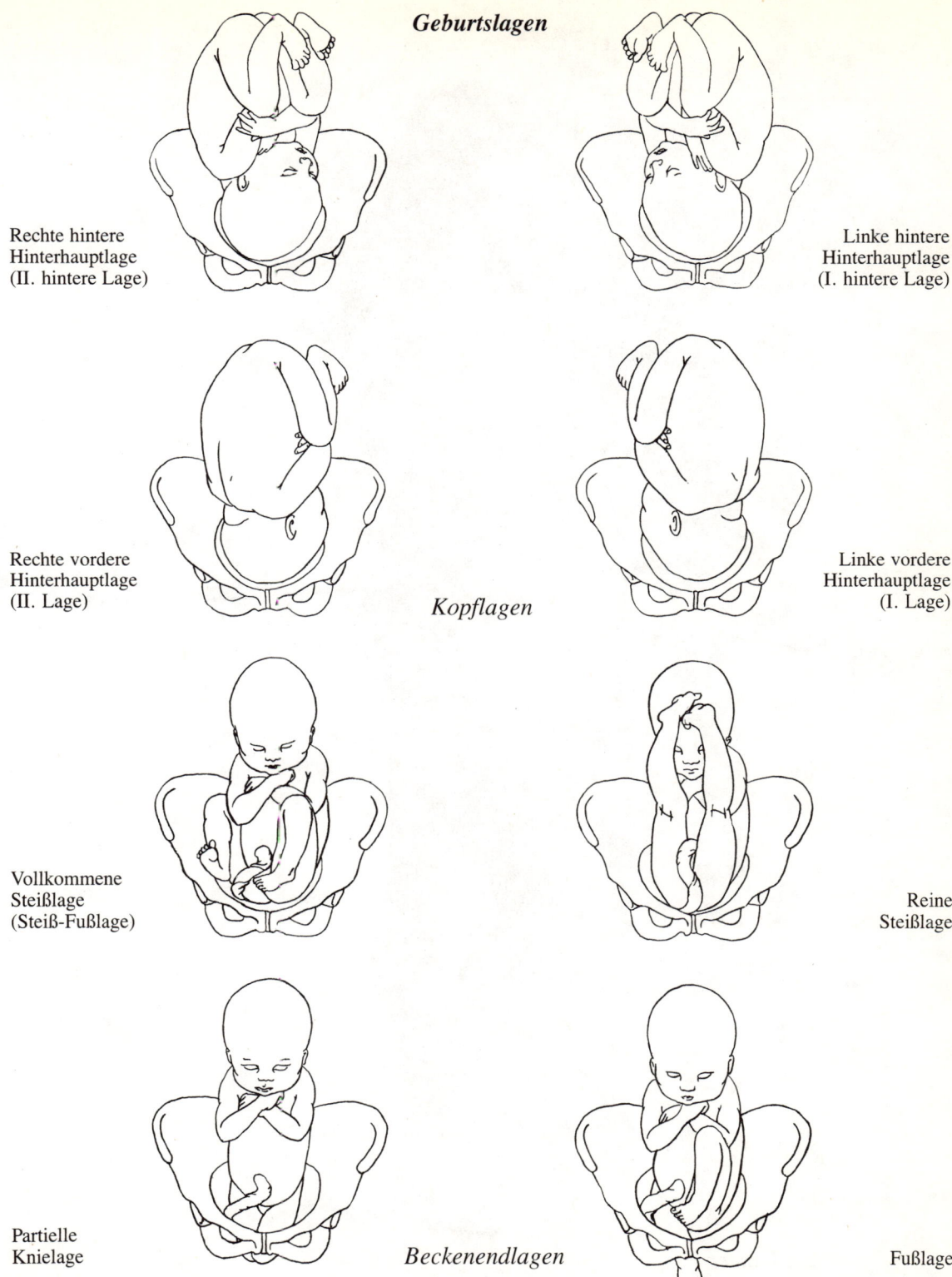

Geburtslagen

Rechte hintere
Hinterhauptlage
(II. hintere Lage)

Linke hintere
Hinterhauptlage
(I. hintere Lage)

Rechte vordere
Hinterhauptlage
(II. Lage)

Kopflagen

Linke vordere
Hinterhauptlage
(I. Lage)

Vollkommene
Steißlage
(Steiß-Fußlage)

Reine
Steißlage

Partielle
Knielage

Beckenendlagen

Fußlage

37

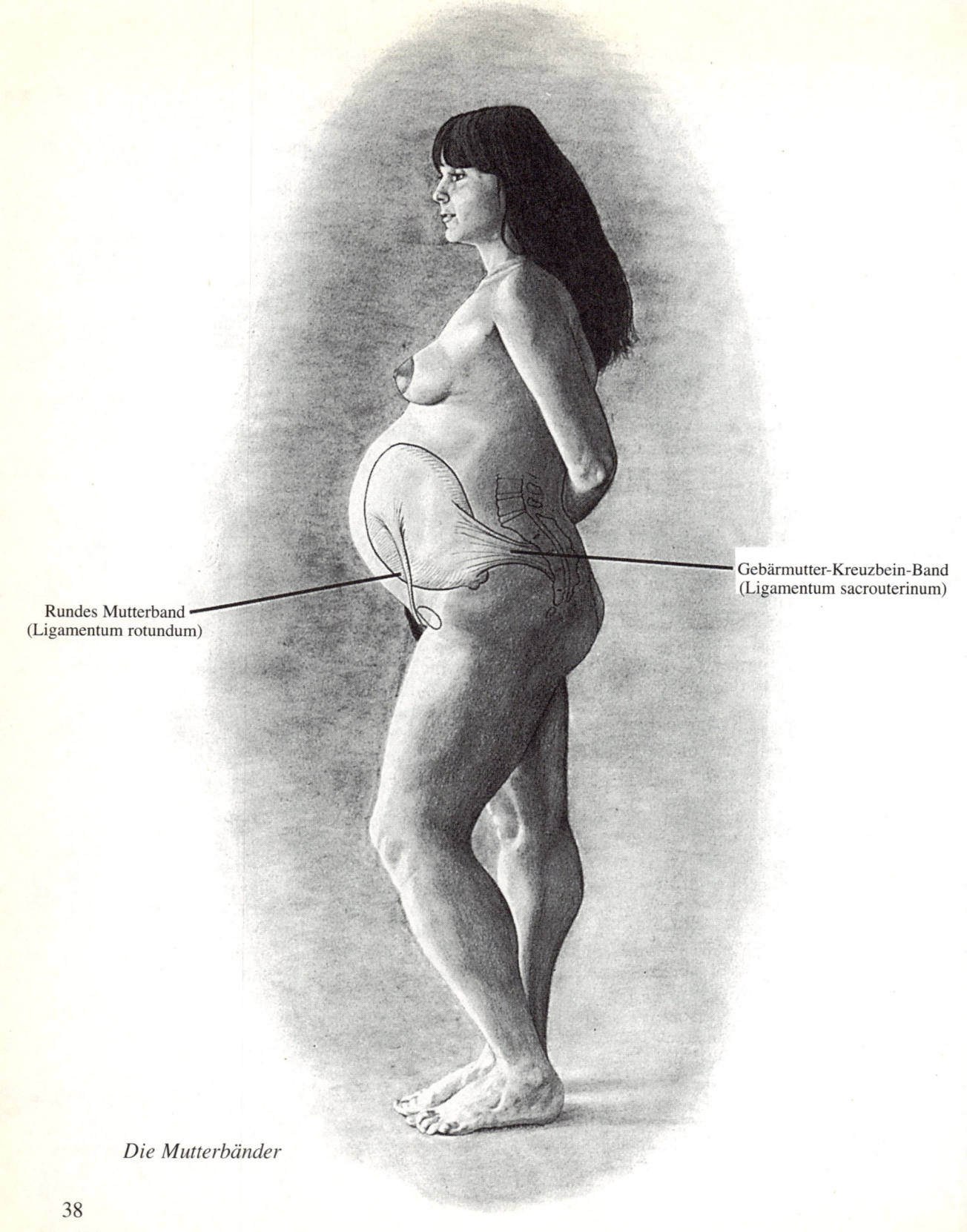

Rundes Mutterband
(Ligamentum rotundum)

Gebärmutter-Kreuzbein-Band
(Ligamentum sacrouterinum)

Die Mutterbänder

kann im Vierfüßlerstand geschehen, indem die Frau abwechselnd einen Katzenbuckel macht und dann den Rücken wieder gerade hält. Sie kann diese Bewegung auch im Stehen, im Sitzen, beim Autofahren, einfach jederzeit ausführen.

Wenn sie ihre Rückenschmerzen weiter oben im Taillenbereich lokalisiert, dann schließ die Möglichkeit einer Nierenentzündung (Pyelonephritis) aus, indem du die Berührungsempfindlichkeit in diesem Bereich überprüfst. Die Frau sitzt dabei mit nacktem Rücken aufrecht vor dir. Du klopfst mit der Faust auf beiden Seiten den Bereich in Taillennähe neben der Wirbelsäule ab. (Selbstverständlich mußt du sie darauf vorbereiten.) Klopf so sanft, daß du dadurch keine Schmerzen verursachst, doch fest genug, um zu einer Diagnose zu gelangen. Vielleicht klopfst du zum Vergleich auch noch den unteren Rücken ab oder dämpfst dein Klopfen, indem du deine andere Hand dort auflegst und darauf klopfst. Wenn die Frau zusammenzuckt oder Schmerzen äußert, achte darauf, ob es links oder rechts oder auf beiden Seiten wehgetan hat. Überweise sie dann sofort an einen Arzt. (Kommt es zu keiner Berührungsempfindlichkeit, so vermerke »kein Nierenklopfschmerz« in den Unterlagen.)

Krampfadern und Hämorrhoiden werden durch das Hormon Progesteron begünstigt, das die glatte Muskulatur entspannt und den venösen Rückfluß vor allem in den Beinen behindert. Manche Frauen scheinen erblich vorbelastet zu sein. Langes Stehen macht die Dinge schlimmer, Übungen regen den Kreislauf an, und können helfen, ebenso zeitweises Hochlegen der Beine und des Beckens. 600 bis 800 Einheiten Vitamin E täglich können helfen, doch sollte diese Dosis bis zum 7. Monat allmählich auf 400 Einheiten reduziert werden, da große Mengen die Plazentalösung erschweren

können. Vitamin E sollte nicht gleichzeitig mit anderen Vitaminen eingenommen werden und zur besseren Resorption am besten mit Milch oder Käse.

Geschwollene Knöchel (ohne gleichzeitigen hohen Blutdruck und Zucker im Urin) können ebenso auf eine gestaute Blutzirkulation oder zuviel Stehen zurückzuführen sein. Die Ernährung sollte vielseitiger sein (mehr Eiweiß, frisches Gemüse und viel Flüssigkeit) und für regelmäßige Bewegung gesorgt werden. Auch Hochlagern der Füße und Beine hilft.

Verstopfung kann durch Hormone oder die Ernährung entstehen. Genügend Flüssigkeit und ballaststoffreiche Ernährung schaffen Abhilfe. Oft ernähren sich die Frauen gut, verwechseln jedoch Durst mit Hunger, müssen also zwischen diesen beiden Bedürfnissen unterscheiden lernen.

Scheideninfektionen sind häufig und lästig. Oft kommt es wegen des basischen pH-Werts der Scheide (auf Grund der Progesteronwirkung) zu **Candida-(Hefepilz-)**Infektionen, zu erkennen durch weißen, quarkähnlichen Ausfluß. Hier helfen Scheidenschwämmchen, die mit einer Zellkultur von Lactobacillus acidophilus (Döderlein-Bakterien) getränkt sind. Die Schwämmchen müssen vorher ausgekocht werden, um Mineralablagerungen zu beseitigen, werden dann mit der Lösung getränkt, leicht ausgedrückt und eingeführt. Sie müssen alle drei Stunden gewechselt werden. Hefepilzinfektionen zum Geburtszeitpunkt erhöhen das Risiko einer Soorinfektion beim Neugeborenen.

Trichomoniasis ist durch einen dünnflüssigen, übelriechenden, sehr juckenden gelben Ausfluß gekennzeichnet. Während der ersten Schwangerschaftshälfte ist die übliche Behandlung mit Metronidazol kontraindiziert. Die Scheidenspülung mit Kräutern (siehe Kasten S. 40) soll so wirksam sein, daß sich ein Versuch lohnt. Im Gegensatz zu Essig nährt sie die Schleimhaut, anstatt sie abzulösen. Zwar werden Scheidenspülungen in der Schwangerschaft allgemein nicht empfohlen, doch schaden sie nichts, solange der Fließdruck gering ist (der Beutel also niedrig hängt) und das Wasser warm, jedoch nicht heiß. Die Düse sollte nie tiefer als 7 cm eingeführt werden.

Scheidenspülung bei vaginalen Infektionen

Zu gleichen Teilen:

Beinwellwurzel	Schafgarbe
Beifuß	Rosmarin
Pfefferminz	Alaun

In einem Behälter (nicht aus Metall) in abgekochtem Quellwasser einweichen. Abkühlen lassen. Zweimal täglich zwei Tage lang mit einem halben Liter der abgeseihten Lösung eine Scheidenspülung durchführen. Am dritten und am vierten Tag einmal am Morgen wie gewohnt die Scheidenspülung durchführen, bei Hefeinfektionen jedoch am Abend 1 Teil Zellkulturlösung Lactobacillus acidophilus (Döderlein-Bakterien), bei Trichomoniasis 1 Teil Kanadische Gelbwurzel (Hydrastis canadensis) am Abend zufügen.

Ein weiteres Mittel ist das Einführen einer geschälten, unverletzten Knoblauchzehe, die zweimal täglich erneuert wird. Sie kann auch in Kombination mit der Scheidenspülung angewendet werden.

Trichomoniasis ist ansteckend, auch der Partner der Frau muß also behandelt werden. Seine Symptome können sehr schwach sein, doch können sich die Trichomonaden im Harnleiter ansiedeln, er muß deshalb orale Medikamente nehmen. Kein Geschlechtsverkehr, bis beide geheilt sind.

Bei einer Scheideninfektion sollte die Ernährung hauptsächlich aus sattgrünem Gemüse, hochwertigem Eiweiß und Vollkorn bestehen. Hefe ernährt sich vor allem von Zucker, deshalb sollte gar keiner gegessen werden und nicht viel Obst, auch kein Dörrobst. Viel Yoghurt mit azidophilen Bakterien und Bierhefe helfen auch.

Herpes hat epidemische Verbreitung erlangt und gehört fast zu den allgemeinen Beschwerden. Diese kleinen, schmerzhaften Bläschen werden von einem Virus hervorgerufen, gegen den es kein Heilmittel gibt. Übertragen wird er durch Sexualkontakt, nach der Erstansteckung bleibt er in den Nervenganglien des Genitalbereichs: Die Anfälligkeit für einen Ausbruch erhöht sich in Zeiten großer Belastungen oder Müdigkeit, unabhängig von sexuellen Kontakten. Manche Frauen haben einen vorhersagbaren Infektionszyklus, z.B. alle 6 Monate oder sogar alle 6 Wochen. Mache hierüber in den Unterlagen der Frau sorgfältige Notizen. Der Virus hat eine *verheerende* Wirkung auf das Zentralnervensystems des Babys. Wenn eine Frau zum Geburtsbeginn aktive Läsionen hat, ist eine vaginale Geburt unzulässig. Erkundige dich jedoch nach der Zahl, der Schwere und den Stellen, an denen die Bläschen und die Läsionen gewöhnlich auftreten. Frauen, die nur am äußeren Dammbereich oder im Afterbereich infiziert sind, können möglicherweise vaginal entbinden, wenn die Bläschen nicht mehr offen sind und ein Kontakt zum Baby vermieden werden kann. Jede Frau mit Herpes sollte von der

35. Woche an wöchentlich eine Kultur anlegen lassen, um eine Herpesinfektion der Scheide auszuschließen. Außerdem sollte zu Beginn der Wehen eine Untersuchung mit einem sterilen Spekulum durchgeführt werden, um festzustellen, ob aktive Läsionen vorhanden sind. Wenn sie einen vorzeitigen Blasensprung hat, sollte innerhalb einer Stunde eine Untersuchung gemacht werden, um eine mögliche Infektion feststellen zu können.

Die Behandlung von Herpes während der Schwangerschaft besteht hauptsächlich in Linderung. Wichtig ist es, den infizierten Bereich trocken und kühl zu halten. Das bedeutet keine Unterwäsche aus Kunstfasern, am besten überhaupt keine. Warme Bäder können die Infektion verschlimmern. Kein Geschlechtsverkehr, bis alle Bläschen *bei beiden Eltern* völlig abgeheilt sind. Die lokale Anwendung von Salbe, Zinkoxyd, kanadischer Gelbwurzel, Eis und Calendulacreme (Ringelblumenextrakt) soll heilen und lindern. Auch eine veränderte Ernährung ist wichtig. Eine Frau hat berichtet, daß sie ihren üblichen fünfwöchigen Infektionszyklus nur halb so oft hatte, als sie bei den leisesten Juckanzeichen einer beginnenden Infektion Proteingetränke zu sich nahm. Auch mehr Lysin ist gut. Völliger Verzicht auf Kaffee und Alkohol hilft, das Blut zu reinigen und beschleunigt die Heilung. Auch das Rauchen von Marihuana sowie Rauchen überhaupt sollte aufgegeben werden, denn dabei wird Vitamin C verbraucht, das der Körper zur Abwehr der Infektion benötigt.

Wenn die Frau während des ersten Schwangerschaftsdrittels eine *Erstinfektion* hat, kann das Baby neurologische Schäden davontragen. Die Frau sollte umgehend an einen Arzt verwiesen werden.

Häufige Ängste und Beratungstechniken

Es gibt bestimmte, weit verbreitete Ängste hinsichtlich Schwangerschaft und Geburt, die immer wieder auftreten. Fast jede Frau fragt sich, ob ihr Baby normal und gesund sein wird. Die meisten Frauen haben Ängste wegen der Wehen und des Geburtsschmerzes und überlegen, ob sie das aushalten können. Oft lassen sich solche Sorgen schon dadurch abschwächen, daß du erzählst, wie weit verbreitet sie sind.

Neben diesen Ängsten gibt es auch ganz besondere Befürchtungen, die für unsere Zeit und unsere Kultur kennzeichnend sind. Die Mutter hat vielleicht große Angst wegen der Veränderungen in ihrem Leben, vielleicht fürchtet sie sich vor einem ausschließlichen Hausfrauendasein und dem Verlust ihrer Identität als beruflich erfolgreiche Frau. Vielleicht ist sie sich auch unsicher über die Beziehung zu ihrem Partner: Je emotionaler sie selbst wird, um so nervöser und sonderbarer wird er in seinem Verhalten.

Wenn solche Befürchtungen zum Ausdruck kommen, kann ein beratendes Gespräch notwendig sein. Dein Hauptziel dabei sollte sein, die Frau in ihren eigenen Fähigkeiten zur Problemlösung zu bestärken. Wesentlich ist, daß sie sich in ihrer Not ernst genommen weiß. Eine der schwierigeren Aufgaben einer Hebamme kann darin bestehen, die Empfindsamkeit einer schwangeren Frau, so sehr sie durch die Schwangerschaftshormone verstärkt und überspitzt sein mag, ernst zu nehmen. Das kann aber auch großen Spaß machen, wenn du wirkliches Interesse daran hast und dich selbst in den Prozeß einbringen kannst. In der Praxis einer Hebamme ist es durchaus angebracht, wenn die beratende Funktion Bestandteil einer sich entwickelnden freundschaftlichen Beziehung ist. Hier einige grundlegende Beratungstechniken:

Die wichtigste, die *Spiegelung*, besteht darin, daß die Hebamme gewonnene Eindrücke ohne Wertung oder Interpretation widerspiegelt. Durch *aufmerksames Zuhören* (nicht nur mit den Ohren, auch mit dem Herzen und ihrem ganzen Wesen) kann sie die Momente der Wahrheit oder der Erkenntnis bei einer Frau spüren und sie in ihren Wahrnehmungen *positiv unterstützen*. Hier kann die Hebamme durch ihre Persönlichkeit dem Prozeß förderlich sein, in dem eine Frau sich befindet, die damit kämpft, ganz neu entdeckte Wahrheiten über sich und ihr Leben zu akzeptieren.

Persönliches Engagement ist wichtig. Durch ihren Einsatz bei der Problemlösung bewirkt die Hebamme, daß auch die Frau sich engagiert. Und indem sie zu *Engagement und Verantwortungsbewußtsein ermutigt*, ermöglicht sie es der Frau, sich neuen Erkenntnissen zu öffnen und diese umzusetzen, worin der eigentliche Sinn von Beratung besteht. Praktisch gesehen wiegt die durch die im voraus geklärten Probleme bei der Geburt gewonnene Zeit und Energie diese Mühe auf.

Hebammen wollen gebraucht werden. Sie sind von jeher Heilerinnen gewesen; Mütter, Liebende, die durch Geben empfangen. Engagierte Anteilnahme bei der Beratung sollte jedoch nie den Respekt für die Intimsphäre und ein individuelles Vorgehen vergessen lassen. Das erfordert Objektivität und manchmal auch Zurückhaltung. Dabei hilft es, zu zweit zusammenzuarbeiten; wenn eine von euch emotional zu sehr beteiligt ist, ist die Partnerin gewöhnlich gelassener.

Männer, die Fragen und Befürchtungen wegen des Elternseins und ihrer Identität haben, sprechen das vielleicht nicht direkt an. Trotz der Veränderungen der letzten Jahre fällt es Männern immer noch schwer, tiefere Gefühle auszudrücken und mitzuteilen. Dabei kann Stolz eine Rolle spielen, ebenso eine allgemeine Scheu bei sehr persönlichen Themen. Die Informationen, die du gibst, sollten der Situation angepaßt sein, oft erfordert das Takt und Diskretion. Eine Lösung können Literatur, Broschüren u.ä. sein.

Beteiligung des Vaters

Viele Väter möchten heute aktiv an Schwangerschaft und Geburt teilnehmen und eine wichtige Rolle dabei spielen. Manche möchten das Baby in Empfang nehmen. Das erfordert emotionale und geistige Vorbereitung: es geht nicht ohne Vertrautheit zwischen den Partnern und ein gutes Verständnis der Vorgänge während der Wehen und der Geburt. Es spricht nichts dagegen, daß der Vater das Baby in Empfang nimmt, es sei denn, es kommt in letzter Minute zu Komplikationen, oder die Mutter möchte ihn an ihrer Seite haben. Für manche Frauen ist es eine freudige und erleichternde Vorstellung, daß sie ihr Baby den wartenden Händen ihres Partners entgegenschieben.

Falls der Vater Interesse zeigt, gib ihm ein Buch mit gut verständlichen, genügend ausführlichen Informationen über Geburtsbegleitung. Zeig gleichzeitig die Massage des Dammbereichs, damit Einfühlsamkeit für Berührungen und eine gute Verständigung entstehen können. Wenn du die Austreibungsphase erklärst (einige Wochen vor der Geburt, am besten bei einem Hausbesuch), dann demonstriere das mit einem Beckenmodell und einer Puppe. Bei einer vaginalen Untersuchung kannst du dem Vater zeigen, wie er die Massage des Damms mit einem Dammschutz verbinden kann. Du kannst auch deine eigenen Hände als Beispiel nehmen, indem du die Haut zwischen Daumen und Zeigefinger dehnst, die dann Scheidenausgang und Dammbereich darstellt.

Einige Väter betrachten das Inempfangnehmen

des Babys als eine Art Männlichkeitsbeweis, eine Möglichkeit, das Geburtsgeheimnis zu beherrschen und zu meistern. Betone die Notwendigkeit, *einfühlsam* und *aufmerksam* gegenüber dem zu sein, was bei der Frau vor sich geht; der Mann muß jederzeit ihr die Führung überlassen. Ich erinnere mich an einen Vater, der bei der Vorbereitung ziemlich unaufmerksam war und sich bei der Geburt schwertat. Er massierte so heftig, daß er den Kopf des Babys beim Durchtritt zurückschob! Ich legte meine Hand auf seine, damit er mit seinen angestrengten Bemühungen aufhörte, und gab ihm ein paar Anweisungen. Er beruhigte sich dann soweit, daß er einen positiven Beitrag leisten konnte.

Im Idealfall bereitet sich der Vater auf ganz persönliche Weise vor, als Erweiterung seiner Sexualität. Frank berichtet:

Ich wollte die Geburt mit meiner Partnerin gemeinsam erleben und empfand meine Beteiligung als notwendig und als mein väterliches Recht. Fast jeden Abend machte ich mit Bridget zusammen Übungen und massierte sie, und so war ich körperlich und geistig auf sie eingestellt. Ich glaubte daran, daß ich durch diese Anteilnahme für das Geheimnisvolle der Geburt dann im richtigen Moment körperlich und geistig bereit sein würde.

Meine Beteiligung beschränkte sich nicht auf Geburtsvorbereitung, Übungen und Lesen. Es war unser zweites Kind, und ich wollte wieder das Baby in Empfang nehmen und die Nabelschnur durchtrennen. Bei unserem ersten Kind hatte ich dieses großartige Ritual vollzogen. Die Geburt hatte nur drei Stunden gedauert; bei Bridget begann gleich die Übergangsphase. Es war zwar schwierig, diese schnelle Geburt zu begreifen, doch ich nahm das Baby in Empfang. Lydia war klein, fühlte sich aber wunderbar an. Ich ergriff sie und hielt sie ganz dicht an meinem freudigen, müden Körper.

Unser zweites Kind nahm ich nicht entgegen. Seine Schultern blieben stecken, deshalb brauchten wir Unterstützung. Die Geburt dauerte 12 Stunden,

Bridget und ich waren voneinander in jedem Stadium ganz in Anspruch genommen. Wir berührten und massierten uns, duschten und unterstützten uns auf jede mögliche Weise. Das entschädigte mich dafür, daß ich Paul nicht in Empfang nehmen konnte.

Während dieser zweiten Geburt fühlte ich mich Bridget sexuell und geistig vollkommen verbunden. Ich bemerkte an mir ein größeres Einfühlungsvermögen, und meine Liebe zu Bridget und meiner Familie wuchs mit jeder Phase. Meine Geduld, Aufmerksamkeit und mein Mitgefühl hätten größer nicht sein können. Ich hatte damals das Gefühl, daß ich die Geburt und Bridget wirklich verstanden hatte.

Hier ein gemeinsamer Bericht mit Kommentaren sowohl von Eugen, dem Vater, wie auch von Pamela, der Mutter:

Eugen:
Jeder Mann sollte sein Baby selbst entgegennehmen. Als vor acht Jahren unsere Tochter geboren wurde, war mir das noch nicht klar. Sie kam zu Hause zur Welt, ich durchtrennte die Nabelschnur, und das war ein Höhepunkt in meinem Leben. Doch noch besser wäre es gewesen, wenn ich sie auch in Empfang genommen hätte.

Das war nicht so, weil ich nichts davon wußte. Ich wußte nicht, wie einfach das ist, und niemand hatte mir gesagt, daß das möglich ist oder ich das tun sollte. Doch als mein Sohn geboren wurde, merkte ich, daß das die zweitbeste Freude gleich nach der ist, überhaupt ein Kind zu bekommen. Ich empfehle allen Vätern, das zu tun, darauf zu bestehen.

Mir gefiel es sehr, dort unten zwischen Pamelas Beinen zu sein. Bei der Geburt meiner Tochter war ich neben ihrer Mutter und hatte nicht diesen intimen Blickwinkel. Dieses Mal konnte ich alles sehen.

Pamela:
Ich war mir nicht sicher, wo Eugen sein sollte, neben mir oder zu meinen Füßen. Doch als es fast soweit war, wurde mir klar, daß das der einzige Augenblick

war, wo wir drei in diesem intensiven Geburtsmoment miteinander verbunden sein würden. Als ich Eugens Konzentration beobachtete, seine Hände und die Liebe, die sie vermittelten, und dann den Kopf meines Babys im Spiegel erblickte, half mir das, ganz bei der Sache zu bleiben. Bald spürte ich einen unwiderstehlichen Preßdrang und die Bewegung des Babys in meiner Scheide. Erst glitt der Kopf und dann der Körper des Babys in die Hände des Mannes, den ich liebe. Ein wunderschönes Baby kam so richtig gut zur Welt. Die Verbindung entstand und geht nie verloren.

Eugen:

Als Lenny in meine Hände glitt, fühlte ich sofort eine Bindung zu ihm. Ich konnte als erster sehen, daß es ein Junge war. Das war besonders aufregend. Pamela hatte Lenny zwar in sich getragen und ihn dann wie eine reife Frucht freigegeben, doch ich war sein erster Kontakt zur Welt als ganze Persönlichkeit. In dieser ersten, totalen Begegnung wußte ich, daß er meine beschützenden, liebevollen Gefühle empfangen konnte. Und als ich ihn Pamela gab und sich damit der Kreis schloß, fühlte ich mich wirklich zufrieden.

Beteiligung der Geschwister

Wenn Kinder bei der Geburt dabei sein sollen, brauchen auch sie eine Vorbereitung. Besorge Bilderbücher, die du Familien mit kleinen Kindern leihen kannst. Viele Eltern machen sich unnötige Sorgen, daß ihre Kinder der Anblick oder die Geräusche bei der Geburt ängstigen könnten. Schick die Familie in eine Film- oder Diavorführung, um diese Ängste zu zerstreuen. Mütter mit kleinen Kindern können zum Spaß »Geburtsgeräusche« machen, damit sie besser vorbereitet sind.

Auch die Atmosphäre bei der Vorsorge ist wichtig. Hier die Erfahrung einer Mutter bei der Vorbereitung ihrer dreijährigen Tochter:

Von Anfang an wollten wir Lydia in die Geburt mit einbeziehen. Wir fanden, daß ihr das den Übergang vom Einzelkind zum Geschwisterkind erleichtern und mögliche Eifersucht lindern würde. Und bei einer Hausgeburt würde sie gut an diesem freudigen Familienereignis teilnehmen können. Einige Freunde und Verwandte meinten zwar, daß sie dazu zu klein sei, doch unsere Hebamme und andere Freunde, die auch bei der Geburt dabei sein würden, unterstützten uns bei unserem Vorhaben.

Die Vorbereitung begann mit den Vorsorgeuntersuchungen daheim bei unserer Hebamme Elizabeth. Lydia war bei all diesen Besuchen dabei und interessierte sich jedesmal mehr für die Vorgänge. Wir versuchten, ihr alles zu erklären, und ließen sie teilhaben, indem sie Elizabeth nachahmte. Die entspannte Atmosphäre und die Begeisterung aller im Zimmer nahmen ihr jede Befangenheit.

Schon vorher verabredeten wir mit einer Freundin, die Liddy sehr gern mag, daß sie sich während der Geburt um sie kümmern und darauf eingehen würde, ob Liddy im Zimmer sein wolle, wenn das Baby geboren wurde. Wir waren froh, daß sie während der Eröffnungsphase fast die ganze Zeit schlief, denn dadurch langweilte sie sich nicht, und Frank und ich konnten uns besser aufeinander und auf die Geburt konzentrieren.

Liddy kam auf dem Arm der Freundin ins Zimmer, als ich gerade das Baby herausschob. Sie war sehr ruhig und nahm uns damit die Angst, daß sie durch das intensive Mitschieben verstört werden könnte. Auch nach der Geburt galt ein großer Teil meiner Aufmerksamkeit Lydia, die anfangs etwas scheu zu sein schien. Doch einige Stunden später, als wir vier allein waren, taute sie auf und ist seitdem ihrem kleinen Bruder sehr zugetan. Wir meinen, daß ihre Wärme und Toleranz sehr viel damit zu tun haben, daß sie bei den Vorsorgeuntersuchungen und bei der Geburt dabei war.

Die letzten sechs Wochen

In dieser Zeit hat die Vorsorge eine andere Qualität und ein anderes Schwergewicht. Die Eltern stellen mehr Fragen, wenn die Geburt näherrückt, und die Hebamme verbringt mehr Zeit damit, den Bauch abzutasten, um Lage, Größe und Wachstum des Babys festzustellen. Sie überprüft, ob sich das Baby gesenkt hat und der Kopf sich schließlich gebeugt und ins Becken eingestellt hat. Das kann durch Abtasten oder eine vaginale Untersuchung festgestellt werden. Wenn der Kopf des Babys nicht tief auf die Brust gebeugt ist, kann das korrigiert werden, wenn sich das Baby noch nicht zu tief ins Becken eingestellt hat. Es kann und sollte verhindert werden, daß sich ein nicht gebeugter Kopf ins Becken einstellt. Drück einfach den Hinterkopf nach unten ins Becken, während du den Vorderkopf nach oben ziehst (siehe Abbildung S. 46).

Vaginale Untersuchungen sind nicht obligatorisch, befriedigen jedoch oft die Neugier aller. Wenn du die Frau zum Termin untersuchst, solltest du feststellen, 1) ob der Muttermund eröffnet und verstrichen ist, 2) wie tief sich der Kopf ins Becken gesenkt hat und 3) die Geburtsbereitschaft und Dehnbarkeit der Scheidenmuskulatur erfühlen. Bei einer Frau, die ihr erstes Kind bekommt, ist der Muttermund meist verschlossen, bis die Geburt beginnt, vielleicht ist er eine Fingerspitze weit (1 – 2 cm) **eröffnet**. Das **Verstreichen** des Muttermundes kann unterschiedlich verlaufen. Das Maß des Verstreichens wird in Prozent angegeben. Ein noch nicht verstrichener Muttermund fühlt sich dick und fest an und ist etwa 2,5 cm lang. Ein bereits zu 50% verstrichener Muttermund ist weicher, der Gebärmutterhals ist nicht mehr so deutlich zu unterscheiden und nur noch 1 cm lang. Manchmal verstreicht zuerst die äußere Seite des Muttermundes, am Kopf des Babys bleibt er dick, dann fühlt sich der Muttermund wie eine ringförmige Öffnung mit klar abgegrenztem Rand an. Manchmal verstreicht der vordere Teil des Muttermundes zuerst, weil der Kopf des Babys sich in einem Winkel (asynklitisch) einstellt und mehr Druck entweder auf den vorderen oder hinteren Bereich ausübt. Wenn der Kopf noch sehr hoch steht und der Muttermund etwas nach hinten liegt, ist es nötig, an der Hinterseite des Muttermundes weit hineinzuspüren, um das Verstreichen genau bestimmen zu können. In den letzten Wochen vor der Geburt ist ein Verstreichen von 60 – 80% recht häufig. Manchmal ist der Muttermund völlig verstrichen, bevor er sich öffnet (der Muttermund ist dann dünn wie Papier und am Kopf des Babys weich zu spüren), doch das ist sehr ungewöhnlich.

Wenn der Muttermund ziemlich fest und starr ist oder wenn du weißt, daß die Frau wegen einer kürzlichen Infektion oder Operation dort Narbengewebe hat, versuch es mit einer Massage mit Nachtkerzenöl (Oenothera, im Naturkostladen erhältlich). Dadurch wird das Gewebe weicher, Verhärtungen lösen sich, und so wird der Muttermund auf das Öffnen vorbereitet. (Das kann auch in der frühen Eröffnungsphase gemacht werden, wenn sie sich lange hinzieht.) Die Mutter kann das Öl selbst einmal täglich anwenden; hilf ihr dabei, ihren Muttermund zu finden, falls sie ihn noch nie ertastet hat.

Vorwehen, die manchmal in den letzten Wochen auftreten, sind unregelmäßig. Anstatt länger zu werden mit immer kürzeren Pausen dazwischen, hören sie schließlich wieder auf. Der Muttermund eröffnet sich nicht oder wenig, weil die Wehentätigkeit unkoordiniert ist, d.h. daß sich nur bestimmte Muskelsegmente zusammenziehen. Doch führen diese Wehen meist zum Erweichen des Muttermundes oder er verstreicht etwas. Oft werden sie dadurch ausgelöst, daß sich der Kopf ins Becken einstellt oder senkt.

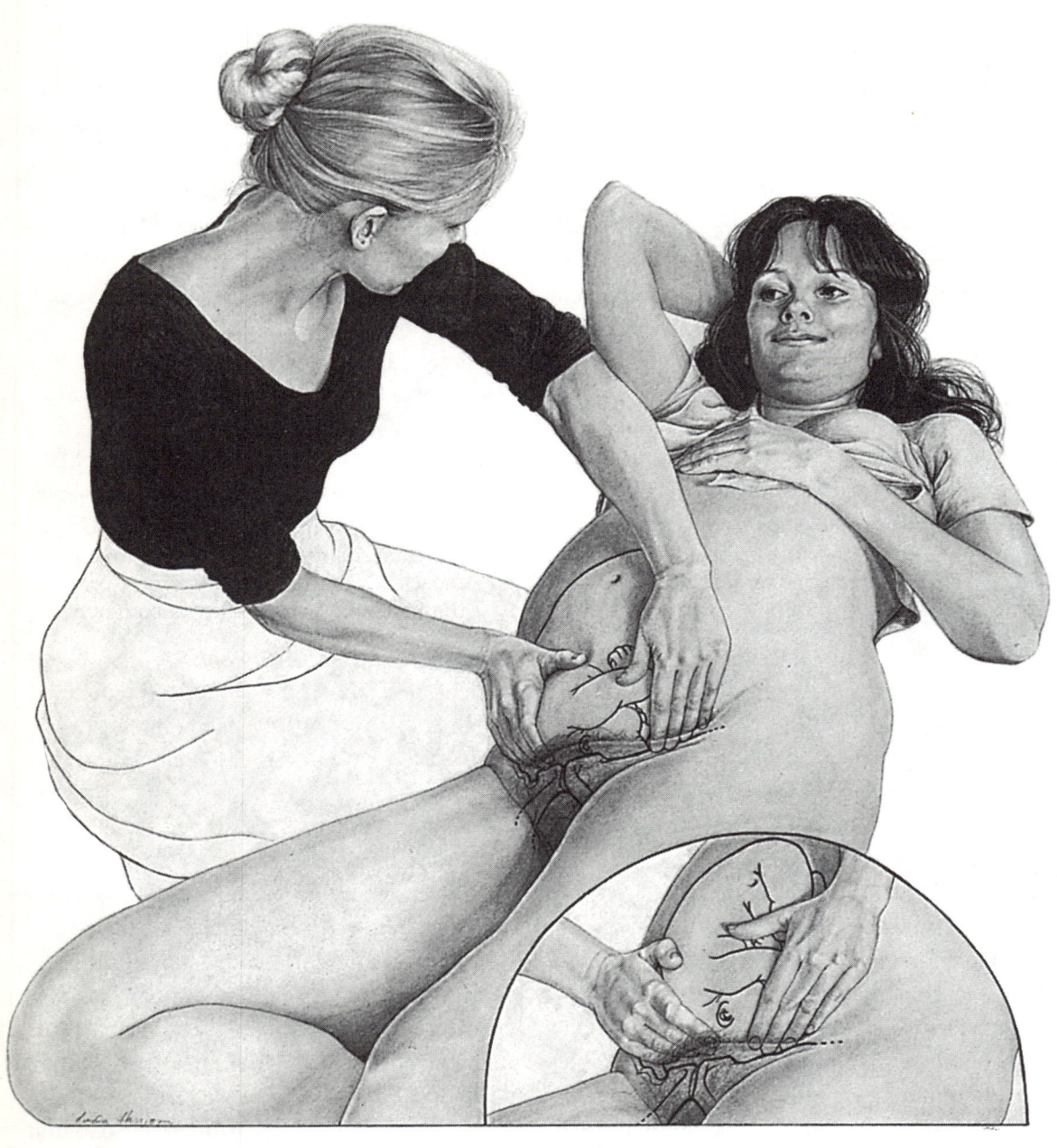

Ertasten der Beugung des Kopfes und der Einstellung

Der **Höhenstand** des Kopfes bestimmt sich durch das Verhältnis des vorangehenden Teils zu den Sitzbeinstacheln (die die Beckenmitte markieren). Wenn sich der Kopf etwa 1 cm oberhalb der Sitzbeinhöcker befindet, wird der Höhenstand mit -1 bezeichnet. Der Kopf kann auch noch höher stehen und trotzdem innen ertastet werden (-2, -3 oder -4). Wenn sich der Oberkopf direkt auf einer Ebene mit den Sitzbeinstacheln befindet, hat er den Höhenstand 0 erreicht und gilt als ins Becken eingestellt. Wenn der Kopf noch tiefer steht, würdest du einen Höhenstand von +1 oder +2 feststellen (selten mehr als +2 vor Wehenbeginn).

Anfängerinnen fällt es schwer, den Höhenstand festzustellen. Voraussetzung ist klinische Erfahrung mit Beckenmessung, damit du die Sitzbeinstachel auch wirklich findest. Führe zwei Finger ein und lege den Mittelfinger auf den Sitzbeinstachel, wobei du den Zeigefinger abspreizt, um den vorangehenden Teil zu finden. Versuche, beide Finger auf gleicher waagerechter Ebene zu halten. Stelle dann fest, wieviel Zentimeter du deinen Zeigefinger auf- oder abwärts bewegen mußt, um den Oberkopf zu berühren, und das ist der Höhenstand. Nach einer Weile beruht die Beurteilung des Höhenstandes darauf, wie sehr der Kopf den Beckenraum aus-

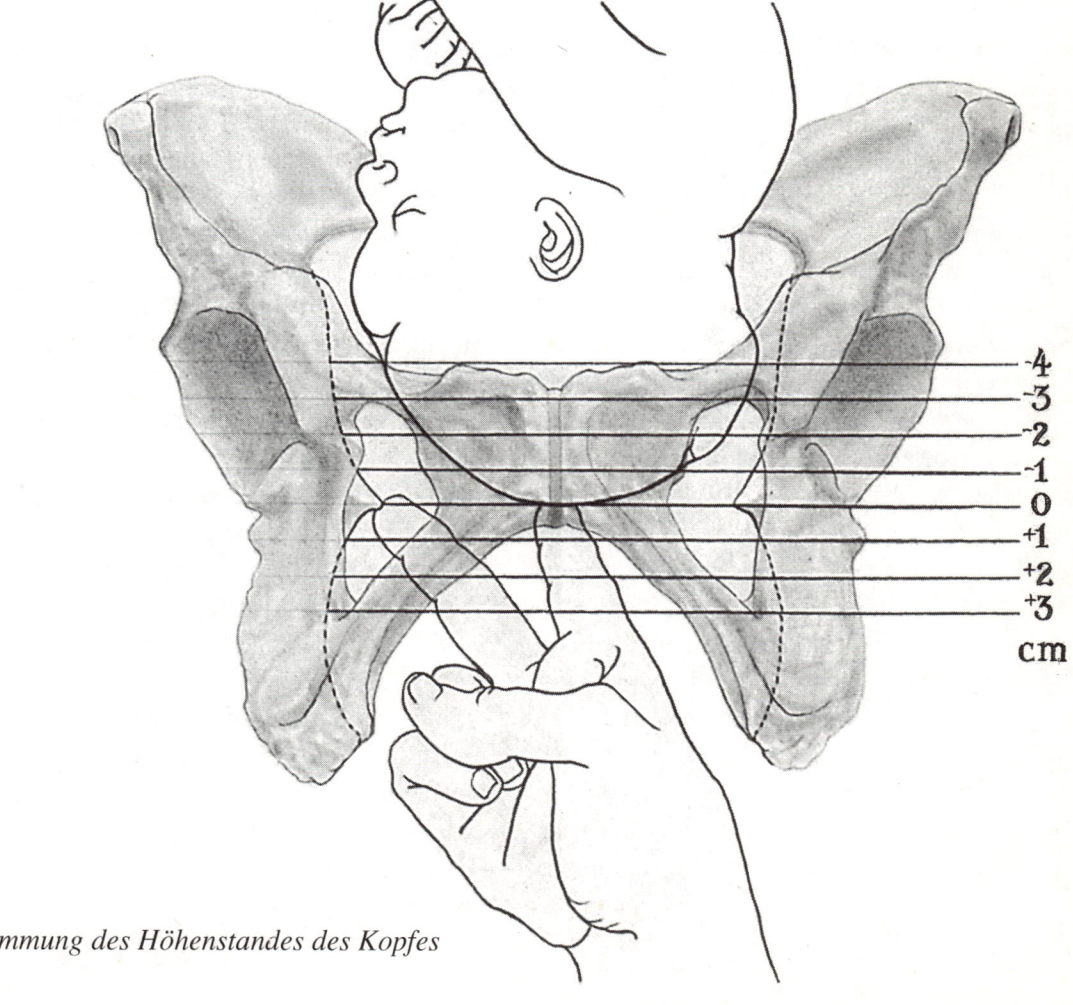

Bestimmung des Höhenstandes des Kopfes

füllt, und ist dann nicht mehr eine so geheimnisvolle und mühsame Prozedur.

Gute Wahrnehmung und Beweglichkeit der Scheidenmuskulatur sind wichtig, wenn eine Frau einen Riß vermeiden möchte. Die Mutter sollte zwischen entspannter und angespannter Scheiden- und Dammuskulatur unterscheiden lernen und beide Zustände bewußt herbeiführen können. Meist muß sie dazu ihre Finger in die Scheide einführen und ihre Muskeln darumherum zusammenziehen, um die richtigen Bewegungen zu lernen. Den Urinstrahl anhalten zu können, bedeutet nicht unbedingt, den gesamten Beckenboden beherrschen zu können.

Der Vorteil einer **Dammassage** ist wie bei jeder Massage der, daß der Kreislauf angeregt und das Gewebe gekräftigt wird, so daß es sich besser dehnen kann. Manche Frauen haben vielleicht Hemmungen, sich selbst zu berühren oder zu massieren, doch durch einige Anweisungen und einfühlsame Ermutigung läßt sich das ändern.

Manchen Frauen ist es lieber, wenn ihr Partner dabei hilft. Oft geht die Massage ins Liebesspiel über, und das ist gut so. Der Penis eignet sich wunderbar zur Scheidenmassage. Doch ist Geschlechtsverkehr kein Muß bei der Geburtsvorbereitung, besonders wenn die emotionalen Belastungen so groß sind, daß sie ein Loslassen verhindern. Die Beziehung einer Frau zu ihrem Baby ist einzigartig und unterscheidet sich von der zu ihrem Mann. Sie kann sich ihm gegenüber als sexuell mehr oder weniger offen erleben und sich dennoch vollkommen dem sexuellen Vorgang der Geburt in seiner ganzen Erotik überlassen.

In den letzten Wochen ist es auch ratsam, sich die äußeren Genitalien der Frau genau anzuschauen, besonders ihre Schamlippen und den Damm. So hast du, falls es zu einem Riß kommt, einen Eindruck, wie sie vorher aussah.

Viele Frauen haben Karunkel (kleine Hymenunregelmäßigkeiten), was sehr verwirrend sein kann, wenn du versuchst, die Wundränder beim Nähen zusammenzufügen. Es kann auch Narbengewebe von früheren Nähten vorhanden sein, das bei der Dehnung des Dammgewebes besonders geschützt werden muß.

Hausbesuche

Hausbesuche sind natürlich ein wichtiger Bestandteil der Hausgeburtsbetreuung. Gut sind mindestens zwei, einer in der Frühschwangerschaft, um die Mutter und den Vater in ihrer eigenen Umgebung kennenzulernen, und ein weiterer um die 35. Woche herum, um sicherzugehen, daß alles vorbereitet ist und gegen Ende auftretende Fragen geklärt werden. Manchmal ist ein zusätzlicher Hausbesuch angebracht, wenn eine Frau häusliche Probleme erwähnt oder auch wenn der Vater aus irgendeinem Grund eine Zeitlang nicht mit zu den Vorsorgeuntersuchungen gekommen ist.

Beim letzten Hausbesuch kann die Geburt durchgesprochen werden, was besonders wichtig ist, wenn das Paar keinen Vorbereitungskurs besucht hat. Schulkinder können bei einer gemeinsamen Mahlzeit daran beteiligt werden, anschließend den Bauch der Mutter fühlen und die Herztöne abhören. Auch Freunde, die bei der Geburt dabei sein werden, sollten anwesend sein, damit ihre Aufgaben geklärt werden und sie dich kennenlernen können.

Nutze diese Gelegenheit auch, um das Geburtszimmer daraufhin anzuschauen, ob es sauber und aufgeräumt genug ist, und sorge dafür, daß ein Tisch oder eine Ablage für notwendige Dinge da ist. *Achte darauf, daß der Raum entsprechend geheizt werden kann* oder eine zusätzliche Heizquelle zur Verfügung steht. Und schau auch, wo das Baby schlafen wird; gewarnt sei vor einem Stubenwagen oder einer Wiege in einem extra Zimmer. Weise auf die Bedeutung des Hautkontakts in den ersten Wochen hin und räume mit dem Tabu auf, daß das Baby nicht mit im Bett schlafen darf. Am besten hast du Broschüren oder Zeitschriften zur Hand, wenn Babypflege oder andere für die Zeit nach der Geburt wichtige Themen zur Sprache kommen. Wenn der Frau Dammassage oder die vaginalen Untersuchungen in der Praxis peinlich waren, fühlt sie sich möglicherweise in ihrem eigenen Bett dabei wohler. Ihre Kinder möchten vielleicht dabei zuschauen, dann ist das bei der Geburt für sie nichts Unbekanntes mehr.

Jetzt ist ein besonders guter Zeitpunkt, um noch unaufgelöste Ängste hinsichtlich der Geburt zu klären. Da dieser Besuch länger dauert und die Frau sich in ihrem eigenen Bereich befindet, ist sie vielleicht besonders offen und teilt ihre tieferen Gefühle mit. Dieser Zeitaufwand lohnt sich, denn es kann sein, daß die Geburt dadurch kürzer und leichter wird. Das Hauptanliegen dieses Hausbesuchs besteht darin, allen Beteiligten die Gewißheit zu geben, daß das eigene Zuhause für alle der richtige Geburtsort ist.

Anmeldungen in letzter Minute

Wie verhältst du dich Frauen gegenüber, die sich erst wenige Wochen vor dem Termin an dich wenden? Im allgemeinen heißt das, daß du in letzter Minute alle wichtigen Informationen zusammenbekommen und dich sehr anstrengen mußt, damit sich eine gute Beziehung entwickelt. Wenn die Frau Unterlagen über bisherige Vorsorgeuntersuchungen und Tests hat, ist das Risiko nicht so groß. Regelmäßige Vorsorge zeigt, daß die Eltern prinzipiell verantwortlich gehandelt haben, das gibt dir eine gewisse Sicherheit bei der wenigen Zeit, die bleibt, um sie wirklich kennen zu lernen.

Ohne bisherige Vorsorgeuntersuchungen fehlen dir grundlegende Daten über Mutter und Kind. Vor allem, wenn der Zeitpunkt der Empfängnis unsicher ist, hast du außer der Größe des Babys fast keine Anhaltspunkte zur Terminbestimmung. Diese Ungewißheiten bedeuten für dich eine zusätzliche Belastung und Verantwortung. Du mußt entscheiden, ob Mühe und Risiko gerechtfertigt sind.

Deine Entscheidung, die Frau zu betreuen, muß auf einem starken Gefühl von Gegenseitigkeit und der intuitiven Gewißheit beruhen, daß die Eltern wirklich von einer Hausgeburt überzeugt sind. Wenn sie von einer anderen Hebamme zu dir wechseln, dann erkundige dich genau nach den Gründen, um sicherzugehen, daß sie sich keine Illusionen machen. Komm gleich zur Sache: Was erwarten sie von dir? Mach möglichst bald einen Hausbesuch und plane mehr Zeit für die Vorsorgetermine ein. Vergiß nicht, daß du ja trotzdem über die grundlegenden Notsituationen und den Umgang damit, den Geburtsvorgang und die Verhaltensweisen dabei informieren mußt.

Tina, eine Hebamme, die ihre Praxis in Hawaii auf dem Land ausübt, berichtete mir von folgender Situation, die auch als Beispiel dafür dienen kann, wie die Tätigkeit der Hebamme nahtlos ins persönliche Privat- und Familienleben übergehen kann.

Diese hochschwangere Frau rief mich zwei Tage nach ihrem Termin an (ich hatte sie schon früher einmal getroffen), und ich sagte, natürlich, ich hätte schon Zeit, sie zu treffen. Ich versprach ihr jedoch nichts, denn solche Überraschungen in letzter Minute machen mich skeptisch. Sie hatte keinerlei Unterstützung, keinen Partner, nicht einmal eine richtige Bleibe. Sie war dreimal beim Arzt gewesen, doch fühlte sie sich der Kliniksituation nicht gewachsen. Und jetzt stand sie bei mir in der Tür. Ich kam gerade vom Großeinkauf zurück, räumte also zuerst die

Sachen weg, kochte Tee, setzte mich zu ihr und lotete die Situation aus. Sie sah recht angespannt aus, hatte die ganze Nacht Wehen gehabt, wollte jedoch nicht in die Klinik. Sie war nicht einmal sicher, ob sie das Kind behalten wollte. Sie war ganz auf sich gestellt und meinte, daß sie mit ihrem Leben etwas anderes anfangen wolle als nur Mutter sein. Doch sie war motiviert genug, dem Baby durch eine natürliche Geburt und Stillen einen guten Start zu geben. Auch war sie bereit, sich die Zeit zu nehmen, um das Mutterdasein zu erkunden.

Es war am frühen Nachmittag, und ich hatte den Eindruck, daß die Geburtswehen begonnen hatten und sie das Kind in dieser Nacht bekommen würde. Doch kannte ich diese Frau gar nicht und wußte nicht einmal, ob ich sie mochte. Mir war nur klar, daß sie sehr durcheinander war und ich ihr helfen wollte. Sie *konnte* es nicht hier bei mir bekommen – viel zuviel Trubel bei fünf Kindern. Deshalb sagte ich ihr, daß ich mit in die Klinik käme, um zwischen Arzt und ihr zu vermitteln, und daß ich sie bei der Geburt begleiten würde. Sie schien sehr erleichtert zu sein. Sie ging etwa eine Stunde lang spazieren und kam ganz verändert zurück: entschlossen, mutig, stark. Während der meisten Zeit ihrer nun regelmäßigen Wehen ging sie in die Hocke. Ich schlug ihr vor, ins Dachgeschoß zu gehen, um sich dort hinzulegen und auszuruhen, wo es ruhig war und wo Adrian, mein einjähriger Sohn, gerade schlief. Die größeren Kinder kamen vom Spielen heim, und wir begannen mit dem Abendessen.

Wir hatten gerade den Tisch abgeräumt, als wir von oben lautes »oh-oh-oh« vernahmen. Ich ließ alles stehen und liegen, um sie zu untersuchen, doch sie war schon unterwegs nach unten, weil sie auf die Toilette mußte. Als sie wiederkam, kniete sie sich im Wohnzimmer hin, und die Fruchtblase platzte. »Kann ich dich untersuchen?« fragte ich. »Nein, nein, nein, oh, oh, oh«, sagte sie »ich muß wieder aufs Klo.« Dann fing sie an zu klagen, sagte, daß sie sich gar nicht wohlfühle, diese ganze Quälerei überhaupt nicht einsehe, in die Klinik wolle und Schmerzmittel brauche. Sie stand vom Klo auf und beugte sich übers Waschbecken, wobei sie immer noch drückte.

Oha, was ist das? Oh Gott, schnell, Hände waschen, das Baby auffangen, plop, da ist sie schon, wunderschön! Ihre Mutter war völlig verblüfft, doch gab sie schließlich einen Laut von sich, und das Baby antwortete mit einem Schrei. Große Erleichterung. Ich legte ein Handtuch ums Baby, ein weiteres auf den Boden, damit sie sich hinlegen konnten, und wartete auf die Plazenta. Ich öffnete die Badezimmertür und sah die neugierigen Gesichter meiner Kinder, die das Baby anschauen wollten. Sie hatten alle den ersten Schrei gehört. Haydon (9 1/2) verkündete, daß es um zwei Minuten vor acht geboren sei. Chana (8) brachte eine Decke fürs Baby. Nara (6) holte meinen Hebammenkoffer, damit ich die Nabelschnur abklemmen konnte, und eine Schale für die Plazenta. Dann schickte ich alle ins Bett, doch darauf hörte natürlich niemand, die Aufregung war zu groß.

Ich half der Mutter, ihr Baby zu halten und kennenzulernen. Die Plazenta kam problemlos. »Wenn ich sie jetzt bloß irgendwie hier vom Fußboden auf eine Liege ins Wohnzimmer bekomme, um nach Rissen zu schauen… immerhin hat sie es im Stehen bekommen, und ohne Dammschutz!« dachte ich. Nach einer langen Stillmahlzeit schlug ich deshalb vor, daß sie sich in der Klinik nähen lassen und dort ein paar Tage bleiben solle. Dort hätte sie mehr Ruhe und bräuchte sich eine Zeitlang um nichts zu kümmern.

Sie blieben noch einige Wochen bei uns, ehe sie schließlich die Insel verließen. Wir waren alle ganz verliebt in das Baby – was für ein Erlebnis für uns alle!

Gut für dich sorgen in der Schwangerschaft

Vorsorge ist nicht nur das, was dein Arzt alle paar Wochen durchführt. Du solltest tagtäglich selbst Vorsorge treffen, also gut für dich sorgen! Hier sind die wichtigsten Verhaltensweisen aufgeführt, du kannst selbst bewerten, wo du gerade stehst. Teile jeder eine der folgenden vier Kategorien zu und schreibe die entsprechenden Punktzahlen dahinter:

Punkte:

4: Mache ich ganz selbstverständlich, natürlich
3: Mache ich regelmäßig, muß mich jedoch bemühen
2: Mache ich gelegentlich, doch widerwillig
1: Kann mich einfach nicht dazu durchringen, bisher jedenfalls nicht

Ernährung

.... Esse täglich Nahrungsmittel aus allen vier wichtigen Gruppen (Fette, Kohlehydrate, Eiweiß, Vitamine und Mineralstoffe)
.... Nehme die Zusatzpräparate, die ich wirklich brauche
.... Trinke täglich mindestens 2 l Wasser, Saft, usw.
.... Achte auf meine inneren Hungersignale und esse entsprechend
.... Gönne mir etwas, wovon ich weiß, daß es für mich und das Baby besonders gut ist
.... Genieße meine Lieblingsgerichte (die gleichzeitig gesund sind), weil es mir schmeckt
.... *zusammen*

Übungen

.... Gehe täglich an die Luft und (wenn vorhanden) an die Sonne
.... Mache täglich etwas, was mich ins Schwitzen bringt
.... Dehne täglich meinen Rücken, die Beine, Schultern und den Nacken durch
.... Mache mehrmals wöchentlich spezielle Schwangerschaftsübungen
.... Tanze oder bewege mich rhythmisch nach Musik
.... Mache täglich Beckenbodenübungen
.... *zusammen*

Entspannung

.... Ruhe mich mindestens einmal pro Tag völlig aus
.... Mache mindestens zweimal die Woche progressive Entspannung
.... Lasse mich von meinem Partner (oder jemand anders) mindestens einmal
die Woche massieren
.... Trage bequeme Kleidung, in der ich mich frei bewegen kann
.... Entspanne mich mehrmals täglich bewußt an Körperstellen, wo ich mich oft
verspanne
.... Gönne mir den nötigen Luxus, es mir bequem und gemütlich zu machen,
ehe ich schlafen gehe
.... *zusammen*

Seelisches Wohlbefinden

.... Weine, wenn mir danach zumute ist
.... Mache meinen Frustrationen Luft, bevor sich etwas anstaut
.... Es macht mir keine Mühe, mit meinem Partner im Alltag zärtlich und liebevoll
umzugehen
.... Wende mich an meinen Partner, wenn ich mir Unterstützung und Anerkennung
wünsche oder Lust auf Körperkontakt oder Sex habe
.... Nehme mir Zeit für mich ganz allein und genieße das auf ganz neue Art
.... *zusammen*

Aneignung von Wissen

.... Lese mindestens einmal pro Woche etwas über Schwangerschaft
.... Bereite Fragen vor, die ich bei den Vorsorgeuntersuchungen stelle
.... Verschaffe mir einen Überblick über meinen Zustand in der Schwangerschaft,
indem ich meine täglichen oder wöchentlichen Aktivitäten überdenke
und schaue, wo sich etwas verbessern läßt
.... Spreche regelmäßig mit meinem Partner über praktische Aspekte von
Schwangerschaft, Geburt und Elternsein
.... Entwickle einen Geburtsplan, indem ich Ideen und Wünsche notiere, sobald sie
auftauchen
.... Nehme jede Möglichkeit wahr, zu Informations- oder Filmveranstaltungen über
Geburt zu gehen
.... *zusammen*

Kontakte knüpfen

. . . . Treffe mich mindestens einmal pro Woche mit anderen Schwangeren
. . . . Fange mit Müttern und Schwangeren Gespräche an
. . . . Beobachte bei jeder Gelegenheit das Verhalten von kleinen Kindern und
wie Familien miteinander umgehen
. . . . Bitte Freunde und Verwandte um konkrete Hilfe, falls ich sie während der
Schwangerschaft oder nach der Geburt brauche
. . . . Denke über die Veränderungen nach, die das Baby mit sich bringt, und überlege
mir Möglichkeiten, damit umzugehen
. . . . Unterstütze meinen Partner dabei, mit anderen werdenden Vätern ins Gespräch
zu kommen, etwas über Elternsein zu lesen oder mit mir über das Baby zu
sprechen
. . . . *zusammen*

Es gibt verschiedene Möglichkeiten der Bewertung. Addiere zunächst die Gesamtpunktzahl
unter jedem Thema. So bekommst du einen allgemeinen Eindruck über deine Stärken und
über Verbesserungsmöglichkeiten. Deine Gesamtpunktzahl läßt sich folgendermaßen interpretieren:

Auswertung:

110-144: Ja, du genießt die Schwangerschaft und achtest gut auf dich.
80-109: Du kommst gut zurecht, doch könnte es nicht schaden, wenn du der Schwangerschaft etwas mehr Aufmerksamkeit schenkst. Schau dir nochmal aufmerksam die
Bereiche an, wo du Widerstand hast oder gar nichts läuft, und überleg dir Möglichkeiten, mehr Selbstdisziplin zu üben oder dich selbst zu motivieren.
36-79: Vielleicht bist du sehr mit anderen Dingen beschäftigt, doch mußt du deinem
schwangeren Selbst unbedingt mehr Aufmerksamkeit schenken. Versuche, eine
Aktivität, bei der du wenig Punkte erreichst, mit einer zu kombinieren, wo du gut
abgeschnitten hast. Wenn du z.B. jeden Tag an der frischen Luft bist, jedoch
immer deine Vitamine vergißt, dann mach das Einnehmen zu einer festen Gewohnheit, bevor du nach draußen gehst (wie das Abschließen der Tür, Lichtaus-
machen, usw.)
Es wird dir *sehr viel* besser gehen, wenn du jeden Tag gut für dich sorgst!

3 Probleme in der Schwangerschaft

Probleme in der Schwangerschaft können entweder den Körper oder die Seele betreffen, oft beides gleichzeitig. Doch sollten wir uns davor hüten, körperliche Beschwerden von einem psychosomatischen Standpunkt aus zu verharmlosen. Manche Frauen sind einfach erblich vorbelastet oder haben eine bestimmte Krankheitsgeschichte, und Psychologisieren führt dann zu nichts. Aber selbst wenn psychische Faktoren klar auf der Hand liegen, kann es andererseits sein, daß ein emotionales Ungleichgewicht über längere Zeit hinweg zu tiefgreifenden Veränderungen im körperlichen Wohlbefinden geführt hat. Hier ist eine Lösung schwierig, und in der Zwischenzeit kann eine entsprechende medizinische Behandlung nötig sein.

Wenn das körperliche Problem nicht so schwerwiegend ist, daß es ein Risiko für die Mutter darstellt, sollte die Hebamme eine möglichst naturgemäße, ganzheitliche Heilmethode vorschlagen, d.h. eine Kombination aus körperlicher Behandlung und Wahrnehmungsübungen. Dabei muß der Zustand der Mutter kontinuierlich aufmerksam beobachtet werden. Wenn es zu Schwangerschaftskomplikationen kommt, sollten die Vorsorgeuntersuchungen häufiger erfolgen.

Der folgende Abschnitt über körperliche Komplikationen umfaßt nicht die gesamte Schwangerschaftspathologie, sondern nur solche Probleme, die für Frauen von Bedeutung sind, die nicht als Risikoschwangere eingeschätzt wurden und bei denen bisher keine Bedenken gegenüber einer Hausgeburt bestanden.

Körperliche Komplikationen

Anämie

Anämie ist ein ziemlich häufiges Problem in der Schwangerschaft, das zum Teil auf schlechte Ernährung und zum Teil auf die physiologischen Vorgänge in der Schwangerschaft selbst zurückzuführen ist. Anämie auf Grund von Eisenmangel (95%) wird durch eine mineralstoffarme Ernährung hervorgerufen. Oft reicht es nicht aus, nur Eisentabletten einzunehmen, viele Faktoren müssen ins Gleichgewicht kommen. Zum Beispiel behindern Milchprodukte die Eisenabsorption; Vitamin C unterstützt sie, durch Streß hebt sich das jedoch wieder auf. Eine gute allgemeine Empfehlung besteht darin, mehr frisches Obst und Gemüse zu essen und gleichzeitig ein hochwertiges Mineralpräparat einzunehmen.

Weise auf besonders eisenhaltige Nahrungsmittel hin und gib den Eltern eine Liste mit. Kombinationspräparate, die z.B. aus Eisenpeptonat mit Vitamin C und dem Vitamin-B-Komplex einschließlich Vitamin B-12 bestehen können, sind gering dosiert und werden deshalb besser absorbiert als hochkonzentriertes Eisensulfat oder Eisenglukonat. Allgemein wird nur ein Drittel des Eisens absorbiert, doch hilft es, wenn die Einnahmen über den ganzen Tag verteilt sind. Andernfalls kann der unverbrauchte Teil zu Nieren- und Verdauungsstörungen führen und Verstopfung und schwarzen Stuhl bewirken.

Bei einer Frau mit niedrigem Hämatokrit in der Frühschwangerschaft (32 oder 33%) empfehle ich mindestens 200 mg Eisen täglich, die zusammen mit 500 mg Vitamin C genommen werden. Miß in etwa einem Monat wieder die Werte. Bei sehr geringen Werten würde ich mindestens 300 mg Eisen verschreiben, außerdem eine eisenreiche Ernährung. Gute Eisenlieferanten sind Pflaumen und Pflaumensaft, Sirup, Mandeln, Rosinen, dunkelgrünes Gemüse und Leber, vorausgesetzt, daß sie aus ökologischer Viehzucht stammt. Denk aber daran, daß Werte in der 28. bis 32. Woche auf Grund des größeren Blutvolumens und der zeitweisen Verdünnung der roten Blutkörperchen, der *Hämodilution*, oft überraschend niedrig sind. Bei allen Frauen sollte der Hämatokrit um diese Zeit bestimmt werden, und nötigenfalls sollten sie (mehr) Zusatzpräparate nehmen, damit dieser Wert zum Zeitpunkt der Geburt optimal ist.

Eine anämische Frau ist müde und lustlos und kann deshalb die Schwangerschaft nicht so genießen. In den letzten sechs Schwangerschaftswochen legt der Fötus einen Eisenvorrat für die ersten sechs Lebensmonate an, und wenn die Mutter dann nicht genug Eisen aufnimmt, muß sie das Baby später möglicherweise zufüttern, bevor der richtige Zeitpunkt dafür da ist. Eine Verminderung der sauerstofftransportierenden roten Blutkörperchen kann bei der Geburt zu Problemen wie z.B. Erschöpfung der Mutter oder einem schlechten Zustand des Kindes führen. Babys von anämischen Müttern sind oft klein und in den ersten Wochen nicht so kräftig. Die größte Gefahr sind aber starke Nachblutungen. Eine anämische Frau wird viel schneller ohnmächtig und gerät eher in einen Schockzustand als eine Frau mit gesundem Blut, die einen Blutverlust besser verträgt. Aus allen diesen Gründen sollte eine Frau, die eine Hausgeburt machen möchte, in der ganzen Schwangerschaft versuchen, einen Hämatokritwert von mindestens 35 aufrechtzuerhalten.

Es kommt vor, daß eine Frau regelmäßig Eisenpräparate nimmt, für eine bessere Ernährung sorgt und dennoch der Hämatokritwert nicht ansteigt. Der Körper braucht Zeit, um die roten Blutkörperchen zu bilden (mindestens 2 oder 3 Wochen), warte also mit der nächsten Untersuchung lange genug. Es kann auch sein, daß sie eine megaloblastäre Anämie (5%) hat, die auf einen Mangel von Folsäure oder Vitamin B-12 zurückzuführen ist. Wie kannst du das feststellen? Schau dir die Ergebnisse ihrer Blutuntersuchung an und betrachte die Werte unter MCV, MCH und MCHC. MCV (mean cell volume, mittleres Erythrozyteneinzelvolumen) gibt die Durchschnittsgröße der roten Blutkörperchen an (Normalwert: 82 – 92 fl). MCH (mean corpuscular hemoglobin, Hämoglobingehalt der einzelnen Erythrozyten) gibt die Durchschnittshämoglobinmenge pro Zelle an (Normalwerte: 1,68 – 2,11 fmol). MCHC (mean corpuscular hemoglobin concentration, mittlere Hämoglobinkonzentration des Einzelerythrozyten) gibt die Hämoglobinmenge pro Zelle in Relation zu ihrer Größe an (Normalbereich: 30 – 36%). Bei einer normalen Eisenmangelanämie ist der MCV normal, MCH und MCHC sind jedoch eindeutig zu niedrig. Diese Art von Anämie wird auch als mikrozytäre Anämie bezeichnet. Bei der B-12 Anämie ist der MCV meist recht hoch, weil der Körper große (jedoch unreife) Blutkörperchen produziert. Die MCH- und MCHC-Werte sind normal. Diese Art der Anämie wird als makrozytär bezeichnet.

Die Anämie ist selten so schwer, daß größere Abweichungen bei den Blutwerten außer bei Hb (Hämoglobin) und Hk (Hämatokrit) festgestellt werden. Wenn Eisen allein jedoch keine Besserung bewirkt, sollten sicherheitshalber

2mg Folsäure täglich zusätzlich genommen werden. Außerdem ist darauf zu achten, daß die Frau genug B-12 bekommt, denn Folsäure allein kann die Symptome eines Vitamin B-12-Mangels überdecken.

In Nahrungsmitteln ist Folsäure in allen dunkelgrünen Gemüsen wie Spinat, Mangold, Grünkohl und Kohl enthalten. Drei große Portionen täglich würden kaum ausreichen, um einen geringeren Mangel während der Schwangerschaft auszugleichen. Rate den Frauen deshalb, Eisen mit der Nahrung, ergänzt durch zusätzliche Präparate zu sich zu nehmen. Vitamin B-12 ist fast ausschließlich in Milchprodukten und tierischen Produkten enthalten und fehlt deshalb meist bei der streng vegetarischen Ernährung, wenn nicht Zusatzpräparate genommen werden. Vitamin B-12-Mangel ruft nicht nur Anämie hervor, sondern kann beim Neugeborenen zu Gehirn- und Nervenschäden führen, deshalb ist es für Vegetarierinnen *absolut notwendig*, daß sie ausreichend damit versorgt sind. Oft ist das ein heikles Thema, weil die meisten strengen Vegetarierinnen gegen Zusatzpräparate sind und ihre Ernährung für mehr als ausreichend halten. Oft identifizieren sie sich mit einer bestimmten Ernährungsweise und sind schwer zu überzeugen. Schlag ihnen vor, zusätzlich Tempeh, ein fermentiertes Sojaprodukt, zu essen. Auch Nährhefe ist geeignet. Manchmal *kann* der Hämatokritwert ganz erstaunlich ansteigen. Zweimal ist es mir passiert, daß sehr niedrige Werte (28 und 29) in drei Wochen auf 35 gestiegen sind; in beiden Fällen hatten die Frauen nur noch wenige Wochen bis zum Termin und begriffen, daß sie etwas unternehmen mußten. Manche Frauen sagen, daß sie sich anders ernähren und die Präparate nehmen, sind jedoch sehr nachlässig. Erkläre ihnen genau die Risiken und laß dich nicht umstimmen.

Probleme mit der Gewichtszunahme

Ob die Frau übermäßig zunimmt, hängt zum Teil vom Gewicht vor der Schwangerschaft ab. Die durchschnittliche Gewichtszunahme beträgt zwischen 14 und 18 kg. Sehr schlanke Frauen nehmen oft mehr zu, schwere Frauen sollten in ihren Ernährungsgewohnheiten beraten werden, damit sie nicht zuviel zunehmen. Bis zur 20. Woche sollte die Frau jedoch mindestens 9 kg zugenommen haben.

Wie setzt sich die Gewichtszunahme in der Schwangerschaft zusammen? Auf Grund der Hormone wird mehr Wasser angelagert, am Bauch und am Po Fett angesammelt, die Brüste werden größer, das Blutvolumen nimmt zu, und dann wird natürlich die Gebärmutter mit dem Fruchtwasser, der Plazenta und dem Fötus immer schwerer. Die meisten Frauen verlieren bei der Geburt oder ein paar Tage danach durchschnittlich 7 kg, der Rest dient in den ersten Monaten nach der Geburt als Energievorrat. Die Fettreserven werden unter Garantie abgebaut, wenn die Mutter mehrmals nachts aufsteht, Milch produziert und ihr schreiendes Baby tröstet.

Wenn eine Frau zu schnell zuzunehmen scheint, schau, ob das Baby besonders schnell gewachsen ist. Eine Gewichtszunahme von 2,5 kg in zwei Wochen ist nichts Ungewöhnliches, wenn die Fundushöhe um 3 oder 4 cm gewachsen ist. Manchmal nimmt die Mutter auch *kurz vor* einem Wachstumsschub des Babys zu. Schaffe dir auch einen Überblick über ihre Ernährung, um festzustellen, ob die Frau etwas ganz Neues, wovon sie gehört oder gelesen hat, ausprobiert hat. In diesem Fall führe sie zu ihren eigenen grundlegenden Bedürfnissen zurück. Schau, ob sie zuviel Zucker ißt, ein Hinweis auf einen höheren Proteinbedarf. Obst und Fruchtsäfte mit viel Kalorien sollte sie durch Gemüsezwischenmahlzeiten ersetzen. Frag sie, welches Obst sie bevorzugt, und finde eine Gemüsesorte mit entsprechendem Vitamin- und Mineralgehalt. Empfiehl ihr außerdem hochqualitative Eiweißprodukte mit wenig Fettgehalt wie Tofu, anstatt minderwertiger, fetthaltiger, wie Vollfettkäse. Sei erfinderisch und geh auf ihre Bedürfnisse ein; wenn sie eine Vorliebe für bestimmte Dinge hat, finde einen Ausweg.

Wenn eine Frau schon vorher Gewichtsprobleme hatte, ißt sie aus emotionalen Gründen, auf die sie nur bedingt Einfluß hat, soviel. Wahrscheinlich hat sie deshalb Schuldgefühle und ist Kritik seitens ihrer Familie oder von Freunden ausgesetzt. Halte dich nicht beim Negativen auf, sondern mach ihr Vorschläge für mehr Bewegung. Schnelles Spazierengehen ist ein guter Anfang, Schwangerschaftsübungen sind ideal. Wie rätst du Frauen, die normalerweise untergewichtig sind und während der Schwangerschaft kaum zuzunehmen scheinen? Oft sind diese Frauen überaktiv, ständig in Bewegung und ernähren sich von Luft und Liebe. Sie sollten allmählich mehr zur Ruhe kommen, besonders, wenn sie einen nervösen Eindruck machen. Viele überschlanke Frauen, die ich betreut habe, ernährten sich ausgezeichnet mit frisch gepreßtem Fruchtsaft, rohem Gemüse und pflanzlichem Eiweiß wie Tofu und Nährhefe, doch aßen sie *zu wenig.* Dünne Frauen beklagen sich oft darüber, daß sie sich aufgebläht, verstopft oder übervoll fühlen, wenn sie mehr essen (vor allem Kohlehydrate). Doch für den Körper hat das Baby Vorrang, und es nimmt sich das Notwendige von der untergewichtigen Mutter; daher ist sie gefährdet. Hat sie genügend Reserven für die Geburt und die Versorgung ihres Babys?

Mach ihr das bewußt und weise sie auf ihre Verantwortung hin. Achte darauf, daß sie keine neurotischen Ängste hinsichtlich ihres sich verändernden Körperbildes entwickelt und viel liebevolle Zuwendung von ihrem Partner erfährt. Frag sie, wie es ihr beim Geschlechtsverkehr geht und mach ihr Vorschläge für angenehme Positionen, in denen sie trotzdem aktiv sein kann. Betone auch die körperlichen Vorteile der Schwangerschaft: ein volleres, rosiges Gesicht, die Ausstrahlung, usw. Schlag ihr eine weitere Mahlzeit abends vor dem Schlafengehen vor und viele gute Sachen zum Mitnehmen für unterwegs. Setz ihr das Ziel, 10 kg zuzunehmen. Erklär ihr, daß hiervon ihre schnelle Erholung abhängt.

Fehlgeburt

Eine Fehlgeburt vor der 20. Schwangerschaftswoche wird als **spontaner Abgang** bezeichnet. Die Hauptursache sind eine abnorme Entwicklung des Fötus oder der Plazenta wegen chromosomaler Fehler. Selten kommt es wegen einer Infektion, *schwerer* Fehlernährung oder einer Immunabwehr gegen das Sperma des Partners zu einer Fehlgeburt.

Von **drohender Fehlgeburt** (Abortus imminens) ist die Rede, wenn die Frau in der ersten Schwangerschaftshälfte Blutungen hat. Das kann mit Krämpfen oder Rückenschmerzen verbunden sein. Denk jedoch daran, daß *jede 4. Frau* im 1. Schwangerschaftsdrittel Blutungen hat, wogegen es nur bei jeder 10. zu einer Fehlgeburt kommt. Wenn wirklich eine Fehlgeburt bevorsteht, dann dauern die *leichten, jedoch ständigen* Blutungen Tage oder sogar Wochen. Bei einer **beginnenden Fehlgeburt** (abortus incipiens) platzt die Fruchtblase, oder der Muttermund öffnet sich.

Ist es möglich, eine drohende Fehlgeburt vorherzusehen und sie zu verhindern? Darauf gibt es keine schlüssigen Hinweise. Auf jeden Fall solltest du der Mutter zu Bettruhe raten. Vor allem bei Wehen ohne Blutungen kann ein Glas Wein die Wehentätigkeit beruhigen. Doch wenn die Fehlgeburt einsetzt, dann tröste die Eltern mit der Tatsache, daß die Natur so üblicherweise einen nicht lebensfähigen Föten losläßt, bevor die Belastung für die Mutter zu groß wird.

Wenn eine Frau die Fehlgeburt zu Hause durchstehen möchte, dann beobachte sie gut, da es zu Blutungen kommen kann. Zwei Tassen voll Blut sind der höchstens noch zu vertretende Blutverlust. Natürlich läßt sich daheim am besten mit den Gefühlen umgehen. Doch wenn sich der Vorgang tagelang hinzieht, besteht Infektionsgefahr, und die Frau muß daher sehr auf Hygiene achten, wenn sie auf Toilette geht, und sie sollte mehrmals täglich ihre Temperatur messen. Wenn Blutungen oder Schmerzen andauern, sollte die Frau zum Arzt gehen, um festzustellen, ob die Fehlgeburt abgeschlossen ist, also alles ausgestoßen wurde.

Gelegentlich dauern Blutungen wochenlang unverändert an. Dann kann es sich um eine abgestorbene, aber in der Gebärmutter **verhaltene Fehlgeburt** (missed abortion) handeln. Meist stellt die Mutter fest, daß ihre Brüste wieder ihre normale Größe haben oder daß sie Gewicht verloren hat. Eine Zeitlang scheint sich die Größe der Gebärmutter nicht zu verändern und verringert sich dann. Manchmal sind diese Veränderungen kaum zu bemerken.

Wichtig ist es, sich beim Verdacht auf einen verhaltenen Abort sofort Gewißheit zu verschaffen (durch Ultraschall), weil es bestimmte Gerinnungsstörungen auf Grund der zurückbehaltenen Gewebeteile geben kann. Disseminierte intravasale Gerinnung (Verbrauchskoagulopathie) kann bei einem endgültigen Abbruch zu ernsten Komplikationen führen, sowohl bei einem spontanen Abgang wie auch bei einer Ausschabung, tritt jedoch vor der 20. Woche selten

auf. Wenn die Frau aber starke Blutungen der Nase, des Zahnfleischs oder bei Wunden festgestellt hat, besteht ein Risiko und sie braucht u.U. eine umfassende medizinische Behandlung.

In meiner Praxis hatte ich einen Fall eines verhaltenen Aborts. Die Mutter kam in der 18. Woche zu ihrem ersten Vorsorgetermin und berichtete über bräunliche Schmierblutungen in der letzten Woche. Sie hatte schon mehrere Fehlgeburten gehabt, aber auch ein voll ausgetragenes Baby, bei dessen Geburt vor einigen Jahren ich dabeigewesen war. Die Größe ihrer Gebärmutter entsprach der Schwangerschaftswoche. Mit dem Hörrohr konnte ich die Herztöne des Babys nicht hören, was mich aber nicht beunruhigte, weil das vor der 20. Woche häufig der Fall ist. In der 20. Woche kam sie wieder und sagte, daß sie Kindsbewegungen gespürt zu haben meinte. Sie war aber auch über ständigen gelblichen Ausfluß seit ihrem letzten Besuch beunruhigt. Diesmal war ich alarmiert, weil ich die Herztöne nicht hörte, und obwohl sich die Gebärmutter größer anfühlte (2 cm höher seit dem letzten Besuch), schickte ich sie zum Ultraschall. Am nächsten Tag teilte sie uns mit, daß sie eine missed abortion hätte. Es war nicht sicher, wann der Fötus gestorben war, doch schien die Entwicklung in der 12. Woche aufgehört zu haben. Sie ließ eine Untersuchung auf Verbrauchskoagulopathie durchführen; es war alles normal, doch ließ sie einen medizinisch indizierten Abbruch vornehmen, weil sie sich nicht dem quälenden Warten aussetzen wollte.

In solchen Situationen sind emotionale Unterstützung und Beratung sehr wichtig. Oft haben Frauen Schuldgefühle oder Zweifel an ihrer Fähigkeit, in Zukunft ein Baby auszutragen. Manche Frauen haben wiederholt Fehlgeburten, das kann genetische Ursachen haben. Verweise eine Frau oder ein Paar mit diesem Problem an eine genetische Beratungsstelle.

Ektopische Schwangerschaft

Bei einer auch als Extrauteringravidität (EU) oder Bauchhöhlenschwangerschaft bezeichneten ektopischen Schwangerschaft nistet sich das Ei außerhalb der Gebärmutter ein. In 95% der Fälle kommt es zu einer Einnistung in den Eileitern. Je nachdem, an welcher Stelle sich das Ei einnistet, gelangt es bei weiterem Wachstum entweder in die Bauchhöhle oder sprengt den Eileiter, meist um die 10.-13. Woche. Der letzte Fall ist sehr viel häufiger und führt zu schweren, lebensgefährlichen Komplikationen. Wenn der Eileiter platzt, verliert die Mutter das Baby und es besteht das Risiko starker innerer Blutungen, die einen Schock oder sogar den Tod bewirken können.

Die Hauptursache für Eileiterschwangerschaften sind Entzündungen, durch die Narbengewebe zurückbleibt, so daß der Eileiter nicht passiert werden kann, die Wimpernhärchen sich weniger bewegen oder sich Taschen gebildet haben. In den vergangenen Jahren ist die Zahl der extrauterinen Schwangerschaften wegen sexuell übertragener Krankheiten, Verletzungen durch die Spirale oder Infektionen nach einer Abtreibung deutlich angestiegen.

Die Symptome einer Eileiterruptur sind starke Schmerzen, meist einseitig, und Schmierblutungen. Auf der betreffenden Seite sollte eine Verdickung spürbar sein. Ein sicheres Zeichen, daß die Frau eine Eileiterschwangerschaft und keine Fehlgeburt hat, besteht darin, daß der Schockzustand sehr viel größer ist als nach diesem Blutverlust normalerweise zu erwarten wäre.

Wenn eine von dir betreute Frau dir Symptome beschreibt, die auf eine Eileiterschwangerschaft und/oder eine Ruptur schließen lassen, ruf sofort den Arzt, mit dem du zusammenarbeitest, oder die Klinik an und laß sie mit einem Krankenwagen transportieren.

Blasenmole

Das ist eine sehr seltene Schwangerschaftskomplikation (1 pro 1500 – 2000), die dennoch erwähnt werden sollte (auch: Mola hydatiformis). Es kommt zu einem abnormen Wachstum der Chorionzotten, aus denen sich normalerweise die Fruchtblase und die Plazenta entwickeln, die in diesem Fall jedoch eine Anhäufung heller traubenförmiger Bläschen bilden, die die ganze Gebärmutter ausfüllen. Meistens ist kein Fötus vorhanden. Ursache ist häufig die Befruchtung mit einem abnormen Spermium, durch das die Chromosomen der Eizelle inaktiv werden, manchmal enthält aber auch schon die Eizelle keine Chromosomen. Bei Frauen über 40 tritt das sehr viel häufiger auf.

Blutungen sind das deutlichste Symptom. Das kann wochen- und monatelang fortdauern, selten jedoch über das erste Schwangerschaftsdrittel hinaus. Im Unterschied zu einer drohenden Fehlgeburt oder einem verhaltenen Abort ist die Gebärmutter oft sehr groß und fühlt sich bei Berührung sehr hart oder teigig an. Kindsbewegungen und Herztöne sind in der Regel nicht festzustellen.

Ungewöhnlich hohe HCG-(Choriongonadotropin-)Werte lassen an eine Blasenmole denken, in 25-30% der Fälle kommt es zu Hyperemesis. Auch Bluthochdruck kann ein Zeichen sein, wenn die Schwangerschaft bis zum zweiten Drittel andauert. Da es selten vor der 24. Woche zu Bluthochdruck kommt, legt ein früheres Auftreten den Verdacht einer Blasenmole nahe. In der Regel geht die Mole spontan ab, muß jedoch manchmal operativ entfernt werden. Bei etwa 10-20% entwickeln sich Krebszellen, deshalb sind etwa ein Jahr lang ärztliche Beobachtung und Untersuchungen notwendig. Wenn du eine Blasenmole vermutest, überweis die Frau sofort an eine Ärztin.

Blutungen in der Spätschwangerschaft

Gelegentlich kommt es im dritten Schwangerschaftsdrittel nach dem Geschlechtsverkehr zu Blutungen, die etwas stärker als Schmierblutungen sind. Der Muttermund ist jetzt gefäßreicher und reagiert auf Reibung mit Blutungen. Falls die Mutter eine Scheideninfektion hat, ist die Schleimhaut gereizt und blutet während oder nach dem Geschlechtsverkehr leicht.

Eine weitere mögliche Ursache könnte ein geplatzter Zervixpolyp sein. Das ist eine kleine, zungenähnliche Geschwulst, die von der Schleimhaut des Gebärmutterhalses ausgeht und die du meist bemerkst, wenn du eine vaginale Untersuchung oder einen Abstrich machst. Eine solche Blutung ist in der Regel plötzlich und hört schnell und ganz spontan wieder auf. Wenn es jedoch im letzten Schwangerschaftsdrittel zu dauernden Blutungen oder starken Schmierblutungen kommt, kann bei der Frau entweder eine Plazentalösung oder eine Placenta prävia vorliegen.

Vorzeitige Plazentalösung (VL) kann durch Nabelschnurverschlingung oder Bluthochdruck hervorgerufen werden, oft ist die Ursache jedoch unbekannt. Bei einer *am Rande abgelösten* Plazenta fließt Blut nach außen und aus der Scheide. Bei einer *zentral abgelösten* Plazenta sind die Ränder noch mit der Gebärmutter verbunden, die Blutung ist also verdeckt (retroplazentares Hämatom). Die Plazenta kann sich auch *vollständig abgelöst* haben. Das sind alles seltene Komplikationen, vor allem die letzte. Wenn es während der Wehen zu einer vorzei-

tigen Lösung kommt und die Geburt kurz bevorsteht, überlebt der Fötus wahrscheinlich, der Mutter geht es gut. Wenn das jedoch gegen Ende der Schwangerschaft passiert oder zu Wehenbeginn, kann es sein, daß eine Schnittentbindung nicht schnell genug durchgeführt werden kann.

Nicht immer zeigen sich Symptome. Bei einer zentralen Ablösung und retroplazentarem Hämatom treten keine sichtbaren Blutungen auf, doch kommt es gewöhnlich zu heftigen Bauchschmerzen. Die Gebärmutter ist sehr hart und äußerst berührungsempfindlich. Bei einer Lösung am Rand kommt es zu einer hellroten Blutung, es treten aber keine Schmerzen auf, vor allem nicht bei starken Wehen. In jedem Fall sollte die Frau sofort in die Klinik transportiert werden, wenn die Geburt nicht unmittelbar bevorsteht. Gib Sauerstoff und mach eine Schockbehandlung mit hochgelagerten Füßen und tiefgelagertem Kopf, der Körper wird mit Decken gewärmt.

Wiederholt auftretende Blutungen oder starke Schmierblutungen ohne Bauchschmerzen können aber auch auf eine **Placenta prävia** (vorliegende Plazenta) hinweisen, und durch das Dünnerwerden und Dehnen des unteren Uterinsegments löst sie sich teilweise. Es gibt verschiedene Grade einer Placenta prävia: Die *Placenta prävia totalis*, bei der der innere Muttermund vollständig von der Plazenta bedeckt ist, die *Placenta prävia partialis*, bei der der innere Muttermund nur teilweise bedeckt ist, und die *Placenta prävia marginalis*, bei der der untere Rand der Plazenta den inneren Muttermund erreicht. Bei einem *tiefen Sitz der Plazenta* befindet sich die Plazenta im unteren Uterinsegment, reicht mit ihrem unteren Rand aber nicht an den inneren Muttermund heran. Die Möglichkeiten für eine vaginale Geburt richten sich nach dem Sitz der Plazenta bei Geburtsbeginn. Wenn es sich um eine tiefsitzende Plazenta handelt, ist eine vaginale Geburt wahrscheinlich möglich, doch besteht ein höheres Blutungsrisiko, da das untere Uterinsegment nicht gut kontrahieren kann.

Manchmal kommt es schon in der 24. Woche zum Befund einer Placenta prävia. In diesem Fall *wandert* sie meist aufwärts, weil sich das untere Uterinsegment erst im späteren Schwangerschaftsverlauf entwickelt. Ich hatte einmal einen solchen Fall. Ich bezweifelte, daß es sich um eine Placenta prävia handelte, weil es schon so früh zu Blutungen kam. Die Mutter hütete einige Wochen lang das Bett, bis ein Ultraschall ergab, daß die Plazenta nicht mehr im Weg war. Sie hatte eine ganz normale Geburt.

Eine Placenta prävia muß *immer* durch Ultraschall diagnostiziert werden. Um aus Pschyrembels *Praktischer Geburtshilfe* zu zitieren: »… niemals vaginal oder rektal untersuchen, … weil dadurch die Blutung mit Sicherheit verstärkt wird und aus einer leichten Blutung *schlagartig* eine massive, lebensgefährliche *Stromblutung werden kann… ja schon ein leichtes Betasten der Zervix* mit dem Finger kann im Falle einer Placenta prävia ganz plötzlich eine massive Stromblutung auslösen.« Das sagt wohl genug.

Diabetes in der Schwangerschaft

Diese Komplikation tritt in etwa 5% aller Schwangerschaften auf. In 40% dieser Fälle besteht keine familiäre Vorbelastung, und manchmal läßt sich im Urin kein Zucker nachweisen. Aus diesem Grund ist die Glukoseuntersuchung in den letzten Jahren zur Routine geworden. Wenn bei einer Frau eine Prädisposition (familiäre Vorbelastung, unerklärbares Absterben des Fötus oder Totgeburt, Fettleibigkeit, wiederholte Candida-Infektionen, Hy-

dramnion, Zucker im Urin, älter als 25, besonders großer Fötus oder Geburt eines besonders großen Kindes) vorliegt, sollte unbedingt ein Test gemacht werden.

Die auffälligste Auswirkung von Diabetes in der Schwangerschaft ist wohl ein übermäßig großes Baby. Da Glukose die Plazentasperre leicht passiert, kann schon ein wenig erhöhter Blutzucker bei der Mutter zu einem kritischen Anstieg beim Baby führen. Die Bauchspeicheldrüse des Babys reagiert durch stark erhöhte Insulinproduktion, was zu größerem Wachstum führt. Das Baby ist deswegen bei der Geburt auf Grund seiner Größe einem Risiko ausgesetzt und kann auch Atemschwierigkeiten oder Probleme mit zu geringem Blutzucker (Hypoglykämie) oder niedrigen Kalziumwerten (Hypokalzämie) nach der Geburt haben.

Bei der Mutter kann sich der Diabetes in einem viermal größeren Risiko einer Präeklampsie, einem zehnmal größeren Risiko eines Hydramnions und einem hohen Risiko einer starken Nachgeburtsblutung auswirken.

Es gibt mehrere Tests zur Feststellung eines Diabetes in der Schwangerschaft. Der häufigste ist das *Glukose-Screening:* Der basale Blutzuckerwert wird ermittelt, die Frau nimmt 50 mg einer Glukoselösung, eine Stunde später wird eine weitere Blutprobe entnommen. Wenn ihr Blutzuckerspiegel höher als 140 mg/dl ist, wird ein *Glukose-Toleranztest* (GTT) gemacht. Der Frau wird nüchtern eine Blutprobe entnommen und der Ausgangswert des Blutzuckerspiegels festgestellt, dann nimmt sie 100 mg Glukose zu sich. Bei einem dreistündigen GTT (der üblichste) werden die Werte nach einer, zwei und drei Stunden gemessen. In dieser Zeit darf die Frau nicht essen und nicht rauchen. Wenn zwei der folgenden Werte erreicht oder überschritten werden, wird eine Diagnose erstellt: 1) nüchtern, über 95 mg/dl; 2) nach einer Stunde, über 180 mg/dl; 3) nach zwei Stunden, über 160 mg/dl; 4) nach drei Stunden, über 135 mg/dl.

Ein anderer Test läuft so ab, daß zwei Stunden nach einer Mahlzeit eine Blutprobe entnommen wird. Die Normalwerte betragen 120-140 mg/dl, können aber etwas höher sein.

Wenn die Frau Diabetes hat, muß sie eine bestimmte, sehr eiweißreiche (125 g täglich) und natürlich zuckerarme Diät einhalten. Non-Streß-Tests (vgl. S. 73) werden meist ab der 36. Woche gemacht, Glukosetests wöchentlich.

Bluthochdruck

Hypertonie oder hoher Blutdruck wirkt sich unterschiedlich aus. Eine **primäre** oder **essentielle Hypertonie** liegt bei ständigen Werten über 130/90 vor. Die **Schwangerschaftshypertonie** zeigt sich in einem ständigen Ansteigen des Blutdrucks ab der 28. Woche. Diese zwei Formen können verwechselt werden, wenn eine Frau bei ihrem ersten Besuch hohen Blutdruck hat und schon im letzten Schwangerschaftsdrittel ist. In diesem Fall benötigst du die Ergebnisse früherer Messungen entweder aus der Schwangerschaft oder vorher. Bei einer Frau mit primärem Bluthochdruck ist eine Hausgeburt nicht angezeigt.

Es gibt bei der Blutdruckmessung zwei Werte, der *systolische* (höhere) Wert zeigt den Arteriendruck an, wenn das Herz aktiv Blut pumpt, und der *diastolische* (niedrigere) Wert den Druck, wenn das Herz sich in Ruhe befindet. Allgemein ist die Diastole das Maß für die Grundaktivität des Körpers, der systolische Druck gibt an, wie gut das Körpersystem Anstrengung toleriert. Hoher Blutdruck kann zu einem gewissen Grad von intrauteriner Wachstumsverzögerung führen, da die Gefäßveren-

gung die Sauerstoff- und Nährstoffversorgung zum Baby behindert. Aus dem gleichen Grund kann hoher Blutdruck einen schlechten Zustand des Babys während der Wehen bewirken.

Was ist die Höchstgrenze beim normalen Blutdruck? Allgemein gilt der Wert 140/90, doch das hängt vom Normalwert der Frau ab. Ein Anstieg von 30 Punkten über den systolischen Ausgangswert erfordert ebenso eine Diagnose wie ein Anstieg von 15 Punkten des diastolischen Werts. Achte aber darauf, daß du bei dieser Regel den Durchschnittsdruck des ersten Schwangerschaftsdrittels zugrunde legst, die Werte im zweiten Schwangerschaftsdrittel können auf Grund der Gewebeauflockerung erheblich niedriger sein als gewöhnlich. Meine Erfahrung ist jedoch, daß die meisten Frauen während der ganzen Schwangerschaft und in den Wehen ihre niedrigen Werte behalten. Aus diesem Grund meine ich, daß jede Frau mit *ständig steigendem Blutdruck* wegen Hypertonie in der Schwangerschaft behandelt werden sollte. Hier einige Hinweise:

1. *Körperübungen* sind bei gemäßigten oder beginnendem Anstieg des Blutdrucks wichtig. Übungen regen den Kreislauf an und bringen die Gefäße dazu, sich zu erweitern und auszudehnen, wodurch der Druck in ihnen verringert wird. Die besten Übungen sind solche, die mit leichter Anstrengung verbunden sind, wie schnelles Gehen, Schwimmen oder leichtes Joggen. Die Frau sollte sehr allmählich beginnen, abhängig davon, was sie gewohnt ist. (Eine meiner Kolleginnen rät allen von ihr betreuten Frauen, jeden Tag einmal ins Schwitzen zu kommen.) Wenn andererseits der Blutdruck einen kritischen Wert (140/90) erreicht, ist Bettruhe nötig, weil der Körper schon so belastet ist, daß zusätzliche Anstrengung

eher schaden als nützen würde. Hohem Blutdruck solltest du von Anfang an entgegenwirken.

2. *Tiefe Entspannung* ist eine wunderbare Ergänzung zu Körperübungen. Manche Frauen befinden sich in einem chronischen Spannungszustand und können nicht loslassen. Entspannungsübungen helfen, Verspannungen in der willkürlichen Muskulatur zu lösen, wodurch sich auch die Anspannung der unwillkürlichen Muskulatur löst. Ruhe führt auch zu größerer emotionaler Stabilität, wodurch extreme Reaktionen in schwierigen Situationen verhindert werden können.

3. *Keine anregenden Mittel.* Hierzu gehören Kaffee, Schokolade, Nikotin und Kokain. Besonders die beiden letzten Mittel haben sich als gefäßverengend erwiesen und können zu einem geringen Geburtsgewicht führen.

4. *Gute Ernährung und Heilkräuter* helfen enorm, wenn sie zusammen mit den anderen Maßnahmen eingesetzt werden. Wenn eine Frau sich nicht entsprechend ernährt und zuviel zunimmt, belastet sie ihren Kreislauf zusätzlich. Ausreichende Eiweißversorgung (mindestens 80 g täglich) ist notwendig, außerdem viel mineralstoffhaltiges frisches Obst und Gemüse. Entgegen der landläufigen Meinung ist Salz ein notwendiges Nahrungsmittel und sollte nach Geschmack verwendet werden.

Kräuter wie Hopfen, Helmkraut (Scutellaria) und Kamille (in der Reihenfolge ihrer Wirksamkeit) sollten zur Entspannung eingesetzt werden. Sie sind bestens geeignet für Frauen mit erhöhtem systolischem Druck, die vor allem *zur Ruhe kommen* müssen. Mehr Flüssigkeit und eine erhöhte Kalziumaufnahme sind wichtig! Chinesische Kräuter und Akupunktur helfen ebenfalls.

5. Ein *beratendes Gespräch* kann der erste Schritt sein, wenn du eine Frau betreust, die so angespannt und aufgeregt ist, daß sie kaum selbstverantwortlich handeln kann. Wenn du die Ursache der Ängste ergründen kannst, lösen sich möglicherweise viele der Spannungen, und die Frau kann ihre Schwangerschaft genießen. Mit einer guten Einstellung kommen ihr die anderen Maßnahmen zur Senkung ihres Blutdrucks nicht mehr so schwierig oder lästig vor.

Ich selber habe zwei Erfahrungen mit Schwangerschaftshypertonie gemacht, die ich weitergeben möchte. Die erste Frau änderte sofort ihre Ernährung und begann, täglich Übungen zu machen. Entspannung war für sie etwas äußerst Schwieriges, weil sie viele gesellschaftliche Verpflichtungen hatte, die sie nicht absagen konnte. Doch versuchte sie, ihre Aktivitäten einzuschränken, gelassener zu sein und Meditationspausen zu machen. Innerhalb von zwei Wochen sank ihr Blutdruck von 150/80 auf 120/70. Sie war sehr stolz darauf und sorgte weiterhin gut für sich selbst. Gegen Ende der Schwangerschaft stieg ihr Blutdruck wieder auf 136/80; sie hatte emotionale Spannungen und trank daraufhin täglich entspannende Kräutertees. Beim nächsten Vorsorgetermin hatte sie wieder ihre normalen Ausgangswerte. Während der Geburt blieb der Blutdruck bei 120/70. Die andere Frau entwickelte etwa in der 30. Woche Hypertonie, der Blutdruck betrug 130/86. Ich machte ihr Vorschläge zur Ernährung, für Entspannungs- und Körperübungen, doch sie schien nicht begeistert davon. Mit ihrer Ernährung stand es nicht zum besten; sie aß sehr viel Fleisch und behandelte Lebensmittel und hatte zu Beginn der Schwangerschaft etwa 17 kg Übergewicht. Bei ihrem nächsten Termin war ihr Blutdruck auf 140/90 gestiegen, und auf alle Hilfsangebote reagierte sie ärgerlich und ablehnend. Beim nächsten Termin betrug der Blutdruck 140/100, und wir empfahlen ihr an diesem Punkt eine Klinikgeburt und trafen Vorkehrungen für eine Überweisung. Daraufhin begann sie zu weinen und beklagte sich bei ihrem Partner, daß er zuviel arbeite und sie vernachlässige. Sie gingen mit dem festen Entschluß heim, unsere Vorschläge anzunehmen. Bei einem Termin zwei Tage später war ihr Blutdruck immer noch auf 140/90 und blieb leider auch bei den nächsten Terminen hoch, deshalb entschieden wir, daß sie in die Klinik gehen müsse. Sie bekam Mag-Sulfat IV (übliche Präeklampsie-Vorbeugung in den USA) und hatte eine schnelle Geburt ohne weitere Komplikationen.

Gelegentlich betreust du vielleicht eine Frau, bei der zwei oder drei Wochen vor dem errechneten Termin plötzlich der Blutdruck steigt, ohne das Auftreten anderer klinischer Probleme. Das ist ein Signal, daß ihr Kreislauf die Höchstgrenze seiner Belastungsfähigkeit erreicht hat, und sie sollte das Kind sobald wie möglich bekommen. Wenn sie sich wegen ihres Termins sicher ist und der Muttermund reif ist, das Baby voll ausgetragen zu sein scheint (nach der geschätzten Größe und dem Wachstumsverlauf der letzten Zeit) und der Kopf im Becken eingestellt ist, empfiehl eine Einleitung mit Rizinusöl. Sobald die Wehen beginnen, solltest du bei ihr bleiben und den Blutdruck oft messen, um sicher zu sein, daß er stabil ist. Es ist auch wichtig, oft die Herztöne abzuhören, um dich zu vergewissern, daß der hohe Blutdruck nicht zu Sauerstoffmangel führt.

Manchmal sinken bei Frauen, deren Blutdruck immer an der kritischen Grenze war, während der Wehen die Werte, ein Zeichen, daß es sich nicht um ein pathologisches Problem gehandelt hat. Es ist auch nicht ungewöhnlich, daß ein ganz normaler Blutdruck bei den besonders anstrengenden Wehen der Übergangsphase plötzlich auf 140/90 ansteigt. Ein *stetiges Ansteigen* während der Wehen kann jedoch ein Anzeichen für eine beginnende Präeklampsie sein, die Geburt sollte dann nicht zu Hause weitergehen (siehe auch Kapitel 5).

Präeklampsie

Eine der Hauptaufgaben sorgfältiger, regelmäßiger Vorsorgeuntersuchungen ist es, erste Anzeichen einer Präeklampsie sofort feststellen zu können. Die genaue Ursache dieser Erkrankung ist unbekannt, es handelt sich dabei um eine gefährliche Stoffwechselstörung, die lebensbedrohlich sowohl für die Mutter wie für das Kind ist. Die Anzeichen sind Ödeme (Schwellungen durch Wasseransammlungen), plötzliche übermäßige Gewichtszunahme, Hypertonie, Eiweiß im Urin und Hyperreflexie.

Möglicherweise ist Präeklampsie eine direkte Folge von Eiweißmangel. Unzureichende Eiweißmengen im Blut führen dazu, daß Zellflüssigkeit in den Interzellularraum gelangt, was zu Wasseransammlungen führt. Eine andere Wirkung besteht in einem verminderten Blutzufluß zu den Nieren; in der Folge kommt es zu einem erhöhten Blutdruck, um einen Ausgleich herbeizuführen. Auch der Blutfluß zur Gebärmutter ist verringert – Ursache für ein verzögertes Wachstum und einen schlechten Zustand des Babys während der Geburt.

Um Präeklampsie vorzubeugen, besteht die Ernährungsempfehlung in mindestens 80 g Eiweiß täglich bei gleichzeitiger ausreichender Versorgung mit Kohlehydraten, frischem Obst und Gemüse. Die Ernährung muß bei Erreichen der kritischen Blutdruckwerte *immer* aufmerksam beobachtet werden. Präeklampsie liegt vor, wenn der Blutdruck 140/90 erreicht und ein zusätzliches Anzeichen (siehe Beginn des Abschnitts) auftritt. *Zwei Anzeichen sind ein sicherer Hinweis.* In diesem Zustand sollte eine Frau sofort ins Bett und möglichst auf der linken Seite liegen, während du dich mit dem Arzt, mit dem du zusammenarbeitest, in Verbindung setzt.

Überprüfe zunächst Wasseransammlungen an den Händen und im Gesicht der Frau. Ein angeschwollenes Gesicht läßt die Gesichtszüge gröber erscheinen, die Hände und Finger sind angeschwollen und schwer zu beugen, meist sind alle Ringe abgenommen worden. Ödeme an den Fußgelenken sind nicht so bedeutend, jedoch ein eindeutiges Zeichen, wenn sie am Schienbein oder Brustbein auftreten. Überprüfe die **Druckstellen beim Eindrücken der Haut**, indem du eine Fingerkuppe in die Haut drückst und schaust, ob die Vertiefung bleibt oder verschwindet. Bedeutsam sind die Druckstellen, wenn sie tiefer als 4 mm sind. Es gibt folgende Bewertungsmaßgaben: 2 mm +1, 4 mm +2, 6 mm +3, 8 mm +4.

Untersuch auf **Hyperreflexie**, indem du auf *Klonus* überprüfst. Die Mutter sitzt mit angezogenen Knien da, mit einer Hand unterstützt oder hältst du ihren Oberschenkel, während du eine Dorsiflexion des Fußes vornimmst (die Zehen aufwärts zum Knie hin biegst). Behalte diese Position eine Weile bei und laß dann los. Normalerweise sinkt der Fuß ohne Anstrengung in seine natürliche Position zurück; wenn du während der Dorsiflexion einen Ruck spürst oder Zittern beim Sinken, ist das Ergebnis positiv. (Es empfiehlt sich, diese Reflexe beim ersten Besuch zu prüfen, damit du den Ausgangszustand kennst.)

Wenn du auf **Proteinurie** untersuchst, denk daran, daß Scheidenausfluß die Ergebnisse beeinflussen kann, und erkläre der Frau, wie sie eine *reine Urinprobe* bekommt. Zuerst wird der Bereich des Blasenausgangs mit einem nassen Papiertuch gewaschen, dann werden die Schamlippen geteilt und etwas Urin gelassen, bevor die Urinprobe aufgefangen wird. Alles, was über geringste Spuren hinausgeht, ist bedeutsam.

Wenn bei einer Frau Präeklampsie festgestellt wird, übernimmt ihr Arzt die Betreuung entweder ganz oder begleitend. Sie sollte zweimal pro Woche zur Untersuchung kommen und sofort wegen folgender Gefahrenzeichen anrufen, die auf eine Verschlechterung ihres Zustands hinweisen könnten: 1) starke Kopfschmerzen, 2) epigastrische Schmerzen (in der Magengrube), 3) Sehstörungen, 4) verringerte Urinausscheidung oder 5) extreme nervöse Reizbarkeit.

Eine von mir betreute Frau bekam in der 37. Woche Präeklampsie. Es war mir klar, als ich sie zur Tür hereinkommen sah, ihr Gesicht hatte die verschwommenen Züge, über die ich schon oft gelesen hatte. Zu Beginn der Schwangerschaft hatten wir einen Hausbesuch gemacht, damals hatte sie sich ausgezeichnet ernährt, in der vergangenen Woche waren wir wieder dort gewesen und waren zu einem Gemüsegericht ohne jegliches Eiweiß eingeladen worden. Ich war deswegen besorgt und wollte es bei diesem Termin zur Sprache bringen, aber es war schon zu spät.

Das Erstaunliche bei dieser Frau war ihr Blutdruck. Er war nie höher als 120/76, doch im Grunde war er hypertonisch, weil ihr Ausgangswert im ersten Schwangerschaftsdrittel nur 98/56 betrug. Wir überwiesen sie sofort an die sie betreuende Klinik und machten abwechselnde Termine aus, so daß sie zweimal wöchentlich untersucht wurde. Ihr Zustand war weiterhin ein Grenzfall, manchmal hatte sie Ödeme im Gesicht, manchmal nicht, doch ihr Blutdruck blieb erhöht. Sie gönnte sich möglichst viel Bettruhe, bei Wehenbeginn wurde sie in die Klinik gebracht.

Was sind die Gefahren der Präeklampsie? Es kann wegen der Hypertonie zu Plazentainsuffizienz und verzögertem Wachstum kommen. Es besteht auch eine größere Wahrscheinlichkeit für eine vorzeitige Plazentalösung (etwa 8%), die zum Tod des Kindes führen und bei starken Blutungen eine große Gefahr für die Mutter sein kann. Wenn der Zustand sich zu einer *echten Eklampsie* entwickelt, kommt es während der Wehen zu Krämpfen und Koma, ein lebensbedrohlicher Zustand für Mutter und Baby. Ein abschreckendes Bild, doch besteht Hoffnung, wenn früh genug Veränderungen herbeigeführt werden und die Frau und ihre Hebamme verantwortlich damit umgehen.

Hydramnion

Das ist eine übermäßige Vermehrung der Fruchtwassermenge und tritt oft als Begleiterscheinung von Mehrlingsschwangerschaften, Gestosen oder Diabetes auf. Es können auch gleichzeitig Anomalien beim Baby wie Ösophagusatresie, Anenzephalie oder Spina bifida vorkommen.

Ein Hydramnion kann sich ganz plötzlich bilden, doch ist das selten. Häufiger läßt sich um die 28. Woche ein leichtes Ansteigen der Fundushöhe feststellen, das in den folgenden Wochen laufend zunimmt. Du wirst das Baby schwer ertasten können zu einem Zeitpunkt, wo es die Gebärmutter gut ausfüllen sollte. Manchmal wird eine dicke Gebärmutterwand mit zuviel Fruchtwasser verwechselt; in beiden Fällen sind die Herztöne schwer zu hören und das Baby schwer zu ertasten. Ein Hydramnion läßt sich aber beim Abtasten durch die geleeartige vibrierende Beschaffenheit im Gegensatz zum festen Zustand der Gebärmuttermuskeln unterscheiden.

Wenn ein Hydramnion zu bemerken ist, sollte die Frau in einigen Tagen wieder untersucht werden, egal in welcher Woche sie ist. Wenn du eine weitere Zunahme des Fruchtwassers feststellst, sollte ein Ultraschall gemacht werden. Vielleicht bekommt sie Zwillinge, und das solltest du möglichst bald wissen. Wenn sich ein Hydramnion bildet, ist wahrscheinlich eine Klinikgeburt notwendig. Es gibt mehrere ernste Komplikationen, z.B. vorzeitige Plazentalösung, dysfunktionale Wehen und atonische Nachblutungen, was auf die Überdehnung der Gebärmutter zurückzuführen ist. Auch regelwidrige Lagen und Nabelschnurvorfall sind häufig.

Eine von mir betreute Frau entwickelte ein Hydramnion, bevor ich ahnte, daß sie Zwillinge bekommt. Die vermehrte Fruchtwassermenge beunruhigte mich sehr. In der 25. Woche betrug ihre Fundushöhe 29 cm, ein Anstieg von 6 cm seit ihrem letzten Besuch vor drei Wochen. In der Zeit hatte sie 3,5 kg zugenommen. Als sie 5 Tage später wiederkam, war die Fundushöhe um 3 cm gestiegen, und sie hatte weitere 1,5 kg zugenommen. Das Baby war schwer zu ertasten. Ich hatte keine Hinweise darauf, daß es Zwillinge sein könnten, erwähnte aber die Möglichkeit. Beim Ultraschall waren zwei Babys und das zusätzliche Fruchtwasser zu sehen, eine Menge, die bei Zwillingen normal ist. Zwei Wochen später setzten vorzeitige Wehen ein, nicht verwunderlich bei einer Fundushöhe von 39 cm schon in der 29. Woche! Viele Zwillingsmütter haben kein vermehrtes Fruchtwasser. Mit guter Ernährung und bei gutem Gesundheitszustand ist der Körper den zusätzlichen Belastungen einer Zwillingsschwangerschaft offenbar besser gewachsen.

Wenn du eine Frau mit Hydramnion mitbetreust, untersuch wöchentlich ihren Muttermund, um festzustellen, ob mögliche Veränderungen auf eine Frühgeburt hinweisen.

Zwillinge feststellen

Bei einer Fundushöhe, die nicht der Schwangerschaftswoche entspricht, solltest du gleich untersuchen, ob es Zwillinge sind. Überprüfe zunächst andere Gründe für einen sehr hohen Fundusstand, wie zum Beispiel Diabetes der Mutter, Hydramnion, falsche Terminberechnung oder eine erbliche Prädisposition für große Babys. Danach geh die Untersuchungsbefunde durch. Hast du beim Abtasten viele kleine Teile gespürt? War der Kopf im Verhältnis zur Fundushöhe klein? Manchmal wird eine Zwillingsschwangerschaft übersehen, wenn ein Zwilling vom Körper des anderen verdeckt wird.

Ohne Ultraschall können Zwillinge im allgemeinen durch Abtasten um die 30. Woche herum festgestellt werden, beim Abhören ergeben sich zwei Herzschläge. Manchmal sind »zwei Herzschläge« aber auch nur einer, der über eine große Reichweite zu hören ist, wobei die Übertragung im Mittelbereich durch einen Arm oder durch Seitenlage unterbrochen ist. Wenn die beiden Herztöne klar zu unterscheiden und um 10 bis 15 Schläge gegeneinander versetzt sind, ist das Ergebnis zuverlässiger. Höre jedes Herz einzeln ab, um Beschaffenheit und Schwankungen festzustellen, und vergleiche dann beide Herztöne. Zur Bestätigung deiner Diagnose und zur Beendigung der Ungewißheit bietet ein Ultraschall die genauen Ergebnisse.

Es ist wichtig, eine Zwillingsschwangerschaft so früh wie möglich festzustellen, denn sie ist mit zusätzlichen Risiken und Problemen für Mutter und Kind verbunden. Eine Anämie z.B. ist sehr viel häufiger, ebenso Frühgeburten. Zwillingsmütter brauchen eine gute Ernährungsberatung und Empfehlungen, wie sie ihre Aktivitäten ihrem Befinden anpassen und alle Anzeichen für vorzeitige Wehen erkennen lernen, um sich dann sofort zu melden.

Dort, wo ich praktiziere, ist eine Hausgeburt von Zwillingen ausgeschlossen. Ich habe jedoch einige Male Zwillinge festgestellt und die Frau weiterhin betreut und später die Geburt in der Klinik begleitet. Eine Hebamme kann bei einer Zwillingsschwangerschaft eine große Hilfe sein, indem sie viel Gewicht auf die emotionalen und praktischen Aspekte bei der Versorgung von zwei Kindern gleichzeitig legt. Und wenn sie der Frau dabei helfen kann, die Schwangerschaft wenigstens bis zur 37. Woche aufrechtzuerhalten, dann verläuft die Klinikgeburt ziemlich ruhig, und die Mutter wird bald entlassen.

Es gibt mehrere Gründe für eine Klinikgeburt. Die bedrohlichste Komplikation ist ein Nabelschnurvorfall. Das ist eher möglich, wenn sich das erste Baby in der Steißlage befindet. Die meisten Ärzte machen automatisch einen Kaiserschnitt, wenn es eine Fuß- oder Knielage ist. Ein Nabelschnurvorfall stellt für das zweite Baby ein noch größeres Risiko dar, denn es ist oft noch sehr weit oben in der Gebärmutter, nachdem das erste geboren ist. Das zweite Baby kann auch unter Sauerstoffmangel leiden, weil das verringerte Gebärmuttervolumen auch die Plazentafläche verkleinert und wichtige Blutgefäße einengt. Aus dem gleichen Grund ist auch eine vorzeitige Plazentalösung häufiger. Schließlich besteht die Gefahr einer atonischen Nachblutung wegen der überdehnten und überbeanspruchten Gebärmutter.

Nur einmal hatte ich ernsthaft vor, eine Zwillingsgeburt zu Hause zu betreuen. Die Frau war gesundheitlich in einem sehr guten Zustand, aufgeschlossen und engagiert, und beide Babys waren Kopflagen. Wir besprachen das ausführlich und überlegten es uns gut. Ich zögerte vor allem wegen der allgemeinen gesundheitspolitischen Hausgeburtssituation. Wenn ein Kliniktransport notwendig wäre, würde ich möglicherweise meine medizinische Unterstützung von draußen verlieren. Die Frau hatte außerdem Zweifel wegen ihrer eigenen Sicherheit. Wenn diese Eltern wirklich entschlossen gewesen wären, hätte ich die Geburt wahrscheinlich geleitet.

Du solltest sichergehen, daß die Eltern sich klar darüber sind, was sie in der Klinik erwartet. Wenn die Geburt vaginal erfolgen soll, wird zur Feststellung der Lage der Kinder ein Ultraschall, manchmal auch eine Röntgenuntersuchung, gemacht, die Wehen und die Herztöne beider Babys werden meist durch Herzton-Wehenschreiber (CTG) überwacht, und ein Tropf (mit zusätzlichem Oxytozin, wenn das erste Baby da ist) gelegt. Außer den Geburtshelfern sind oft noch andere Personen anwesend, Assistenzärzte, Klinikärzte, Hebammenschülerinnen und Kinderärzte. Betone die emotionalen Aspekte dieser Erfahrung und die Unterstützung deinerseits.

Steißlage und Querlage

Wegen meiner besonderen Situation, was die Unterstützung von außen und die Einstellung zu Hausgeburten in meinem Bereich anbelangt, mache ich bei Steißlagen keine Hausgeburten. Wenn ich die Wahl hätte, würde ich das nach sorgfältigen Untersuchungen und strenger Auswahl wahrscheinlich tun. Es gibt zwei Hauptrisiken, die geklärt werden müssen, zum einen das Mißverhältnis zwischen kindlichem Kopf und Becken und zum anderen die Lage des Babys. Die größte Gefahr bei einer Steißlage besteht darin, daß sich der Kopf als zu groß für das Becken erweist und steckenbleibt, was schnell zum Tod des Babys führen kann. Sehr ernst ist auch die Gefahr des Nabelschnurvorfalls, vor allem wenn der vorangehende Teil das Becken nicht gleichmäßig und vollständig aus-

füllt. Wenn zum Beispiel ein Fuß vorangeht oder die Knie, dann kann die Nabelschnur daran vorbeirutschen.

Wer käme für eine Hausgeburt bei Steißlage in Betracht? Eine Frau mit einem genügend großen *gynekoiden Becken*, mit einem *kleinen bis mittelgroßen Baby*. Das Risiko verringert sich, wenn die Frau schon ein Kind geboren und ihr Becken sich als ausreichend groß erwiesen hat. Das Baby muß sich entweder in der *reinen Steißlage* (mit aufwärts gestreckten Beinen) oder in der *vollkommenen Steißfußlage* befinden (die Knie sind zum Bauch hochzogen, die Beine gekreuzt). Der *Kopf sollte tief gebeugt* sein, damit er gut das Becken passieren kann. Um alle diese Faktoren abzuklären, werden manchmal Ultraschall und Röntgenuntersuchung miteinander kombiniert. Und selbst dann kann es zu Komplikationen kommen, die viel Erfahrung erfordern; wenn z.B. ein Arm hinter dem Kopf eingeklemmt ist, muß er mit viel Geschick entwickelt werden. Diese Fertigkeiten gehen über das Anliegen dieses Buches hinaus; hier sei nur angemerkt, daß es nicht ratsam ist, eine Geburt in Steißlage zu betreuen, ohne jemanden als Geburtshelferin zu haben, die in den grundlegenden Techniken Erfahrung hat.

Oft befindet sich das Baby in Querlage, ehe es die Steißlage einnimmt. Die Querlage ist bis zur 26. Woche nichts Ungewöhnliches, doch wenn das Baby zudem noch sehr weit oben ist, empfiehlt es sich, den unteren Bauchbereich sorgfältig auf Plazentageräusche abzuhorchen. Das sind gurgelnde, zischende Laute des Blutes im Plazentakreislauf im gleichen Rhythmus wie der Puls der Mutter. So kann festgestellt werden, ob eine Placenta prävia vorliegt, sich die Plazenta also entweder vor oder nahe dem Muttermund eingepflanzt hat, so daß sich das Baby weder in Steiß- noch in Kopflage ins Becken einstellen kann. Wenn das Baby nach der 30.

Woche immer noch in Querlage ist, sollte zur Feststellung der Plazentalage eine Ultraschalluntersuchung gemacht werden.

Manchmal (allerdings selten) drehen sich Steißlagen in letzter Minute, entweder in der letzten Schwangerschaftswoche oder unmittelbar vor Geburtsbeginn. Das beste ist jedoch, wenn die Frau sich in die **steile Schräglage** begibt, falls sich das Baby nach der 30. Woche noch in Steißlage befindet. Dabei werden die Hüften dreimal am Tag 20 Minuten lang 30 cm höher gelagert (mit Kissen). Während dieser Lage sollte die Frau versuchen, sich völlig zu entspannen und zu visualisieren, wie sich das Baby dreht. Wenn sie starke Kindsbewegungen spürt, soll sie einen Untersuchungstermin mit dir vereinbaren.

Wenn sich das Baby nach einigen Wochen nicht gedreht hat und sich ziemlich stabil in seiner Lage eingerichtet zu haben scheint, besteht eine weitere Möglichkeit darin, es von außen zu drehen. Das ist eine sehr komplizierte Prozedur, die nur mit sehr viel Erfahrung beim Palpieren vorgenommen werden sollte und höchstes Fingerspitzengefühl erfordert. Es besteht das Risiko, daß sich die Nabelschnur verwickelt oder zusammengedrückt wird, und deshalb müssen von einer anderen erfahrenen Hebamme die Herztöne *beständig überwacht* werden.

Die Frau sollte ein Bier oder ein Glas Wein trinken, damit die Gebärmutter entspannt ist, und eine leere Blase haben. Bring sie in Schräglage und versuche *sanft*, das Baby durch Massage in die richtige Lage zu bringen. Achte darauf, daß sein Kopf gebeugt ist, und drehe das Baby in die Richtung, in die es schaut. Wenn du den *geringsten* Widerstand spürst oder sich die Herztöne verändern, solltest du die Bewegung sofort beenden und das Baby wieder in die Ausgangslage bringen. Wegen der Risiken bei dieser Prozedur sollte sie nur vor-

genommen werden, wenn die Eltern vollständig darüber aufgeklärt sind und vorbehaltlos zugestimmt haben.

Manche Frauen berichten, daß sie ihr Baby selbst ganz sanft durch Massieren in die Kopflage gelockt haben, andere sagen, daß sie mit dem Baby geredet oder über die Drehung meditiert haben. Wenn sich das Baby jedoch bis zur 35. Woche nicht gedreht hat, kannst du die Ärztin, mit der du zusammenarbeitest, fragen, ob sie es mit der äußeren Wendung versuchen würde. Da die meisten Ärzte ein Medikament zur völligen Entspannung der Gebärmutter einsetzen, können sie bei der Drehung mehr Kraft anwenden als die Hebamme.

Wenn alle Versuche einer Wendung fehlschlagen, bereite die Frau auf eine Klinikgeburt oder auf einen Kaiserschnitt vor, falls sich das Baby in Fuß- oder Knielage befindet (siehe auch den Abschnitt über nicht erkannte Steißlage in Kapitel 5).

Frühgeburten

In der Schulmedizin gilt ein Kind als frühgeboren, das vor der 38. Woche zur Welt kommt, doch ist das eine etwas willkürliche Grenze. Das Hauptproblem bei einem zu früh geborenen Kind ist, daß seine Lungen womöglich noch nicht voll entwickelt sind, was zum Atemnotsyndrom (ANS) führen kann. In den meisten Fällen sind die Lungen jedoch in der 34. Woche voll ausgereift. Diese Diskrepanz ist wahrscheinlich auf einen Fehler beim Errechnen des Termins zurückzuführen, jedenfalls können es die meisten Hebammen verantworten, eine Hausgeburt ab der 37. Woche zu betreuen, solange die Mutter sich ihres Empfängnistermins absolut sicher ist und die Untersuchungsergebnisse die ganze Zeit mit der Schwangerschaftsdauer übereingestimmt haben.

Für eine vorzeitige Geburt gibt es folgende Gründe: spontaner Blasensprung (Ursache kann eine Infektion sein), Zervixinsuffizienz, Hydramnion, Mehrlingsgeburten, Gebärmutteranomalien, falscher Sitz der Plazenta oder *ernste* Erkrankung der Mutter (mitunter können Harnwegsinfektionen damit in Verbindung stehen). Eine Frühgeburt ist auch möglich, wenn der Bauchumfang im Verhältnis zur Schwangerschaftsdauer sehr groß ist. Vor allem, wenn die Frau schon Fehlgeburten oder Frühgeburten hatte, solltest du sie aufmerksam beobachten und nach der 24. Woche bei jedem Termin eine *sanfte* vaginale Untersuchung machen. Wenn du ein Erweichen oder Verstreichen des Muttermunds bemerkst, dann vergewissere dich, daß die Frau zwischen Wehen und Kindsbewegungen unterscheiden kann, und mache wöchentliche Termine mit ihr aus. Wenn sich der Muttermund öffnet, solltest du sie an die mitbetreuende Ärztin verweisen.

Wenn Wehen einsetzen, sollte die Frau sich ins Bett legen. Die üblicherweise verschriebenen Wehenhemmer – Fenoterol (Berotec®) und Buphenin (Dilatol®) – wirken zwar meist, führen jedoch bei der Frau zu Überreizung und Übelkeit. Wenn der Muttermund sich nicht wesentlich verändert hat und die Wehen gerade erst begonnen haben, dann kannst du der Frau vorschlagen, ein Gläschen zu trinken. Alkohol entspannt die Gebärmuttermuskulatur und hemmt die Oxytozinwirkung.

Eine von mir betreute Frau bekam in der 35. Woche Wehen, ihr Muttermund war fest verstrichen und 2 cm geöffnet (beim 2. Kind). Sie trank zwei Schuß Wodka in Grapefruitsaft, blieb im Bett, und bis zum nächsten Morgen, als die Wehen beim Aufstehen wieder einsetzten, ging es ihr gut. Also machte sie das Ganze noch einmal. Das ging fünf Tage lang so. Ich untersuchte sie täglich und trotz deutlich zu fühlender Wehen blieb ihr Muttermund im gleichen Zustand. Danach hörten die Wehen ganz auf, die Schwangerschaft dauerte bis zur 41. Woche, dann brachte sie ihr Baby zu Hause zur Welt, wobei es zu einer Schulterdystokie kam, die Plazenta sich teilweise vorzeitig löste und manuell entfernt werden mußte und sie starke atonische Nachblutungen hatte, es also trotzdem zu beachtlichen Komplikationen kam!

Eine andere Frau hatte in der 30. Woche einen Fundusstand von 38 bei Zwillingen und leichtem Hydramnion. Es setzten vorzeitige Wehen ein, und sie bekam wehenhemmende Mittel, wodurch die Wehen aber nicht völlig aufhörten. Sie war eine Yogaschülerin und stellte fest, daß die umgekehrte Schräglage (mit dem Kopf nach unten) mehrmals täglich die Wehen stoppte, wahrscheinlich weil die Gebärmutter so vom Druck entlastet war. Der Arzt in der Klinik, wo sie betreut wurde, rief die Hebammen, damit sie sich ihre Haltung anschauten. Sie bekam die Babys zum Termin.

Zu kleines Baby

Gründe für die Diagnose »Mangelgeburt« können Irrtümer bei der Terminberechnung, eine regelwidrige Lage (Querlage oder tiefe Beckenlage), Erbfaktoren und eine intrauterine Mangelentwicklung (IUM) sein. Die ersten drei Gründe lassen sich ziemlich schnell herausfinden, doch der letzte ist eine Komplikation, die besondere Aufmerksamkeit erfordert.

Es besteht ein Verdacht auf intrauterine Mangelentwicklung, wenn der Fundusstand bis zur 24. Woche normal war, danach jedoch nicht mehr der üblichen Wachstumskurve entspricht. Babys wachsen zwar nicht immer stetig (sondern meist in Schüben), doch *insgesamt* sollte sich ein durchschnittliches Wachstum von etwa 1 cm pro Woche ergeben.

Es gibt mehrere Gründe für IUM. Mangelernährung, Anämie, chronische Hypertonie, Rauchen, Drogenkonsum, Alkoholismus, Infektionen oder Mißbildungen beim Baby, Übertragung und Plazenta- und Nabelschnuranomalien können eine Rolle spielen.

Ich hatte mit folgendem interessanten Fall zu tun: In der 27. Woche kam eine Frau mit einem Fundusstand von 22 cm zu mir, die sich ihres Termins ziemlich sicher war, deren Baby aber im Verhältnis zur errechneten Schwangerschaftswoche sehr klein war. Sie ernährte sich unzureichend und rauchte eine halbe Schachtel Zigaretten pro Tag, wollte ihre Lebensweise aber ändern. In den darauffolgenden Wochen machte ihr Baby einen Wachstumsschub durch und wuchs von da an stetig weiter. (Insgesamt nahm sie ca. 10 kg zu.) In der 31. und in der 35. Woche wurde ein Ultraschall gemacht, um zu sehen, ob das Baby normal wuchs. Das Wachstum war zufriedenstellend, jedoch war das Baby so klein, daß ihr Geburtstermin vier Wochen später angesetzt wurde. In Anbetracht ihres Zyklus (regelmäßig, keine Blutung nach LR) war das merkwürdig und ziemlich willkürlich, doch wenn der Ultraschall das ergab, mußte es ja stimmen!

Nach der ursprünglichen Berechnung begannen ihre Wehen in der 38., laut Ultraschall jedoch in der 34. Woche. Bei der letzten Untersuchung war der Muttermund zu 60% verstrichen, die Geburt begann mit einem Blasensprung. Würde das Baby eine Frühgeburt werden oder war es einfach nur sehr klein? Wir ertasteten ein 2 – 2,5 kg schweres Baby und beschlossen deshalb eine Klinikgeburt, was für die Eltern, die sowieso nie an den neu berechneten Termin geglaubt hatten, eine große Enttäuschung war.

Nach sechs Stunden brachte sie ein gesundes, lebhaftes Baby zur Welt, das knapp 2,3 kg wog und der Reife nach zu beurteilen etwa in der 38. Woche geboren worden war. Es gab keinerlei Anzeichen für eine Frühgeburt, die Lungen waren reif. Das Ultraschallergebnis war offensichtlich falsch. Es gab Anzeichen auf fötalen Mangel, da die Plazenta schwammig, rissig und voller Verkalkungen war. Doch das Baby war kein bißchen verschrumpelt oder ausgemergelt, sondern in einem gutem Zustand (Apgar 9/10). Hätte dieses Kind zu Hause geboren werden können? Das ist eine schwierige Entscheidung, wenn das Baby klein ist und du nicht sicher sein kannst, ob es nicht zu früh kommt. Für Frühgeborene bestehen ernste Risiken. Bei der intrauterinen Mangelentwicklung sind die Hauptprobleme Hypothermie (Körpertemperatur wird nicht aufrechterhalten) und Hypoglykämie (niedriger Blutzucker) wegen der geringen Fettreserven. Das ist nicht direkt lebensbedrohend und läßt sich zu Hause behandeln, doch sollte innerhalb der ersten Stunden ein Kinderarzt hinzugezogen werden.

Wenn du die Geburt eines zu kleinen Babys betreust, das aber zum Termin kommt, halte angewärmte Decken und Aluminiumfolie oder eine Thermodecke als äußere Isolationsschicht bereit. Mutter und Kind sollten Hautkontakt haben und beide mit Decken zugedeckt werden. Wichtig ist, daß der Kopf immer bedeckt ist, am besten mit einer Mütze, damit die Mutter nicht ständig an der Decke ziehen muß und Blickkontakt zum Kind aufrechterhalten kann. Miß einmal stündlich die Achseltemperatur mehrere Minuten lang, bis du sicher bist, daß sie sich stabilisiert hat.

Überprüf den Blutzucker durch Teststreifen. Wenn er unter 45 (unter 2,5 mmol/l) ist, sollte ein Kinderarzt kommen. Verabreiche dem Baby ansonsten steriles Wasser und Melasse (es geht auch Maissirup), einen Teelöffel pro Tasse. Mach alle zwei Stunden einen Test, damit du beurteilen kannst, ob der Blutzucker ansteigt. Schreib jede Zuckerwassergabe, die Menge und die Verträglichkeit auf. Wenn das Baby erbricht, kann intravenöse Ernährung nötig sein.

Es besteht auch die Gefahr einer Polyglobulie (hoher Hämatokrit), was zu schwerer Gelbsucht führen kann. Wenn das Baby bei der Geburt sonnengebräunt aussieht, wende dich sofort an einen Kinderarzt. In den ersten vier Tagen solltest du mindestens einmal einen Hausbesuch machen.

Übergroßes Baby

Einige Ursachen für die Diagnose »Riesenkind« sind schon erwähnt worden, z.B. falsche Terminberechnung, Schwangerschaftsdiabetes, Hydramnion, fötale Fehlentwicklungen, Zwillinge, familiäre Vorbelastung, hoher Sitz des Babys wegen Placenta prävia oder eines hohen Bauchmuskeltonus, innere oder äußere Myome, durch die das Baby sehr hoch oder oberhalb des Fundus sitzt, und Übertragung. Wenn das Baby sehr groß zu sein scheint, sollten alle diese Möglichkeiten überprüft und ausgeschlossen werden können. Ich erinnere mich an eine Frau, die in der 28. Woche mit einem Fundusstand von 32 cm, großem Bauchumfang (doch nicht übergewichtig) und mit hohen Zuckerwerten im Urin zu mir kam. Beim Abtasten erfühlte ich einen großen Kopf über dem Becken, einen Po am Fundus und überall kleine Teile (ich vermutete eine hintere HHL). Sie ließ einen Glukose-Toleranztest machen, der negativ war. In der nächsten Woche war kein Zucker im Urin, es waren zwei Herztöne zu hören. Ein Ultraschall bestätigte, daß sie Zwillinge erwartete!

Ein übergroßes Baby kann zu groß für das Becken der Mutter sein, so daß ein Kaiserschnitt nötig wird. Die einzige Möglichkeit, festzustellen, ob das Baby selbst den hohen Fundusstand verursacht, ist sorgfältiges Abtasten. Wie kann eine Hebamme erkennen, daß das Baby übermäßig wächst, und was läßt sich tun?

Eine einfache Methode zur Feststellung, ob der Beckeneingang groß genug ist, ist die Überprüfung der Beckeneinstellung. Du mußt nicht nur den Höhenstand des Kopfes überprüfen, sondern auch, wie gut er das Becken ausfüllt oder hineinpaßt. Wenn der Kopf noch weit oben ist, dann überprüf die Möglichkeiten für die Einstellung ins Becken, indem du den Kopf von außen ergreifst, ihn gegen die Wirbelsäule und hinunter ins Becken schiebst. Wenn der Kopf beweglich ist und sich so anfühlt, als würde er ins Becken gleiten, dann ist soweit alles in Ordnung.

Ich hatte in meiner Praxis nur einen Fall von Mißverhältnis zwischen kindlichem Kopf und Becken. Die Frau erwartete ihr erstes Kind, war sich ihres Termins sicher, und das Baby hatte sich schon immer recht groß angefühlt. Sie hatte ein schmales gynekoides Becken und war ca. 1,67 m groß, ihr Mann 1,83 m. Ich erinnere mich, daß ich in der 37. Woche über die Größe des Kopfes beunruhigt war, er schien beim Abtasten das Schambein zu überragen und wölbte sich in meine Hand. Auf Grund dieses Befunds sagte ich ihr, daß sie jetzt jederzeit das Kind zur Welt bringen könne. Ihr Muttermund war geburtsreif und zu 50% verstrichen. Schließlich setzten in der 40. Woche die Wehen ein. Nachdem sie vollständig eröffnet war, preßte sie zwei Stunden lang, ohne daß der Kopf sich ins Becken einstellte. Es wurde eine Schnittentbindung. Ihr Termin stimmte, denn das Baby zeigte keinerlei Übertragungszeichen. Es war einfach zu groß für ihr Becken geworden.

In einer ähnlichen Situation, wenn der Termin der Frau sicher und der Muttermund geburtsbereit wäre, würde ich unter Umständen eine Einleitung mit Rizinusöl schon in der 37. Woche empfehlen. Laß die Mutter anfangs 2 Eßlöffel mit Orangensaft einnehmen und einen weiteren Eßlöffel voll nach einer halben Stunde, eine Stunde darauf einen letzten Eßlöffel. Ein entspannendes Bad unterstützt die Wirkung. Ich habe dieses Rezept beim Blasensprung (ohne Bad) angewendet, wo die Zeit eine wichtige Rolle spielt, und habe damit ziemlich sicheren Erfolg gehabt. Ein Versuch lohnt sich.

Die Geburt eines übergroßen Babys ist mit bestimmten Risiken verbunden. Die überdehnte Gebärmutter zieht sich vielleicht nicht wirksam genug zusammen, was zu einer langen Geburt, Wehenstillstand oder atonischen Nachblutungen führen kann. Auch kann es zu einer Schulterdystokie kommen. Stell dich darauf ein!

Übertragung

Nach der 42. Woche wird die Übertragung bedenklich, vorausgesetzt der Termin stimmt. Manchmal liegt eine Erblichkeit vor (z.B. hat die Mutter der Frau ihre Kinder jedesmal drei Wochen später geboren), doch häufig gibt es keine offensichtlichen körperlichen Gründe. Was also läßt eine Mutter »ihr Baby festhalten«? Es kann tatsächlich einige psychologische Gründe dafür geben. Vielleicht ist das das letzte Kind, das die Frau bekommen möchte, und sie läßt es nur widerstrebend hinaus. Wenn es das erste Kind ist, hat die Mutter vielleicht Angst vor der Verantwortung. Vielleicht verzichtet sie auch nur ungern auf die besondere Aufmerksamkeit, die sie während der Schwangerschaft genossen hat. Manchmal haben beide Eltern Schwierigkeiten mit ihren veränderten Rollen, und durch ihr Schwanken verlängert sich die Schwangerschaft. Wenn eine Frau sich verpflichtet oder sonstwie veranlaßt gefühlt hat, bis zuletzt berufstätig zu sein, nimmt sie sich jetzt vielleicht Zeit, in letzter Minute die

Schwangerschaft zu genießen. Wenn du diese Themen ansprichst, kommt es darauf an, daß die Frau sich in dieser kritischen Zeit nicht beschuldigt oder beurteilt vorkommt. Teile ihr deine Wahrnehmungen nicht als Kritik, sondern eher als Interpretationsvorschlag mit. Gehe einfühlsam auf Fragen ein, ohne sie mit beängstigenden Informationen zu überhäufen. Diese Wartezeit nach dem Termin ist sehr schwierig. Bei einer Übertragung besteht ein doppeltes Risiko. Wenn es dem Kind in der Gebärmutter gutgeht und es weiterhin wächst, dann kann ein Mißverhältnis zwischen Kopf und Becken zum Problem werden. Wenn jedoch die Plazenta (die eine gewisse Lebensdauer hat) nicht mehr ausreichend funktioniert, kann das Baby unterversorgt sein, denn der verringerte Kreislauf führt zu Gewichtsverlust, schlechtem Zustand des Babys oder sogar zu seinem Tod. Zur Unterscheidung dieser beiden Situationen wird in einem Lehrbuch empfohlen, ein Baby, das zu spät kommt, aber ansonsten gesund ist, als nach dem Termin geboren, eines, das auf Grund einer Plazentainsuffizienz deutlich unterernährt ist, als funktionell unreif zu betrachten.

Es werden bestimmte Tests zur Überprüfung einer genügenden fötalen Versorgung durch die Plazenta empfohlen. **Östriolbestimmungen** für einen ausreichenden Hormonspiegel sind wahrscheinlich am wenigsten zuverlässig und werden nur noch selten gemacht. Bei einem **Non-Streß-Test** wird die Reaktion des Herzschlags des Babys auf seine eigenen Bewegungen nach einem Weckversuch beurteilt. Ergebnis sollte eine leichte Steigerung der Herzschlagrate sein. Das kann in der Klinik mit CTG gemacht werden, oder die Hebamme hört einfach mit dem Hörrohr die Herztöne ab und läßt sich von der Mutter berichten, wann sie Kindsbewegungen spürt. Doch auch dieser Test wird nicht mehr so häufig angewendet, weil Untersuchungen keinen eindeutigen Zusammenhang zwischen den Testergebnissen und dem tatsächlichen Zustand des Kindes ergeben haben. Der **Wehen-Belastungstest** ist ähnlich; hierbei wird die kindliche Reaktion auf die Wehentätigkeit beurteilt.

Neuere Untersuchungen haben ergeben, daß der häufigste Grund für einen schlechten Zustand des Babys bei Übertragung die *verringerte Fruchtwassermenge* (Oligohydramnie) und der dadurch hervorgerufene Druck auf die Nabelschnur ist und nicht, wie bisher angenommen wurde, Plazentainsuffizienz. Aus diesem Grund werden ab der 41. Woche wöchentliche Ultraschalluntersuchungen empfohlen, um die Grundfruchtwassermenge festzustellen. Durch sorgfältiges Abtasten kannst du ebenfalls eine verringerte Fruchtwassermenge erfühlen. Je nach Ergebnis hältst du vielleicht eine Einleitung mit Rizinus für angebracht, wenn der Muttermund reif und der Kopf im Becken eingestellt ist.

Eine Einleitung mit Rizinus empfiehlt sich auch, wenn du den Eindruck hast, daß das Baby für die Beckengröße der Mutter zu sehr wächst. Auch kann die einsetzende Verknöcherung der Schädelnähte das Passieren des übertragenen Babys durch das Becken erschweren, weil sich die Schädelknochen nicht mehr so leicht übereinanderschieben. Untersuche sorgfältig auf Überragen des Schambeins (siehe übergroßes Baby) und sei vorsichtig, wenn der Kopf schon im Becken eingestellt war und wieder höher tritt.

Am belastendsten für ein funktionell unreifes Baby ist wahrscheinlich der Geburtsbeginn. Die Wehen sind jetzt sehr viel stärker als die Probewehen, deshalb zeigt sich sehr bald eine Reaktion des Kindes. Bleib bei einer Übertragung von Anfang an dabei und höre häufiger als sonst die Herztöne ab.

Psychische Belastungen

Lies zunächst den Abschnitt in Kapitel 2 über grundlegende Beratungstechniken. Und denk daran, daß die meisten emotionalen Probleme in der Schwangerschaft sich primär auf hormonelle Veränderungen zurückführen lassen. Typisch hierfür sind allgemeine Klagen, die beim nächsten Besuch vergessen sind. Laß dir von der Frau jedoch mehr Hintergrundinformationen geben, besonders bei wiederholten Klagen. Du stößt so vielleicht auf Probleme in ihrer Partnerschaft, ihrem sozialen Umfeld oder ihre Gesundheit betreffend, von denen du bisher nichts wußtest.

Gelegentlich wirst du es mit einer Frau zu tun haben, die im Lauf der Schwangerschaft immer unausgeglichener wird. Hebammen haben die Erfahrung gemacht, daß es den Frauen, die körperlich, emotional und geistig im Gleichgewicht sind, bei der Geburt am besten geht. Mit den Jahren bin ich zu der Überzeugung gelangt, daß der Hauptbeitrag der Hebamme zum Wohlbefinden einer Frau darin besteht, alle ihre schwachen und nicht entwickelten Persönlichkeitszüge zu erkennen und sie in diesen Bereichen zu stärken. Eine Frau, die in der Schwangerschaft so darin bestärkt wird, an sich selbst zu arbeiten, hat meist ein besseres Geburtserlebnis und kommt mit ihrer Elternrolle eher zurecht.

Zum Beispiel kann eine sehr sportliche Frau ziemlich beunruhigt über bestimmte Veränderungen in der Frühschwangerschaft sein. Wenn sie Leistungssport getrieben hat oder Marathonläuferin ist, findet sie es vielleicht sehr störend oder gar beängstigend, daß sie leicht müde wird, ihr übel ist und ihr Körper weicher wird. Ist sie nicht gut beraten, dann übergeht sie die Ruhesignale ihres Körpers vielleicht und riskiert so eine Fehlgeburt oder später eine Frühgeburt.

Ich betreute einmal eine Marathonläuferin, die außerdem den schwarzen Gürtel in Karate hatte. Sie brach in Tränen aus und meinte: »Mein Körper *funktioniert* einfach nicht mehr!« Ich erklärte ihr, daß die Schwangerschaft eine Umstellungsphase ist, daß enorm viel Energie für den Wachstumsprozeß zur Verfügung steht, jedoch nichts erzwungen werden kann. Ich empfahl ihr Literatur zum besseren Verständnis der körperlichen Veränderungen in der Schwangerschaft. Es fiel ihr bei der Geburt schwer, sich den Eröffnungswehen zu überlassen, doch das Pressen machte ihr erwartungsgemäß Spaß.

Eine eher emotionale Frau genießt meist die ersten Veränderungen der Schwangerschaft, vor allem das damit verbundene Hochgefühl (obwohl sie damit ihren Partner ziemlich irritieren kann). Doch vergißt sie vielleicht zu essen, macht keine Übungen und braucht unter Umständen einen *Plan*, nach dem sie sich richten kann, um einen guten Gesundheitszustand aufrechtzuerhalten. Ermuntere sie, sich handfeste Informationen anzulesen. Eine Frau dieses Typs hat meist (nach einem recht dramatischen Beginn) eine leichte Eröffnungsphase, schiebt aber nicht gerne mit. Sie kostet die Erfahrung lieber aus, anstatt sie zum Abschluß zu bringen. Hilf ihr, sich auf die Austreibungsphase vorzubereiten, indem du ihr Hockstellungen, Dammmassage und Aktivitäten empfiehlst, bei denen sie sich *anstrengt*, z.B. Bahnen schwimmen.

Eine verstandesmäßig orientierte Frau entscheidet sich oft nach kluger Überlegung für die alternative Geburt. Sie hat wahrscheinlich *sämtliche* Bücher darüber gelesen und scheint sehr gut informiert zu sein. Sie wird zwar im großen und ganzen ihre theoretischen Kenntnisse über Ernährung und Bewegung anwenden, unterdrückt aber vielleicht ihre Gefühle. Frag

sie, wie es ihr geht, und du bekommst wahrscheinlich zur Antwort: »Danke, gut«, ganz anders als bei einer emotionalen Frau, die zwanzig Minuten lang über jede Nuance ihres Gefühlszustands spricht. Es kann sehr schwer sein, vor Geburtsbeginn an eine verstandesmäßig orientierte Frau heranzukommen, doch Massage ist eine Möglichkeit, damit sie Gefühle zulassen kann. Ich betreute eine Frau, deren Mutter rechtzeitig zur Geburt per Flugzeug eintreffen wollte; einige Tage vor dem errechneten Termin war sie da. Tage und Wochen vergingen, und die Frau betonte immer wieder, daß alles »gut« zwischen ihnen liefe. Einen Tag, nachdem ihre Mutter wieder abgereist war, begann die Geburt. Sie verlief wunderbar, unter totaler Selbstkontrolle. Sie wollte von niemandem berührt oder unterstützt werden (auch nicht von ihrem Mann). Das Schwierigste kam mit der Versorgung des Babys auf sie zu, sie ließ nicht locker, es an feste Zeiten gewöhnen zu wollen. Natürlich sind die meisten Frauen nicht so extrem wie in meinen Beispielen. Die meisten verkörpern hauptsächlich eine Mischung aus zweien dieser Typen, die anderen Eigenschaften sind bei ihnen unterentwickelt oder werden nicht so ausgelebt. Wenn du eine Frau dabei unterstützen kannst, auch diese Teile ihrer selbst zu erkennen und zu leben, wird sie daraus Kraft und Lebendigkeit schöpfen, was ihr bei der Geburt zugute kommt.

Es gibt bestimmte Lebenssituationen, die für Schwangere besonders belastend sind. Im folgenden will ich näher darauf eingehen.

Alleinerziehende Mütter

Immer häufiger entscheiden sich Frauen, ihr Kind allein zu erziehen. Manche sagen, daß sie sich mit ihrem Partner über die Schwangerschaft geeinigt haben, daß das im Moment aber auch alles ist. Diese Situation unterscheidet sich sehr von der einer Frau, die ungewollt ein Kind von jemandem erwartet, den sie kaum kennt, und sich trotzdem für das Baby entschieden hat. Einer Frau, die sich von ihrem Partner entfernt hat, jedoch emotional immer noch an ihn gebunden ist, geht es psychisch noch einmal anders.

Die meisten alleinstehenden Frauen fühlen sich sehr verletzlich, weil sie keine wirkliche Unterstützung haben. Sie fürchten sich davor, der unpersönlichen Kliniksituation ganz allein ausgeliefert zu sein, und brauchen viel persönliche Zuwendung während der Geburt und in den ersten Tagen danach.

Welche Emotionen machen Alleinstehende am häufigsten durch? Besonders nach einer längeren Beziehung, die erst kürzlich auseinandergegangen ist, bedeutet die Schwangerschaft eine Auseinandersetzung mit Einsamkeit und Verlassenheit. Alle schwangeren Frauen erleben sich als in ihrer Situation einmalig und einzigartig, doch erfahren sie zusammen mit einem interessierten Partner auch beruhigende Intimität. Wenn eine Frau allein ist, kommt sie sich in der Schwangerschaft vielleicht so alleingelassen vor, daß sie es kaum ertragen kann. Alleinstehende Frauen sprechen wehmütig darüber, wie sie die Bewegungen ihres Kindes spüren und das mit niemandem teilen können. Wenn eine Frau nachts allein aufwacht, weil ihr Baby strampelt, dann macht sie das oft ängstlich und niedergeschlagen, so ganz allein auf sich gestellt mit der bevorstehenden Verantwortung. Ihr Weg ist es, diese Ängste zu akzeptieren, damit sie sich zu positiven Gefühlen wandeln können, an denen sie wachsen kann. Wie kannst du einer alleinstehenden Mutter in ihrem Bedürfnis nach anteilnehmender Begleitung helfen? Zunächst stärke sie in ihrer Selbstachtung. Wie verbringt sie ihre Zeit, hat sie

Freunde und Bekannte? Ermutige sie dazu, über ihre Selbstzweifel zu sprechen und ihre positiven Seiten und Erfolge zu betonen. Alleinstehende Schwangere können stolz auf sich sein, denn es erfordert viel Mut und Kraft, ein Kind allein großzuziehen.

Eine alleinstehende Frau braucht mehr Zeit und Energie als Frauen mit Partner. Doch statt als Vertrauensperson total die Verantwortung zu übernehmen, versuch besser, sie mit anderen in einer ähnlichen Situation zusammenzubringen. Denk daran, daß sie nach der Geburt als Mutter ganz andere emotionale Bedürfnisse haben wird, du aber Hebamme bleibst, auf die sich viele Menschen verlassen. Wenn eine Hebamme es dazu kommen läßt, daß eine alleinerziehende Mutter in Abhängigkeit von ihr gerät, wäre das mit Sicherheit ein Fehler.

Was sind die häufigsten Sorgen und Befürchtungen alleinstehender Schwangerer? Vor allem, daß sie emotional und körperlich überfordert sein werden. Manche denken lieber noch nicht darüber nach und schweben durch die Schwangerschaft, ohne wissen zu wollen, was danach kommt. In diesem Fall kannst du einer Frau dabei helfen, sich näher mit der Beziehung zu ihrem Baby zu beschäftigen. Frag sie, wie sie sich wohl in den ersten Wochen nach der Geburt fühlt, was sie machen wird, wenn das Kind schreit, oder was sie ihm anzieht, wie sie es badet und versorgt. Vor allem ist es wichtig, daß die Schwangere Kontakt mit einer jungen Mutter hat, die ihr die Realität vermittelt. Vielleicht kann sie ihr sogar in den ersten Wochen helfen; zumindest aber sollte sie ihr auf jeden Fall klarmachen, wie wichtig es ist, sich Hilfe zu suchen.

Wie sieht es mit der Angst vor der Geburt aus? Am stärksten ist die Angst vor überwältigenden Empfindungen und davor, die Selbstbeherrschung zu verlieren. Ein wichtiger Gesichtspunkt ist der, daß Geburt ein sexuelles Erlebnis ist und die alleinstehende Frau vielleicht überhaupt keine sexuelle Zuwendung bekommt. Es ist deshalb gut, das Thema sexueller Empfindungen bei der Geburt zur Sprache zu bringen, indem du sie nach ihren gegenwärtigen sexuellen Beziehungen fragst. Es hilft, wenn du dabei möglichst gelassen bist. Erkläre den Geburtsvorgang und wie die Scheide sich dehnt und sich dem Baby nachgebend anpaßt. Manchmal geht das am leichtesten, wenn du darüber sprichst, während du der Frau die Dammassage zeigst, es hilft, wenn sie sich in deiner Anwesenheit auch selbst massiert. Dann kannst du mit ihr über Masturbieren und Orgasmus sprechen. Kann sie sich ihren Empfindungen überlassen und ganz für sich zum Orgasmus kommen?

Du kannst ihr helfen, in ihrer eigenen Sexualität eine angenehme, aufbauende Energie zu entdecken. Sie sollte wissen, daß die ganze Geburt ein sehr empfindungsreicher Prozeß ist und sie darauf vorbereitet sein sollte, daß sie in deinem Beisein unbefangen sinnliche Geräusche und Bewegungen macht. Ungelöste sexuelle und emotionale Spannungen zu ihrem Partner sollten zur Sprache kommen. Frag sie, wie die Beziehung sexuell war und wie sich ihr Partner sexuell zu ihr verhalten hat, nachdem er von ihrer Schwangerschaft wußte und was das für Gefühle in ihr auslöst, wenn sie sich jetzt vorstellt, mit ihm zu schlafen. Ist sie offen dafür, eine sexuelle Beziehung mit jemand anderem zu haben?

Dabei kommt eine Hauptsorge alleinstehender Mütter zum Ausdruck: Werden sie sich nach der Geburt je wieder verlieben? Sind Mütter mit Babys für Männer attraktiv? Wer will eine Frau, mit dem Kind eines anderen Mannes im Arm? Weise sie darauf hin, daß heute immer mehr Frauen *und auch* Männer alleinerziehend sind.

Alleinerziehende Väter übernehmen oft die halbe Verantwortung für das Kind oder die Kinder und entdecken so die Freuden eines Lebens mit Kindern – ihre Vorstellung, daß das eine reine Plage und Frauensache sei, geben sie auf. Ein Vorteil für eine alleinerziehende Frau ist der, daß ihr zukünftiger Freund sich etwas von dem üblichen (obwohl häufig unausgesprochenen) Druck, ein Kind zu zeugen, entlastet fühlt, der sicherlich bei jeder engen Beziehung eine Rolle spielt. Eine Mutter hat gemeint: »Es gibt jede Menge Typen, die von einer schon vorhandenen Familie sehr angetan sind.« Ein Mann zieht möglicherweise eine gewisse Sicherheit daraus, daß seine neue Freundin eine erfolgreiche Mutter ist, auch wenn sie keine Kinder mehr wollen. Bestärke eine alleinerziehende Mutter darin, ihre Aussichten auf eine Partnerschaft zuversichtlicher zu beurteilen, dann wird sie ihre Gesamtsituation positiver sehen.

Berufstätige Mütter

Wie sehr sich Berufstätigkeit auf die Schwangerschaft auswirkt, hängt von der Art der Arbeit und der Frau selbst ab. Manche Frauen haben das Gefühl, daß nur der Beruf ihren Wunsch befriedigen kann, produktiv zu sein und anderen zu dienen. Diese Frauen sind oft sehr nach außen gerichtet und brauchen vielleicht Unterstützung, damit sie sich auf die Schwangerschaft und das Baby in ihrem Bauch einlassen können. Die Hebamme sollte die Frau darin bestärken, während ihres Arbeitstages auf ihre Gefühle zu hören.

Hat die Frau Schlafprobleme? Ist sie auch in ihrer Freizeit mit ihrer Arbeit beschäftigt? Wie ist ihre sexuelle Beziehung? Antworten auf diese Fragen zeigen, wieviel Unterstützung diese Frau hat und ob sie abschalten kann und Zeiten hat, in denen sie sich mit sich selbst beschäftigen und loslassen kann, eine wichtige Vorbereitung auf die Geburt.

Berufstätige Frauen leiden meist unter Zeitdruck. Streß erhöht den Bedarf an Vitamin B und C, Kalzium und Eiweiß. Das zeigt sich häufig durch nächtliche Schmerzen oder Beschwerden wie Schlaflosigkeit. Wenn eine Frau viel beruflichen Streß hat, sind eine gute Ernährung und tägliche körperliche und emotionale Entspannung wichtig. Entspannungs- und Meditationsübungen helfen, ebenso Körperübungen.

Wenn die Berufstätigkeit eine finanzielle Notwendigkeit ist und sie weiterarbeiten muß, auch wenn alle Anzeichen dafür sprechen, daß sie jetzt besser aufhören sollte, dann rate ihr, sich hinzulegen und sich zu entspannen, sobald sie heimkommt, und sich die Wochenenden völlig freizuhalten. Darüber sollte sie mit ihrem Partner sprechen, damit er sie dabei unterstützt.

Manche Frauen stellen sich vor, daß sie gleich nach der Geburt ihre berufliche Karriere fortsetzen. Betone, wie wichtig es ist, sich Zeit für das Baby zu nehmen, und erkläre ihr, daß es nötig ist, die Milchbildung richtig in Gang zu bringen, indem sie sich viel Ruhe gönnt. Gib ihr die Adresse von Mütterzentren oder Selbsthilfegruppen. Dort bietet sich die Möglichkeit für Erfahrungsaustausch und interessante Gespräche über das Elternsein. Erkläre ihr, daß ein paar Monate ungeteilter Aufmerksamkeit und Liebe die Grundlage bilden, damit das Elternsein auf lange Sicht einfacher ist.

Eine wichtige Funktion hat die Entstehung der Eltern-Kind-Bindung unmittelbar nach der Geburt. Viele berufstätige Frauen legen sehr viel Wert auf ihr Selbstbild. Versuche, die Frau in einem positiven Selbstbild als Mutter zu bestärken, indem du ihr Baby bewunderst und ihr sagst, wie schön sie während der Geburt war.

Wenn eine Frau sehr bald wieder berufstätig sein will, gib ihr Adressen von Selbsthilfegruppen. Die La Leche Liga und die Arbeitsgemeinschaft Freier Stillgruppen (Adressen siehe S. 215, 218, 219) geben Ratschläge und vermitteln Adressen. Wenn eine Frau zwiespältige Gefühle äußert, wie sie Berufstätigkeit und Stillen miteinander vereinbaren kann, dann braucht sie *vor* der Geburt Unterstützung. Sonst kann es sein, daß sie sich beim Stillen in den ersten Wochen unbewußt zurückhält, so daß es zum Abstillen kommt, damit sie wieder zurück in den Beruf kann.

Ganz anders sieht es für eine Frau aus, die sich die Arbeitszeit selbst einteilen kann, die die Schwangerschaft genießt und der ihre Arbeit so sehr liegt, daß sie ihr guttut. Ich betreute zum Beispiel eine Künstlerin, die einen Auftrag für Fresken von der Stadt bekommen hatte. Während der Schwangerschaft plante sie das Projekt und beaufsichtigte die Arbeiten, konnte sich jedoch ausruhen, wann sie wollte. Anstatt sie abzulenken oder auszulaugen steigerte die Arbeit ihr Wohlbefinden.

Zu den berufstätigen Frauen gehören auch Schülerinnen und Studentinnen. Mehr noch als bei festen Arbeitszeiten können sie ihre Reserven völlig erschöpfen, indem sie nachts lernen, und langes konzentriertes Zuhören und Stillsitzen kann zu starken Verspannungen führen. Eine Frau in dieser Situation sollte die Tageszeiten herausfinden, zu denen sie am effektivsten und entspanntesten arbeiten kann, und auch wirklich *nur dann arbeiten*. Hilf ihr dabei, realistisch über die Wiederaufnahme ihres Studiums nach der Geburt nachzudenken, auch im Hinblick darauf, wie sehr sie in Zeiten, in denen ihr Baby sehr viel Aufmerksamkeit erfordert, von ihrem Studium vereinnahmt wird, selbst wenn sie die Zahl der Wochenstunden einschränkt.

Mütter über 35

Früher galten alle Frauen über 35 als Risiko-schwangere. Die Hauptsorge war, daß die Geburt durch verfestigte Beckenknochen oder zu festes Muskelgewebe schwer und kompliziert sein könnte. Heute bekommen Frauen ihre Kinder immer später, halten sich aber gesund und fit, deshalb spielt das Alter keine so große Rolle mehr.

Mach dir bei einer Frau über 35 ein Bild über ihren allgemeinen Gesundheitszustand, ihre Vitalität und ihre Einstellung insgesamt. Du solltest eine körperliche Untersuchung machen, um Herz- und Lungenerkrankungen ausschließen zu können, die mit zunehmendem Alter häufiger sind.

Jede Frau hat das Recht, daß sie als Individuum gesehen wird und ihre Situation aufrichtig eingeschätzt wird. Du kannst die Wahrscheinlichkeit einer gut verlaufenden Geburt fördern, indem du ihr auf sie abgestimmte Empfehlungen zur Ernährung, für Übungen, Massage und Entspannung gibst. Was die Kraftreserven anbelangt, so kann eine ältere Frau, die sich ihr Kind wirklich wünscht, soviel Ausdauer an den Tag legen, daß du dir wegen der Geburt keine Sorgen zu machen brauchst.

Frauen über 35 zu betreuen, hat viele Vorteile, sie sind in ihrer persönlichen Entwicklung und Selbstbejahung so gereift, daß sie sich ganz bewußt und voller Verantwortung auf die Schwangerschaft einlassen. Auch haben sie wahrscheinlich längst gelernt, gut für sich selbst zu sorgen, und reagieren positiv auf deine Vorschläge, die sie dann auch umsetzen. Andererseits haben manche sich bisher so sehr mit sich selbst beschäftigt, daß sie die Vorstellung, ihre gewohnte Lebensweise aufzugeben und sich auf die Bedürfnisse eines neuen Wesens einzustellen, eher abschreckt. Manchmal kommt es

zur Empfängnis, weil die Frau Torschlußpanik bekommt und beschließt, daß sie sich jetzt oder nie auf Babypflege und Windelwaschen einläßt, weil sie vielleicht nie wieder soviel Bereitschaft zur Umstellung und soviel Geduld aufbringen wird. Die Aussicht auf über den Haufen geworfene Pläne, Angebundensein an den Haushalt und allgemeinen Selbstverzicht kann bei diesen Frauen zu Panik oder Depressionen führen.

Helfen kannst du hier, indem du klarmachst, daß ihr Alter ein Vorteil sein kann, weil sie emotional so gefestigt ist, daß sie ihrem Kind mehr Geborgenheit geben kann. Aufrichtigkeit und Treue zu sich selbst gehören zu den besten Elterneigenschaften. Ermutige sie dazu, mit anderen Frauen in ihrer Situation Kontakt aufzunehmen, vor allem, wenn es in ihrem Bekanntenkreis kaum Leute mit Kindern gibt. Auch Humor ist ein großer Vorteil. Spiel darauf mit Beispielen aus dem Alltag mit Kindern an und betone, daß es vielen ähnlich geht. Erfahrene Frauen haben meist ein breiteres Spektrum an Lebensformen und Idealen als jüngere, für die Muttersein die Entwicklung einer eigenen Identität bedeuten kann.

Zum Thema ältere Frauen, die einen Nachzügler bekommen, kann ich über eine 45jährige Frau berichten, die ihr drittes Kind erwartete. Die anderen zwei waren Teenager. Ihr körperlicher Zustand entsprach dem einer zehn Jahre jüngeren Frau. Sie war beweglich, hatte einen guten Tonus und ernährte sich hervorragend. Die Untersuchung ergab, daß sie völlig gesund war, ihr Herz war in Ordnung, ihr Blutdruck war niedriger als beim Durchschnitt der Frauen. Was sollte also gegen eine Hausgeburt sprechen? Die völlig komplikationslose Geburt dauerte vier Stunden. Sie erholte sich schnell und hatte noch beste Energiereserven für die Zeit danach.

Auch die Einstellung zu Mehrgebärenden ändert sich. Lange galten Frauen beim vierten oder fünften Kind als Risikoschwangere, bei denen auf Grund des erschlafften Muskeltonus mit atonischen Nachblutungen zu rechnen sei, neuere Untersuchungen ergeben jedoch, daß das keinesfalls typisch ist. Bei guter Ernährung, genügend Bewegung und Ruhe kann der körperliche Zustand ausgezeichnet sein, ganz gleich, wieviele Kinder die Frau schon bekommen hat.

Entfremdung der Partner

Die Arbeit mit einem Paar, dessen Beziehung nicht mehr stimmt, ist eine sehr schwierige Aufgabe. Du bemühst dich, Differenzen zwischen den beiden auszugleichen, und unterstützt gleichzeitig die Frau in ihrer Eigenständigkeit, falls eine Versöhnung nicht möglich ist. Ganz unabhängig von der Entwicklung ist das besonders wichtig. Lenk das Gespräch auf grundlegende Bedürfnisse, die in der Beziehung nicht befriedigt werden, und auf ihre Fähigkeit, schließlich auch allein zurechtzukommen, falls das nötig ist.

Es gibt viele verschiedene Arten von Beziehungskrisen. Die beiden sind vielleicht schon eine Weile zusammen, doch hat sich die Beziehung nicht gefestigt, jetzt schwanken sie, ob sie heiraten sollen oder nicht. Stell dich auf tränenreiche Termine und wiederholtes Durchsprechen der Probleme ein. Deine eigenen Ratschläge werden sich wahrscheinlich auch wiederholen. Es ist zu hoffen, daß die beiden *vor* der Geburt eine Lösung finden. Andernfalls mach das Paar darauf aufmerksam, welche Schwierigkeiten emotionale Ambivalenz für die Geburt mit sich bringen kann. Vielleicht mußt du vorschlagen, daß die Frau ihr Kind ohne Beisein ihres Partners zur Welt bringt, wenn sie ihre Beziehung nicht klären können, und zwar aus ganz praktischen Erwägungen: Es ist die *Frau*, die sich befreit fühlen muß, damit sich ihr Körper ungehindert öffnen kann, um ihr Kind natürlich und wohlbehalten auf die Welt zu bringen. Wenn du das betonst, sehen vielleicht beide ein, daß sie sich versöhnen müssen, oder ihnen wird klar, daß eine Versöhnung unmöglich ist.

Die Gruppensituation in Vorbereitungskursen kann für Paare mit Problemen eine Hilfe sein, wenn andere werdende Eltern über ähnliche Ambivalenzen sprechen. Manchmal ist es jedoch besser, wenn die Frau zusammen mit jemand anderem (z.B. einer guten Freundin) am Kurs teilnimmt, falls der Vater sich nicht entscheiden kann. Überlaß das aber ganz ihr, denn ihre Intuition ist sehr viel stärker als dein Eindruck. Wenn jedoch die geringste Wahrscheinlichkeit besteht, daß der Vater bei der Geburt dabei ist, dann achte darauf, daß er körperlich und geistig darauf vorbereitet ist.

Bis dahin besprich mit der Frau dieselben Themen und verschaff ihr die gleichen Möglichkeiten wie alleinerziehenden Schwangeren. Das ist von einer schwangeren Frau sehr viel verlangt, über alle diese verschiedenen Optionen nachzudenken, doch nur wenn sie sich alle Türen offenhält, hat sie die Entscheidungsfreiheit.

Wie erreichst du den werdenden Vater? Selten hat mich bei einer Beziehungskrise der Mann wegen Rat oder Hilfe angerufen, meistens tauchen sie einfach nicht mehr auf. Ein Vater, der mit seiner Situation im reinen ist, könnte zum Kurs, an dem das Paar teilnimmt, eingeladen werden. Manchmal kann auch der Mann der Hebamme etwas väterliche Autorität in die Situation einbringen oder das Thema Vaterwerden unter Männern ansprechen.

Wenn sich das Paar zusammenrauft und der Vater bei der Geburt dabei ist, dann kommt es darauf an, seine Teilnahme so diskret wie möglich zu fördern. All diese kleinen Dinge, wie das Abstützen der Mutter bei schwierigen Haltungen, Hilfe beim Massieren des Damms und den Kopf des Babys beim Durchtritt zu fühlen, gehören zur Entstehung der Bindung zwischen Vater und Kind dazu. Frag ihn vorher (auch wenn es dir unwahrscheinlich erscheint), ob er bei der Geburt helfen oder die Nabelschnur durchtrennen möchte. Diese Fragen genügen oft schon, um ihn zu einer wirklichen Beteiligung anzuregen.

Ich habe einige mitternächtliche Anrufe von offensichtlich betrunkenen Vätern bekommen, die total außer sich waren, was natürlich ziemlich ärgerlich ist. Sag einem solchen Vater, daß er ein anderes Mal anrufen soll, falls er es für nötig hält, doch bleib neutral. Erlieg keinesfalls der Versuchung, die Situation durch weiblichen Charme zu beeinflussen. Deine Position beruht auf einer freundschaftlichen Basis und bietet beiden Elternteilen neutralen Boden und einen Bezugspunkt.

Eine weitere Situation, mit der du konfrontiert sein kannst, ist die einer Frau, die sich vom Vater des Kindes getrennt hat und einen neuen Partner hat, der entschlossen zu sein scheint, während der Schwangerschaft und möglicherweise auch danach mit ihr zusammenzubleiben. Manchmal ist das Liebe, doch oft auch Neugier; das zu unterscheiden, kann schwierig sein. Leider ist es bei einem Mann in dieser Situation nicht ungewöhnlich, daß er unter schwerer Niedergeschlagenheit nach der Geburt leidet, die sich mit der Gewißheit vermischt, daß das nasse, schreiende Baby neben ihm im Bett nicht sein Kind ist. Ein solches Paar sollte über die Realität der ersten Wochen als Eltern miteinander reden, und du mußt darauf bestehen, daß du mit diesem Thema durch die üblichen scherzenden Zuneigungsbezeigungen zu ihnen durchdringst. Haben sie über seine Rolle nach der Geburt gesprochen; wird er der Papi sein? Ist er auf schlaflose Nächte und das Schreien des Babys eingestellt? Ist er sich über die emotionalen Bedürfnisse einer Frau, die Unterstützung in den ersten Wochen braucht, klar? Kann er sich vorstellen, daß sie in ihrem sexuellen Verlangen durchs Stillen möglicherweise eine Zeitlang weniger stürmisch ist?

Vielleicht möchtest du mit der Mutter unter vier Augen auch über die Möglichkeit reden, daß sie ihr Kind allein erzieht. Frag sie einfach, was sie tun würde und wie es ihr ginge, wenn sie und ihr neuer Partner sich nach der Geburt voneinander entfernen. Erinnere sie an die Zeit, in der sie allein war, und rate ihr, ihre Eigenständigkeit nicht aus den Augen zu verlieren, wenn es einmal schwierig werden sollte.

Lesbische Schwangere

Lesbische Frauen sind sehr vielen Vorurteilen und Mißverständnissen ausgesetzt. Wirklich aktiv wird die Gesellschaft aber, wenn eine Lesbierin sich entscheidet, ein Kind zu bekommen. Zum Glück sind viele falsche Vorstellungen darüber, daß Lesbierinnen schlechte Mütter seien, in den letzten Jahren zerstreut worden, und heute ist bekannt, daß ihre Kinder sehr davon profitieren, daß sie sorgfältig geplant und heftig erwünscht worden sind.

Eine lesbische Schwangere mag mit ihrer Partnerin in einer recht herkömmlichen, monogamen Beziehung leben. In diesem Fall sollte das Paar als zusammengehörig behandelt werden und die gleiche Unterstützung erfahren wie ein heterosexuelles Paar, wenn es um die Belastungen durch die Schwangerschaft und die erste Zeit nach der Geburt geht. Es kommt vor, daß eine Lesbierin im Geburtsvorbereitungskurs wie eine alleinerziehende Schwangere behandelt wird, obwohl ihre Partnerin daran teilnimmt! Vielleicht ist es erforderlich, daß du mit der Kursleiterin über das Paar redest oder die beiden an eine andere Geburtsvorbereiterin weiterleitest, die ihre Beziehung respektiert.

Manche der Frauen, die zu dir kommen, möchten sich vielleicht nicht offen zu ihrem Lesbischsein bekennen, anderen ist das wichtig. In letzterem Fall könntest du die Ärztin oder die Klinik, mit der du zusammenarbeitest, entsprechend informieren, falls eine Klinikeinweisung oder eine ärztliche Untersuchung nötig werden sollte.

Künstliche Befruchtung ist ein Weg, der in bestimmten Kliniken durchgeführt wird. Sperma stammt überwiegend aus Samenbanken, oder es wird von bekannten oder unbekannten Spendern frische Samenflüssigkeit gewonnen. Selten möchte der Samenspender als Elternteil in Erscheinung treten oder etwas über das Kind erfahren. Doch da die rechtliche Situation nicht geklärt ist, ist der Abschluß eines Vertrages ratsam. Für die Geburtsurkunde empfiehlt es sich in diesem Fall, die Angabe über den Vater zu verweigern bzw. als »unbekannt« eintragen zu lassen.

Wenn der Mutter bei der Geburt etwas zustoßen sollte, wodurch sie behindert sein würde oder sonst auf Hilfe angewiesen, hätte ihre Partnerin keinerlei Rechte, es sei denn, sie hat das vorher durch eine Vollmacht bzw. testamentarisch geregelt.

Die künstliche Befruchtung dauert oft monatelang und ist sehr kostspielig. Die Erfolgsquote beträgt nur etwa 19 Prozent. Bei zwei künstlichen Befruchtungen monatlich kann es bis zur erfolgreichen Befruchtung durchschnittlich sechs bis acht Monate dauern. Daß sie diesen Prozeß auf sich nehmen, weist ebenfalls darauf hin, daß Lesbierinnen, die sich ein Kind wünschen, sehr motiviert sind.

Die größte Sorge bei der künstlichen Befruch-

tung ist momentan AIDS. Samenbanken überprüfen die Spender sorgfältig, was eine wichtige Vorsichtsmaßnahme ist, da das Virus gegen Einfrieren beständig ist. Daß es AIDS gibt, ist ein gewichtiges Argument gegen einen zufälligen Samenspender.

Kommt eine Lesbierin, die möglicherweise mit AIDS-Infizierten Kontakt hatte, in der Frühschwangerschaft zu dir, dann schlag ihr einen *anonymen* Test vor, der kostenlos von den Gesundheitsämtern durchgeführt wird. Wenn das Ergebnis positiv ist, besteht eine etwa 50prozentige Ansteckungsgefahr für das Baby, und sie wünscht dann vielleicht einen Schwangerschaftsabbruch.

Ermutige eine lesbische Schwangere dazu, sich in ihrer Umgebung Unterstützung zu suchen. Sie braucht praktische Hilfe bei der Kinderbetreuung und auch bei der Versorgung des Babys, wenn sie alleinerziehend ist. Es ist eine ernüchternde Tatsache, daß viele lesbische Schwangere ihrer Hebamme *nicht* die Wahrheit sagen, sondern als alleinstehende Mütter auftreten. Überdenk deine Einstellung und vergiß nicht, daß der Schlüssel zum Verständnis Toleranz ist.

Die Beziehung zu den Eltern

Wenn Familienmitglieder weit weg voneinander wohnen und sich selten sehen, ist es kein Wunder, daß die meisten werdenden Eltern sich wenig Gedanken darüber machen, wie ihre Gefühle zu den eigenen Eltern die Geburt beeinflussen könnten. Viele Frauen sind sehr überrascht, wenn Kindheitserinnerungen und ungelöste Emotionen im Verlauf der Schwangerschaft wachwerden. Nicht alle gehen dem nach, doch viele werden zumindest mit ihren Müttern sprechen, um etwas über deren Geburtserfahrungen in Erfahrung zu bringen oder sich Ratschläge zu holen.

Dieser Wunsch nach Kontakt sagt etwas über familiäre Bindungen aus, die oft unbewußt vorhanden sind, bis das Rad durch eigene mütterliche oder väterliche Gefühle in Bewegung gerät und sich der Kreis der biologischen Verwandtschaft schließt. Beim ersten Kind äußern sich viele werdende Eltern negativ über ihre Kindheitserinnerungen, verwechseln dabei aber oft eine glückliche Kindheit mit den nicht soweit zurückliegenden Schwierigkeiten beim Heranwachsen sowie der Loslösung vom Elternhaus. Elternwerden beginnt im Grunde damit, sich als Individuum zu erleben und alte Wut und vergangenen Groll (Bindungsreaktionen) gegenüber den eigenen Eltern loszulassen. Wenn du werdende Eltern betreust, die damit Probleme haben, dann bestärk sie darin, ihren Eltern alles, was sie getan oder nicht getan haben, zu vergeben und sich positive Kindheitserinnerungen ins Gedächtnis zu rufen, um zu einer eigenen Einstellung zu gelangen. *Indem sie ihre Eltern in ihrer Unvollkommenheit akzeptieren, erkennen sie diese Unvollkommenheit auch bei sich selbst an.* Das Schwierigste beim ersten Kind ist, die eigenen Ideale mit der gegenwärtigen Lebenssituation in Einklang zu bringen. Betone, daß Elternsein ein *Prozeß* ist und daß durch die Geburt Kräfte und Fähigkeiten reaktiviert werden, die vielleicht früher bis zur Unkenntlichkeit verfälscht wurden oder einfach bisher nicht zum Tragen gekommen sind.

Werdende Eltern müssen sich möglicherweise auch mit den Idealvorstellungen des Partners über Kindererziehung auseinandersetzen. Es kann sein, daß ein Elternteil eine puristische Einstellung mit ganz klaren Vorstellungen darüber hat, welchen Einflüssen das Kind ausgesetzt wird und welchen nicht, wogegen der andere vielleicht mehr pragmatisch eingestellt ist nach dem Motto: »Das sehen wir dann schon.«

Es ist schwierig, bei solchen Meinungsverschiedenheiten zu vermitteln, vielleicht fallen dir Beispiele aus Zeiten ein, als du Kompromisse schließen, taktvoll oder großzügig sein mußtest. Du brauchst Idealismus nicht zu dämpfen, versuche einfach, ein realistisches Bild zu vermitteln, damit die Eltern erkennen können, wie wichtig es ist, flexibel zu sein. Eltern mit vorgefaßten Idealvorstellungen über Kindererziehung haben oft auch die feste Erwartung, daß die Geburt perfekt sein wird, und profitieren von einer Erweiterung ihres Vorstellungsvermögens.

Einige Frauen und Männer mit sehr unerfreulichen Kindheitserinnerungen vertrauen dir vielleicht an, daß sie Kinder eigentlich nicht mögen und sich fragen, wie sie mit einer solchen Einstellung gute Eltern sein können. Auf die meisten werdenden Eltern wirkt sich die Kinderfeindlichkeit und die einseitige Betonung eines Ideals der Jugend in unserer Gesellschaft aus. Da sich ihnen wenig Möglichkeiten zum Kontakt mit Babys und Kleinkindern bieten, sind sie beunruhigt, daß ihre Begeisterung für kleine Kinder nicht größer ist. Am schwierigsten ist es für die Eltern, während der Schwangerschaft zu begreifen, daß das Baby kein abstraktes, fremdes kleines Kind, sondern *ihr* Baby ist, mit allen vererbten Wesenszügen und geistigen und emotionalen Verbindungen zu ihnen (was dann bei der Geburt und in der Zeit danach deutlich wird).

Ein Großteil der Ängste vor dem Elternsein hat mit der Angst davor zu tun, kulturelle Rollenklischees zu übernehmen. Viele erinnern sich an ihren Vater als Autoritätsperson und stellen sich vor, daß Vaterwerden heißt, streng zu sein und Gefühlsregungen zu unterdrücken, um als Familienoberhaupt »Herr im Haus« zu sein und alles im Griff zu haben. Die Schwangerschaft kann dann als ernüchterndes, ernstes Geschehen erlebt werden, eine Angleichung der eigenen Person an die gesellschaftlichen Erwartungen. Typische Reaktionen hierauf können extreme Arbeitswut, unvermittelte Sauftouren, spätes Heimkommen oder Zeiten großer Niedergeschlagenheit sein. Wenn eine Frau über solche Verhaltensweisen ihres Mannes berichtet, dann sollte sie ihn zur Vorsorgeuntersuchung mitbringen, oder du machst einen zusätzlichen Hausbesuch. Sei taktvoll mit dem männlichen Ego in diesem Polarisierungszustand und nähere dich dem Thema vom Verstand her an; betrachte dir die in Frage kommenden gesellschaftlichen Verhaltensmuster ganz objektiv. Wenn du über Emotionen sprichst, wie das in einem Beratungsgespräch mit einer Frau einfach und gleichzeitig anregend ist, machen die meisten Männer zu, verteidigen sich und sind peinlich berührt.

Frauen haben mit dem Rollenklischee der Selbstaufopferung und der ständig gebenden Madonna zu kämpfen, und durch die dauernden Stimmungsschwankungen auf Grund der Hormone bekommen sie Zweifel, ob sie stabil genug sind, um mit dem Baby umzugehen. Manchmal setzt schon lange vor der Geburt ein Angst- und Verdrängungsprozeß ein. Wenn diese Phase unbemerkt vorübergeht, kommt es bei der Frau zu Depressionen.

Das wichtigste, das Befreiendste, was du Eltern, die in diesen Denkmustern befangen sind, mitteilen kannst, ist, *daß es möglich ist, gleichzeitig eine eigenständige Person und Mutter oder Vater zu sein,* und daß es besser ist, spontan und durchaus auch heftig ein ganzes Spektrum von Emotionen zum Ausdruck zu bringen, als sich dann später unterschwellig oder durch gewalttätige Wutausbrüche Luft zu machen. Mach deutlich, daß Elternsein eine Beziehung darstellt, mit den gleichen Regeln von Offenheit und Akzeptanz, wie sie sich in den Beziehungen zwischen Erwachsenen bewähren. Das kann eine große Erleichterung bedeuten. Leistungsangst gerät so wieder in den richtigen Kontext vergangener Erfahrungen. Je mehr es den werdenden Eltern gelingt, sich zu entspannen und sich auf ihre Intuition zu verlassen, um so leichter kommen sie mit ihrer Familie und gesellschaftlichen Ansprüchen insgesamt zurecht.

Sexuelle Probleme

Sexuelle Probleme haben ihren Ursprung häufig in Vorstellungen über richtiges männliches und weibliches Verhalten. In unserer Kultur waren die Rollen in der Vergangenheit streng unterschieden und gegensätzlich, und selbst bei den heutigen Bekundungen zur Gleichberechtigung wird der weibliche Aspekt in unserer Gesellschaft selten zum Ausdruck gebracht. Frauen kämpfen darum, in einer Männerwelt mitzuarbeiten und mitzuspielen und sich dennoch ihre Weiblichkeit zu erhalten, während Männer fasziniert und auch aufgebracht zusehen, wie ihre langgehegte Überlegenheit beiseite gefegt wird.

Was die sexuelle Beziehung selbst angeht, so beruhen die meisten Probleme auf der Unfähigkeit, Bedürfnisse und Wünsche mitzuteilen. Indem du mit den Partnern über unterschiedliche Positionen in den verschiedenen Schwangerschaftsstadien sprichst, erweiterst du das Vorstellungsvermögen des Paares über das, was normal und akzeptabel ist. Ein gemeinsames Gespräch mit anderen werdenden Eltern ist das beste, weil alle ähnliche Veränderungen und Umstellungen durchmachen.

Das sexuelle Verlangen einer Frau ist während der Schwangerschaft sehr unterschiedlich. Zu keiner anderen Zeit in ihrem Leben hat der Gefühlsaspekt einen so starken Einfluß auf ihre Erregbarkeit, und ihre Gefühle werden vom jeweiligen Schwangerschaftsstadium beeinflußt, in dem sie gerade ist. Die Frühschwangerschaft ist oft eine Zeit grenzenloser Intimität und Zärtlichkeit. Zum Teil hat das auch damit zu tun, sich über Empfängnisverhütung keine Gedanken mehr machen zu müssen. Doch eine bestimmte Intimität ist auf die Empfängnis selbst zurückzuführen, auf das Wissen, daß sie und ihr Partner wirklich miteinander verschmolzen sind und die Frucht dieses Einsseins in ihr heranwächst. Natürlich verändert sich das durch ambivalente Gefühle bezüglich der Schwangerschaft; eine Frau in einer Konfliktsituation hat soviel zu bedenken, daß sie keine Lust auf Geschlechtsverkehr hat. Übelkeit und Müdigkeit hemmen ebenfalls die Lust.

Sobald die Bewegungen des Kindes zu spüren sind, zieht sich eine Frau oft in sich selbst zurück und ist sehr mit dem Baby beschäftigt. Ihr größer werdender Bauch kann in manchen Positionen hinderlich sein, am angenehmsten ist es, wenn sie oben liegt oder auf der Seite, wobei ihr Partner hinter ihr liegt.

Gegen Ende der Schwangerschaft kann es sein, daß keine Position mehr bequem ist, und wenn die Geburt kurz bevorsteht, ist sie wahrscheinlich wieder sehr mit sich und dem Baby beschäftigt. Damit Sexualität zu diesem Zeitpunkt für sie stimmt, ist es wichtig, daß sie das Gefühl hat, ihrem Mann gehe es nie darum, die Aufmerksamkeit vom Baby auf sich zu lenken, sondern daß er sie beide lieben möchte. Da seine Einstellung sich so intensiv auf sie überträgt, ist es völlig in Ordnung, daß sie wählerisch ist, was den Zeitpunkt anbelangt.

Wichtig ist jedoch, daß sie sexuell empfänglich bleibt, denn das hat sehr viel mit ihrer Sinnlichkeit bei der Geburt zu tun. Die unwiderstehliche Kraft der Wehen erfordert die gleiche verbale Ausdrucksfähigkeit wie beim Orgasmus, vom Fordern bis zum Bitten. Wie kann die Hebamme sie dabei unterstützen? Manchmal kannst du mit einer anschaulichen Darstellung zeigen, worum es geht: Beginn mit intensiver Atmung (so, wie sie am Ende der Eröffnungsphase atmen wird) und drück dabei körperlich Hingabe aus. Dann gib auch noch Stöhnlaute oder Aufforderungen von dir, wie: »Massier meine Schultern … aahh« oder »ja … fester, fester!«, und alles ist klar. Das kann verlegenes Lachen auslösen, doch so hast du mehr über die Vorgänge bei der Geburt mitgeteilt als durch jegliches technisches Training.

Viele Frauen beschweren sich darüber, daß ihre Partner unsensibel sind, zu schnell zur Sache kommen oder das ganze Vorspiel übergehen. Das beste ist, daß sie selbst die Initiative ergreifen und ihrem Partner ausdrücklich zeigen, was sie gerne spüren möchten. Wenn der Geschlechtsverkehr damit beginnt, daß die Frau oben liegt, kann sie selbst den Ablauf bestimmen.

Schüchterne Frauen haben oft Angst vor ihrer eigenen Leidenschaftlichkeit und schrecken vor diesen Vorschlägen zurück. Stelle eine Parallele zur Geburt als sinnlicher Erfahrung mitten in ihrem Körper her, bei der es darauf ankommt, daß sie aktiv wird. Hilf ihr dabei, ihre Sexualität ganz neu zu sehen, als Erlebnis ihrer eigenen Kraft und nicht als Fähigkeit, einem Partner zu gefallen oder sich ihm unterzuordnen. Weise sie darauf hin, wie wichtig es ist, sich selbst durch ein warmes Bad, genüßliche Mahlzeiten, Massage usw. etwas Gutes zu tun. Yoga oder Tanzen kann zur Lösung von Spannungen beitragen, sie ihrem Rhythmusgefühl näherbringen und ihr zeigen, daß sie eigene Möglichkeiten hat, es sich gutgehen zu lassen. Wenn sie sich sexuell wohlfühlt, wirkt sich das nicht nur auf die Geburt sondern auch auf den Umgang mit dem Baby, die Rückbildung nach der Geburt und ihre Freude beim Stillen aus.

Psychische Gegenanzeigen

Trotz all deiner Bemühungen haben manche von dir betreute Frauen vielleicht weiterhin schwerwiegende psychische Probleme, die dich vor die Frage stellen, ob eine Hausgeburt sinnvoll ist. Besprich das mit deiner Praxispartnerin, die vielleicht Anzeichen einer wirklichen Verbesserung bemerkt, die du übersehen hast. Du mußt dich aber auch vor allzu großem Optimismus hüten, damit Vernunft und Verantwortungsbewußtsein die Oberhand behalten. Achte genau auf die Qualität deiner Gefühle anschließend an ein Gespräch mit dieser Frau und versuche zwischen deinem Hochgefühl, weil du dich als Beraterin zur Verfügung stellst, und ihrer tatsächlichen Reaktion darauf klar zu unterscheiden.

Wenn sich deutlich abzeichnet, daß du nichts erreichst, und du alles versucht hast, dann ist es eine kluge Entscheidung, ihr eine Klinikgeburt vorzuschlagen, bei der du sie begleitest. Manche Frauen sind über diesen Vorschlag erleichtert, und es zeigt sich, daß die Angst vor der Verantwortung bei einer Hausgeburt zu ihrem Problem beigetragen hat. Wenn eine Frau psychisch im Aufruhr ist, erhöht sich die Möglichkeit von Komplikationen dramatisch, und es ist besser, dieses Risiko in der Klinik einzugehen. Das wäre also eine psychische Gegenanzeige.

Erfahrung ist der einzige Weg, um das zu beurteilen. Nach einigen sehr lange sich hinziehenden, drei oder vier Tage dauernden Geburten, wo all deine Fähigkeiten und Bemühungen nicht fruchten, entwickelst du allmählich strengere Maßstäbe. Es gehört zu deiner Verantwortung für andere, die sich auf dich verlassen, daß du persönliche Verletzungen und Selbstausbeutung vermeidest. Wenn du diese Entscheidung getroffen hast, dann bleib auch dabei. Ist die Klinikgeburt entschiedene Sache, dann sind augenscheinliche Verbesserungen in letzter Minute wahrscheinlich auf die Sicherheit zurückzuführen, die mit dem jetzt gewählten, konventionelleren Weg zusammenhängt. Laß dich nicht dazu verleiten, deine Entscheidung rückgängig zu machen, weil die Situation sich gebessert hat. Das erfordert die nötige Klugheit, Dinge so stehen zu lassen, wie sie sind, und dem eigenen Wunsch, ungewöhnliche Erfahrungen zu machen oder sich auf etwas Ungewisses einzulassen, zu widerstehen.

Mach dir klar, daß diese ursprünglich für zu Hause geplanten Klinikgeburten unglaublich viel Beistand und Anleitung erfordern können. Die Eröffnungsphase ist wahrscheinlich in der Klinik nicht einfacher, doch zumindest trägst du nicht mehr die ganze Last der Verantwortung. Vielleicht beschließt du nach einigen solchen Erfahrungen, schon bei der anfänglichen Auswahl etwas zielgerichteter vorzugehen, doch wirst du immer wieder einmal in solche Situationen geraten. Wichtig ist, daß du dir deiner Entscheidungsfreiheit bewußt bist und dir keine Illusionen machst.

Besprich Grenzfälle unbedingt rechtzeitig mit der Ärztin, mit der du zusammenarbeitest. Sonst könnte die Entstehung einer emotionalen Krise während der Geburt ein schlechtes Licht auf dein Urteilsvermögen werfen. Es ist eine Herausforderung, über die Beziehung zwischen Psyche und Körper mit einem Schulmediziner zu diskutieren, wenn du jedoch das psychische Profil der Klientin vor der Geburt erläuterst, werden zumindest die emotionalen Reaktionen bei ihrer Geburt verständlicher. Deine Bemühungen um eine rechtzeitige Verständigung mit den Ärzten können dir aber auch größeres Ansehen in der Klinik verschaffen, und die Eltern erhalten die Möglichkeit, so eine bessere Erfahrung zu machen.

Gefahrenzeichen in der Schwangerschaft

Setz dich sofort mit deiner Hebamme in Verbindung, wenn du folgendes bemerkst:

1. *Blutungen:* Im ersten Schwangerschaftsdrittel kann das eine drohende spontane Fehlgeburt oder einen verhaltenen Abort anzeigen, eine Blasenmole oder eine extrauterine Schwangerschaft. Im zweiten Trimester kann das ein Anzeichen für eine Placenta prävia sein. Ebenso im dritten Trimester; dann könnte es auch auf vorzeitige Plazentaablösung hinweisen.

2. *Bläschenbildung im Damm- oder Afterbereich im ersten Trimester:* Das kann Herpes sein, wende dich sofort an die Hebamme, damit eine Kultur angelegt werden kann.

3. *Starke Unterleibs- oder Bauchschmerzen:* Im ersten Trimester kann das auf eine Eileiterschwangerschaft hinweisen. Im letzten Trimester mögliches Anzeichen für vorzeitige Plazentaablösung. Beides sind Notfälle, setz dich sofort mit der Hebamme in Verbindung.

4. *Andauernde heftige Schmerzen in Rückenmitte:* Das kann auf eine ernste Niereninfektion hinweisen. Kein Notfall, doch warte nicht bis zum nächsten Termin.

5. *Anschwellen der Hände und des Gesichts*: Vor allem wenn dein Gesicht aufgeschwemmt aussieht und die Konturen verliert, unterrichte die Hebamme. Kann auf Präeklampsie hinweisen.

6. *Heftige Kopfschmerzen, Sehstörungen oder Schmerzen in der Magengrube:* Das können Anzeichen für eine Präeklampsie sein, die bedenklich wird. Unterrichte sofort die Hebamme.

7. *Schwallartiger Scheidenausfluß:* Im ersten oder zweiten Trimester mögliches Anzeichen für Fehlgeburt. Gegen Ende des zweiten oder im dritten Trimester mögliches Anzeichen für Frühgeburt.

8. *Regelmäßige Wehen vor der 37. Woche* können Vorboten einer Frühgeburt sein. Warte nicht ab, ob sie vorübergehen, sondern leg dich hin und ruf sofort die Hebamme an.

9. *Ausbleiben der Kindsbewegungen:* Kann Zeichen dafür sein, daß das Kind nicht mehr lebt. Das Baby sollte sich etwa drei- oder viermal pro Stunde bewegen. Falls es sich seltener bewegt oder weniger als normal, unterrichte die Hebamme.

4 Die Geburt

Daß du offen für alles bleibst und gut auf alles achtest, was gerade passiert, steht bei der Geburtshilfe an erster Stelle. Egal welche Unklarheiten und Konflikte vor der Geburt bestanden haben und vielleicht noch ungeklärt sind, die Geburt ist auf jeden Fall das wichtigste Ereignis, und es sollte alles geschehen, um klar und unvoreingenommen zur Geburt zu kommen. Die gebärende Frau und ihr Partner werden diese Stimmung eines frischen Neubeginns zu schätzen wissen; das ist der zündende Funke für einen guten Anfang.

Die frühe Eröffnungsphase

Jede Frau sollte über die Zeichen, wie sich eine Geburt ankündigt, Bescheid wissen. Sag ihr, daß sie anrufen soll, wenn sich *irgend etwas* tut. Selbst vereinzelte Vorwehen in großen Abständen oder unregelmäßige Wehen können Vorboten sein, und wenn du weißt, daß es bald losgeht, kannst du deine persönlichen Angelegenheiten regeln und dich auf die Geburt einstellen, auch wenn sie dann erst in ein paar Tagen beginnt. Die meisten Frauen sind gerne bereit, über ihre ersten Geburtsanzeichen zu reden, und so bekommst du Hinweise, wie intensiv die Wehen wirklich sind. Jede Frau muß noch einmal loslassen, ehe die Geburt richtig beginnen kann. Wenn sie starke Vorwehen mit geringfügigen Kontraktionen hat, dann fordere sie auf, zu der Empfindung hinzuatmen und sich zu entspannen. Sag ihr unbedingt, wie sehr viel intensiver diese Empfindungen noch werden.

Sichtbare Anzeichen für den Geburtsbeginn sind das »Zeichnen« (der Schleimpfropf geht ab), der Blasensprung (die Fruchtblase platzt) oder regelmäßige, stärker werdende Wehen. Viele Frauen haben um die letzte Woche herum Ausfluß durch den abgehenden Schleimpfropf, doch nur wenn er leicht blutig ist, kannst du davon ausgehen, daß sich der Muttermund wirklich verändert. Manchmal ist der Schleimpfropf schon abgegangen, und es dauert noch ein bis zwei Tage, bevor es losgeht. Erkläre der Frau den Unterschied zwischen normalem, rötlich gefärbtem Schleim und wirklichen Blutungen, die nicht normal sind und auf eine vorzeitige Plazentalösung hinweisen können.

Wenn der Schleimpfropf abgegangen ist und die Frau keine Wehen hat, dann rate ihr, mit dem weiterzumachen, was sie gerade tut, hochwertige, nicht stopfende Nahrung zu essen und sich viel Ruhe zu gönnen. Mach ihr klar, daß sie nichts zu tun braucht, um die Wehen in Gang zu bringen, und daß das jetzt ihre Zeit ist, um sich ganz ihren Empfindungen zu überlassen und es sich so angenehm wie möglich zu machen. Finde heraus, ob sie den üblichen Energieschub vor der Geburt hat, und rate ihr, zu schlafen, damit sie für die bevorstehende Arbeit genug Energie hat. Doch gehe auch auf ihr Hochgefühl ein, denn so kann sie nervliche Anspannung loswerden und sich auf die Geburt einlassen.

Die Geburt kann damit beginnen, daß das Fruchtwasser tröpfelt oder im Schwall herausfließt. Manchmal ist es schwer festzustellen, ob es sich dabei nicht um Urin handelt, den die Frau wegen des ständigen Drucks durch den Kopf des Kindes auf ihre Blase nicht halten kann. Führe ein steriles Spekulum ein, klemm ein wenig Indikatorpapier in eine Kornzange und führe es an den Muttermund. Dann lies den pH-Wert ab (Fruchtwasser ist alkalisch). Manchmal berichtet eine Frau von einem Fruchtwasserschwall und danach ganz leichtem oder gar keinem Tröpfeln. Es kann sein, daß durch einen *hohen Blasensprung* gerade genug Druck gewichen ist, damit das Babys sich gut ins Becken einstellen kann und dadurch kein Fruchtwasser mehr herausfließt. Manchmal fließt jedoch etwas Fruchtwasser nach unten und sammelt sich in der noch intakten Fruchtblase, die den Kopf des Babys umgibt. Das ist das *Vorwasser*, das sich wie eine intakte Fruchtblase anfühlen kann.

Wenn die Fruchtblase geplatzt ist, heißt es sorgfältig abwägen. Es besteht auf jeden Fall eine Infektionsgefahr durch Keime in der Scheide oder von außerhalb, die in das keimfreie Gebärmuttermilieu aufsteigen können. Auf der anderen Seite trifft der Körper seine eigenen Abwehrmaßnahmen durch die Produktion von weiterem Fruchtwasser, das beim Ausfließen die Bakterien am Aufsteigen hindert. Wichtig ist sorgfältige Hygiene auf der Toilette, es darf nichts in die Scheide eingeführt werden. Die Frau sollte viel trinken, um den Flüssigkeitsvorrat aufzufüllen. Zur Abwehrstärkung kann sie vorsorglich Vitamin C (250 mg alle drei bis vier Stunden) einnehmen. Auch sollte alle paar Stunden die Temperatur gemessen werden. Wenn du nicht bei ihr bist, sorg dafür, daß sie immer wieder den Geruch der Binde kontrolliert (sie sollte sauber und frisch riechen) und dich über jede Veränderung sofort informiert. Wenn das Fruchtwasser nicht vollständig klar

ist, sollte sie ebenfalls anrufen, denn eine Grün- oder Gelbfärbung ist auf Mekonium und möglicherweise einen schlechten Zustand des Babys zurückzuführen.

Es bestehen Kontroversen darüber, ab welchem Zeitpunkt bei einem Blasensprung eine Infektionsmöglichkeit besteht. Mehr darüber im nächsten Kapitel, vergiß auf jeden Fall nicht, daß bei einer Frau mit Blasensprung gilt, daß die Geburt begonnen hat. Eine Hebamme hat mir gesagt, daß sie immer so reagiert, daß sie der Frau sagt: »Gut, jetzt hat die Geburt begonnen!« und dann erklärt, daß die Blase wahrscheinlich auf Grund der Wehen geplatzt ist und daß sie bald häufiger kommen werden. Bei einem Blasensprung mußt du jeden Versuch, die Wehen in Gang zu bringen, gegenüber der Notwendigkeit abwägen, daß die Frau ihre Kräfte für die vor ihr liegende Arbeit schont. Begehe nicht den Fehler, sie dazu zu ermuntern, die Wehen in Gang zu bringen, wenn sie noch gar nicht richtig begonnen haben. Am Abend oder mitten in der Nacht schlägst du ihr am besten vor, einen entspannenden Kräutertee zu trinken und ein wenig zu schlafen. Ihr Partner kann sie massieren, doch sollten sie keinen Geschlechtsverkehr oder Finger-Scheiden-/Mund-Scheiden-Kontakt haben.

Bei Wehen als einzigem Anzeichen ist es schwieriger, sich sicher zu sein, ob sie geburtswirksam sind. Viele Frauen haben wochenlang Vorwehen. Oft wird das als falscher Alarm bezeichnet, und dieser negative Ausdruck verstärkt noch die Frustration, daß die Wehen anfangen und wieder aufhören. Erkläre, daß das an einer unkoordinierten Wehentätigkeit liegt, und daß diese Wehen auf jeden Fall eine Dehnung und Stärkung der Gebärmuttermuskulatur bewirken, auch wenn sich dadurch der Muttermund noch nicht öffnet.

Es gibt mehrere klassische Muster bei den Vorwehen. Typisch für eine Frau, deren Baby groß ist und sich noch nicht ins Becken eingestellt hat, ist ein Gefühl der »Erleichterung« und des »Sinkens«, wobei das untere Uterinsegment beträchtlich gedehnt wird. Das bewirkt meist ein Verstreichen des Muttermundes, doch wenig oder keine Eröffnung. Das, was Mütter in einem solchen Fall oft für Geburtswehen halten, sind meistens Senkwehen, die nicht regelmäßig oder von bestimmter Dauer sind. Schlag ihr vor, sich in einem warmen Vollbad zu entspannen. Die andere Art von Vorwehen fühlt sich mehr nach richtigen Wehen an, die Frau spürt ein Ziehen und heftiges Kontrahieren. Diese Wehen kommen alle zehn oder zwanzig Minuten, werden jedoch nicht heftiger, und die Pausen dazwischen verkürzen sich nicht. Das ist ein krampfähnliches, ziemlich unangenehmes Gefühl, und es handelt sich um die typische *unkoordinierte* Wehentätigkeit; d.h. bevor nicht die ganze Gebärmuttermuskulatur gemeinsam kontrahiert, kommt es nicht zur Eröffnung – nichts Bedenkliches, doch für die Frau recht beunruhigend. Empfiehl ihr ein oder zwei Glas Wein, wodurch die Wehen zurückgehen oder aufhören, wenn es noch nicht soweit ist.

Geburtswirksame Wehen werden langsam intensiver, die Pausen dazwischen immer kürzer. Es ist schwierig, gültige Richtlinien zur Beurteilung wirklich geburtswirksamer Wehen festzulegen; es gilt abzuwarten. Wehen können stundenlang unregelmäßig sein, doch wenn die Frau menstruationsähnliche Krämpfe hat, können es geburtswirksame Wehen sein. Es gibt viele Wehenmuster in der Frühphase; die Regel scheint zu sein, daß Frauen, die anfangs alle fünf Minuten Wehen haben, ihr Kind eher bekommen als Frauen mit 20minütigen Wehenpausen. Doch sei dir immer bewußt, daß diese Wehen sehr schnell in aktive Geburtswehen übergehen können, sei deshalb immer erreich-

bar und informiere die Eltern unbedingt über die Anzeichen dafür, daß die Geburt voll im Gang ist, so daß sie wissen, wann sie dich benachrichtigen müssen. Wenn einer Frau ganz allein ein sanfter Übergang von den frühen Eröffnungswehen zu aktiven Geburtswehen gelingt, kann es sein, daß sie zu spät anruft und du nicht rechtzeitig dort bist.

Wann solltest du zu einer Geburt aufbrechen? Die meisten Frauen möchten wissen, wann sie dich wieder anrufen sollen, wenn sie dich vom Geburtsbeginn informieren. Die beste Antwort wäre: »Wenn du das Gefühl hast, daß du Unterstützung brauchst oder wenn sich etwas verändert.« Die Frau sollte wissen, daß du für sie da bist, um ihr über schwierige Phasen hinwegzuhelfen, ganz gleich, wie weit sie schon eröffnet ist. Erkläre deine Bereitschaft, zu kommen und auch wieder zu gehen, und versichere ihr, daß sie gar nicht zu früh anrufen kann.

Zu Geburtsbeginn können bestimmte Dinge passieren, die deine Anwesenheit und Beobachtung erfordern. Wenn z.B. bei der letzten Untersuchung das Baby noch recht weit oben war (vor allem bei frei beweglichem Kopf) und die Mutter dich anruft, weil sie einen Blasensprung hat, solltest du sofort hinfahren und die Herztöne abhören, um sicherzustellen, daß die Nabelschnur nicht vorgefallen ist. Auch wenn du dich fragst, ob das Baby mit den Wehen gut zurechtkommt, weil es sehr klein oder übertragen ist, solltest du bei Geburtsbeginn dort sein, um die kindlichen Reaktionen zu überprüfen. Wenn das Fruchtwasser verfärbt ist, mußt du ebenfalls sofort sichergehen, daß es dem Kind gutgeht. Hypertonie der Frau erfordert eine sorgfältige Überwachung von Anfang an. Alle grenzwertigen Ergebnisse der letzten Wochen erfordern, daß du sehr früh dabei bist und die ganze Geburt besonders sorgfältig überwachst.

Überlaß die Entscheidung, wann du kommen sollst, ansonsten den Eltern. Paare, die psychisch angespannt sind, haben das Bedürfnis, sich von dir beruhigen zu lassen, mach also schon früh einen Besuch. Oft rufen Frauen bei etwa 2 cm Eröffnung an und berichten über einige »wirklich heftige« Wehen. Sie fürchten, daß sie das nie bis zum Ende aushalten, wenn die Wehen und die Rückenschmerzen jetzt schon so stark sind. Das ist recht häufig, dieses Zweifeln an den eigenen Kräften. Erkläre der Frau, daß im weiteren Verlauf ihr Körper ganz automatisch auf die Wehen reagiert, und daß sie Energiereserven hat, von denen sie gar nichts ahnt. Wichtig ist nur, daß sie sich den Wehen überlassen kann und sie geschehen läßt. Schlag ihr vor, ein warmes Bad zu nehmen, um sich an die Empfindungen zu gewöhnen, wenn ihre Fruchtblase noch intakt ist. Betone die *Entspannung*. Häufig vergessen die Frauen in der frühen Eröffnungsphase völlig ihre Entspannungsübungen. Empfiehl ihr, mit ihren gewohnten Tätigkeiten fortzufahren, sich irgendwo abzustützen und ihr Becken und ihre Hüften während einer Wehe ganz loszulassen. Mit einer guten Verständigung per Telefon kannst du eine Frau oft durch die frühe Eröffnungsphase geleiten, ohne hinfahren zu müssen. Das ist besonders wichtig, wenn du viele Geburten hast oder noch müde von der letzten bist.

Wenn eine Frau anruft, dann schau, daß du sie einige Wehen lang am Telefon hast; achte auf ihre Atmung als Maß für die Intensität der Wehen. Beachte, wie schnell sie sich erholt. Aktive Geburtswehen sind dadurch gekennzeichnet, daß die Frau eine klare Pause nach der Wehenatmung macht, bevor sie das Gespräch wieder aufnimmt. Wenn du den Eindruck hast, daß sie sich mit jeder Wehe tiefer auf das Geschehen einläßt, und merkst, daß die Atempause länger wird, dann kann es Zeit für dich sein loszufahren, unabhängig von ihrer subjektiven Einschätzung der Situation.

Auch Klagen über die Umgebung verdienen Aufmerksamkeit. Eine Frau kann sich unmöglich entspannen und öffnen, wenn bei ihr zu Hause Chaos herrscht; sei alarmiert, wenn du laute Partygeräusche im Hintergrund vernimmst. Möglicherweise mußt du hier helfen, die Wohnung zu räumen, indem du wohlmeinenden Freunden erklärst, daß es noch eine Weile dauert und sie jetzt Ruhe braucht, um sich zu konzentrieren. Freunde können auch zum Einkaufen geschickt werden oder der Frau etwas Gutes kochen, falls sie noch hungrig ist. Das Geburtszimmer selbst sollte aufgeräumt, gut gelüftet und die Atmosphäre angenehm sein, es sollte genug zu trinken, Massageöl, Handtücher, ein Heizkissen usw. bereitstehen. Viele Frauen sorgen selbst dafür, weil sie zu Beginn der Geburt einen Nestinstinkt entwickeln, doch ängstliche Frauen brauchen vielleicht hierbei Hilfe.

Ermuntere die Frau, solange zu essen, wie sie Hunger hat. Weise sie auf kalziumreiche Nahrung (erhöht die Schmerztoleranz) hin, die leicht verdaut wird, wie Yoghurt und Kefir, und auf Kohlehydrate als Energiespender. Erinnere sie auch an ihren Flüssigkeitsbedarf (am besten Saft oder Tee mit Honig) und auf häufige Blasenentleerung. *Deine Vorschläge für Bewegung richten sich nach der Tageszeit,* am Morgen kann sie alles tun, doch wenn es spät am Abend ist, muß sie versuchen, sich auszuruhen oder sich zumindest solange hinlegen, wie das noch bequem ist, und mitten in der Nacht sollte sie Kräutertee oder ein Glas Wein trinken, um noch etwas Schlaf zu finden.

Die Rolle der Hebamme in der frühen Eröffnungsphase

Wenn du schon in der frühen Eröffnungsphase zu der Frau gehst, solltest du deine Aufzeichnungen mit Bemerkungen über den Geburtsbeginn und die Gebärmuttertätigkeit beginnen. Miß den Blutdruck, den Puls und mach eine Urinuntersuchung. Ertaste die Lage des Babys und hör die Herztöne ab. Mach das alles in den Wehenpausen, um die Frau nicht zu stören. Du solltest jedoch die Herztöne des Babys *während einer Wehe und unmittelbar danach* abhören, um seine Reaktion darauf zu überprüfen (siehe S. 95). Vielleicht tastest du auch die Gebärmutter während einer Wehe ab, um zu beurteilen, wie intensiv und wirksam die Wehen sind.

In der frühen Eröffnungsphase sind vaginale Untersuchungen nicht nötig, werden aber oft gewünscht, um allen Anwesenden genau zu sagen, was vor sich geht. Manche Frauen reagieren sehr intensiv auf die ersten Wehen und machen dann den Eindruck, als wären sie schon weiter als sie sind. Verschaff dir im Zweifelsfall Gewißheit.

Bei einer vaginalen Untersuchung während der Eröffnungsphase solltest du so sanft und unauffällig wie möglich sein und dabei möglichst schnell möglichst viele Informationen bekommen. Benutze sterile Handschuhe mit Gleitmittel; später, wenn die Fruchtblase geöffnet ist, verwendest du am besten einen Spritzer Antiseptikum. Beginne mit deiner Untersuchung, sobald eine Wehe vorüber ist und du die Zustimmung der Frau hast. Untersuch den **Stand des Muttermundes**: Ist er vorn, in der Mitte oder hinten? Ist er nachgiebig und dehnbar oder rigide? Gewöhnlich bleibt der Muttermund hinten, wenn der Höhenstand des Kopfes über -1 beträgt. Als nächstes beurteile das **Verstreichen**, indem du in Prozent schätzt, wieviel vom Muttermund schon ausgedünnt und ins untere Uterinsegment übergegangen ist. Stell dann die **Eröffnung** fest und achte sorgfältig darauf, daß du die Zentimeter schätzt, ohne den Muttermund beim Spreizen der Finger zu dehnen. Ferner stell fest, **wie gut sich der Muttermund dem kindlichen Kopf anpaßt**; er sollte sich weich anliegend anfühlen. Wenn er sich schlaff wie ein leerer Ärmel anfühlt und du deine Finger zwischen Muttermund und Kopf des Babys schieben kannst, ist das ein Zeichen, daß der Kopf nicht gut ins Becken paßt oder in einer regelwidrigen Lage ist.

Als nächstes bestimmst du den **Höhenstand** des Kopfes und verschaffst dir einen allgemeinen Eindruck davon, wie gut er im Becken eingestellt ist und es ausfüllt. Wenn der Muttermund genügend verstrichen und eröffnet ist, kannst du zuallerletzt die **Schädelnähte und die Fontanellen** ertasten (siehe Abbildung S. 93). Im allgemeinen ist die Pfeilnaht am besten zu finden, weil sie am meisten der Verformung ausgesetzt ist und deshalb als knöcherner Wulst zu spüren ist, wenn du mit dem Finger über die Kopfoberfläche gleitest. Folge der Naht bis zur Fontanelle und bestimme, ob es die große oder die kleine ist. Wenn beim Abtasten der Kopf gut gebeugt war, spürst du wahrscheinlich die kleine Fontanelle, die etwa die Größe eines Fingernagels hat, die vordere, große Fontanelle ist etwa so groß wie ein Daumennagel. Indem du die Fontanellen findest und die Richtung der Pfeilnaht ausmachst, kannst du die genaue Position des Kopfes bestimmen.

Womöglich kannst du das nicht alles während einer Untersuchung feststellen und mußt vielleicht nach der nächsten Wehe noch einmal untersuchen (nimm einen neuen Handschuh). Am wichtigsten sind **Eröffnung** und **Höhenstand**, die dir anzeigen, ob du die Wehen anregen oder ein Tiefertreten des kindlichen Kopfes

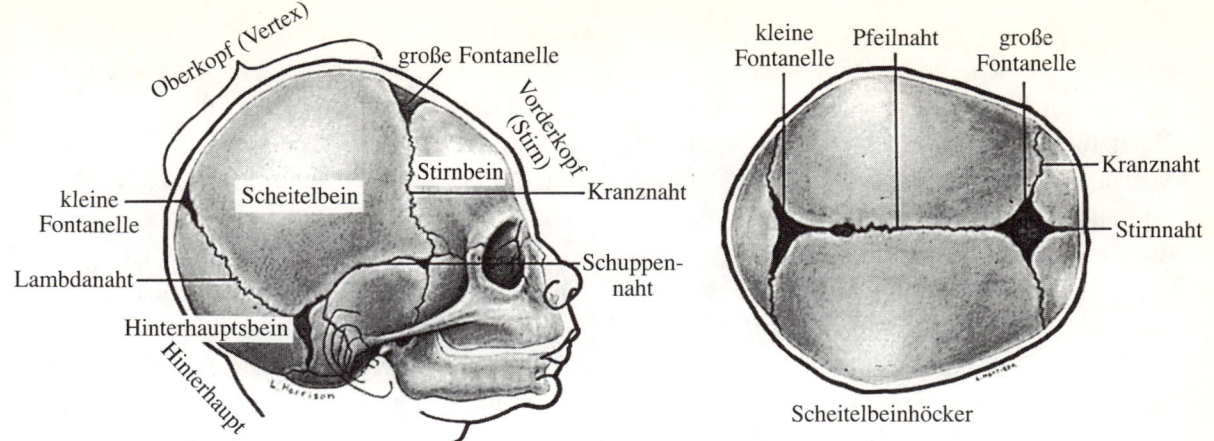

Kindlicher Schädel

ins Becken bewirken mußt. Die Nähte zu finden ist dann besonders dringlich, wenn die Geburt nicht vorangeht oder es einen verzögerten Geburtsverlauf (lange Latenzphase) zu geben scheint. Wenn sich das Baby z.B. in der hinteren HHL befindet, ist der Kopf meist nicht gebeugt und liegt nicht gut am Muttermund auf. Ohne ausreichenden Druck auf den Muttermund werden die Wehen nicht stärker, und es kann zum Wehenstillstand kommen (mehr dazu in Kapitel 7).

Wie du deine Ergebnisse interpretierst, hängt vom Geburtsverlauf und den Reaktionen der Frau ab. Wenn sie erst 2 cm eröffnet ist und sich schon überfordert fühlt, braucht sie vielleicht einen Umgebungswechsel und neue Impulse, damit die Geburt in Gang kommt. Wenn mitten in der Nacht die Wehen nicht besonders heftig sind, dann weist ein 3 cm weit eröffneter Muttermund bei noch weit oben im Becken befindlichem Kopf darauf hin, daß alle Beteiligten sich Ruhe und/oder Schlaf gönnen sollten.

Aktive Geburtsarbeit

Du kannst den Eindruck haben, daß sich stärkere Wehen und heftige Geburtsarbeit ankündigen, die Frau sie jedoch in Schach hält. Bis zu 4 oder 5 cm (manchmal darüber hinaus) haben Frauen Einfluß darauf, ob die Geburt sich heftig oder allmählich entfaltet und können den Zeitpunkt wählen, zu dem sie den Wehenkräften freie Bahn lassen. Schwierigkeiten gibt es, wenn die Gebärmuttertätigkeit schon eine gewisse Intensität erreicht hat, die Mutter sich aber dagegen versteift. Häufig ist das der Fall, wenn eine Frau bei erst 2 oder 3 cm Eröffnung heftig stöhnt und sich in den Hüften wiegt.

An diesem Punkt brauchen Frauen oft besondere Anleitung. Es kommt auf jeden Fall zu einem Umschwung, zum Aufgeben von Vorstellungen darüber, wie es eigentlich hätte sein sollen. Es kann sein, daß das langsame, tiefe Atmen, das bisher so gut geholfen hat, plötzlich krampfhaft und angestrengt wird; ein Hinweis für dich, eine etwas schnellere, rhythmische Brustatmung vorzuschlagen. In diesem Stadium können Bewegungen während der Wehen (selbst Beckenwiegen) zu Muskelspannungen führen; zeig der Frau, wie sie zur Ruhe kommen, wie sie sich »überlassen« kann, während sie sich auf ihren Atemrhythmus konzentriert. Unterstütze sie dabei, von angestrengtem Schnaufen in eine Ruhe hinüberzugleiten, die sich auf die Umgebung überträgt und auf die schwierigeren Wehen einstimmt.

Berührung ist sehr wichtig. Wenn die Frau noch völlig angezogen ist, dann biete ihr eine Kreuzmassage an, die meisten mögen das. Benutze Olivenöl und massiere sie mit kräftigen, gleichmäßigen Bewegungen, die ihrem Atemrhythmus folgen. Die Energie, die sich durch deine Hände überträgt, bietet ihr Halt und unterstützt ihre Konzentration.

Haltungswechsel können das Wohlbefinden sehr verändern. Es hängt von der Lage des Babys ab, welche die Mutter bevorzugt. Wenn das Baby tief ins Becken eingestellt ist, ist eine Seitenlage, bei der sie mit vielen Kissen abgestützt ist und Gegendruck im Kreuz bekommt, meist geeignet. Ist das Baby noch nicht ins Becken eingestellt, so dient die Schwerkraft bei einer aufrechten Haltung dazu, daß das Baby tiefer ins Becken gleitet, es wird größtmöglicher Druck auf den Muttermund ausgeübt, um die Wehen zu verstärken. Umhergehen hat den gleiche Effekt. Wenn das Baby noch sehr hoch steht (-2 oder -3), dann ist es sehr unterstützend, wenn die Frau bei jeder Wehe hockt und in den Pausen umhergeht. Das ist jedoch anstrengend, deshalb sollte sie zwischendurch auch sitzen oder sich über einen Berg von Kissen beugen. Manche Frauen fühlen sich im Liegen sehr ausgeliefert, vor allem, wenn sie eine gewisse Kontrolle behalten wollen. Mit lockeren Schultern und Händen den Schneidersitz einzunehmen, kann einer Frau das Gefühl vermitteln, die Führung zu behalten. Eine gerade Wirbelsäule verhindert Verspannungen im Rücken. Wenn jemand hinter ihr sitzt und ihr die Schultern mas-

siert oder ihr im Kreuz Gegendruck gibt, hilft ihr das, in dieser Haltung locker zu bleiben.

Falls das Baby groß ist, sich in der hinteren HHL befindet oder noch nicht ins Becken eingestellt ist, sollte die Mutter in den Vierfüßlerstand gehen und sich im Becken wiegen, damit das Baby seinen Weg nehmen kann. Eine Gesäßmassage in langen Abwärtsbewegungen lenkt die Aufmerksamkeit der Frau in den unteren Teil ihres Körpers und unterstützt eine entspannte Atmung.

Wenn der Partner gern beteiligt sein möchte, jedoch nicht so recht weiß, was er tun soll, dann hilf der Frau, eine bequeme Haltung zu finden, und zeig ihm, wie er sie unterstützen kann. Natürlich mußt du dabei auf seine Gefühle Rücksicht nehmen, es kann sein, daß er von der Intensität des Geschehens überrumpelt ist und zunächst eine Weile zusehen muß, ehe er sich einbringt. Da Männer häufig sehr leistungsorientiert sind und Frauen es nicht gewohnt sind, klar und bestimmt zu sein, kann das eine Weile dauern. Stör sie jedoch nicht mehr, sobald du sicher bist, daß sie aufeinander eingestimmt sind. Der Vorteil besteht darin, daß die Intimität, die so gefördert wird, ihr Geburtserlebnis intensiviert und deine Aufgabe im ganzen erleichtert.

Medizinische Maßnahmen während der aktiven Geburtsarbeit

Die Hebamme muß sich über den Zustand der Frau ein genaues Bild verschaffen und den Blutdruck stündlich messen, wenn er vor der Geburt normal war; alle 20 Minuten, wenn er an der oberen Grenze war und noch ist. Achte darauf, daß die Mutter genug Flüssigkeit zu sich nimmt und stündlich auf die Toilette geht. Hin und wieder ein Eßlöffel Honig hilft gegen klinische Erschöpfung.

Wenn die aktive Geburtsphase lang war, ohne daß sich viel getan hat (3 oder 4 Stunden), dann untersuch den Urin auf Ketone. Ketone weisen darauf hin, daß die Frau ihre Fettreserven angreift, eine Spur ist normal, doch ein höherer Wert weist auf ein gestörtes Elektrolytgleichgewicht und Flüssigkeitsbedarf hin. In der Klinik käme die Frau wahrscheinlich an einen Wehentropf. Daheim kannst du das gleiche mit der »Wehenhilfe« erreichen. Hier das Rezept: 1 l Flüssigkeit (Wasser); 1/3 Tasse Honig, 1/3 Tasse Zitronensaft, 1/2 EL Salz, 1/4 EL Natron (Natriumbikarbonat), 2 zerkleinerte Kalziumtabletten. Noch besser ist es, wenn sie etwas essen kann, selbst eine Scheibe Toast hilft schon enorm. Miß immer wieder ihren Puls. Er sollte die Normalwerte höchstens um 10-15 Schläge überschreiten. Wenn er steigt, miß auch Fieber. Ein Anstieg dieser Anhaltspunkte kann auf einen Erschöpfungszustand hinweisen, der schwer zu beheben ist, was einen Kliniktransport notwendig macht. Erschöpfung wird oft zum Problem, wenn die Frau brechen muß und nichts mehr bei sich behalten kann.

Die Herztöne des Kindes sollten immer häufiger abgehört werden, mindestens jede halbe Stunde. Wenn du Unregelmäßigkeiten feststellst, dann höre dauernd ab, bis das Problem vorbei ist oder eine Entscheidung über die weitere Geburtsleitung getroffen wurde. Selbst bei der routinemäßigen Herztonkontrolle solltest du während der ganzen Wehe und noch weitere 15-30 Sekunden nach Wehenende die Herztöne überprüfen, um eine genaues Bild über die Reaktion des Babys zu bekommen. Normal ist ein leichtes Schnellerwerden zu Beginn der Wehe oder auf dem Höhepunkt, doch sollte der Herzschlag gleichmäßig bleiben, also nicht schwächer oder unregelmäßig werden. Eine Herzfrequenz über 170 wird als **Tachykardie** bezeichnet und ist besorgniserregend, doch hängt das

vom Grundwert des Babys ab. Ein Anstieg auf 170 ist ernst bei einem Baby, das normalerweise einen Puls von 130 hat, doch bei einem Normalwert von durchschnittlich 160 ist das nicht so alarmierend. Manchmal sinken und steigen die Herztöne während einer Wehe, dieses Muster von **Type III Dips** (variabler Dezelerationen) kann durch Druck auf die Nabelschnur hervorgerufen sein und verändert sich je nach Wehenstärke und Reaktion auf eine Lageveränderung des Kopfes. Am besten *nimmt die Frau einen andere Haltung ein*. Dadurch hört der Druck auf die Nabelschnur meistens auf, die Herztöne werden wieder normal.

Es gibt bedenklichere Herztöne, zum einen **eingeschränkte Herztöne** ohne erkennbare Veränderungen und **Type II Dips** (späte Dezelerationen). Beim letzteren werden die Herztöne auf dem Wehenhöhepunkt langsam und kehren erst nach Ende der Wehe zum Grundwert zurück. Wenn das Baby wirklich beeinträchtigt ist, dann dauert die Herztonverlangsamung auch nach Beendigung der Wehe an, es tritt eine **langsame Erholungsphase** auf. Das kann ein Anzeichen für Plazentainsuffizienz oder Azidose des Babys sein; in beiden Fällen reicht die Sauerstoffversorgung des Babys für die gesamte Belastung einer Wehe nicht aus. Wenn sich eine solche Herztätigkeit in der Eröffnungsphase ergibt, sollte die Mutter Sauerstoff bekommen und in die Klinik gebracht werden.

Das wichtigste, was eine Hebamme für die Eltern in dieser Phase tun kann ist *erhöhte Aufmerksamkeit*, du mußt den Fortschritte ständig im Auge behalten und sie umsichtig unterstützen. Manche Hebammen bringen sich zu wenig ein und lassen eine Frau in einer wenig hilfreichen Haltung verharren, so daß die Geburt nicht vorangeht und die Frau kraftlos wird, und das alles, um nur ja nicht einzugreifen. Andererseits braucht eine Frau manchmal eine Pause, um sich auf die intensiven Empfindungen einzustellen und sich auf den weiteren Verlauf vorzubereiten. Das ist die Erholungs- oder **Plateauphase**; es kann sein, daß die Geburt bei 4 cm, 6 oder 7 cm und noch einmal bei 9 cm und darüber auf einmal keine Fortschritte mehr macht. Interessanterweise bringt jede dieser Pausen einen Wendepunkt mit sich. Bei etwa 4 cm richtet sich die Aufmerksamkeit von außen nach innen, eine Eröffnung von 6 oder 7 cm kann von so intensiven Symptomen der Übergangsphase begleitet sein, daß die Mutter zögert, weiterzumachen, und bei 9 cm und darüber kündigt sich der Übergang von der Eröffnung zum Mitschieben an. Wenn du darüber Bescheid weißt, kannst du die Frau unterstützen, da hindurch zu gehen, doch denk daran, daß es nichts schadet, wenn sie sich ein wenig zurücknimmt und sich sammelt. Eine Pause von einigen Stunden ist in Ordnung, wenn die Mutter sich in einem guten Zustand befindet und bei der Sache ist. Wenn sie dagegen absichtlich eine unbewegliche, jeden Fortschritt behindernde Haltung wählt, um die Empfindungen unter Kontrolle zu behalten, dann weise sie mit Humor darauf hin, daß es bei einer Geburt nicht immer bequem zugeht, daß stärkere Wehen ihr Baby zur Welt befördern und sie sich voll auf das Geschehen einlassen sollte, solange sie noch viel Kraft hat. Manchmal wird die Atmosphäre im Zimmer lähmend, und ein Spaziergang an der frischen Luft ist das richtige. Besonders deprimierend für eine Frau in den Wehen ist ein Raum voll dösender Freunde und müder Geburtshelfer. Ein gutes Mittel, damit es weitergeht, besteht dann darin, die Leute hinauszuschicken, damit sie anderswo schlafen, die Fenster zu öffnen, viel Licht zu machen, Eiswürfel zu holen usw.

Der Übergang zu heftigeren Wehen

Heftigere Geburtsarbeit steht bevor, sobald die Frau sich auf stärkere Wehen eingestellt hat und sich noch mehr überlassen kann. Die Phase zwischen 6-7 cm Eröffnung und Übergangsphase geht oft mit großer Konzentration und Ruhe einher, wodurch der Eindruck entsteht, die Zeit sei stehengeblieben. Wenn die Geburt schon lange gedauert hat, kann es für alle schwierig sein, wach und aufmerksam zu bleiben, weil der Wehenrhythmus so hypnotisierend ist. Für den Vater kann das ein guter Zeitpunkt sein, eine Pause zu machen, und für die Hebammen, sich abzulösen. Die Mutter ist jetzt so vertieft, daß sie das Kommen und Gehen kaum bemerkt, solange sie im Kreuzbereich eine lindernde Hand spürt und beruhigende Stimmen in ihrer Nähe hört.

Das ist die Phase, über die Frauen (nachträglich) oft berichten, daß sie Empfindungen hatten, die mit Tod und Sterben zusammenhängen. Die Frau muß sich körperlich möglichst völlig der Wehe überlassen, während der Atemrhythmus und die intensive Energie sie mit der Außenwelt verbinden, wenn eine Wehe zu Ende ist. Frauen in diesem Moment zu erleben, ist etwas Besonderes; die meisten sind ganz weich und haben eine besondere Ausstrahlung, wenn sie ihre Maske anderen gegenüber fallen lassen können und ihr wahres Selbst zu Tage tritt. Der schläfrige, leicht weggetretene Zustand in den Wehenpausen ist für viele beglückend und erholsam. Die Geburtshelferinnen müssen diese Phase als das respektieren, was sie ist; ein über den Körper hinausgehender Erfahrungshöhepunkt, der erneuernd für die Frau wirkt und sie auf die Phase vorbereitet, wo sie wieder ganz in ihrem Körper ist und sich völlig auf das Mitschieben und die Geburt des Kindes einläßt. Meistens hat eine Frau jetzt nur noch wenige

Bitten, da sie gelernt hat, mit den Empfindungen zurechtzukommen, und möchte sich vor allem darauf konzentrieren, so offen wie möglich zu sein. Falls du bemerkst, daß ihre Atmung unsicher wird, helfen ihr ein paar Worte oder eine sanfte Berührung meist wieder, sich zu konzentrieren.

Wenn du eine deutliche Veränderung der Wehenintensität bemerkst, *überprüf die Herztöne häufig*, um zu sehen, wie das Baby reagiert. Mach ansonsten wie üblich weiter, höre alle 20 Minuten die Herztöne ab und achte darauf, daß die Frau trinkt und die Blase entleert. Hilf der Mutter, nach jeder Wehe einen Schluck Wasser oder Tee zu trinken, am besten mit Trinkhalm, ehe sie wieder ganz mit sich selbst beschäftigt ist. Deine schwierigste Aufgabe besteht jetzt darin, sie in ihrer Konzentration und Ruhe nicht zu stören. Damit du die Herztöne deutlich hören kannst, muß sie sich z.B. zurücklehnen, und das kann sie aus dem Konzept bringen. Falls du einen Dop-Ton (ein Doppler-Ultraschallgerät) hast, ist jetzt der richtige Zeitpunkt, ihn zu verwenden.

Vergiß auch nicht, wie wichtig vaginale Untersuchungen sind. Manchmal kannst du an ihrer Haltung, ihrer Atmung und ihrem Ausdruck erkennen, daß es gut vorangeht, und dann besteht keine Notwendigkeit dazu, doch wenn du dir nicht sicher bist, untersuch sie. Wenn du feststellst, daß die Geburt nicht vorangegangen ist, dann schlage ihr eine Atmung und Haltungen vor, die ihr die Wehenarbeit erleichtern, damit sie für die Endphase Kräfte spart.

Eine vaginale Untersuchung ist angesagt bei Anzeichen für die Übergangsphase wie Ruhelosigkeit, Klagen, Unkonzentriertheit oder wenn sie die Beherrschung verliert. Untersuch sie dann sofort. Wenn die Frau 8 oder 9 cm eröffnet ist, solltest du ihr in eine aufrechte Haltung helfen, damit größtmöglicher Druck auf den Muttermund ausgeübt und so eine schnelle Eröffnung unterstützt wird. Wenn in diesem Stadium kein Druck auf den Muttermund ausgeübt wird, wird er leicht ödematös. Die Hockstellung ist ideal, allerdings entstehen dadurch für die Mutter auch ganz neue, starke Empfindungen. Es ist schwierig, in dieser Haltung die kindlichen Herztöne abzuhören, höre sie also noch vorher ab. Wenn die Frau jedoch einen unwiderstehlichen Preßdrang spürt und noch einige Zentimeter Eröffnung vor sich hat, kann das Hocken zuviel für sie sein. Laß es auf einen Versuch ankommen und unterstütz sie bei einer geeigneten Atmung. Wenn sie unwillkürlich drückt, dann versuch es mit einer dem Pressen nicht so förderlichen Haltung wie Stehen, Vornüberbeugen oder Knieen.

Bring Verständnis dafür auf, daß es den Frauen oft sehr schwer fällt oder unmöglich ist, die Empfindungen in der Übergangsphase zu verarbeiten. Vermittle der Frau dieses Verständnis und zeig ihr, daß du ihr Verhalten akzeptierst, dann fällt es ihr leichter, starke Gefühlsausbrüche zu zeigen. In ihrem Körper findet ein heftiger Konflikt statt, zum einen bekommt sie das Signal: »Es geht los, schieb mit«, zum anderen spürt sie: »Nein, das tut weh, entspanne und öffne dich«. Psychisch vollzieht sich der Übergang von allumfassender zu persönlicher Wahrnehmung, eine Rückkehr zum Körperlichen. Die Geburt des Kindes rückt immer näher.

Besonders wichtig ist es, auf die Körpersprache der Frau zu achten und dafür zu sorgen, daß Schultern und Nacken entspannt und locker sind und sie mit ihrer Aufmerksamkeit tief unten in ihrem Körper ist. Manche Frauen sind ganz verwirrt von der Anweisung, nicht zu drücken, und meinen, sie müßten das Baby zurückhalten, doch eine solche Anspannung verzögert die vollständige Eröffnung. Manchmal helfen Bemerkungen wie: »Öffne dich und laß die Kraft durch dich hindurchfließen, laß es geschehen, laß los.« Massiere währenddessen die Schultern der Frau und atme mit ihr zusammen.

Wenn sie schon ein oder mehr Kinder geboren hat, dann wird sie ihr Baby wahrscheinlich recht bald, nachdem der Muttermund vollständig (10 cm) eröffnet ist, zur Welt bringen. Bereite die Geburt vor, indem du das Zimmer ein wenig aufräumst und den Boden freimachst. Das ist für den Notfall wichtig, wenn du dich ungehindert bewegen können mußt. Und achte darauf, daß kein offenes Feuer oder Kerzen brennen, falls du dein Sauerstoffgerät brauchst. Räum die Bettdecken beiseite, damit sie nicht blutig oder naß werden. Und hier ein Tip von einer sehr erfahrenen Hebamme: Bring mehrere Klebestreifen an deinen Hosenbeinen an, damit du im Notfall darauf Notizen machen kannst. Dann brauchst du nicht umständlich nach der Karteikarte zu fingern oder aufzupassen, daß sie sauber bleibt.

Wasche und schrubbe deine Hände und Unterarme sorgfältig mit einer Handbürste und Antiseptikum. Bereite dann alles für die Geburt vor, stell dein Instrumententablett, dein Absauggerät, deine sterilen Kompressen und eine Schüssel mit heißem Wasser (mit Antiseptikum) zum Waschen des Scheidenausgangs und für Dammkompressen auf eine sterile Einwegunterlage. Du solltest Spritzen und Medikamente zur Kontrolle von Blutungen (Oxytozin und Methergin) griffbereit haben. Reiß die Verpackungen der Gazekompressen auf und leg sie zurecht. Mit ein wenig Olivenöl auf den Fingern bist du bereit, die Frau zu untersuchen, sobald sie durch ihr Stöhnen unwiderstehlichen Preßdrang zum Ausdruck bringt. So bist du auf die Geburt vorbereitet und kannst dich mit deiner ganzen Energie dem Dammschutz und der Geburtsunterstützung widmen. Auch bei einer Frau, die ein kleines Baby durch ein großes Becken zur Welt bringt, ist es ratsam, alles schon in der Übergangsphase bereitzulegen, vor allem, wenn die Eröffnungsphase schnell voranging und die Wehen rasch aufeinanderfolgten.

Noch etwas: Achte darauf, daß die Frau vor der Austreibungsphase die *Blase entleert*. Eine volle Blase kann den Durchtritt durchs Becken behindern und zu atonischen Nachblutungen führen.

Austreibungsphase

Die Austreibungsphase beginnt, wenn der Muttermund nicht mehr im Weg ist… endlich vollständig eröffnet! Fast jede Frau ist in diesem Moment erleichtert und aufgeregt, denn aus passivem Sichüberlassen wird aktives Mitschieben. Das ist der wichtige Wendepunkt, die Zeit, wenn Identität und Körperbewußtsein wieder zurückkehren und einen begeisternden Energieschub mit sich bringen.

Es gibt immer noch einige Meinungsverschiedenheiten über den richtigen Umgang mit den Austreibungswehen. Die herkömmliche Methode der Schulmedizin ist für heftiges, anhaltendes Pressen bei jeder Wehe und lehnt die neuere Methode eines einfühlsamen, der Situation angepaßten Mitschiebens und Atmens kategorisch ab. Eine weitere Methode besteht im »Durchatmen« der Austreibungswehen ohne irgendwelche Anstrengung zum Mitschieben, die am energieschonendsten sein soll und dafür sorgt, daß das Baby maximal mit Sauerstoff versorgt wird. Tatsache ist, daß alle diese Techniken ihre Berechtigung haben, je nachdem, wie die Geburt verläuft. Viel hängt von der Größe des Babys, seiner Lage und der Beckengröße der Mutter ab. Eine Rolle spielt auch der innere Muskeltonus der Mutter und ob es ihr erstes Kind ist. *Flexibilität* ist der Schlüssel. Manche Preßwehen sind so heftig und unwiderstehlich, daß es absolut zuviel verlangt ist, diesen unwillkürlichen Drang zum Pressen ohne Luftanhalten zu ertragen, weil die Frau sonst verzweifelt nach Atem ringen würde. Andererseits können die Preßwehen so sanft sein, daß es ausreicht, gleichmäßig weiterzuatmen. Im allgemeinen ist ihre Intensität nur bis zu einem Höhenstand des Kopfes von 0 oder +1 veränderlich. Wenn er tiefer tritt und Druck auf die After- und Beckenbodenmuskulatur ausübt, ist der Preßdrang stabilisiert und von Wehe zu Wehe ziemlich gleichbleibend. Doch ändert sich die Intensität wieder und kann unbeständig sein, wenn der Damm gedehnt wird und die Frau die Signale ihres Körpers empfängt, wie stark und wann sie mitschieben kann.

In Anbetracht dieser Veränderungen und ganz individuellen Unterschiede ist es selbstverständlich, daß die Frau selbst beurteilen sollte, wie sie sich am besten verhält, solange die Geburt Fortschritte macht und es keine Anzeichen für einen schlechten Zustand des Babys (mehr darüber im nächsten Abschnitt und in Kapitel 5) gibt. Deine Aufgabe ist es, die Frau anzuleiten, wenn es erforderlich ist. Falls sie plötzlich einen unwiderstehlichen Preßdrang verspürt und sich abmüht, weise sie an, Atem zu holen, ihre Kraft zu sammeln und sie nach unten zu richten. Eine Schultermassage verhindert, daß sie sich im Oberkörper oder im Rachenraum verspannt. Viele Frauen stoßen beim Ausatmen laute Töne aus wie Elche, ein ganz unwillkürlicher Impuls. Unterstütz sie dabei, daß die Töne tief, eher stöhnend bleiben und nicht in hohes wimmerndes Schreien übergehen. Manche Frauen schreien beim ersten unwillkürlichen Preßdrang auf, und das ist auch in Ordnung, doch sollte es nicht zur Gewohnheit werden, weil das auf jeden Fall sehr viel Kraft kostet.

Auch ist Schreien im Unterschied zu tiefem Stöhnen mit einer Anspannung der Gesichtsmuskeln und des Rachenraums verbunden, was mit Spannungen im Beckenboden einhergehen kann. Leite sie also dazu an, »loszulassen«, und mach ihr vor, wie sie drücken oder mitschieben kann, indem sie den Unterkiefer hängenläßt und nicht die Stirn runzelt. Vergiß nicht, daß die Empfindung, wie sich der Kopf durch die Scheide schiebt, eine unglaubliche Stimulation bedeutet! Unterstütz sie und lob sie, tu alles, damit sie sich auf diese Empfindungen einlassen kann.

Scheiden- und Dammassage können jetzt sehr hilfreich sein. Am besten massierst du sie schon zu Beginn der Austreibungsphase ein wenig, damit ihre Aufmerksamkeit nach unten gelenkt wird und um gleichzeitig zu spüren, welche Bereiche verspannt sind. Olivenöl ist ein sehr gleitfähiges Öl, das einen glatten beständigen Film über den Scheidensekreten bildet. Füll Öl aus einer neu geöffneten Flasche zur besseren Anwendung in eine Spritzflasche um.

Am wirksamsten ist die Massage zwar ohne Handschuhe, doch wegen der Möglichkeit einer AIDS-Übertragung ist das nicht zu empfehlen. AIDS kann durch Scheidensekrete, Blut, Fruchtwasser und sogar Muttermilch übertragen werden. Du mußt dich, deine Familie und die anderen Frauen durch die Verwendung von Handschuhen schützen, wenn du mit diesen Körperflüssigkeiten in Kontakt kommst.

Fang langsam an und achte auf die Reaktion. Massiere nur in den *Wehenpausen* – außer die Frau genießt die Massage wirklich sehr –, denn so störst du sie nicht dabei, sich mit ihren Wehen vertraut zu machen und einen Rhythmus zu finden. Konzentriere dich auf die Bereiche in unmittelbarer Nähe des tiefertretenden Kopfes und massiere dann abwärts.

Zur Massage angespannter innerer Muskelstränge ist es am besten, entweder sanft über den ganzen Strang zu streichen oder tiefen Druck auszuüben, so daß du zu den festesten Stellen gelangst. Beides ist gut, im ersten Fall unterstützt du die Ausdünnung und Dehnung, im zweiten behebst du Spannungen. Oft ist nur eine Seite der Muskulatur verspannt. Du brauchst dich nicht auf den Damm zu konzentrieren, wenn der Kopf noch recht weit oben ist, es sei denn, die Muskeln ziehen sich zusammen oder bleiben bei einer Austreibungswehe rigide. Dann ist eine Massage der Scheidenöffnung einschließlich der Schamlippen gut. Manche Frauen mögen es, wenn ihre Klitoris massiert wird, manche bitten darum und einige machen es selbst, andere wieder empfinden es als zu stimulierend und und als Überreizung. Sei sanft und achte auf die Reaktionen der Frau. Es ist sehr wichtig, daß du ihr bei der Massage deine Wahrnehmungen mitteilst. Die Frauen wünschen sich so sehr, daß es zu keinem Riß kommt, daß die Reaktion auf eine Bemerkung wie: »Du bist hier noch ein bißchen sehr fest, versuch, ganz loszulassen«, erstaunliche Ergebnisse haben kann. Jede Frau sollte während der Schwangerschaft angeleitet werden, innere Spannungen lösen zu können (durch Bilder wie z.B. das Atmen durch die Scheide), und sollten es lernen, die Scheidenmuskulatur bewußt zu entspannen. Diese Fähigkeit trägt zu einem guten Fortschritt in der Austreibungsphase und einer kontrollierten, jedoch spontanen Geburt des Kindes ohne Riß bei. Dammassage ist nicht so sehr zur Verhinderung eines Dammrisses wichtig, sondern vielmehr dazu, daß die Mutter sich besser auf ihre eigenen Empfindungen einlassen kann.

Es gibt noch ein anderes Hilfsmittel für Frauen, die sich beim Mitschieben verspannen, und zwar Druck: Drück mit zwei Fingern in der Scheide zum After hin. Das ist für die Mutter ein Anreiz, ganz nach unten mitzuschieben. Bei Frauen mit einem sehr großen Baby kann das äußerst hilfreich sein, wenn sie noch keinen Preßdrang haben und das Baby oben bleibt. Durch Stimulieren des Preßdrangs kannst du erreichen, daß die Frau reagiert und mitarbeitet, so daß sie das Baby weit genug nach unten schiebt, um ihre eigenen natürlichen Impulse in Gang zu bringen.

Auch der Vater sollte zum Massieren angehalten werden, wenn er vorhat, bei der Geburt zu assistieren. Wenn er den Kopf des Babys in der Scheide berührt und spürt, wie er bei einer Preßwehe nach unten drückt, wird ihn das überzeugen, daß die Geburt kurz bevorsteht. Mancher Vater wird bei dieser ersten Berührung des Babys ganz nervös, und es kann sein, daß du ihn beruhigen mußt, indem du deinen Arm um seine Schultern legst und ihm einige deutliche Anweisungen gibst, was er tun kann. Bring deine Finger ganz in die Nähe seiner Finger und zeig ihm das Tempo und die Bewegungen bei der Massage. Aufgeregte Väter tun anfangs oft zuviel des Guten, doch wenn du sie lobst, entspannen sie sich meist und fangen an, es zu genießen. Vergewissere dich von Zeit zu Zeit, wie angespannte Bereiche auf seine Berührung reagiert haben, und hilf ihm nötigenfalls ein wenig.

Medizinische Maßnahmen während der Austreibungsphase

Die Austreibungsphase ist für das Baby ziemlich anstrengend, vor allem, wenn die Wehen lange dauern und sein Kopf starkem Druck ausgesetzt ist. Deine Hauptaufgabe besteht darin, bei jeder zweiten Wehe die kindlichen Herztöne abzuhören, sowohl während einer Wehe wie auch unmittelbar danach. Wenn der Kopf den Beckenboden erreicht, höre bei jeder Wehe ab. So erfährst du, was für dich bei der Leitung der

Austreibungsphase wichtig ist, d.h. ob die Mutter vermehrte Anstrengungen unternehmen muß, damit das Baby geboren wird. Starkes Pressen ist nicht immer das Richtige, eine andere Haltung, eine tiefere Atmung oder größere Entspannung können der Schlüssel sein. Es gibt eine Grenze, was das Baby erträgt, wenn es stundenlang starken Preßwehen ausgesetzt ist; höre deshalb genau und oft die Herztöne ab und stell dich darauf ein, die Vorgänge zu beschleunigen (ohne etwas zu erzwingen).

Zum Glück sind die Schädelknochen des Babys beweglich und schieben sich gewöhnlich übereinander, um sich der Muskulatur und den Knochen des mütterlichen Beckens anzupassen. Bei übertragenen Babys, bei denen schon eine Verknöcherung der Nähte eingesetzt hat, kann das anders sein, ebenso bei sehr großen Babys oder bei regelwidrigen Lagen, die sich nur in gewissen Grenzen den Ausmaßen des mütterlichen Beckenraums anpassen können. In solchen Fällen kann der Druck auf den Kopf zu einem **Type I Dip** (frühe Dezeleration) führen (Herztöne werden zu Beginn einer Wehe langsamer und kehren nach Wehenende zum Ausgangswert zurück). Ein Einzeldip um 10 Schläge ist zu Beginn der Austreibungsphase in Ordnung, eine Verlangsamung um 20 Schläge ist gegen Ende bei der Dehnung des Damms häufig. Ein Absinken bis auf 100 Schläge pro Minute ist nicht ungewöhnlich, während der letzten Wehen auch nicht auf 80 Schläge, doch ein Absinken auf 60 ist ein Zeichen, daß das Baby Sauerstoff braucht und schnell geboren werden sollte. Wichtiger als das Absinken ist die Erholung nach der Wehe; wenn die Herzfrequenz sofort wieder zum Ausgangswert zurückkehrt, besteht weniger Anlaß zu Besorgnis. Wenn sie noch mehr absinkt, handelt es sich um eine ernste **Bradykardie** (unnormal niedriger Ausgangswert), und das Kind sollte umgehend zur

Welt kommen. Wenn es dem Kind schlecht geht, behalte dein Abhörgerät um den Hals, höre fast ununterbrochen ab und überlaß deiner Partnerin das Anleiten, die Massage und die Vorkehrungen für die Geburt.

Ein Type I Dip oberhalb eines Höhenstands von +1 oder +2 ist ungewöhnlich und ein schlechtes Zeichen. In diesem Fall fordere die Mutter auf, in die Hocke zu gehen und kräftig mitzuschieben, denn dein Ziel ist es, die Phase des größten Drucks auf den Kopf des Babys zu verkürzen und die Geburt zu beschleunigen. Möglicherweise hat die Frau ein vorspringendes Promontorium, das in Beckenmitte ein Hindernis bildet. Wenn dieser Punkt überwunden ist, kann der Druck wieder nachlassen. Du mußt dich auf dein Gespür verlassen. Ein großer Kopf, der nicht tiefer tritt, kann unglaubliche Preßanstrengungen erfordern, damit er das Becken passiert; die Mutter muß durch tiefe Atmung in den Wehenpausen für den Ausgleich des Sauerstoffmangels sorgen. Wenn die Herztöne auf Grund des Drucks auf den Kopf langsamer werden, ist Sauerstoff physiologisch nicht angezeigt und tut selten gut. Sauerstoff ist *das* Mittel der Wahl bei Type II Dips oder sehr langsamer Erholung. In der Austreibungsphase sind auch **Type III Dips** (variable Dezelerationen: Herztonabfall und steiler Anstieg) möglich, die im allgemeinen ein Anzeichen dafür sind, daß die Nabelschnur gedrückt wird, eingeklemmt ist oder eine Umschlingung vorliegt. Manchmal sind auch Nabelschnurgeräusche (ein blasendes oder schabendes Geräusch synchron mit den kindlichen Herztönen) in dem Bereich zu hören, wo die Herztöne am deutlichsten sind. Versuche es mit einer Haltungsveränderung, wenn der Kopf noch weit oben ist; denn wenn die Nabelschnur entlang des Kopfes eingeklemmt ist, kann dadurch der Druck behoben werden. Wenn der Kopf schon tief ins Becken eingetreten ist, dann höre ständig die Herztöne ab und sei darauf vorbereitet, daß das Baby die Nabelschnur um den Hals hat (Klemmen und Scheren geöffnet und griffbereit).

Oft platzt bei den ersten starken Preßwehen die Fruchtblase, und du bist alarmiert, weil **Mekonium** im Fruchtwasser ist. Wenn die Herztöne noch im Normalbereich sind, besteht kein Grund zur Panik. Das kann gelöstes Mekonium sein, ein Hinweis, daß es dem Kind vor einiger Zeit zu Beginn der Geburt oder vor einigen Tagen schlecht ging. Stell dich darauf ein, Mund und Rachen des Babys sanft, doch ausgiebig mit einem speziellen Absauggerät (Gummischlauch und Sammelbehältnis))abzusaugen, *sobald* der Kopf geboren ist und *bevor* das Kind zu atmen beginnt. Das Einatmen von Mekonium kann zu Lungenentzündung beim Neugeborenen führen und muß deshalb durch sorgfältiges Absaugen (siehe S. 106) verhindert werden.

Bei einer lange (über 2 Stunden) dauernden oder einer sehr heftigen kürzeren Austreibungsphase sollte die Frau viel Flüssigkeit oder eßlöffelweise Honig zu sich nehmen, um neue Energie zu bekommen. Bei einer langen Austreibungsphase werden Frauen oft sehr müde und müssen dazu aufgefordert werden, sich zwischen den Wehen *völlig auszuruhen*. Die Haltung der Frau ist dabei wesentlich; am besten sind Hocken oder Stehen, wobei die Schwerkraft mithilft. Manchmal jedoch wehren sich Frauen gegen diese Haltungen, weil ihre Empfindungen schon so intensiv sind und sie meinen, es nicht mehr länger auszuhalten: »Wann ist es endlich vorbei?« Sag der Frau, daß ihr Kind schon fast da ist und sie es bald im Arm halten wird.

Das andere Extrem ist eine sehr schnelle Geburt. Durch einmaliges Mitschieben gelangt das Baby vielleicht bis zum Damm, und beim nächsten unwillkürlichen Drücken ist es womöglich ganz geboren. Wenn die Frau schon ein Kind bekommen hat und die Austreibungsphase damals nicht länger als 20 Minuten gedauert hat, ist ein solcher Verlauf möglich. Frauen bedauern nach einer derartigen Geburt oft, daß sie nie die Befriedigung intensiven Mitschiebens erlebt haben. Wenn du mit einem schnellen Durchtritt durchs Becken rechnest, schlag der Frau während der Übergangsphase den Vierfüßlerstand vor, damit bei Beginn der Austreibung die Schwerkraft nicht mithilft. Dadurch wird die Geburt wahrscheinlich nicht lange verzögert, doch die Frau gewinnt so einige kostbare Momente, um sich auf ihre Empfindungen einzustellen, und du hast etwas mehr Zeit für Vorbereitungen.

Die Unterstützung der Geburt

Gebärhaltungen sollten vor der Geburt besprochen werden, denn viele Frauen haben bestimmte Vorstellungen. Die besten Haltungen sind wahrscheinlich der Vierfüßlerstand und das abgestützte Sitzen, auch Hocken mit ausreichender Unterstützung ist eine Möglichkeit. Die Rückenlage wirkt der Schwerkraft entgegen und ist schädlich für das Baby, weil die große Hohlvene sehr belastet wird, was zu Sauerstoffmangel führen kann. Die Seitenlage mit angehobenem Bein geht mit Ungleichgewicht und Passivität einher und beeinträchtigt das Gefühl der Frau, Einfluß zu nehmen und aktiv mitzuarbeiten, allerdings wird dabei der Damm entlastet. Die meisten Frauen scheinen die halbsitzende Stellung zu bevorzugen, bei der sie zuschauen können, was passiert, und die Arme ausstrecken und das Baby zu sich herausheben können, wenn es da ist. Der Hauptvorteil für die Hebamme besteht darin, daß sie gut die Herztöne abhören kann. Für die Eltern kann es emotional sehr befriedigend sein, wenn der Mann hinter der Frau sitzt, so daß sie ganz und gar miteinander in Kontakt sind, wenn sie die Geburt erleben.

Der Vierfüßlerstand hat einige große Vorteile vor allem für Frauen mit einem großen Kind oder für Frauen, die bei tief stehendem Kopf schon recht lange mitgeschoben haben (ein Hinweis auf ein Mißverhältnis zwischen kindlichem Kopf und Beckenmitte oder Beckenausgang). Im Vierfüßlerstand kann sich das Becken optimal öffnen, die Muskulatur kann sich entspannen. Diese Haltung ist eine gute Maßnahme bei verzögerter Geburt der Schultern (bei Schulterdystokie); allein schon der Wechsel in den Vierfüßlerstand führt oft ohne weitere Maßnahmen zur Geburt des Kindes.

Viele Frauen finden kurz vor der Geburt instinktiv ihre Haltung, deshalb ist es am besten, auf alles eingestellt zu sein. Eine Frau erzählte mir, daß sie die Austreibungsphase hauptsächlich im Vierfüßlerstand verbracht hatte, weil sie das am bequemsten fand und so gut mit ihren Wehen mitarbeiten konnte, doch im letzten Moment bestand ihre Hebamme auf der halbsitzenden Haltung. Vielleicht hatte sie noch nie eine Geburt im Vierfüßlerstand geleitet, auf jeden Fall fühlte sich die Frau desorientiert und meinte, daß ihr anschließender Kontrollverlust und ein tiefer Dammriß auf diesen Haltungswechsel in letzter Minute zurückzuführen waren. Jede Hebamme sollte sich geistig auf alle denkbaren Haltungen einstellen, damit sie sich in dieser Beziehung von der Mutter führen lassen kann. Wenn der Zeitpunkt der Geburt gekommen ist, ist höchste Konzentration erforderlich. Ganz abgesehen davon, wieviele Geburten eine Hebamme schon begleitet hat, kann es bei der Geburtshilfe keinen feststehenden Ablauf geben, vor allem dann nicht, wenn sie sich der Frau nahe fühlt und bereit ist, sich bei ihrer Geburtsbetreuung von Liebe leiten zu lassen. *Jede Geburt ist einzigartig!* Es gibt gewisse Fertigkeiten, damit sie gut verläuft, doch die Hauptverantwortung der Hebamme besteht darin, sich auf allen Ebenen mit Hingabe einzufühlen, sich zu konzentrieren und richtig zu reagieren. Das ist das Wesen des Hebammenberufs, du stehst nicht nur den Eltern bei, sondern stellst dich in den Dienst von Kräften, die weit über dich hinausreichen.

Zur Vermeidung von Rissen ist die wichtigste und anerkannteste Maßnahme die Anwendung heißer Kompressen am Damm. Dadurch werden der Blutkreislauf angeregt, die Entspannung gefördert und Brennen und Prickeln gelindert. Du kannst sterile Gazekompressen, Binden oder saubere Waschlappen verwenden, die du in heißes Wasser mit einem Spritzer Antiseptikum tauchst. Kompressen sind vor allem dann wichtig, wenn der Damm beim Dehnen weiß wird. Hilfreich sind sie auch für Frauen, die unwillkürlich die Muskeln anspannen. Wenn die Geburt unmittelbar bevorzustehen scheint, hast du vielleicht keine Zeit mehr dazu, aber du kannst deine Partnerin oder deine Schülerin darum bitten, während du dich auf deine anderen Pflichten konzentrierst.

Während der Kopf sich immer mehr dem Scheidenausgang nähert, massiere die Muskelstränge, die ihm im Weg sind, wobei du bei Beginn einer Wehe anfängst, am Wehenhöhepunkt nachläßt und den Kopf selbst den Bereich dehnen läßt, den du gerade massiert hast. Verwende reichlich Öl! Wenn die Frau übergewichtig ist oder sehr viel Fettgewebe hat, dann führe zwei Finger jeder Hand ein und ziehe bei den Punkten vier und acht Uhr abwärts und nach außen, um Platz für den Kopf zu schaffen, damit er sich vorschieben kann. Sobald der Kopf wieder zurückgleitet und das Druckgefühl vorbei ist, beende die Massage mit halbkreisförmigen Bewegungen am Damm selbst zwischen den Punkten drei und neun Uhr.

Leg in der Pause wieder eine Kompresse auf und massiere weiter, wenn die nächste Wehe beginnt.

Vergiß den Bereich um die Harnröhre nicht, denn Risse in diesem Gewebe sind schmerzhaft und schwer zu nähen. Es genügt, wenn du die Oberfläche sanft einölst; Massage ist meistens unangenehm.

Vergiß bei dieser wiederholten Dammassage und den Kompressen nicht, den Zustand des Babys zu überprüfen. Er ist letzendlich der Maßstab für die Zeit, die dir bleibt, um dafür zu sorgen, daß der Damm möglichst unversehrt bleibt. Dein Hörrohr solltest du gut griffbereit um den Hals tragen, und wenn du eins mit Stirnbügel hast, kannst du während der Wehe die Herztöne hören und hast die Hände frei, um gleichzeitig den Dammschutz zu machen. Wenn Hebammen jedoch zu zweit arbeiten, könnt ihr euch diese Aufgaben teilen, so daß jede sich zwischendurch einmal ausruhen oder sich ganz auf die emotionalen Bedürfnisse der Eltern konzentrieren kann.

In diesen Momenten allergrößten Drucks auf den Kopf des Babys ist eine frühe Dezeleration mit Einzeldips bis auf 100 nicht besorgniserregend. Am beunruhigendsten sind Verlangsamungen, auf die eine sehr schlechte Erholung folgt oder ständige Bradykardie. Sauerstoff für die Frau kann helfen, doch wenn die Herztöne abfallen und unter 100 *bleiben*, sollte das Baby sofort geboren werden. Sag der Mutter, daß das Baby schnell heraus muß und daß du ihre volle Aufmerksamkeit und Mitarbeit brauchst. Mach ihr klar, daß sie loslassen und sich *völlig entspannen* soll und daß du es ihr sagst, wann sie mitschieben soll. Manchmal genügt schon dieser Hinweis, um den letzten Rest von Widerstand zu beseitigen, und das Baby kommt spon-

tan mit der nächsten Wehe zur Welt. Sonst mußt du wahrscheinlich einen Dammschnitt machen; schneide nur auf dem Höhepunkt einer Wehe, wobei deine Schere auf der Mittellinie des Damms abwärts gerichtet ist, und schneide etwa 2,5 cm weit. Mehr über Dammschnitt auf den nächsten Seiten.

Manchmal sind die Herztöne in der Austreibungsphase sehr schwer zu hören. Du setzt schließlich dein Hörrohr direkt oberhalb des Schambeins auf, und wenn das Baby noch tiefer tritt, können die Herztöne unter Umständen gar nicht mehr zu hören sein. Gleichzeitig erfolgt die Dehnung des Damms, die meist nur einige Wehen lang dauert, manchmal aber auch länger. Du stehst also vor dem Problem, wie du dir weiterhin die Zeit für eine sorgfältige Geburtsunterstützung nehmen kannst, wenn du keine Hinweise auf den Zustand des Babys hast. Zum Glück gibt es ein weiteres Zeichen, und das ist die *Farbe der kindlichen Kopfhaut*. Wichtig ist auch, wie schnell das Blut zurückkehrt, wenn leichter Druck auf die Kopfhaut ausgeübt wird. Beides zeigt, ob die Zirkulation und der Sauerstoffgehalt des kindlichen Blutes ausreichend sind. Bei einer Klinikgeburt hat ein Geburtshelfer einmal gesagt: »Wenn die Kopfhaut rosa ist, lasse ich mir Zeit.« Babys schwarzer Eltern haben von Natur aus eine dunklere Haut, doch kannst du trotzdem schauen, wie schnell das Blut zurückkehrt und aufmerksam auf die Farbe gleich nach Nachlassen des Drucks achten. Bläuliches rosa ist ein gutes Zeichen, bläulich ist nicht so gut und bläulich-weiß ist sehr bedenklich.

Vorausgesetzt, dem Baby geht es gut, die Herztöne sind in Ordnung und die Hautfarbe beruhigend, kannst du es dir leisten, gelassen zu sein, und dir Zeit nehmen, um der Mutter bei der Dehnung ihres Damms zu helfen. Zu diesem Zeitpunkt ist es am wichtigsten, die Frau *auf eine einfühlsame Atmung einzustimmen*; fordere sie zum Hecheln auf, sobald sich der Kopf vorwölbt, und zeig ihr, wie sie so ohne sich anzuspannen oder festzuhalten, weiteratmen kann. In Büchern und Geburtsvorbereitungskursen wird diese Atmung ausschließlich für den Durchtritt des Kopfes empfohlen, doch die Erfahrung zeigt, daß sehr viel eher damit begonnen werden sollte, wenn das Baby sich sehr schnell vorwärtsschiebt. Es ist jedenfalls nichts verloren, wenn die Frau eine Wehe lang hechelt. Du hast so die Möglichkeit zu sehen, wieviel Kraft ihr Körper ganz von selbst entwickelt, so daß du abschätzen kannst, wie nahe die Geburt bevorsteht und was zu tun ist. Wenn sie während einer Wehe hechelt und das Kind nicht tiefer tritt, soll sie bei der nächsten Wehe wieder mitschieben. Wenn du sie mit dem Hecheln vertraut machst, bevor ihre Empfindungen übermäßig stark sind, überläßt du es ihr, sich zu beruhigen oder sich intensiver einzulassen, je nachdem, wie es ihr dabei geht. Wenn sie über Brennen oder Prikkeln klagt – Zeichen für maximale Dehnung –, dann ist es Zeit zum Hecheln.

Deine Dammassage wird jetzt hauptsächlich aus dem Dammschutz bestehen, denn inzwischen füllt der Kopf die ganze Scheidenöffnung aus, so daß du kaum noch die Finger dazwischenschieben kannst. Sobald der Kopf den Geburtsausgang vorwölbt, drück eine Kompresse fest auf den Damm und halte sie mit der anderen Hand fest. So verhinderst du, daß Stuhl (der Infektionen verursachen könnte) zur Scheide gelangt.

Wenn der Durchtritt des Kopfes kurz bevorsteht, trag Öl auf den gesamten Scheidenausgang auf, indem du mit deinen Fingern daran entlangstreichst und weißliche Bereiche immer wieder sanft ausstreichst. Wenn dann der Kopf zwischendurch zurückgleitet, wende Wärme mit Hilfe der Kompressen an.

Sobald sich der Kopf nach draußen schiebt, wobei ein runder Kopfumfang sichtbar wird, der in den Wehenpausen kaum noch zurückgleitet, hör mit der Massage auf, schütze mit deiner freien Hand den Harnröhrenbereich und kontrolliere die Austrittsgeschwindigkeit (die andere Hand bleibt am Damm). Indem du das Handgelenk dieser Hand oberhalb des Scheidenausgangs aufliegen läßt und deine Finger nach unten über den Kopf gleiten, kannst du gleichzeitig dem Kopf unter dem Schambein hindurchhelfen und eine gute Beugung fördern. Die Hand am Damm übt Gegendruck aus und fördert ebenfalls die Beugung des Kopfes, indem du das Vorderhaupt zurückhältst, während die Scheitelbeine am oberen Teil der Scheide herausgleiten. So hilfst du dabei, daß der Kopf mit dem allerkleinsten Durchmesser durchtritt, was besonders wichtig ist, um Risse zu vermeiden.

Dieser beidhändige Balanceakt, bei dem du den Druck zwischen oben und unten durch Nachgeben und Zurückhalten ausgleichst, führst, den Damm sich dehnen läßt und sanft gegenhältst, läßt sich nur durch Erfahrung erlernen. Eine allgemeine Regel gibt es aber: Wenn du das Gefühl hast, daß sich ein Riß nicht mehr verhindern läßt und irgend etwas nachgeben muß, dann der Damm. Gib nie die Kontrolle durch die vordere Hand auf; viele Anfängerinnen machen den Fehler, den Dammschutz so gut zu machen, daß es zu Rissen der Harnröhre kommt, weil sie den Kopf nach vorn drücken. Am allerwichtigsten aber ist, daß du weiterhin den Damm schützt, wenn der Kopf sich durchgeschoben hat. *Laß nicht los!*

Manchmal kommt es in dieser Phase zu einem Stillstand. Der Kopf war vielleicht schon einige Wehen lang am Damm, die Frau hat gehechelt, du hast es mit Kompressen versucht, aber es ist nicht vorangegangen. Nach ein paar weiteren

Wehen denkst du an einen Dammschnitt. Manchmal kommt es wegen Anspannung im Gewebe der Frau zu diesem Stillstand, manchmal liegt es an einem großen, nicht aufs Brustbein gebeugten Kopf, und gelegentlich besteht ein Rest fast unbewußten psychischen Widerstands, der paradoxerweise von der Angst vor dem Reißen stammt. Du kannst es damit versuchen, daß die Frau in den Wehenpausen drückt, denn wenn sie sich gegen die kraftvollen Empfindungen und den Druck auf den Damm wehrt, kann sie sich vielleicht zwischen den Wehen besser entspannen und wirksamer schieben. Wenn das nicht hilft, solltest du einen Dammschnitt machen. Leg deine Finger innen an, um den Kopf zu schützen, führe deine Schere ein und sei zum Schneiden bereit, wenn sich der Kopf bei der nächsten Wehe vorschiebt. Es kann bluten, drücke also einen sauberen Mulltupfer auf die Schnittfläche.

Manchmal ist es nötig, einen Dammschnitt zu verlängern, um einem ganz besonders großen Kopf Raum zu schaffen, doch ganz allgemein ist es so, daß das Gewebe sehr dazu neigt, über das Schnittende hinaus zu reißen. Um das zu verhindern, mußt du den Apex der Wunde stützen und Gegendruck anwenden, genauso, wie du die Mittellinie des Damms schützen würdest.

Sobald der Kopf des Babys da ist, beurteile kurz Farbe und Gesamtzustand. Achte darauf, wie wach und lebhaft es zu sein scheint. Halte nach Streßanzeichen Ausschau. Ein weißlich-blauer Kopf und ein zusammengepreßter Mund sind ein Zeichen, daß das Baby schnell geboren werden muß und wahrscheinlich am Anfang etwas Hilfe braucht. Entferne auf jeden Fall Blut, Schleim oder Mekonium aus den Augen, der Nase und dem Mund und sauge dann folgendermaßen ab: Wenn nicht zuviel Sekret feststellbar ist, benutze ein übliches Absauggerät.

Achte darauf, die gesamte Luft herauszudrükken, bevor du den Schlauch in den Mund einführst, sonst bringst du Schleim und Fruchtwasser noch tiefer in die Luftröhre und möglicherweise in die Lungen.

Ein spezielles Absauggerät ist bei dickem Schleim oder Mekonium unentbehrlich, denn damit kommst du tiefer und kannst sehen, was du absaugst. Überprüf zunächst, ob der Deckel des Auffangbehälters fest verschlossen ist, damit es richtig funktioniert. Dann führ den Schlauch etwa 10 cm tief in den Mund ein und zieh ihn langsam wieder zurück, während du immer wieder heftig saugst (siehe Abbildung S. 107). Sag der Mutter unbedingt, daß sie nicht pressen soll, bevor du fertig bist; vorsichtshalber kann deine Kollegin auch das Baby zurückhalten. Wenn du beim Aufhören immer noch Mekonium heraufbeförderst, solltest du das Absaugen wiederholen, bis die Flüssigkeit klar ist. Sei aber schnell, vor allem, wenn es dem Baby schlecht zu gehen scheint.

Wenn dem Baby keine Flüssigkeit aus dem Mund läuft, brauchst du nichts zu unternehmen. Das Absaugen muß nicht routinemäßig gemacht werden.

Als nächstes prüf nach, ob die Nabelschnur um den Hals gewickelt ist. Hierzu führst du deinen Finger (mit der Innenseite nach außen) hinten am Nacken des Babys entlang, und wenn du auf die Nabelschnur triffst, dann krümme deinen Finger, ergreife sie und zieh sie dem Baby mit einer entschlossenen Bewegung über den Kopf. Das alles muß vor der nächsten Wehe passieren. Wenn du feststellst, daß du die Nabelschnur nicht lösen kannst oder nicht genug Spielraum ist, um sie über den Kopf zu ziehen, kannst du vielleicht die Schlinge so weit öffnen, daß Schultern und Körper hindurchschlüpfen können. Als letztes Mittel kannst du die Nabelschnur zweimal abklemmen und sie dazwi-

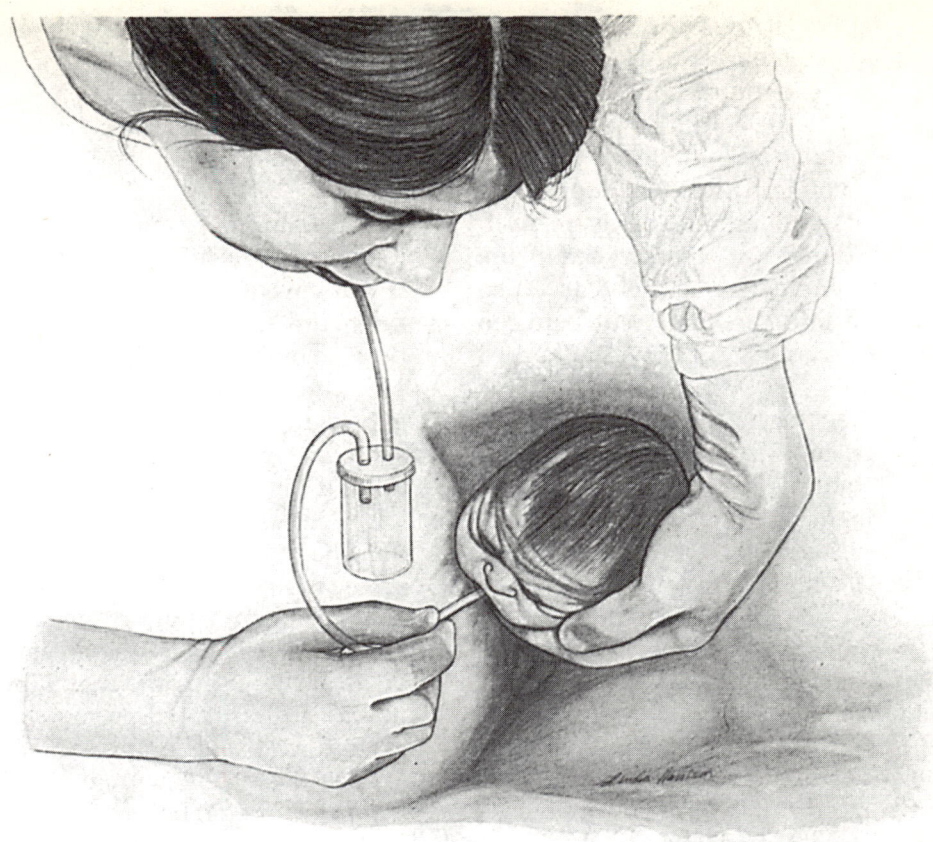

Absauggerät

schen mit einer stumpfen Schere durchtrennen und dann lösen.

Wenn die Nabelschnur gespannt ist, ist es wichtig, daß du die Frau immer wieder ans Hecheln erinnerst und ihr mit Bestimmtheit sagst, daß sie erst wieder mitschieben darf, wenn du es sie wissen läßt. Du könntest auch, sobald du das merkst, laut »enge Nabelschnur« sagen, damit deine Kollegin die Instrumente bereitlegen kann.

Inzwischen sollten die Schultern geburtsbereit sein. Wenn die nächste Wehe auf sich warten läßt und dem Baby das Blut in den Kopf steigt (er dunkelrot wird), dann ist es Zeit, daß es durch kraftvolles Mitschieben der Mutter geboren wird. Zögere das nicht hinaus, denn so-

lange der Brustkorb des Babys im Geburtskanal zusammengedrückt wird, ist der venöse Rückfluß aus dem Kopf behindert, und der Druck im Schädel kann gefährlich ansteigen. Motiviere die Frau also. Wenn du die Geburt gemeinsam mit einer Kollegin betreust, dann laß sie den Dammschutz machen, während du die Schultern entwickelst, oder du schützt den Damm, wenn der Vater das Baby in Empfang nimmt. Der Kopf sollte an beiden Seiten sanft umfaßt und nach hinten geführt werden, bis die vordere Schulter erscheint und dann sofort (in einem 45-Grad-Winkel) nach außen angehoben werden, damit die hintere Schulter keinen Zug ausübt und es damit zu einem Riß käme. Greif um und nimm das Baby in Empfang, leg es der Frau dann sanft auf den Bauch. Wenn es ihm gut geht (es sofort zu atmen beginnt), dann gib es ihr gleich in die Arme, so daß es sie anschaut, doch wenn es bleich ist oder schnorchelt, dann leg es ihr mit dem Gesicht nach unten auf die Brust, so daß sie es berühren kann. In dieser Haltung kann das Fruchtwasser abfließen, das Absaugen ist leichter. Deck das Baby sofort mit zwei oder drei Moltontüchern zu (am besten vorgewärmt), damit es keine Wärme verliert.

Beobachte das Baby gut und mach nach einer und nach fünf Minuten den Apgar-Test. Achte darauf, daß das Baby die ganze Zeit warmgehalten wird, die ersten Tücher sind wahrscheinlich vom Fruchtwasser schnell feucht und müssen dann sofort gewechselt werden. Hilf der Frau in eine angenehme Lage, damit sie und ihr Baby sich entspannen können. Achte darauf, daß sie es warm genug hat und etwas Süßes trinkt, und dann zieh dich zurück, um deine Sachen zu erledigen, damit die Familie miteinander vertraut werden kann.

Das ist der normale Geburtsablauf. Etwa 90% aller von dir betreuten Geburten werden so verlaufen. Emotional jedoch ist jede Geburt einmalig, je nachdem, wie sehr die Frau von ihrer Geburt in Anspruch genommen war, wie wach oder wie müde sie ist und wie sehr sie sich überhaupt darüber freut, daß sie ein Kind bekommt. Für Frauen, die sich auf die Wehen eingelassen und ihren Rhythmus in der Eröffnungsphase gefunden haben, ist die Geburt eine Zeit völliger Konzentration und innerer Sammlung. In der Austreibungsphase steigert sich die Intensität so sehr, daß die starken Empfindungen (Kopf und Körper des Babys sind in der Scheide und üben ständigen Druck auf die Nervenendigungen aus) dauerhaft werden, und diese Gefühle sind so überwältigend, daß die Frau oft ihr eigenes Körperbild aufgibt und sich ganz

der Wahrnehmung der Konturen ihres Babys anpaßt. Für viele ist das eine geistige und sexuelle Erfahrung von Einheit, Ineinanderfließen ... der Orgasmus der Geburt.

Einigen Frauen fällt es schwer, sich solchen intensiven Empfindungen zu überlassen, sie versuchen, die Kontrolle zu behalten, andere wollen es einfach nicht wahrhaben und pressen, ohne ihre Kraft zu dosieren. Sie sollten vor der Wahrscheinlichkeit gewarnt werden, daß sie reißen, und dazu ermuntert werden, die Hand auszustrecken und den Kopf des Babys mit der gedehnten Haut darum herum zu spüren. Oft führt das zu einem Seufzer oder einem hingebungsvollen Stöhnen, wenn sie endlich die Verbindung zum Kind herstellen, meist wird es kurz darauf geboren.

Unabhängig davon, wie einfühlsam eine Frau ihr Kind zur Welt bringt, kann es sowohl eine *Erleichterung als auch ein Schock* sein, wenn sie die anschließende Leere spürt. Es ist ganz wichtig, daß die Frau ihr Baby sofort in den Arm bekommt, damit der Schock nicht in Teilnahmslosigkeit übergeht, wodurch die Fähigkeit, eine Bindung zum Kind herzustellen, gestört wird. Das Baby der Mutter auf den Oberschenkel zu legen, bis sein Zustand stabil ist, oder es routinemäßig abzusaugen, zu säubern und die Nabelschnur zu durchtrennen, bevor die Mutter ihr Kind erhält, sind sehr unnatürliche Verfahren, die Mutter, Vater und das Baby um ihr Vergnügen bringen und sie in ihren Bedürfnissen beschneiden. Hierbei gibt es keine Ausnahmen; selbst ein »schlaffes« Baby sollte der Mutter auf den Bauch gelegt werden und dort alle Unterstützungsmaßnahmen erhalten, während das Baby Körperkontakt zur Mutter hat. So hat sie die Möglichkeit, Kontakt zu ihrem Kind aufzunehmen und ihre Sorge um sein Leben und sein Wohlergehen zum Ausdruck zu bringen.

Die Nachgeburtsphase

Aufmerksame Beobachtung ist der Schlüssel für eine sichere und leichte Nachgeburtsphase. Schon oft ist eine entstehende Bindung zwischen Mutter und Kind von einer übereifrigen Hebamme abrupt unterbrochen worden, die darauf bestanden hat, an der Nabelschnur zu ziehen oder die Mutter zur Hockstellung aufzufordern, bevor es an der Zeit war. Andererseits hat Unachtsamkeit seitens einer Hebamme auch schon zu langem und sehr ängstlichem Warten auf die Geburt der Plazenta geführt, weil sie die wesentlichen Zeichen dafür, daß es nun Zeit war zu handeln, übersehen hatte. Genau das bedeutet aufmerksame Beobachtung; die Vorgehensweise richtet sich nach bestimmten Anzeichen und Signalen und nicht nach einer Routine.

Sobald das Baby geboren ist und Temperatur und Zustand stabil sind, besteht deine Aufgabe darin, dich um die Mutter zu kümmern und dafür zu sorgen, daß die Nachgeburtsphase sicher beendet wird. Die Nabelschnur sollte erst durchtrennt werden, nachdem sie auspulsiert hat. Nimm sie in eine Hand zwischen deine Finger (dein Daumen hat einen Puls) und warte darauf. Wenn du abklemmst, dann bring eine Klemme ziemlich nahe am Geburtsausgang der Frau an, die andere ca. 20 cm entfernt. Laß den Vater oder deine Kollegin die Nabelschnur einige Zentimeter von der Klemme nahe dem Baby durchtrennen.

Behalte die Klemme nahe der Mutter im Auge, damit du die Anzeichen für eine Ablösung der Plazenta beobachten kannst. Die Klemme sollte sich mit dem charakteristischen »Längerwerden« der Nabelschnur nach unten bewegen, wenn die Plazenta tiefer rutscht. Achte dabei auch auf übermäßige Blutungen; gewöhnlich blutet es kaum, bis der charakteristische Blutschwall die Lösung der Plazenta anzeigt.

Manchmal löst sich die Plazenta nur teilweise, und es sammelt sich Blut dahinter an, deshalb solltest du ständig eine Hand auf der Gebärmutter ruhen lassen, um zu überprüfen, ob sie schwammig weich ist oder größer wird, was ein Hinweis darauf sein könnte. Massiere oder drücke die Gebärmutter nicht, denn dadurch können einzelne Muskelbereiche stimuliert werden, was eine teilweise Lösung unterstützen würde. *Halte deine Hände ruhig.*

Die Geburt der Plazenta

In neun von zehn Fällen löst sich die ganze Plazenta auf einmal, und während du das Längerwerden der Nabelschnur bemerkst, sagt die Frau, daß sie mitschieben möchte. Dann ist es gut, wenn sie in die Hocke geht, oder du kannst ihr beim Hinausschieben helfen, wenn sie sich mit dem Baby ausruht und ihre Lage nicht ändern möchte. Das machst du am besten durch *kontrollierten Zug an der Nabelschnur*, was einfach bedeutet, daß du sanft in der Führungslinie an der Nabelschnur ziehst und gleichzeitig dafür sorgst, daß die Gebärmutter *nicht nach unten vorfällt*. Das hört sich kompliziert und ein bißchen gefährlich an, und das kann es auch sein, falls die Plazenta noch nicht völlig gelöst ist. Wenn du Zweifel hast, dann vergewissere dich, indem du einen sauberen Handschuh anziehst und die Nabelschnur mit den Fingern nach oben verfolgst; ist die Plazenta in der Scheide oder im Muttermund, kannst du weitermachen. Übe Zug aus, indem du dem natürlichen, L-förmigen Verlauf des Geburtskanals folgst. Du kannst die Gebärmutter schützen, indem du deine Handkante oberhalb des Schambeins nach innen und dann aufwärts in Richtung Kopf der Frau drückst (siehe S. 150). Mach das während einer Wehe oder gleichzeitig mit den Preßbemühungen der Frau.

Die Nachgeburtsphase dauert durchschnittlich 20 Minuten; oft löst sich die Plazenta innerhalb von Minuten, doch die Eihäute haften noch an. Mit dem Gewicht der Plazenta werden sie nach unten gezogen. Sobald die Plazenta herauszugleiten beginnt, fängst du sie am besten auf und faßt darunter, weil sonst die Eihäute, falls sie noch anhaften, zerreißen könnten, wenn die Plazenta einfach ins Becken plumpst. Wenn die Eihäute festzukleben scheinen, kannst du sie mit einer drehenden, immer wieder nachgebenden Bewegung herauslocken. Du kannst die Plazenta auch mehrmals drehen, so daß die Eihäute sich zu einem Strang ineinanderdrehen, und sie dann herausrutschen lassen.

Sobald die Plazenta geboren ist, überprüf sogleich, ob die Gebärmutter gut kontrahiert ist.

Dann beobachte ruhig weiter, ob es zu Blutungen kommt, und überprüfe hin und wieder die Festigkeit der Gebärmutter. Wenn du merkst, daß sie weich ist oder asymmetrisch geformt, oder wenn es übermäßig aus der Scheide blutet, dann löse durch Reiben eine gute starke Wehe aus und ermuntere die Mutter zum Stillen, wenn sie das nicht sowieso schon tut. Langsame tröpfelnde Blutungen müssen aufmerksam beobachtet werden; gib der Frau sofort eine Tinktur aus Hirtentäschel / Alfalfa / Caulophyllum. Wenn das Blut stetig oder schwallartig fließt, sind Notfallmaßnahmen erforderlich (siehe Blutungen, Kapitel 5).

Untersuche die Plazenta möglichst bald. Du kannst das direkt am Bett machen und die Frau weiterhin aufmerksam beobachten. Wenn sie

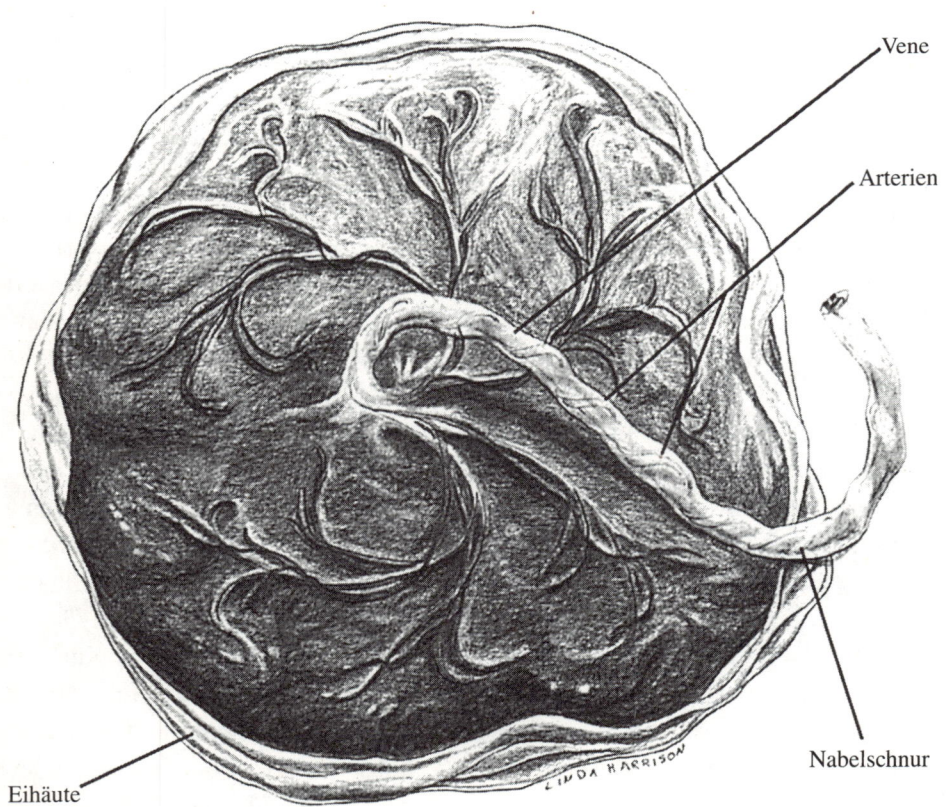

Vene

Arterien

Nabelschnur

Eihäute

Plazenta: Kindliche Seite

110

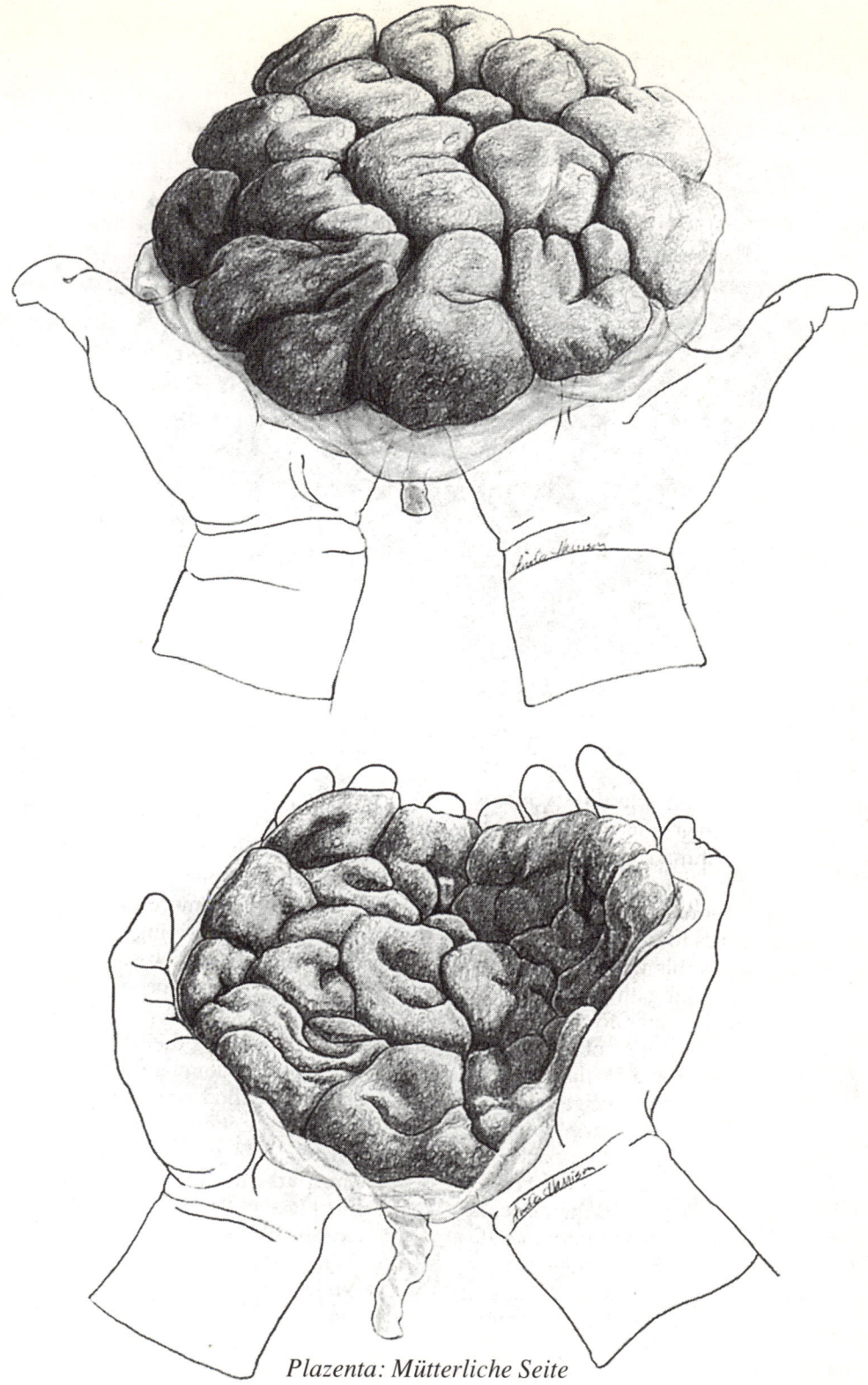

Plazenta: Mütterliche Seite

111

Blutungen hat und du mit dem Blutstillen beschäftigt bist, laß deine Kollegin die Plazenta untersuchen, denn zurückgebliebene Gewebeteile können die Ursache des Problems sein. In diesem Fall kann noch soviel Massage oder Oxytocin die Blutung auf Dauer nicht zum Stillstand bringen. Die Hauptregel bei Blutungen besteht darin, *die Ursache der Blutung festzustellen*, damit du weißt, wie du am besten damit umgehst.

Beginne bei der Untersuchung der Plazenta mit der kindlichen Seite, achte auf den Nabelschnuransatz und überprüfe die Eihäute auf venöse Strukturen. Wenn du Gefäße siehst, die in die Eihäute münden und plötzlich aufhören, dann kann es sein, daß noch eine **Nebenplazenta** in der Gebärmutter verblieben ist, was zu heftigen Blutungen führen kann. Sie muß manuell entweder von dir oder in der Klinik entfernt werden, um Blutungen einzudämmen oder zu verhindern (siehe Kapitel 5).

Dann drehe die Plazenta um und betrachte die mütterliche Seite. Entferne vorsichtig die Blutkoagula, halte sie dann so in der Hand, daß sie sich konvex öffnet, so daß Unterteilungen und Abtrennungsstellen deutlich zu sehen sind. Dann halt sie in der hohlen Hand, so daß sie zusammenkommt, und schau, ob die Ränder der Spalten und Einkerbungen gleichmäßig zusammenpassen. Betrachte rundherum den Rand der Plazenta und achte darauf, daß er lückenlos in die Eihäute übergeht und nichts abgerissen ist. Es wird dir schon bald gelingen, diese erste Untersuchung recht schnell durchzuführen und dir eine eingehende Untersuchung für später aufzusparen, wenn Mutter und Kind in einem stabilen Zustand und mit sich selbst beschäftigt sind, so daß du Zeit dazu hast.

Sobald die Plazenta da ist, kümmere dich darum, die Nabelschnur abzuklemmen und noch einmal nahe dem Baby zu durchtrennen, Mutter und Baby warmzuhalten und zu säubern und beim Stillen zu helfen. Wenn deine Kollegin dabei ist, kann sie sich um das Baby kümmern, während du dich der Mutter widmest. Wenn du jedoch allein bist, mußt du eins nach dem anderen machen. Die Nabelschnur kann warten, einige weitere Decken halten das Baby warm, bis du die ersten Tücher auswechseln kannst, das Säubern hat Zeit, doch das *Wohlbefinden der Frau* ist äußerst wichtig. Wenn sie in den Kissen hängt, dann können ihr Mann oder jemand anders ihr in eine angenehme Sitzhaltung helfen und sie unter den Ellenbogen gut abstützen, damit sie leicht das Baby im Arm halten kann. Wenn sie entspannt und aufmerksam ist, kann sie leichter eine Beziehung zum Baby entwickeln.

Nach Rissen schauen

Ist die Plazenta erst geboren und die Blutung normal, möchte die Frau wissen, ob sie gerissen ist, und auch du möchtest wahrscheinlich Gewißheit haben. Zieh neue Handschuhe an, wasche die Frau mit warmem Wasser und Antiseptikum und wechsle die blutigen Vorlagen aus. Du mußt bei der Suche nach Rissen frische Handschuhe benutzen, weil der Muttermund noch offen und die Gebärmutter sehr infektionsanfällig ist. Sorg für gutes Licht (ein Punktstrahler ist gut), öffne dann eine Kompresse, streif die Handschuhe über, nimm die Kompresse in die Hand, zieh die Schamlippen auseinander, und schau, was zu sehen ist. Suche nach Abschürfungen, augenscheinlichen Rissen um die Harnröhre und am Damm und nach inneren Muskelrissen, die du am besten entdeckst, indem du sanft und vorsichtig die Scheidenwände abfühlst (weitere Hinweise in Kapitel 5).

Wenn die Frau nicht genäht zu werden braucht,

ihre Gebärmutter fest und die Plazenta vollständig ist, ihr Baby eine gute Hautfarbe hat und reaktionsbereit ist, kannst du dich endlich ein bißchen zurücklehnen. Du kannst das Zusammenfinden der Familie erleichtern, indem du einige aufrichtige Bemerkungen über die Geburt und das Baby machst. Das beseitigt Gefühle von Befangenheit seitens der Mutter oder des Vaters hinsichtlich ihres Verhaltens während der Geburt. Wenn die neue Familie sich entspannt und sich näherkommt, laß sie allein, geh in die Küche und gönn dir eine Pause. Nimm die Plazenta zur genaueren Untersuchung mit und sag der Frau, daß sie dich rufen soll, falls sie Blutungen hat oder sich schwach und benommen fühlt.

Schau alle zehn Minuten nach ihr und bring ihr Saft und etwas zu essen, wenn sie möchte. Wenn die Gäste bei der Geburt langsam aufbrechen und sie aufstehen möchte, dann sorg dafür, daß jemand mit ihr geht. Schau dann noch, daß aufgeräumt und sauber gemacht, die Bettwäsche gewechselt wird usw.

Die Untersuchung des Neugeborenen

Zieh wegen des AIDS-Risikos dabei Handschuhe an. Vergewissere dich, daß die Frau gestillt hat und beide Eltern Gelegenheit hatten, das Baby anzufassen und sich mit ihm vertraut zu machen. Untersuche das Kind direkt auf dem Bett, damit die Eltern zuschauen können. Erkläre jeden Schritt.

Höre zunächst die **Herztöne** ab. Achte genau auf einen unnormalen oder ungewöhnlichen Rhythmus und miß dann sorgfältig die Frequenz. Oft werden die Herztöne nach der Geburt langsamer, das ist normal. Die normale Herzfrequenz beträgt 110-150.

Dann untersuch die **Lungen**, indem du sorgfältig am Rücken des Babys abhorchst. Setz dein Stethoskop oben nahe der Schultern auf und dann noch einmal unten auf mittlerer Rückenhöhe (wobei du zweimal auf jeder Seite abhörst). Die Lungengeräusche sollten klar sein, die Luftresonanz sollte wie in einer hohlen Kammer klingen, ohne Rasseln oder Kratzen. Das ist besonders wichtig, wenn das Fruchtwasser getrübt war. Sollte das der Fall sein und sich außerdem die Lungen des Babys verstopft anhören, bring es sofort zum Kinderarzt.

Beobachte als nächstes (in dieser Reihenfolge) den **Allgemeinzustand des Babys** und seine Wachheit. Gib eine kurze Beschreibung, z.B. »rosig, lebhaft, schreit kräftig«, oder »gute Hautfarbe und Reflexe, jedoch ruhig, in den ersten eineinhalb Stunden nicht getrunken«. Faß die ganze Beurteilung dann in diesem Stil ab.

Dann überprüfe die **Haut**. Achte auf die Farbe; hellrot ist ein Hinweis auf Unreife und *Polyglobulie* (krankhafte Vermehrung der roten Blutkörperchen), die behandlungsbedürftig ist. *Desquamation* (Abschuppung der Haut) hängt mit Übertragung zusammen und ist kein Grund zur Beunruhigung. Babys von Schwarzen oder Eltern aus dem Mittelmeerraum können *Mongolenflecke* (dunkle Hautflecken) am unteren Ende der Wirbelsäule haben, die normal sind und gewöhnlich mit der Zeit verschwinden. Achte auf Muttermale und haarige Leberflecken. Wenn Käseschmiere vorhanden ist, dann massiere sie dort, wo sie sich in den Hautfalten gesammelt hat, ein, weil es sonst zu Entzündungen kommen kann.

Es ist wichtig, den **Kopf** sorgfältig auf übermäßige Geburtsverformungen, Druckstellen oder Geschwülste zu untersuchen. Das sind Anzeichen von Traumata während der Geburt. Eine *Geburtsgeschwulst* ist eine häufige allgemeine Geschwulst am Oberkopf, wogegen ein *Kephalhämatom* eine abnorme, beulenartige, auf einen bestimmten Bereich beschränkte Schwellung ist. Sie reicht nicht über die Schädelnähte hinaus und läßt auf innere Blutungen schließen. Das ist ein ernstes Anzeichen für eine Verletzung, um die sich ein Kinderarzt kümmern muß. Es ist eine Vitamin-K Spritze nötig, um weitere Blutungen zu verhindern. Manchmal verschwindet ein Kephalhämatom von selbst, erfordert jedoch genaueste Beobachtung. Wenn es mit Druckstellen oder starken Verformungen einhergeht, sollte das Baby umgehend ärztlich untersucht werden.

Untersuche die **Augen** auf rote Flecken (Bindehautblutungen durch den Druck bei der Geburt) und verabreiche Augentropfen. Ich bevorzuge Tetrazykline-Tropfen oder Erythromycin-Salbe. Beide sind Antibiotika und führen nicht zu Reizungen. Beide wirken gegen Gonorrhoe oder Chlamydien. (Die bei uns üblichen Mittel zur Credé-Prophylaxe sind 1%ige Argentumnitricum-Lösung beziehungsweise Nebacetin – *Anm.d.Übers.*)

Hals, Nase, Ohren (HNO): Die Lippen und den Gaumen untersuchst du, indem du den kleinen Finger (mit der Innenseite nach oben) in den Mund des Babys steckst und ihn vorsichtig rundherum und weit nach hinten abtastest, um sicher zu sein, daß er normal ausgebildet ist. Schau die Ohren an, achte auf Hautläppchen und den Ansatz der Ohren. Der obere Rand der Ohrmuschel sollte in Augenhöhe sein; tiefsitzende Ohren sind oft ein Hinweis auf Nierenstörungen. Dann sollte das Baby sofort ärztlich untersucht werden.

Um den **Brustkorb** auf *Einziehungen* zu untersuchen, beobachtest du Brust- und Bauchbewegungen bei der Atmung. Rippen und Bauch sollten sich gleichzeitig weich dehnen; wenn die Rippen sich unregelmäßig (flackernd) bewegen und der Bauch sich bei der Einatmung nach innen bewegt (Gegenatmung zwischen Brust und Bauch), hat das Baby Einziehungen, die auf unreife Lungen, Lungenschäden oder eine verstopfte Lunge hinweisen können. Das Baby sollte sofort von einem Kinderarzt untersucht werden.

Als nächstes untersuchst du den **Bauch**. Gelegentlich läßt sich ein *Nabelbruch* feststellen, der sich an einer Vorwölbung am Ansatz des Nabelstumpfes zeigt. Er wird nicht durch eine bestimmte Art der Behandlung oder das Abbinden der Nabelschnur hervorgerufen, sondern ist angeboren und kann operativ behoben werden, wenn das Kind etwa zwei Jahre alt ist. Taste den Bauch nach Stauungen, Verhärtungen und Schwellungen ab, es sollte sich alles weich und glatt anfühlen.

Untersuche sorgfältig die **Genitalien** und vergewissere dich, daß alle wichtigen Teile und Öffnungen vorhanden sind. Bei Buben sollte geschaut werden, ob beide Hoden in den Hodensack gesunken sind. Das ist nicht schwierig. Leg einfach deinen Finger oben seitlich auf den Hodensack, um den Leistenkanal zu schließen und taste dann vorsichtig nach dem Hoden, wiederhole das ganze auf der anderen Seite. Besonders wichtig ist das bei Steißgeburten, da ein Trauma zu einer Verdrehung und Schwellung führen kann, und es kann zum Verlust eines Hodens kommen, wenn dieses Problem nicht innerhalb weniger Stunden entdeckt wird. Mädchen haben oft vaginalen Schleimausfluß.

Der **Rücken** des Babys sollte entlang der Wirbelsäule sorgfältig untersucht werden. Dieser Bereich wird leicht vergessen. Achte auf unvollkommenen Wirbelschluß und Krümmungen (an tiefen Kuhlen zu erkennen), vor allem im Kreuzbereich.

Als nächstes untersuch die **Extremitäten**. Zähle Finger und Zehen und achte auf Schwimmhautbildung. Überprüfe die Arme auf Symmetrie und guten Muskeltonus. Das ist besonders wichtig, wenn die Schultern sehr eng zusammengepreßt worden sind, denn eine Schulterdystokie kann zu einem Schlüsselbeinbruch und/oder Nervenverletzungen führen. Überprüfe außerdem die Hüftgelenke, indem du sie in den Gelenkpfannen drehst und auf Klickgeräusche lauschst (Klicktest), die ein Zeichen für eine Hüftgelenkluxation sein können. Wenn du etwas hörst, notiere das und dreh das Baby dann auf den Bauch, um die Hüftfalten von hinten zu überprüfen. Sie sollten gleichmäßig und symmetrisch sein; andernfalls sollte das Baby ärztlich untersucht werden.

Die **Reflexe** haben sich gewöhnlich inzwischen gezeigt, zumindest der Saug- und der Schluckreflex. Das Baby sollte deine Finger so fest ergreifen können, daß du seinen Kopf leicht von der Unterlage abheben kannst. Der Moro-Reflex zeigt sich, wenn das Baby plötzlich nach hinten gekippt wird; Arme und Hände sollte es dabei gleichmäßig ausbreiten, die Finger spreizen. Diese Reflexe sind deshalb wichtig, weil sie Zeichen für Reife und neurologische Gesundheit sind.

Schau dir den **Anus** an. Es ist nicht nötig, zur Feststellung der Durchgängigkeit gleich ein Thermometer einzuführen. Wenn das Baby noch kein Mekonium ausgeschieden hat, ist oft ein Mekoniumpfropf sichtbar, das ist ein Beweis für Durchgängigkeit.

Als letztes kommt das für die Eltern und Freunde wahrscheinlich Interessanteste, das **Wiegen und Messen**. Zunächst mißt du den Kopfumfang (34-37 cm sind der Durchschnitt). Dann miß den Brustumfang, der Unterschied zwischen Kopf und Brust sollte nicht mehr als einige Zentimeter betragen. Wenn der Kopf sehr viel größer ist, ist möglicherweise eine übermäßige Flüssigkeitsmenge in der Schädelhöhle, das sollte ein Kinderarzt umgehend überprüfen. Miß die Größe des Babys, indem du das Maß-

band seitlich am Körper des Babys entlangführst, beginnend auf gleicher Ebene mit dem Oberkopf und dann am ausgestreckten Bein entlang bis zur Ferse. Zum Wiegen benutze entweder eine Babywaage oder die bequemere Hängewaage, die einen Haken hat, an dem das Baby wie in einem Klapperstorchbündel hängt. Vergiß nicht, das Gewicht der Decken abzuziehen.

Wickel das Baby in saubere Tücher. Wenn es zufrieden ist, kann sich jetzt der Vater um das Baby kümmern, während die Mutter eine Dusche nimmt oder die Beine ein wenig ausstreckt.

Beobachtung nach der Geburt

Du solltest noch mindestens zwei Stunden lang bleiben, um Mutter und Kind zu beobachten, länger, falls es zu wiederholten oder später noch aufgetretenen Blutungen gekommen ist oder wenn das Baby irgendwie auffällig ist. Die Mutter sollte etwas essen und trinken, sollte die Blase entleeren und gestillt haben, bevor du gehst. Vergiß nicht, den Eltern eine Durchschrift des Geburtsberichts und der Neugeborenenuntersuchung für den Kinderarzt dazulassen. Geh die Anweisungen für die Nachgeburtszeit (siehe Anhang S. 236) ausführlich mit den Eltern durch, und vergewissere dich, daß sie alles verstanden haben. Fordere sie auf, jederzeit aus jedem wichtigen Anlaß bei dir anzurufen. Geh erst, wenn du den Eindruck hast, daß *sie* beruhigt sind, wenn du gehst.

Auch solltest du dir sicher sein, daß *du* dich stabilisiert hast, bevor du gehst. Vor allem nach einer anstrengenden Wehenphase und einer schwierigen Geburt bist du vielleicht völlig erschöpft und solltest dich ausruhen, etwas essen und dich entspannen, bevor du dich auf den Weg machst. Die ersten Stunden nach der Geburt vergehen wie im Fluge. Mach es dir zur Gewohnheit, gleich nach der Geburt etwas zu trinken und ein wenig zu essen, damit du wieder in Form bist, wenn es Zeit zum Gehen ist.

Goldene Tips für Väter

Hier einige Möglichkeiten, wie du deiner Partnerin während der Geburt beistehen kannst:

1. Wenn die Wehen nachts beginnen und nicht stark sind, dann hilf ihr mit einer Massage beim Einschlafen.
2. Wenn die Geburt tagsüber beginnt, dann sucht gemeinsam einen Ort auf, den ihr beide sehr mögt und wo ihr euch gemeinsam auf die Wehen einstellen könnt.
3. Ermuntere sie, möglichst lange noch ein wenig zu essen; koch (oder besorge) ihr Lieblingsessen.
4. Trage Kleidung, die ihr gefällt und bleib in engem, entspanntem Körperkontakt mit ihr.
5. Wenn die Wehen stärker werden, hilf ihr bei der Entspannung, indem du sie ermunterst, ihren Körper ganz locker zu lassen, und streichele sie sanft, um sie zu beruhigen.
6. Atme mit ihr zusammen, wenn sie unruhig wird.
7. Benutze ruhig eure vertrauten Koseworte, ohne daß es dir in Anwesenheit der Hebammen peinlich ist; für sie ist es *wichtig*, daß sie sie von dir hört!
8. Rede während der Übergangsphase in den Wehenpausen sanft mit ihr und bleib während der Wehen in Blickkontakt mit ihr.
9. Sobald sie mitschiebt, versuche, ihr körperlich nahe zu sein, damit sie deine Unterstützung spüren kann.
10. Sag es ihr, wenn du den Kopf des Babys sehen kannst und hilf ihr, die Hand auszustrecken und ihn zu berühren.
11. Sag ihr, wie du sie liebst, vor allem, wenn das Baby geboren ist.

5 Komplikationen bei der Geburt

Wenn sich während der Geburt Komplikationen ergeben, dann ist das für die Hebamme eine Bewährungsprobe, sie wird aufs äußerste gefordert. Bei Problemen in der Schwangerschaft bleibt gewöhnlich von Termin zu Termin genug Zeit zu reiflicher Überlegung und um Rat einzuholen. Während der Geburt jedoch müssen Entscheidungen *sowohl* sorgfältig überlegt wie auch schnell getroffen werden. Volle Aufmerksamkeit und Umsicht lassen die Hebamme die allerersten Anzeichen, daß etwas nicht in Ordnung ist, bemerken. Darüber hinaus müssen Einfühlsamkeit und Objektivität zusammenkommen, um zu beurteilen, ob die gewählten Maßnahmen wirksam sind. Die Geburt ist so intensiv, daß sich das recht bald herausstellt, solange du offen dafür bist.

Zu den wichtigsten Fähigkeiten der Hebamme gehört es, das Gesamtbild zu erfassen und gleichzeitig sich auf den Bereich zu konzentrieren, in dem ihre Mittel wirken sollen. Bei jeder schwierigen Geburt ist es *äußerst wichtig, den Überblick zu behalten*, ein Auge auf ungeklärte Dinge zu haben, die im weiteren Verlauf der Geburt oder danach Aufmerksamkeit erfordern. Sorge dafür, daß der überzeugte Glaube an das Prinzip der nicht-interventiven Geburtsleitung niemals als Entschuldigung für Trägheit oder Gleichgültigkeit dient. Es besteht ein empfindliches Gleichgewicht zwischen dem Recht der Eltern auf eine ungestörte Geburt, die ihrem eigenen Zeitmaß folgt und bei der sie ihre Erfahrungen machen können, und der Notwendigkeit für die Hebamme, ihr Wissen so anzuwenden, daß Kraft, Ausdauer und Sicherheit bis zum Schluß aufrechterhalten werden können.

Der Einfluß der Gefühle der Frau auf den Geburtsverlauf sollte nie unterschätzt werden. Es gibt sicherlich Fälle, in denen seelische Probleme Vorboten körperlicher Gefahr sind, und doch noch genügend Spielraum ist, um das Schicksal zu wenden und die Geburt wieder ihren normalen Lauf nehmen zu lassen. Die an Wunder grenzenden Veränderungen, die nach emotionalen Durchbrüchen passieren, sind für ein positives Ergebnis ebenso wichtig wie die körperliche Versorgung und Behandlung.

Mit Komplikationen umzugehen bedeutet *Raum für Veränderungen zu schaffen*. Zum Teil ist das eine Kunst, zum Teil Logik. Geh dabei schrittweise vor, und zwar so:

1. Bestimme die möglichen Gründe oder Ursachen der Komplikationen.
2. Überprüfe deine Diagnose durch weitere Beobachtungen und Gespräche mit deiner Kollegin und den Eltern.
3. Verändere nötigenfalls deine Diagnose und wende dann im Einverständnis mit den Eltern deine Maßnahmen an.
4. Untersuche anschließend sorgfältig und aufmerksam die Vitalfunktionen und beobachte den Geburtsfortgang, um Wirkungen und Ergebnisse festzustellen.
5. Achte genau auf Nebenwirkungen, die sich zeigen könnten, und ändere deine Vorgehensweise gegebenenfalls entsprechend.

Es ist eine enorme Hilfe, wenn das gesamte Geburtsteam zur intensiven Zusammenarbeit bereit ist. Wenn du bei den Eltern eine unverbindliche Einstellung wahrzunehmen meinst, nachdem du dein Möglichstes getan hast, um ihnen Hoffnung und Mut zu machen, und die Reaktion dennoch zaudernd ist, soll die Geburt vielleicht nicht zu Hause stattfinden. In einem solchen Zustand der Unentschlossenheit Zeit zu vergeuden, ist zermürbend, vor allem, wenn die Geburtskräfte weiterwirken möchten. Wenn die Eltern mit einem Transport in die Klinik einverstanden sind, sollte das so bald wie möglich geschehen.

Manchmal wollen die Eltern nicht aus Angst oder Hoffnungslosigkeit in die Klinik, sondern weil sie spüren, daß etwas überhaupt nicht stimmt. Respektiere eine solche Entscheidung immer und versuche niemals, Eltern das auszureden.

Ein Kliniktransport ist allein schon eine Komplikation und ein Trauma, vor allem, wenn die Geburt bereits lange gedauert hat und alle müde sind. Meist brauchen die Eltern bei den Vorbereitungen dazu Hilfe: beim Anziehen, Packen, Unterbringen der Kinder und Anrufen bei der Verwandtschaft. Aus Mitgefühl für ihre Partnerin, aus Trauer über den Verlust ihrer Hausgeburtsträume oder auch aus Enttäuschung und Erschöpfung sind manche Männer in diesem Moment zu Tränen gerührt. Manche werden ärgerlich und vorwurfsvoll. Du mußt währenddessen den Arzt benachrichtigen und die Klinik wegen der Aufnahme anrufen. Es kann sehr anstrengend sein, deutlich und medizinisch klar verständlich deine Mitteilungen zu machen, während sich dein Schlafmangel bemerkbar macht. Es ist hilfreich, wenn du ein Formular für den Kliniktransport mit den wichtigsten Informationen ausfüllst, damit sich bei eurer Ankunft die Fragen des Klinikpersonals auf das Nötigste beschränken lassen (siehe Anhang S. 234). Bring deine Aufzeichnungen auf den letzten Stand, das kannst du nötigenfalls während der Fahrt machen.

Lebensbedrohliche Komplikationen kommen selten vor, doch in dem Fall ist das Überleben die Hauptsache, und es bleibt keine Zeit, sich auf das Unerwartete einzustellen. Doch bei den meisten Kliniktransporten bleibt während der Fahrt Zeit, die Eltern zu beruhigen, sie zu unterstützen und ihnen Zuversicht zu vermitteln. Kraft zu spenden ist in beiden Fällen einer der größten Dienste, die du den Eltern erweisen kannst.

Lange Eröffnungsphase und Erschöpfung der Frau

Eine lange Eröffnungsphase hat viele Ursachen, einige emotionaler, andere physischer Natur. Oft läßt sich das nicht trennen, und es ist deine Aufgabe, Klarheit zu schaffen und zum Grundproblem vorzudringen. Stellen wir uns z.B. vor, daß du eine Frau betreust, die ein großes Kind bekommt, das sich vor Geburtsbeginn nicht ins Becken eingestellt hat; nicht selten kommt es bei sechs Zentimetern Eröffnung wegen des ausbleibenden Tiefertretens und ungenügender Stimulation des Muttermundes zu einem Geburtsstillstand. Wahrscheinlich ist die Mutter frustriert und wird ungeduldig, doch auch noch soviel gutes Zureden und Unterstützung wird ein zu enges Becken nicht überwinden können, wenn das der Hauptgrund für den Geburtsstillstand ist.

An sich ist eine lange Eröffnungsphase kein Grund zur Besorgnis, solange die Frau gut mit den Wehen zurechtkommt und etwas ißt, sich bewegt und sich ausruht. Erste Anzeichen des Geburtsbeginns sollten den normalen Tagesablauf nicht unterbrechen. Ermuntere die Frau dazu, spazieren oder ins Kino zu gehen oder Freunde zu besuchen. Die Hebamme kann ihre aktive Unterstützung danach bemessen, wie die Frau auf die Wehen reagiert. Wenn sie erst ein oder zwei Zentimeter eröffnet ist und heftig atmet, stöhnt und sehr viel Aufhebens macht, braucht sie Unterstützung, damit sie ein ruhigeres Tempo findet, um ihre Kräfte zu schonen und den Humor nicht zu verlieren.

Doch es kann dir passieren, daß eine Frau *geburtswirksame* Wehen zu haben scheint, die alle fünf Minuten kommen und eine Minute oder länger dauern, sich beim Abtasten recht stark anfühlen, und dennoch öffnet sich der Muttermund über Stunden nicht weiter als zwei oder drei Zentimeter. Eine solche Situation als »lange Latenzphase« zu interpretieren, wäre ein Fehler: Du mußt dich nach der Dauer und Stärke der Wehen richten. Unabhängig von der festgestellten Eröffnung ist das ein Geburtsstillstand in der frühen, *aktiven* Eröffnungsphase.

Auf dieses Problem paßt das Klischee der sehr sportlichen oder sehr rationalen Frau, die die Kontrolle nicht aufgeben kann. Eine Ermüdung der Gebärmutter läßt dann nicht lange auf sich warten, und in der Situation ist eine völlige Pause für alle Beteiligten das Beste. Wenn die Gebärmutter ihren ersten Versuch zur Geburt unternommen hat und aus irgendeinem Grund erschöpft ist, so wird sie nach einer Ruhepause wieder aktiv (und die Eröffnung kann dann sehr schnell vorangehen). Währenddessen kommst du dir vielleicht ziemlich albern vor, weil du dich schon so sehr engagiert hast und sorgfältig die Herztöne des Babys abgehört hast, mit dem einzigen Ergebnis, daß sich der Muttermund zwei Zentimeter geöffnet hat und die Frau keine Wehen mehr hat. Du fragst dich wahrscheinlich: »Was tue ich hier eigentlich… vielleicht hätte ich einfach daheim abwarten sollen!« Starke Wehen erfordern jedoch eine Überwa-

chung von Mutter und Kind, deshalb ist dein Einsatz kein Fehler. Das Beste ist jetzt, wieder heimzugehen, etwas zu essen und sich auszuruhen; schlage den Eltern das gleiche vor, außerdem ein Glas Wein zur Entspannung, ehe sie sich schlafen legen. Oft bietet dieses Alleinsein nach einem Vorgeschmack auf die wirkliche Geburt dem Paar Gelegenheit, über ungelöste Konflikte zu reden oder einander einfach nahe zu sein. Das schafft die Voraussetzungen für gute Fortschritte bei den nächsten Wehen.

Unklar hierbei ist die Entscheidung, wieviel unternommen werden sollte, um die Wehen in Gang zu bringen. Einerseits möchtest du nicht, daß die Frau der aktiven Wehenkraft entgegenwirkt oder sie abschwächt (z.B. durch eine ungünstige Lage), doch möchtest du auch nicht, daß sie umherläuft, wenn sie durch eine Pause Kräfte sparen könnte. Ich betreute eine Geburt, die typisch für eine solche Situation war. Zwölf Stunden lang (größtenteils nachts) forderten wir die Frau dazu auf, umherzugehen, zu hocken, immer wieder ins Bad zu steigen, wehenanregende Tees zu trinken usw. Wir empfanden es schon als Ironie des Schicksals, waren aber auch irgendwie erleichtert, als wir am folgenden Nachmittag alle zusammensaßen, nachdem die Wehen zum Stillstand gekommen waren, uns gemeinsam erholten und ein Glas Sekt herumgehen ließen (wir hatten uns entschlossen, den Korken knallen zu lassen). Es gab keinerlei Anzeichen, daß Mutter oder Kind erschöpft waren, warum sollten wir uns also Sorgen machen? Wir fuhren heim, und nach einer sechsstündigen Pause wurden wir wieder herbeigerufen. Inzwischen war der Muttermund auf sieben Zentimeter eröffnet. Die Frau kam gut mit den Wehen zurecht und brachte bald darauf ihr Kind zur Welt. Als wir sie fragten, was inzwischen passiert sei, meinte sie: »Als ihr gegangen wart, legten wir uns ins Bett und hatten eine

Fötaler Asynklitismus (Scheitelbeineinstellung)

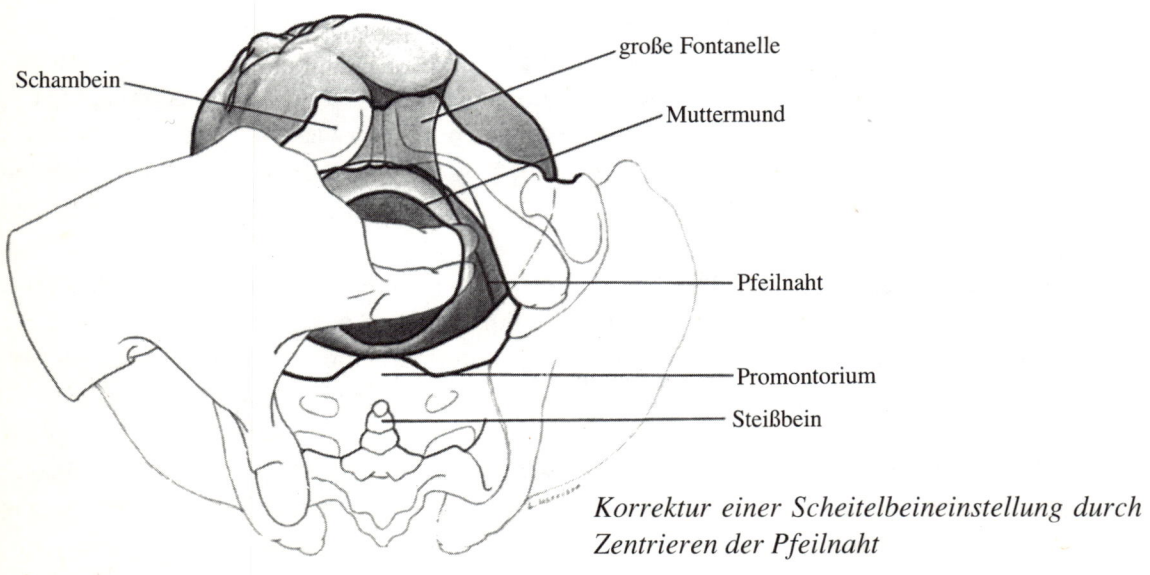

Gebärmutter

Vorblase

Muttermund

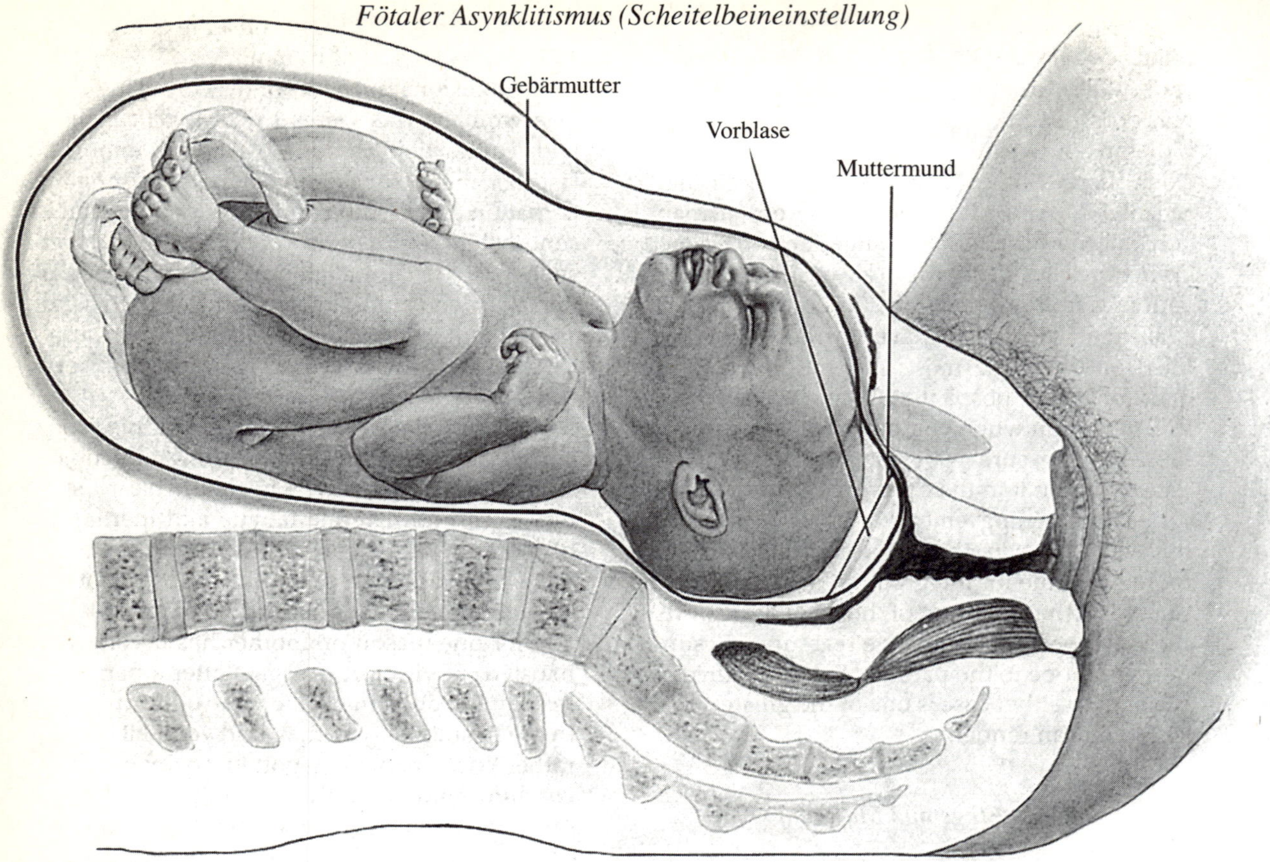

Mißverhältnis zwischen kindlichem Kopf und mütterlichem Becken auf Grund einer hinteren Hinterhauptlage und einer gestreckten, asynklitischen Kopfhaltung

große Fontanelle

Schambein

Muttermund

Pfeilnaht

Promontorium

Steißbein

Korrektur einer Scheitelbeineinstellung durch Zentrieren der Pfeilnaht

Menge zu besprechen, danach schliefen wir ein, und anschließend ging es dann gleich so richtig los.«

Sobald der Muttermund erst mehr als sechs Zentimeter eröffnet ist, ist ein Geburtsstillstand gravierender, weil die Gebärmutter jetzt heftig arbeitet und damit fortfährt, auch wenn die Mutter verspannt ist. Das bedeutet, daß eine Frau, die sich gegen die Empfindungen während der Wehen wehrt, einen Zustand klinischer Erschöpfung erreichen kann, der mit Ketonen im Urin, schnellerem Puls und erhöhter Temperatur einhergeht. Dieser Zustand wird als Ketoazidose bezeichnet, weil der pH-Wert des mütterlichen Bluts immer stärker in den sauren Bereich gelangt. Wenn auch das Kind eine Azidose bekommt, geht die Herzleistung zurück und das Blut transportiert weniger Sauerstoff. Das bedeutet, daß *die Erschöpfung der Frau zu einem schlechten Zustand des Babys führen kann.*

Um das zu verhindern, sollte die Frau während eines Geburtsstillstands sorgfältig beobachtet werden, und wenn Anzeichen für eine Ketoazidose vorhanden sind, sollten sofort Maßnahmen dagegen getroffen werden (siehe S. 95). Auch das Baby muß sorgfältig überwacht werden. Lediglich die Symptome des Geburtsstillstands (oder sich daraus ergebende Komplikationen) zu behandeln, ändert jedoch nicht die Situation. Du mußt alles unternehmen, um die *Ursache festzustellen.*

Führe zunächst eine eingehende vaginale Untersuchung durch, um mögliche Hindernisse zu bestimmen. Überprüfe genau die Haltung und Einstellung des Kopfes. Babys in der hinteren Hinterhauptlage befinden sich oft in gestreckter Haltung, und wenn sie noch dazu groß sind, kann ein **Asynklitismus** festgestellt werden. Das heißt daß die Schädelnaht entweder hoch oder tief im Becken verlaufend gespürt werden

kann und nicht direkt an der Öffnung des Muttermundes (siehe Abbildung S. 120). Dieser Befund kann auf ein Mißverhältnis zwischen kindlichem Kopf und Becken hinweisen, vor allem, wenn andere Faktoren wie die Größe des Babys, Größe des mütterlichen Beckens und der Zustand des Muttermundes ebenfalls darauf hindeuten. Sowohl ein Größenmißverhältnis wie auch eine hintere Hinterhauptlage (die später in diesem Kapitel noch eingehend behandelt wird) können zu einem Geburtsstillstand führen und müssen ausgeschlossen werden können, bevor du andere Möglichkeiten in Erwägung ziehst.

Ein anderer Grund für den Stillstand kann ein **Muttermundödem** sein. Wenn es früh (bei 5 oder 6 cm) zum Anschwellen des Muttermundes kommt und die Frau bevorzugt vornübergebeugte Haltungen eingenommen hat, besteht die Möglichkeit, daß der Muttermund abschwillt, wenn die Frau in eine aufrechte Position geht. Das ist darauf zurückzuführen, daß der dadurch vergrößerte Beckenraum den Druck des Kopfes auf das Scheidengewebe um den Muttermund herum vermindert, so daß der venöse Rückfluß sich verbessert und die Schwellung zurückgeht. Der Muttermund kann auch anschwellen, wenn der Kopf nicht richtig im Becken sitzt, vergewissere dich also, daß keine ungünstige Einstellung oder ein Mißverhältnis zwischen Kopf und Becken vorliegt. Ein Muttermundödem bildet sich am häufigsten bei 8 oder 9 cm Eröffnung wegen des unwillkürlichen Preßdrangs der Frau. Die Hockstellung kann den Beckenraum so sehr vergrößern, daß die bessere Durchblutung des Gewebes in kürzester Zeit zu einer Abschwellung führt.

Manchmal ist ein **Muttermundsaum** das letzte Hindernis zur vollständigen Eröffnung, eine Schwellung des vorderen Teils des Muttermundes (der übrige Muttermund ist hochgezogen).

Das ist auf den Druck des tiefer tretenden Kopfes gegen das Schambein zurückzuführen. Wenn die Schwellung bestehen bleibt, kann ich den Rat einer Hebamme weitergeben, die die Anwendung von Eis im Finger eines sterilen Handschuhs am Muttermund empfiehlt. Ist die Schwellung zurückgegangen, kannst du versuchen, den Saum zurückzuschieben. Wenn die Frau Anstalten zum Mitschieben macht, schieb den Saum nach oben über den Kopf des Kindes, während er tiefer tritt. Halte den Saum oben hinter dem Schambein, sobald die Wehe aufhört; wenn er dann dort bleibt, ist es geschafft, andernfalls versuche es noch einmal. Das kann für die Frau etwas schmerzhaft sein, doch wenn der Muttermund nicht nachgibt, dann erzwinge nichts. Es hilft, wenn sich die Frau dabei in der Hocke befindet.

Gelegentlich verhindert eine unnachgiebige Fruchtblase das Tiefertreten des Kindes und die Eröffnung. Das ist bei 8 cm am häufigsten. Du hast die Möglichkeit, die **Fruchtblase zu sprengen**, vergewissere dich aber zuerst, ob der Kopf so tief ins Becken eingetreten ist, daß es zu keinem Nabelschnurvorfall kommen kann. Die Grundregel besagt, daß der Kopf den Höhenstand von 0 erreicht haben muß, doch ist es bei einem größeren Kopf recht häufig, (vor allem in gestreckter Haltung und hinterer Lage), daß die Beckenhöhle bei -1 ausgefüllt ist. Wenn der Kopf für das Sprengen der Fruchtblase noch zu hoch steht, muß die Mutter umhergehen, hocken, sich entspannen und warten, bis er tiefer tritt. Doch stelle dich darauf ein, daß das Stunden dauern kann, sorge also dafür, daß die Frau genügend trinkt, Honig zu sich nimmt, nach Möglichkeit etwas ißt und immer wieder die Blase entleert.

Es kann dir passieren, daß die Versuchung groß ist, die Fruchtblase schon am Anfang der Eröffnungsphase zu sprengen. Ich machte einmal den Fehler, bei 4 cm die Fruchtblase zu öffnen, weil ich hoffte, daß das Kind dann tiefer treten und der zusätzliche Druck auf den Muttermund die Geburt beschleunigen würde. Diese Entscheidung traf ich, nachdem die Frau 38 Stunden lang unregelmäßige Wehen und 12 Stunden lang regelmäßige, einigermaßen starke Wehen gehabt hatte. Es bildete sich eine feste Vorblase, und der Kopf des Babys (der klein war und im Becken eingestellt) lag nicht gut am Muttermund auf. Die Frau hatte ein großes, völlig normales Becken, deshalb meinte ich, daß die Fruchtblase das Tiefertreten des Babys verhinderte. Doch führte das Sprengen der Fruchtblase keineswegs zu einem Tiefertreten des Kopfes. Das eigentliche Problem bestand darin, daß die Geburt noch so sehr im Anfangsstadium war, daß die Frau aktiv Einfluß nehmen konnte; mit guter Bauch- und Scheidenmuskelkontrolle hielt sie ihr Kind zurück, so daß es oben blieb und sie nicht so viel Druck am Rücken aushalten mußte. Und mein Eingriff hatte eine neue Komplikation zur Folge, nämlich einen frühzeitigen Blasensprung, so daß schließlich eine Einleitung mit Oxytozin notwendig wurde, da mehr und mehr Zeit verging und das Infektionsrisiko zum Problem wurde.

Zur Sprengung der Fruchtblase zieh sterile Handschuhe an, bring etwas steriles Gleitmittel auf deine Finger auf und nimm ein Häkchen zwischen zwei Finger. Führe die Finger *in der Wehenpause* ein, und zu Beginn der nächsten Wehe schiebst du sie hoch und ziehst sie dann zurück, so daß das Häkchen sich in die Fruchtblase einhakt. Zieh deine Finger vorsichtig und langsam heraus, paß dabei auf das Häkchen auf. Die Frau befindet sich hierbei am besten in einer eher aufrechten Haltung. Höre gleich darauf die Herztöne ab und notiere das Ergebnis in deinen Aufzeichnungen.

Wenn du festgestellt hast, daß es keine physiologischen Hindernisse gibt, die den Fortgang der Geburt behindern, mußt du psychische Gründe und die Dynamik der Geburtsumgebung in Erwägung ziehen. Es gibt viele verschiedene Gründe, weshalb eine Frau oder ein Paar sich gegen den Vorgang des Öffnens wehrt. Bei den Vorsorgeuntersuchungen aufgetauchte emotionale Probleme haben dir meist schon einen Hinweis darauf geliefert, was vielleicht schwierig werden könnte. Hier eine allgemeine Aufzählung von Möglichkeiten:

1. Die Frau spürt nicht genug Liebe, Verständigungsbereitschaft oder Rückhalt seitens ihres Partners.
2. Der Partner ist nicht in der Lage oder nicht bereit, sich der Situation zu überlassen, entweder wegen eigener innerer Hemmnisse oder weil die Frau gehemmt ist.
3. Befürchtungen im Hinblick auf das Elternsein; für die Frau: Verlust der persönlichen Aufmerksamkeit, die sie in der Schwangerschaft genossen hat; für den Mann: bevorstehende Verantwortung
4. Das Gewahrwerden sexueller Störungen, die durch die körperlich-emotionale Intensität der Wehen bewußt werden.
5. Unstimmigkeiten in der Geburtsumgebung – zu viele Leute, zuviel Kommen und Gehen, keine Intimsphäre.

Die meisten dieser Probleme lassen sich durch mehr Intimität lösen. Ich habe schon darauf hingewiesen, daß es für die Hebamme sehr einfach ist, die Führung zu übernehmen und ihre Erfahrung und ihre Fähigkeiten einzusetzen, um Wärme und Wohlbehagen zu verbreiten, doch ist es besser für sie, wenn sie neutral bleibt und Dinge vormacht, während sie einfühlsam die Energie und Aufmerksamkeit des Partners für die Geburt gewinnt. Eine Atmungsanleitung

während der Wehen und Massagen und Berührungsentspannung in den Pausen sind hierfür ein guter Anfang. Sobald die beiden gut aufeinander eingespielt sind, höre die Herztöne ab und laß sie dann in Ruhe.

Die Atmosphäre im Geburtszimmer kann nach einer gewissen Zeit recht bedrückend werden, deshalb sollte immer wieder ein Szenenwechsel vorgenommen werden. Wenn die Eltern den Eindruck haben, daß zuviele Zuschauer ihre Privatsphäre stören, wie frei fühlen sie sich dann noch in ihren Lebensäußerungen? Komplimentiere Freunde und Familienmitglieder freundlich hinaus, indem du erklärst, daß es wahrscheinlich noch eine Weile dauert und jetzt der beste Zeitpunkt für eine Pause ist. Ermuntere die Frau in jedem Fall dazu, daß sie aufsteht und nach draußen in den Garten oder in den Hof geht oder in einen ruhigen Park, vielleicht ist auch ein Wald in der Nähe. Das Erlebnis der Natur und des offenen Himmels kann Wunder bewirken. Wenn du mitgehst, dann sorg dafür, daß inzwischen jemand das Geburtszimmer aufräumt, das Bett frisch herrichtet und frischen Tee und frisches Wasser bereitstellt usw., so daß bei eurer Rückkehr ein neuer Anfang gemacht, in die nächste Phase eingetreten werden kann.

Charakteristische Momente für einen Stillstand auf Grund emotionaler Ursachen gibt es bei 4 cm, 7-8 cm und manchmal bei 9 cm. Bei 4 cm Eröffnung merkt die Frau, daß sie auf Hilfe seitens ihres Partners oder ihrer Freunde angewiesen ist. (Andernfalls braucht sie dich, um diese Phase zu überwinden.) Bei 7 bis 8 cm tritt eine frühe Übergangsphase ein, es kommt zu neuen Empfindungen und einem starken Druck in der Scheide, wogegen sich eine Frau möglicherweise wehrt, aus Angst, »auseinandergerissen« zu werden und ihre Identität vollends zu verlieren. Hier tauchen Probleme im Zusammenhang mit sexueller Hingabe auf, und es ist gut, einer Frau zu sagen, wie rosig, warm und sinnlich sie aussieht, oder ihrem Mann das nahezulegen. Gemeinsam unter die Dusche zu gehen, kann ein großer Spaß für ein Paar sein, das seinen Sinn für Humor wiederfinden muß. Der Stillstand bei 9 cm kann ein Versuch in letzter Minute sein, die Schwangerschaft angesichts des Elternwerdens beibehalten zu wollen, doch gewöhnlich werden diese Ängste in der Austreibungsphase bedeutsam (siehe »Verzögerte Austreibungsphase« weiter hinten).

Die Lösung emotionaler Spannungen ist zur vollkommenen Entspannung nötig und ist der Schlüssel dafür, daß die Frau sich öffnen kann. Wenn sich eine Frau völlig dem Vorgang überläßt und keine physiologischen Hindernisse den Geburtsverlauf aufhalten, kann die Eröffnung *sehr* schnell vorangehen. Ich habe eine Reihe von Frauen erlebt, bei denen sich der Muttermund innerhalb einer Stunde oder noch schneller von 5 cm auf 10 cm eröffnet hat, indem sie allen ihren Ängsten von einer Minute zur nächsten Luft gemacht und sich dann den intensiven Empfindungen überlassen haben, und kurz darauf verspürten sie einen Preßdrang. *Niemals* solltest du bei einer Geburt wieder gehen oder mit der Frau einen Spaziergang machen, wenn du spürst, daß dieser Prozeß unmittelbar bevorsteht.

Bei einem emotional bedingten Stillstand achte darauf, daß die Frau immer wieder die Blase entleert, weil eine volle Blase die Entspannung und das Tiefertreten behindern kann. Höre immer wieder die Herztöne ab, denn wenn die Frau angespannt ist, kann sich das auf die Sauerstoffversorgung des Babys auswirken.

Es ist wichtig, sich darüber klar zu sein, daß psychische Hemmnisse zu einem Zeitpunkt, da die Frau über keine körperlichen Reserven mehr verfügt, schnell zu einem pathologischen Zustand führen können. Du setzt dich für das Wohlergehen des Babys ein, und manchmal mußt du sehr offen unreife Verhaltensweisen der Eltern ansprechen, damit sie zur Vernunft kommen und merken, worauf es ankommt. Bei den *ersten Anzeichen* physiologischer Beeinträchtigungen durch emotionale Belastungen solltest du die Möglichkeit eines Kliniktransports ansprechen. Das kann entweder Entschlossenheit oder Verzweiflung zur Folge haben, auf jeden Fall muß eine Entscheidung fallen. Laß den Eltern etwas Zeit, sich über ihre Möglichkeiten klarzuwerden, höre während dieses Entscheidungsprozesses immer wieder die Herztöne ab, sei aufmunternd, aber klar, dann wird sich sehr bald herausstellen, was weiterhin geschehen soll.

Mißverhältnis zwischen kindlichem Kopf und Becken

In diesem Fall kann sich der Kopf des Babys nicht ins Becken einstellen oder das Becken der Mutter nicht passieren. Dieses Mißverhältnis kann auf das Becken oder auf das Baby zurückzuführen sein, weil entweder das Becken klein, der Kopf besonders groß oder beides der Fall ist. Diese Faktoren verändern sich jedoch durch die Verformung der Schädelknochen des Kindes, durch den Beugungsgrad des Kopfes, durch den Spielraum in den Beckengelenken und die Wehenstärke. Starke, geburtswirksame Wehen, eine aufrechte Haltung und die aktive Beteiligung der Frau können ein leichtes Mißverhältnis überwinden.

Ein Mißverhältnis kann selten vor der Geburt festgestellt werden, es sei denn, der Beckeneingang ist klein und das Baby groß, wobei sein Kopf über dem Schambein steht oder sich vorwölbt. Du kannst ein **Überragen** des Schambeins in den letzten Schwangerschaftswochen feststellen, indem du überprüfst, ob der Kopf in den Beckeneingang hineinpaßt. Ergreife direkt über dem Schambein den Kopf und versuche, ihn leicht zur Wirbelsäule hin und nach unten in das Becken hineinzuschieben. Wenn du spürst, daß von vorn nach hinten Spielraum ist und der Kopf ein wenig tiefer tritt, dürfte es keine Probleme geben. Wenn jedoch wenig Platz zu sein scheint, mußt du den Geburtsfortgang sehr aufmerksam beobachten.

Wenn sich das Kind nicht ins Becken einstellt, ist das für eine Diagnose nicht ausreichend, weil große Babys (vor allem bei einer hinteren Lage) bei -2 oder -3 bleiben, bis sie durch heftige Wehen tiefertreten. Frauen mit einer sehr starken oder angespannten Bauchdecke können das Baby auch zurückhalten, bis geburtswirksame Wehen eintreten. Auch ein sehr schwacher Bauchmuskeltonus kann das Einstellen des Kopfes ins Becken verhindern, weil der Kopf des Baby nicht entsprechend ausgerichtet ist, um ins Becken eintreten zu können.

Wesentlich ist eine sorgfältige Beckenbeurteilung einmal zu Beginn der Schwangerschaft und dann noch einmal gegen Ende, um eine erhöhte Flexibilität der Knorpel und Besonderheiten im Knochenbau feststellen zu können. Ein Becken, das in der Frühschwangerschaft einen sehr kleinen Eindruck gemacht hat, kann sich zum Termin hin als mittelgroß erweisen. Achte auf auffällige Merkmale des Beckens, denn sie können ein gewisses Mißverhältnis verursachen, was dann zu einem Geburtsstillstand führen kann.

Wenn du z.B. feststellst, daß das Becken generell gynekoid ist, normale Ausmaße hat (geräumiger Beckeneingang, großzügige Kreuzbeinrundung und einen weiten Schambeinbogen), jedoch ziemlich nah beieinanderliegende, vorstehende Wirbel bemerkst, kannst du von einer Verzögerung oder Schwierigkeiten beim Tie-

fertreten ausgehen, weil die Beckenmitte verengt ist. Die Schwangerschaft sollte nicht zu lange über den Termin hinaus dauern, weil sich die Schädelknochen gut übereinander schieben müssen, um sich der Beckenform anzupassen. Die Mutter sollte wissen, daß es mitunter nötig sein kann, in der Austreibungsphase *stark* mitzupressen, und das über längere Zeit hinweg. Sie sollte eine gute Kondition haben.

Ein weiteres Beispiel wäre ein Becken, das einen normal großen Beckeneingang zeigt, doch im Kreuzbereich abgeflacht ist. In diesem Fall stell dich auf Schwierigkeiten beim Tiefertreten und der Einstellung ins Becken ein. Achte darauf, daß der Kopf in den letzten Schwangerschaftswochen gut gebeugt ist, und fordere die Frau auf, täglich zur bestmöglichen Dehnung der Knorpel die Hockstellung einzunehmen.

Stell dich auf Schwierigkeiten ein, hab jedoch keine Angst. Es ist schon erstaunlich, wie ein grenzwertiges Mißverhältnis manchmal durch die Drehung des Babys oder durch eine ganz leichte Haltungsänderung des Kopfes überwunden wird. Selbst wenn es daheim zu einem Geburtsstillstand kommt, kann eine Wehenverstärkung mit Oxytozin die Gebärmutter zu soviel zusätzlicher Aktivität anregen, daß ein Kaiserschnitt vermieden werden kann. Also auch wenn ein Transport in die Klinik nötig wird, ist eine vaginale Geburt nicht aussichtslos, mach den Eltern also so aufrichtig wie möglich Hoffnungen.

Wie kann ein Mißverhältnis während der Geburt festgestellt werden? Zunächst einmal muß ein begründeter Verdacht auf Grund des Wissens über die Größe des Babys, die Schwangerschaftsdauer und die Beckenmaße vorhanden sein. Eine typische Situation bei **verengtem Beckeneingang** ist es, daß der Kopf nicht tiefer tritt (bei -3 oder -2), daß ein gewisser Asynklitismus besteht und daß der Muttermund nicht gut am Kopf anliegt. Besonders bedenklich ist es, wenn der Muttermund schlaff »wie ein leerer Ärmel« und die Fruchtblase ganz locker darin ist. Manchmal lassen sich sogar die Finger *in* den Muttermund einführen und 2-3 cm an der inneren Oberfläche aufwärts bewegen. Gewöhnlich bleibt es bei einer Eröffnung von 6 cm; eine Eröffnung auf 8 oder 9 cm ist möglich, auch wenn das Baby oben bleibt, doch im allgemeinen ist die Eröffnung der letzten Zentimeter nur möglich, wenn der Kopf tiefer tritt und sich durch den Muttermund schiebt. Auffallend bei einem Muttermund, an dem der Kopf nicht gut anliegt, ist außerdem die Tendenz, sich wieder zu schließen. Ich habe mehrere Fälle erlebt, bei denen sich der Muttermund, der sich während einer Wehe lose öffnete, am Ende der Wehe krampfartig schloß. Das passiert, wenn der Muttermund durch nichts offengehalten wird, weder durch den Kopf noch durch genügend Kraft im unteren Uterinsegment, was sich durch schwächer werdende, unkoordinierte Wehentätigkeit bemerkbar macht. Die Frau hat dann scharfe, klar abgegrenzte, krampfartige Schmerzen.

Bei einer **Verengung in der Beckenmitte** stellt sich der Kopf meist problemlos ins Becken ein, der Muttermund eröffnet sich ganz normal, doch die Austreibungsphase ist verzögert. Manchmal bleibt das Baby im *tiefen Querstand* stecken, das bedeutet, daß der Kopf hinter den Sitzbeinstacheln festgeklemmt ist und sich nicht in die gerade Vorn-Hinten-Stellung drehen kann.

Gibt es irgendwelche Kniffe beim Mißverhältnis zwischen Kopf und Becken? Wenn es sich um Haltungsanomalien handelt (keine Beugung oder Asynklitismus), kannst du es mit einer inneren Veränderung der Kopfhaltung versuchen. Am besten geht das im Vierfüßlerstand (um die Schwerkraft zu verringern) und bei

stehender Fruchtblase (als Polster für innere Manipulationen). Um die Beugung zu erreichen, folgst du den Anweisungen und Abbildungen auf S. 130f. Zur Korrektur des Asynklitismus versuchst du die Pfeilnaht zu zentrieren und festen Druck nach innen auf die vorragende Kopfseite auszuüben. Bei einem tiefen Querstand versuchst du, eine Beugung des Kopfes zu erreichen und dann den Kopf in die vordere Lage zu drehen.

Eine weitere Möglichkeit ist der **Beckendruck** (bekanntgeworden durch Nan Koehler, Autorin des Buches *Artemis Speaks* und Expertin für vaginale Geburt nach einem Kaiserschnitt). Hierbei muß die Frau in die Hocke gehen und braucht gewisse Körperkraft. *Du kniest hinter der Frau, legst deine Hände fest auf die Beckenkämme (Hüftknochen) und drückst sie so fest wie möglich bzw. so lange zusammen, bis du eine gewisse Bewegung spürst* (siehe Abbildung Seite 127). Druck auf die Beckenkämme ermöglicht eine Biegung des Schambeins und der Kreuzbeingelenke, wodurch Beckenmitte und Beckenausgang weiter werden und der Kopf tiefer treten kann. Dieser Beckendruck sollte während einer Wehe passieren. Da du ein Tiefertreten des Kopfes bewirken möchtest, sollte die Frau mitschieben, auch wenn sie noch keine Preßwehen hat. Höre nach diesem Versuch sofort die Herztöne ab. Du kannst das mehrmals hintereinander probieren und mußt diesen Vorgang vielleicht später nochmals wiederholen. Die Ergebnisse sind oft erstaunlich, zum Beispiel kann es zu einer Eröffnung des Muttermundes um mehrere Zentimeter in weniger als einer halben Stunde kommen und das Kind soviel tiefer treten, daß die Geburt vorangeht.

In zeitlicher Hinsicht gibt es einige Grenzen. Es besteht die Gefahr einer Gebärmutterruptur, wenn endlos abgewartet wird, daß das Baby

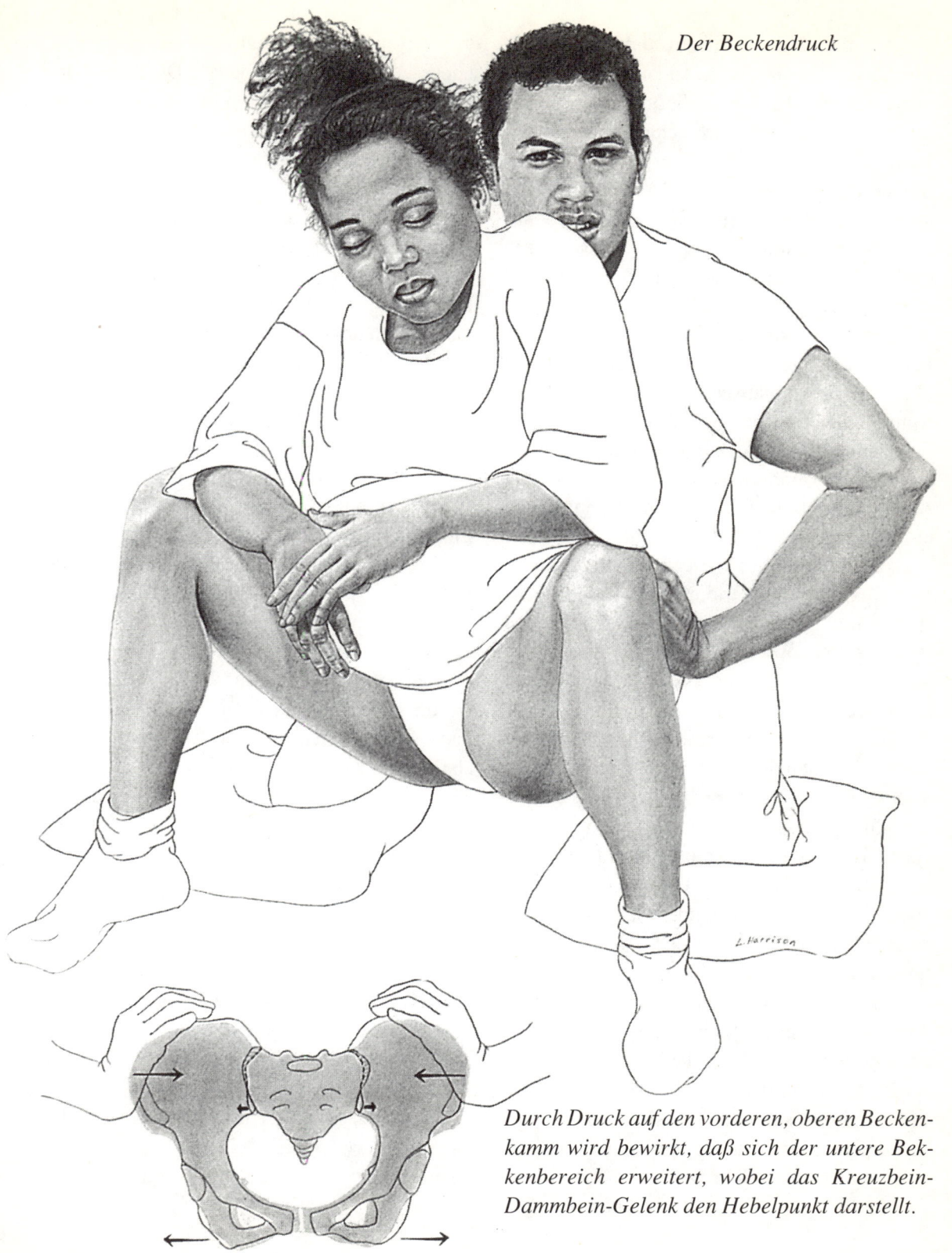

Der Beckendruck

Durch Druck auf den vorderen, oberen Becken-
kamm wird bewirkt, daß sich der untere Bek-
kenbereich erweitert, wobei das Kreuzbein-
Dammbein-Gelenk den Hebelpunkt darstellt.

tiefer tritt, und sich das untere Gebärmuttersegment mehr und mehr auszieht. Doch vorher kommt es meist zur Erschöpfung bei der Frau und / oder zu einem schlechten Zustand des Babys, so daß ein Kliniktransport nötig wird. Sobald der Verdacht auf ein Mißverhältnis besteht und alle erfolgversprechenden Bemühungen, die Situation zu ändern, fehlgeschlagen sind, sollte die Mutter in die Klinik transportiert werden, *bevor* sie all ihre Energie für starke, aber geburtsunwirksame Wehen verschwendet hat. Wehentropf, Zange oder Kaiserschnitt sind alles relativ traumatische Eingriffe, mit denen Mutter und Kind am besten zurechtkommen, wenn es ihnen noch gut geht. Wenn das Oxytozin langsam verabreicht wird und die Ergebnisse aufmerksam überwacht werden, kann es bei einem grenzwertigen Mißverhältnis Wunder wirken. Eine andere Möglichkeit sind Schmerzmittel, wobei die Periduralanästhesie (PDA) wegen ihrer starken *örtlichen* Wirksamkeit und geringen Nebenwirkungen aufs Baby die beste Möglichkeit ist. Besonders bei starken Wehen kann eine völlige Entspannung des Beckens dazu beitragen, daß sich die Knochen gerade soviel weiten, daß der Kopf hindurchpaßt.

Selbst wenn nichts davon hilft, erhalten die Eltern durch diese Versuche das Gefühl, alles versucht zu haben, und die Möglichkeit, durch Stadien von Hoffnung, Enttäuschung, Verzweiflung und abschließender Resignation hindurchzugehen. Eine Frau durch eine schwere Geburtsarbeit, die schließlich in einen Kaiserschnitt mündet, zu begleiten, ist im besten Fall schwierig. Mehr und mehr Kliniken bieten den Frauen glücklicherweise die Wahlmöglichkeit der PDA, so daß der Vater bei der Entbindung anwesend sein kann und die Momente der Geburt und der Entstehung einer Bindung als Familie gemeinsam erlebt werden können. Dennoch braucht die Frau in der Zeit nach der Ge-

burt besondere Fürsorge und Unterstützung (siehe Adressen im Anhang). Du oder deine Kollegin sollten sie täglich in der Klinik besuchen und alles in euren Kräften Stehende tun, um die Heimkehr zu erleichtern. Ermuntert die Frau dazu, ihr Baby zu *stillen und sich viel auszuruhen* und sobald wie möglich aufzustehen und umherzugehen (auf Empfehlung des Personals und mit dessen Unterstützung). Das hilft, schmerzhafte Blähungen zu beseitigen und beschleunigt die Heilung.

Vor Jahren betreute ich eine Frau, die ein 4 kg schweres Kind in Steißlage erwartete, und bei der es zum Geburtsstillstand und schließlich zum Kaiserschnitt kam. Ihr Mann und ich waren im Operationssaal anwesend. Sie hatte eine PDA bekommen, konnte das Gefühl völliger Empfindungslosigkeit in der Lungengegend jedoch nicht ertragen, weil sie den Eindruck hatte, nicht mehr zu atmen. Deshalb bat sie um eine Vollnarkose.

Ihr Mann bekam sofort das Baby zu halten, während sie in den Aufwachraum gebracht wurde, dann kam das Baby zur Untersuchung ins Kinderzimmer, wo der Vater und ich es abwechselnd im Arm hielten. In den folgenden Tagen durchlitt die Frau Phasen intensiver Depression und Zwangsvorstellungen; sie hatte ihr Baby zwar bei sich, fühlte sich aber so lahmgelegt, so völlig schutzlos den Klinikeindrücken ausgeliefert, machte sich derart große Sorgen um ihren zweijährigen Sohn und ihren Mann daheim, und war insgesamt völlig enttäuscht. Eines Nachts wurde es so schlimm für sie, daß sie mich anrief und mich bat, zu kommen und die Nacht bei ihr in der Klinik zu verbringen. In den folgenden Wochen und Monaten redeten wir viel miteinander, sie hatte viele Fragen über den Moment der Geburt, die sie immer wieder stellte, sie wollte sich nicht nur immer wieder vergewissern, sondern brauchte genaue Beobachtungen, ihr waren ganz feine Nuancen wichtig, jedes Detail, von dem ich ihr berichten konnte. Ein Jahr später erhielt ich ein Photo, auf dem ich mit ihrer kleinen Tochter im Säuglingszimmer abgebildet war, und folgenden Brief:

Liebe Elizabeth,

am 11. ist es ein Jahr her. Ich danke Dir so sehr für alles, was Du mir gegeben hast. Mir fehlen die Worte, Dir zu sagen, daß ohne Dich meine Geburtserfahrung wirklich kalt und gefühllos gewesen wäre, mein Klinikaufenthalt ein Alptraum, doch vor allem hätte ich dann keine wirkliche Zeugin für die Geburt gehabt. Wie wunderbar und vollkommen Du diese Bedürfnisse erfüllt hast. Wie sehr ich auf Dich zählen konnte!

Ich hoffe, daß ich auch einmal etwas so Wunderbares zu dem großen Liebesvorrat des Universums beisteuern kann.

Wehenstillstand bei hinterer Hinterhauptlage

Dazu kommt es, wenn das Baby entweder in der linken oder in der rechten hinteren Hinterhauptlage während der aktiven Eröffnungsphase steckenbleibt, so daß das Tiefertreten behindert ist und die Eröffnung langsamer vorangeht oder ganz aufhört. Wenn der Kopf in der hinteren Hinterhauptlage ins Becken eintritt, dann hakt sich der Hinterkopf oft am Kreuzbein fest, so daß zuerst der Vorderkopf nach unten gedrückt wird, was eine Deflexion verursacht. Dadurch verhindert ein großer Kopfdurchmesser das Tiefertreten, und es kommt nicht dazu, daß der Kopf sich fest und lückenlos an den Muttermund schmiegt. Durch den mangelnden Druck auf den Muttermund werden die Wehen unregelmäßig, sie sind nicht mehr so intensiv und koordiniert. Zu einem solchen Stillstand kommt es am häufigsten bei etwa 6 cm Eröff-

nung und einem Höhenstand von -3 oder -2. Manchmal wird ein Ödem am Muttermund zusätzlich zum Problem.

Das klinische Bild gleicht sehr dem des Mißverhältnisses zwischen Kopf und Becken. Doch du solltest die Maße der Mutter und des Babys inzwischen so gut kennen, daß diese Möglichkeit ausscheidet. Vorausgesetzt, es ist tatsächlich genügend Platz und die Haltung des Babys ist Ursache für den Geburtsstillstand, dann muß etwas unternommen werden, damit es sich dreht. Welche Möglichkeiten hast du?

Früher bestand meine einzige Lösung im Kliniktransport, um mit Oxytozin die Wehen zu verstärken und zu hoffen, daß dadurch ein Tiefertreten und die Drehung bewirkt würden. Natürlich hatten wir vorher zu Hause alles mögliche unternommen, bevor wir diesen Entschluß faßten – den Vierfüßlerstand, die Hocke, wehenanregende Tees (Caulophyllum), Brustwarzenstimulation usw. Es war frustrierend, bei einem Stillstand in der hinteren Hinterhauptlage jedesmal vorher ziemlich gut zu wissen, daß alle Bemühungen daheim vergeblich sein würden und wir wahrscheinlich die Geburt in der Klinik beenden müßten.

Dann entdeckte ich eine Technik der manuellen Drehung, die von dem australischen Geburtshelfer Hamlin in seinem inzwischen vergriffenen Buch *Stepping Stones to Labour Ward Diagnosis* empfohlen wird. Er behauptet, bei über 1000 Versuchen damit erfolgreich gewesen zu sein. In der Praxis habe ich diese Technik ein wenig abgewandelt, doch ist das Prinzip das gleiche. Ein Versuch lohnt sich auf jeden Fall, aber es braucht dazu zwei erfahrene Hebammen (siehe Abbildung S. 131).

Als erstes mußt du dir deiner Diagnose einer hinteren Hinterhauptlage ganz sicher sein. Vielleicht kannst du die kleine Fontanelle nicht finden, vor allem wenn der Kopf gestreckt ist, doch solltest du den Verlauf der großen Fontanelle entlang des oberen Randes des Muttermundes spüren können. Wenn du die große Fontanelle gefunden hast, übe ständigen gleichmäßigen Druck *ausschließlich am knöchernen Rand* aus, um die Beugung des Kopfes zu bewirken, wobei du leicht nach unten und einwärts drückst. Oft erfolgt die Beugung recht bald, und durch den vergrößerten Raum kann sich das Baby spontan zu drehen beginnen. Sobald du die große Fontanelle seitlich gedreht hast, so daß die Pfeilnaht diagonal liegt, und du den Kopf soweit gebeugt hast, daß die große Fontanelle kaum noch zu ertasten ist, sollte die kleine Fontanelle ertastbar sein. Jetzt kannst du mit der Drehung in die vordere Lage beginnen. Nun soll sich die Frau auf den Rücken legen, mit genügend Platz, damit sie ihr Bein herüber schwingen kann, wenn sie sich entweder in die linke oder rechte Seitenlage rollt, je nachdem, wohin das Baby sich drehen soll – auf dieselbe Seite dreht sie sich auch. Deine Kollegin sollte auf der gegenüberliegenden Seite dir zugewandt sitzen und bereit sein, die Drehung zu unterstützen, indem sie die Schultern und den Rücken des Babys erfaßt und sie in die vordere Lage hebt und schiebt, während du den Kopf innerlich drehst. Während du und deine Kollegin eure Bemühungen aufeinander abstimmt, sollte sich die Frau langsam auf die Seite drehen, wobei ihre Lageveränderung die Öffnung der Beckenknochen unterstützt und Platz für die Drehung schafft. Sobald sie sich auf die Seite gedreht hat, hilft die Schwerkraft, daß das Baby seine Lage beibehält.

Wieviel Kraft mußt du dabei anwenden? Hamlin benutzt das Bild einer Telefonwählscheibe, mit der du eine Nummer wählst, doch ist das etwas irreführend angesichts der Anstrengung die nötig ist, um während der eigentlichen Drehung die Beugung beizubehalten. Wenn du

starken Widerstand und keine Wirkung verspürst, solltest du es nicht weiter probieren.

Du kannst es jedoch auch nur mit der internen Drehung in der vornübergebeugten Lage versuchen. (Natürlich sind die Handgriffe jetzt, wo die Mutter sich vornüberbeugt, genau umgekehrt.) Diese Knie-Ellenbogen-Haltung hat den Vorteil, daß die Schwerkraft ausgeschaltet und der Beckenraum vergrößert wird, und diese Technik kann ohne Assistentin angewendet werden. Sie ist bei einem Blasensprung besonders vorteilhaft.

Eine weitere Methode besteht darin, daß du zwei Finger gespreizt an die Pfeilnaht legst und dann drehst. Wenn eine Drehung in die Diagonale oder die vordere Lage unmöglich erscheint, dann versuche das Baby in die hintere Lage zu drehen. Dadurch kann es sich lösen und die Drehung in die vordere Lage vollziehen. Selbst wenn das Baby in der hinteren Hinterhauptlage bleibt, kann es zumindest tiefertreten und dann in dieser Lage geboren werden.

Wenn dir die Drehung des Babys gelungen ist, höre sofort die Herztöne ab und laß die Frau eine aufrechte Haltung einnehmen. Stell nach ein paar Wehen fest, ob das Baby sich noch in derselben Lage befindet. Manchmal mißlingt der erste Drehungsversuch, weil das Baby sich wieder fast bis in die Ausgangslage dreht und streckt. Laß dich nicht entmutigen; wenn die Drehung mühelos wäre, dann wäre sie sicherlich von selbst passiert. Es kann zwei oder drei Versuche erfordern, und bei jedem Versuch beugt das Baby den Kopf ein wenig mehr und tritt etwas tiefer, wodurch es dann eher in dieser Lage bleibt.

Hier ein Beispiel. Wir betreuten eine Frau, die schon einige Wochen über den Termin war, ihr großes Baby befand sich in der rechten hinteren Hinterhauptlage. Sie hatte eine sich lange hinziehende Eröffnungsphase, in zwölf Stunden eröffnete sich der Muttermund auf 4 cm. Nach weiteren drei Stunden war sie 6 cm eröffnet, doch der Kopf stand noch hoch (bei -2) und war äußerst asynklitisch, wobei das rechte Scheitelbein voranging. Wir konnten nicht einmal die Nähte fühlen, weil sie sich noch ganz oben hinter dem Schambein befanden. Der Muttermund lag nicht gut am Kopf an, und nach einigen Stunden begann er anzuschwellen und zuzugehen, der Kopf war jedoch ein wenig tiefer getreten, die Nähte waren zu ertasten.

Also versuchten wir es mit der ersten Drehung und brachten das Baby in die rechte vordere Hinterhauptlage. Es drehte sich sofort zurück in die rechte hintere HHL, doch trat es 1 cm tiefer. Nach einer Stunde und bei guten Wehen versuchten wir es wieder, und diesmal blieb das Baby in der rechten diagonalen Einstellung bei einem Höhenstand von -1. Nach einer halben Stunde drehten wir das Baby wieder in die rechte vordere HHL, es ging von selbst in die Beugung und erreichte 0. In diesem Moment sprengten wir die Fruchtblase, damit das Kind in dieser Stellung blieb. Die Herztöne waren die ganze Zeit gut, und das Baby kam zwei Stunden später in einem guten Zustand zur Welt.

Rückblickend meinte die Frau, daß die Prozedur auf jeden Fall sehr unangenehm gewesen sei, doch da die Alternative eine Klinikgeburt war, kam für sie gar nichts anderes in Frage. Um Belastungen möglichst gering zu halten, solltest du mit der Drehung lieber früher als später beginnen, solange Mutter und Baby noch in einem guten Zustand sind und genug Kraft haben, um das auszuhalten.

Verzögerte Austreibungsphase

Wenn der Muttermund eröffnet ist, können zwei Ursachen für diese Verzögerung vorliegen: 1. Ein gewisses Mißverhältnis zwischen

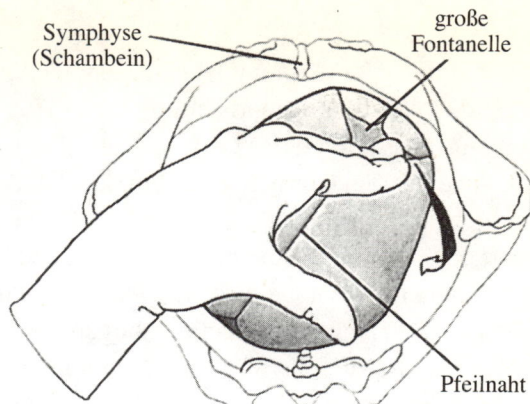

Drehung des Kopfes, Pfeilnaht in der Diagonale

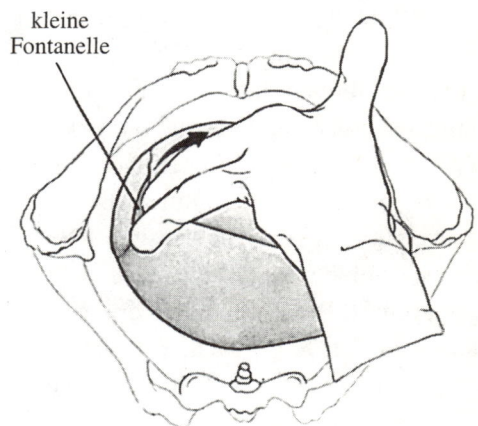

Drehung aus der Schräglage in die rechte vordere Hinterhauptlage

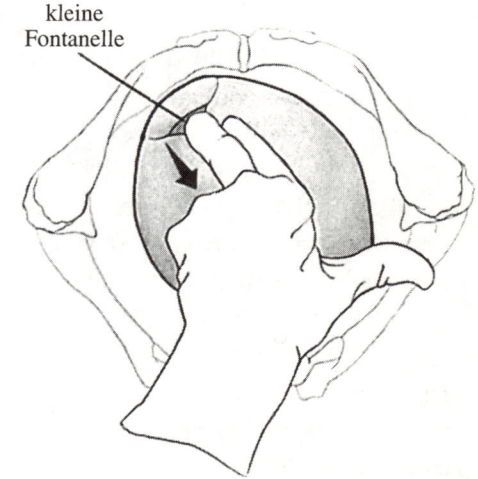

Beugung des Kopfes

dem Kopf des Kindes und dem Becken oder 2. eine unzureichende Geburtsleitung in der Austreibungsphase durch das Geburtsteam.

Wie schon gesagt läßt sich selten vor der Geburt mit Sicherheit sagen, daß ein Mißverhältnis besteht, doch wenn du nahe beieinanderliegende, hervorstehende Sitzbeinstachel oder einen schmalen, verengten Schambeinbogen feststellst, kannst du mit Verzögerungen in der Austreibungsphase rechnen. Eine Verengung in Beckenmitte führt oft zur Bildung einer beträchtlichen Geburtsgeschwulst, die als weiche Beule am Oberkopf des Babys gespürt werden kann (und nicht mit der sich vorwölbenden Fruchtblase verwechselt werden sollte). Eine Geburtsgeschwulst kann zwei und mehr Zentimeter dick werden. Das deutet darauf hin, daß der Kopf in einem bestimmten Bereich des Beckens erheblichem Druck ausgesetzt ist, wodurch es zu einem venösen Stau und Schwellungen kommt. Wenn du eine Kopfgeschwulst bemerkst und der Kopf vor allem auch bei starken Wehen nicht tiefer tritt, dann stelle fest, ob die Scheide Widerstand bietet und sich dadurch der vorhandene Raum verringert. Selbst wenn der Kopf noch weit oben ist, kannst du mit einer Scheidenmassage in verspannten Bereichen beginnen.

Hocken ist eine große Hilfe, allerdings für die Frau anstrengend. Schlag ihr vor, abwechselnd zu hocken und sich in die halbsitzende Position zu begeben. So hast du die Möglichkeit, die Herztöne abzuhören und zu beurteilen, wie das Baby den Druck auf den Kopf verträgt. Ein Frühtief kann als normal gelten, wenn 1oo Schläge pro Minute nicht unterschritten werden *und* solange direkt nach Wehenende eine Erholung festzustellen ist.

Die Atmung ist für den Fortgang sehr wesentlich. Bei einem Stillstand in Beckenmitte muß die Frau ihre Kräfte sammeln und lenken und mit dem Preßdrang wirklich *nach unten schieben*. Zwischen den Wehen sollte sie tief atmen (»zum Baby hinatmen«).

Wann dauert eine Austreibungsphase zu lang? Das hängt ganz vom Hindernis ab; deine Finger sagen dir, ob das Problem die Knochen oder die Muskeln sind. Auf *keinen* Fall sollte eine Frau sich ohne jeden Fortschritt länger als eine Stunde abmühen in der Hoffnung, daß sie schon einen Weg findet oder den Bogen herausbekommt. Vielmehr solltest du sie untersuchen und ermuntern, untersuchen und anleiten, und deine Geburtsleitung immer der gegenwärtigen Situation anpassen. Bei der ersten Geburt dauert die Austreibungsphase durchschnittlich etwa eine Stunde, zwei Stunden sind keine Seltenheit. Es sollte nicht länger als eineinhalb Stunden dauern, bis das Kind den Damm erreicht hat.

Wenn das nicht geschieht, du aber den Eindruck hast, daß die Frau ihr Möglichstes tut, kannst du von einem Mißverhältnis ausgehen. In einem solchen Fall könntest du es mit dem Beckendruck versuchen, vorausgesetzt daß die Herztöne ein Frühtief zeigen (um deine Diagnose zu bestätigen) und gleich nach der Wehe wieder schneller werden (als Vergewisserung, daß es dem Baby noch gut geht). Eine Beschreibung findest du auf S. 126 im Abschnitt über Mißverhältnis. Vielleicht möchtest du das zusammen mit etwas **Druck auf den Gebärmutterfundus** während einer Wehe und bei gleichzeitigem Mitschieben der Mutter versuchen. Das ist nicht ratsam, wenn das Mißverhältnis einen geringfügigen Grad überschreitet; der Kopf sollte verformbar sein, die Frau noch Kraft haben und es sollte ihr gut gehen. *Du solltest nur dann Fundusdruck anwenden, wenn du genug Erfahrung hast, um alle diese Faktoren einschätzen zu können.* Überprüfe bei diesen Maßnahmen sorgfältig die Herztöne.

Angenommen, eine vaginale Untersuchung ergibt, daß genug Platz für das Tiefertreten des Kopfes ist, aber das Baby bleibt oben? Dann liegt es wahrscheinlich an der Anspannung der Frau, hilf ihr also, loszulassen und sich zu entspannen. Massiere ihre Schultern und ihren Rücken und sag ihr, daß sie mit ihrer Aufmerksamkeit ganz nach unten gehen soll. Manchmal ist auch eine Massage der Innenseite der Oberschenkel hilfreich. Versuch es mit heißen Kompressen am Damm, oder laß sie auf einer Wärmflasche sitzen oder aufs Klo gehen und drücken. Wenn du aber neben diesen Befunden (geräumiges Becken, Kopf noch oben) variable Tiefs der Herztöne feststellst, hat das Baby vielleicht die Nabelschnur um den Hals, was ein Tiefertreten verhindert. Höre bei jeder Wehe die Herztöne ab; möglicherweise ist ein Kliniktransport nötig.

Eine Verzögerung am Beckenausgang ist ein weiteres Problem, das am häufigsten auf Muskelanspannungen oder Unnachgiebigkeit beruht. Wenn das so ist und es dem Baby schlecht geht, können ein Dammschnitt und eine schnelle Geburt notwendig sein; wende ansonsten Massage und heiße Kompressen an. Ist die Verzögerung jedoch auf eine Verengung durch den Knochenbau zurückzuführen, ist die Situation anders. Ein verkleinerter Schambeinbogen zwingt den Kopf des Babys nach unten auf den Damm (und manchmal geradewegs hindurch). Dann ist die Erwartung unrealistisch, daß es keinen Dammriß gibt. Du solltest dich auf einen Dammschnitt einstellen und die Gründe dafür vorher mit der Frau besprechen. Ein mediolateraler Schnitt ist wahrscheinlich am besten; falls er weiterreißt, ist der Sphinkter nicht betroffen. Wenn du keinen Dammschnitt machst, kannst du fast sicher sein, daß es zu einem gezackten Riß 3. Grades kommt.

Auch seelische Vorbehalte können zu einer Verzögerung in der Austreibungsphase führen. Die Angst vor dem Elternwerden kann mit Sicherheit zu einem Stillstand kurz nach der vollständigen Eröffnung führen, doch meist reicht es dann zu sagen: »Du bekommst ein kräftiges, gesundes Baby, und ich glaube, daß es jetzt Zeit ist, daß dein Kind kommt.« Vor allem, wenn der Vater eine Bemerkung macht wie etwa: »Na, komm schon, Kind«, kann die Frau einen orgasmischen Energieschub erleben und das Kind zur Welt bringen. Auch die Angst der Frau davor, die sinnlichen Reize nicht mehr ertragen zu können und ihr Körperbild aufgeben zu müssen, kann ein Hinderungsgrund sein, doch läßt sich diese Angst allmählich auflösen, indem du die Frau dazu ermunterst, sich zu bewegen, Geräusche zu machen und sich an ihrem Mann festzuhalten.

Die in letzter Minute aufkommende Angst, zu reißen oder »auseinanderzuplatzen«, kann manchmal dadurch zerstreut werden, daß du die Frau aufforderst, den Kopf des Babys anzufassen oder sie, besser noch, in den Spiegel schauen läßt. Ein Blick wird ihr klarmachen, daß sie sich noch in ihrem Körper befindet und daß ihre Scheide nicht stärker gedehnt ist als sie es auf Bildern gesehen hat. Sich selbst von außen zu sehen, kann ihr helfen, sich zu konzentrieren.

Schlechter Zustand des Kindes (fötaler Distreß)

Auf den Zustand des Babys ist in vielen Abschnitten dieses Buches eingegangen worden, in Kapitel 4 finden sich zahlreiche Hinweise auf normale und ungewöhnliche Herztöne und Vorschläge für den Umgang damit. Falls du wegen eines schlechten Zustands des Babys einen Kliniktransport beschließt, werden dort die Herztöne mit ziemlicher Sicherheit intern abgeleitet. Dazu wird eine Elektrode direkt am Kopf des

Babys angebracht. Sie liefert genauere Werte als bei externer Ableitung.

In vielen Kliniken wird heute eine *fetale Blutentnahme* durchgeführt. Hierbei wird etwas Blut vom Kopf des Babys entnommen und der pH-Wert bestimmt, um eine mögliche Azidose festzustellen. Diese Untersuchung ist zur Bestimmung des kindlichen Zustands genauer als das Kardiotokogramm (CTG); der Verlauf der Herztöne kann bedenklich aussehen, doch eine gute Blutprobe vom Kopf des Babys kann ergeben, daß es ihm trotz der Belastungen, denen es ausgesetzt ist, gut geht. Alle Werte über 7,26 sind normal.

Einige Ärzte gehen jetzt von der fetalen Blutentnahme zur *fetalen Kopfmassage* über. Wenn nach etwa zehn Sekunden Massage die Herztöne schneller werden, dann wird davon ausgegangen, daß das Baby über Reserven verfügt, um eine anstrengende Geburt durchzustehen. Beide Untersuchungen können einen Kaiserschnitt abwenden, zu dem es sonst womöglich gekommen wäre, wenn nur die CTG-Ergebnisse zugrunde gelegt worden wären.

Probleme mit der Nabelschnur

Es gibt verschiedene Nabelschnurprobleme, die sich auf die Blutversorgung des Babys auswirken können und zu einem schlechten Zustand des Babys führen. Wenn die Nabelschnur zwischen Kopf und Beckenknochen **eingezwickt** ist, führt das zu einer unregelmäßigen Verlangsamung (Type III Dips) der Herztöne. In der Eröffnungsphase kann eine Lageveränderung oft den Druck mildern und die Herztöne wieder normal werden lassen, doch in der Austreibungsphase kann das Eingezwicktsein zu einer Nabelschnurkompression führen, je nachdem, wie tief die Nabelschnur liegt.

Eine **Nabelschnureinklemmung** oder -quet-schung weist meist auf einen versteckten, unvollkommenen Nabelschnurvorfall hin, was bedeutet, daß die Nabelschnur tief ins Becken gelangt ist und der Kopf während der Wehen festen Druck darauf ausübt. Wenn es zu einer starken Kompression kommt, kann sich eine späte Herztonverlangsamung (Type II Dip) entwickeln. Der Kopf kann aber auch den Punkt des maximalen Drucks überwinden und die Herztöne werden allmählich wieder normal. Du mußt ständig die Herztöne abhören, denn Type II Dips bedeuten einen kritischen Zustand mit wenig Spielraum. Laß die Frau sich auf die linke Seite legen, damit möglichst wenig Druck auf die große Hohlvene ausgeübt wird, und verabreiche dann über eine Maske Sauerstoff. Höre bei jeder Wehe die Herztöne ab. Wenn nach vier oder fünf Wehen keine Besserung eintritt, ist ein Kliniktransport angesagt.

Wenn eine **Nabelschnurumschlingung** vorliegt, zum Beispiel um den Hals, dann ist das Tiefertreten wahrscheinlich behindert und du hörst möglicherweise Nabelschnurgeräusche beim Abhören der Herztöne. Eine straffe Nabelschnur führt zudem zu einer Streckung des Kopfes, weil Druck auf den Nacken des Babys ausgeübt wird. Auf jeden Fall sind dauerhafte Type II Dips das Zeichen, daß es Zeit für einen Kliniktransport ist.

Vollkommener Nabelschnurvorfall ist ein völlig anderes, sehr ernstes Problem, das auftritt, wenn der Kopf oder der vorangehende Teil noch weit oben steht und die Fruchtblase platzt. Gelegentlich ist dieser Zustand in den letzten Schwangerschaftswochen feststellbar, wenn das Pulsieren der Nabelschnur durch den verstrichenen Muttermund oder das untere Gebärmuttersegment zu spüren ist, und zwar synchron mit den Herztönen. Dieser Befund macht eine sofortige Überweisung in die Klinik und einen Kaiserschnitt notwendig, um das Baby zu

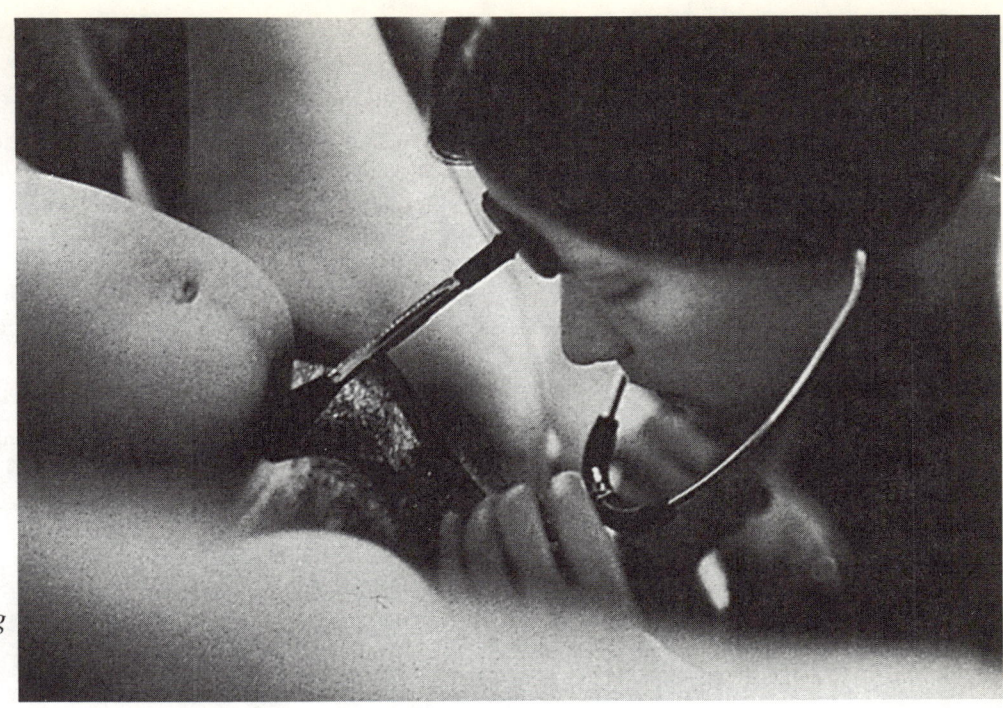

*Anwendung
des Abhör-
geräts*

retten. Falls die Fruchtblase während der Wehen platzt und die Nabelschnur vorfällt, mußt du die Frau in kniender, vornübergebeugter Haltung transportieren und mit deinen Fingern im Muttermund den Kopf nach oben von der Nabelschnur wegdrücken. Wenn die Nabelschnur vollständig vorfällt, schieb sie in die Scheide zurück, denn kühle Luft kann zu Verkrampfung und Zusammenziehen der Nabelschnur führen. Die Frau kann auf einer Krankenliege in der Ellenbogen-Knie-Lage transportiert werden, (wenn sehr schnell ein Krankenwagen zur Verfügung steht), ansonsten hilf der Mutter auf einen Stuhl, der hochgehoben und nach hinten gekippt wird, bis ihr Kopf tiefer als die Hüften liegt, und trag sie so zum Auto. *Laß die ganze Zeit über die Finger im Muttermund und sorg dafür, daß kein Druck auf die Nabelschnur ausgeübt wird.*

Ein vollkommener Nabelschnurvorfall ist sehr selten, sei jedoch wachsam, wenn der Kopf zum Termin hin noch sehr weit oben ist. Wenn eine Frau, bei der das der Fall ist, anruft, um dir mitzuteilen, daß ihre Geburt mit einem Blasensprung begonnen hat, fahr sofort zu ihr, um die Herztöne abzuhören.

Bluthochdruck der Mutter

Bluthochdruck während der Geburt bedeutet für Mutter und Kind eine Gefahr, weil das zu einer Präeklampsie führen kann, auch wenn es bisher keine Anzeichen dafür gegeben hat. Deshalb ist eine Überwachung der Frau sehr wichtig. Eine Urinuntersuchung ist nicht verläßlich, weil Zellen aus dem Fruchtwasser hineingelangen können und dann fälschlich ein positives Ergebnis für Eiweiß ergeben. Mach also eine Probe auf Hyperreflexie und Klonus und bring die Frau bei den ersten Anzeichen in die Klinik. Es besteht auch ein erhöhtes Risiko, daß sich die Plazenta vorzeitig löst.

135

Pflanzliche Mittel können helfen, den Blutdruck zu stabilisieren oder zu senken; die besten Tees sind Hopfentee, Helmkraut (Scutellaria) und Baldrian. Am besten ist wahrscheinlich eine Hopfentinktur, denn Hopfen ist eines der beruhigendsten Kräuter, die es gibt. In Tinkturform ist die Intensität des Mittels gewährleistet (sie ist viel stärker als Tee), und so wird es sehr schnell aufgenommen (das Mittel ist in Alkohol gelöst, und die Frau behält es leichter bei sich, falls sie zu Erbrechen neigt).

Manchmal haben Wehen bei anfänglich hohem Blutdruck eine stabilisierende Wirkung. Vergiß nicht, daß der Blutdruck bei der Anstrengung in der Austreibungsphase manchmal ansteigt, bis zu 140/90. Jedoch *ein ständiger Anstieg in der frühen aktiven Eröffnungsphase* ist ein Zeichen, daß ein Kliniktransport notwendig wird. Wenn der Blutdruck mit intensiver werdenden Wehen steigt, laß die Frau sich auf die linke Seite legen und viel Flüssigkeit zu sich nehmen, denn Flüssigkeitsmangel kann zu einer Erhöhung des Blutdrucks führen. Nur wenn das nicht hilft, mußt du sie in die Klinik bringen.

Eine mögliche Behandlung in der Klinik besteht darin, der Mutter intravenös Magnesiumsulfat zu verabreichen. Magnesiumsulfat senkt den Blutdruck etwas, verhindert jedoch vor allem Veränderungen in der Gehirnaktivität, die zu Krämpfen führen könnten. Die kindlichen Herztöne werden apparativ überwacht. Abgesehen von dem störenden Tropf und den CTG-Elektroden kann die Frau immer noch eine normale und schöne Geburt haben, wenn das Klinikpersonal dazu bereit ist. Dieser wahrscheinlich bevorstehende Geburtsverlauf sollte mit den Eltern besprochen werden, sobald das Problem auftritt, damit sie darauf vorbereitet sind.

Wenn eine Frau vor der Geburt oder während der Wehen nahe an einer Hypertonie war, kann es *nach* der Geburt zu einem noch stärkeren Anstieg kommen. Es gibt eine Form der Eklampsie, die sich direkt nach der Geburt entwickelt, achte deshalb auf Anzeichen dafür.

Vorzeitiger Blasensprung

Ein vorzeitiger Blasensprung ist eine *mögliche* (keine faktische) Geburtskomplikation. Es ist relativ normal, daß zu Beginn der Geburt die Fruchtblase platzt; problematisch ist die Zeitspanne zwischen Blasensprung und Geburt, denn für das Baby besteht jetzt ein Infektionsrisiko, weil die Gebärmutter nicht mehr abgeschlossen ist gegen Keime in der Scheide oder von außen. Die herkömmliche Vorgehensweise besteht darin, nicht länger als 24 Stunden bis zu einer Geburtseinleitung abzuwarten, manche Ärzte machen das auch schon eher, so daß das Baby vor Ablauf von 24 Stunden geboren wird. Bedauerlicherweise werden weder in der Forschung noch bei dieser Vorgehensweise der individuelle Gesundheitszustand, die persönliche Hygiene oder die Umgebung berücksichtigt. Frauen, die eine Hausgeburt machen, erfreuen sich normalerweise bester Gesundheit und sind davon überzeugt, daß ein gesunder Körper Infektionen abwehren kann. Und es ist eine bewiesene Tatsache, daß das Infektionsrisiko in der Klinik wesentlich größer ist als zu Hause, da die Frauen in der Klinik fremden (und ansteckenden) Stämmen von Mikroorganismen ausgesetzt sind, gegen die sie nicht resistent sind.

Eine Infektion bei einem vorzeitigen Blasensprung ist eine *theoretische* Komplikation. Wer wünscht sich einen Klinikaufenthalt und eine künstliche Geburtseinleitung als Lösung für ein Problem, das vielleicht überhaupt nicht existiert? Tatsächlich geht es dabei um Gesundheitspolitik; der pathologisch orientierte Ansatz der Schulmedizin steht der ganzheitlichen Sicht der Hebamme und ihrer Klientinnen entgegen. Nach meiner Erfahrung ist es nicht außergewöhnlich, daß es nach einem vorzeitigen Blasensprung 24 Stunden dauern kann, ehe die Wehen überhaupt beginnen. Doch um das Infektionsrisiko (Chorioamnionitis) zu verringern, sollte die Frau diese einfachen Hinweise und Vorkehrungen befolgen (die auch in Kapitel 6 aufgelistet sind):

1. Kein Bad, bevor die Frau sich nicht in der fortgeschrittenen aktiven Eröffnungsphase befindet; Duschen ist gut und empfehlenswert.
2. Kein Genitalkontakt mit Hand oder Mund.
3. Sorgfältige Hygiene beim Benutzen der Toilette, nach hinten abwischen und vorher und nachher die Hände waschen.
4. Keine Unterwäsche, nur saubere, lockere Kleidung und am besten keine Binde, es sei denn, es fließt viel Fruchtwasser, dann sollte die Binde sehr häufig gewechselt werden.
5. Viel Trinken, um die Neubildung des Fruchtwassers zu unterstützen und für gute Nierenspülung zu sorgen.
6. Vitamin C kann in erhöhter Dosierung gegeben werden, bis zu 2 g in 24 Stunden sind möglich (250 mg alle paar Stunden).
7. Hochwertige, nicht stopfende Nahrungsmittel, um die Frau bei Kräften zu halten.
8. Alle drei oder vier Stunden Messen der Temperatur, bei Anstieg sofort mit dem Arzt in Verbindung setzen.

Neben diesen grundsätzlichen Regeln gibt es Faktoren, die die Geburtsumgebung betreffen. Wenn die Wohnung nicht sehr sauber ist, setzt du vielleicht ein kürzeres Zeitlimit. Vielleicht unternimmst du auch etwas, um die Wehen in Gang zu bringen. Es gibt mehrere Möglichkei-ten, zum Beispiel die Einleitung mit Rizinusöl oder Caulophyllum-Tee oder -tinktur und dann das übliche Umhergehen und Aktivbleiben. Stimulation der Brustwarzen kann ebenfalls helfen, denn es führt zur Ausschüttung von Oxytozin, dem Hormon, das Wehen auslöst. Das alles kann kombiniert werden: als erstes Rizinusöl, dann ein langer Spaziergang und eine Kanne starken Tees sowie periodisches Stimulieren der Brustwarzen unterwegs.

Grundsätzlich wichtig bei einem Blasensprung ist, daß du unmittelbar nach Platzen der Fruchtblase in engem Telefonkontakt mit der Frau bist, damit du ihre Verfassung beurteilen kannst und sicherstellst, daß sie die Grundregeln zur Vermeidung einer Infektion befolgt. Wenn die Wartezeit 24 Stunden überschreitet, solltest du auch immer wieder einmal die Herztöne abhören (oder dem Vater zeigen, wie er das machen soll), denn eine Tachykardie des Babys ist eines der ersten Anzeichen für eine Infektion. Sobald Wehen in Gang gekommen sind, fahr zu der Frau und tu dein Möglichstes, um die Geburt zu erleichtern, damit es bei Wendepunkten im Geburtsverlauf nicht zu einem Wehenstillstand kommen kann. Du solltest möglichst wenig vaginal untersuchen, sondern das möglichst lange vermeiden. *Untersuchungen haben ergeben, daß das Infektionsrisiko nach der ersten vaginalen Untersuchung erheblich ansteigt.* Verlaß dich weitestgehend auf deine Beobachtungsgabe und deine Intuition. Wenn du untersuchen mußt, dann benutze ein Antiseptikum und einen sterilen Handschuh und untersuche sanft und langsam, damit du keine Scheidensekrete in den Muttermund einführst.

Noch etwas: Es ist ratsam, daß das Neugeborene innerhalb von 48 Stunden von einem Kinderarzt untersucht wird und die Eltern eine klare Vorstellung von *normalem* Neugeborenenverhalten haben. Ein Baby mit Anzeichen für Dehydration ist teilnahmslos oder unruhig und sollte sofort untersucht werden. Es empfiehlt sich, die KinderärztIn anzurufen, um sie oder ihn über die Begleitumstände der Geburt und die möglichen Folgen zu informieren.

Hier einige Erfahrungsberichte:

Bei der ersten Geburt handelt es sich um eine Frau, die ein großes Baby in der hinteren Hinterhauptlage erwartete. Ihre Geburt begann mit einem Blasensprung, einigen unregelmäßigen Wehen und leicht getrübtem Fruchtwasser. Wegen der Mekoniumtrübung fuhr ich sofort zu ihr, doch die Herztöne des Babys waren gut, und die Trübung war wirklich *sehr* leicht. Nach ein paar Stunden versuchten wir es mit Spazierengehen, Teetrinken und der Brustwarzenstimulation, doch das Baby war noch so weit oben (-3), daß das wenig bewirkte. Die ganze Nacht hatte die Frau Vorwehen und war nach 24 Stunden noch am Anfang der Eröffnungsphase.

Am Morgen versuchte sie es mit Rizinusöl und einem Einlauf, und nach etwa sechs Stunden untersuchten wir sie und stellten eine Eröffnung von 5 cm fest. Die Trübung des Fruchtwassers war noch immer leicht, dem Baby ging es gut. Puls und Temperatur waren normal, doch stellten wir geringfügig Ketone im Urin fest, deshalb gaben wir ihr zusätzlich Flüssigkeit mit Honig.

Bei 7 cm Eröffnung hatte sich eine Vorblase gebildet (es war ein hoher Blasensprung gewesen), und das Fruchtwasser ging mit einem Schwall ab. Es war immer noch leicht getrübt, doch trat das Baby tiefer und drehte sich, kurz darauf war die Frau vollständig eröffnet. Die Austreibungsphase dauerte zwei Stunden; wir saugten ab, unmittelbar nachdem der Kopf geboren war. Es war ein Junge, der Apgar ergab 9/9 Punkte, es gab keine Probleme in der Zeit danach. Die Frau hatte einen Scheidenriß, und es waren ein paar Stiche nötig. Seit dem Blasensprung waren 40 Stunden vergangen.

Eine andere Frau bekam kurz vor der 37. Woche Wehen, doch nach Tastbefund war ihr Baby knapp 3 kg schwer, und seinem Wachstum in letzter Zeit nach zu urteilen, war sie kurz vor dem Termin. Auch hatte sie immer das Gefühl gehabt, ihr Bäby käme früher. Bei der letzten Vorsorgeuntersuchung war der Muttermund schon zu 85% verstrichen und 1-2 cm eröffnet. 16 Stunden lang hatte sie nur wenige Wehen, dann nahm sie Rizinus, und nach 24 Stunden kamen regelmäßige Wehen. Alle vitalen Funktionen des Föten waren in Ordnung.

Das Baby wurde 40 Stunden nach dem vorzeitigen Blasensprung geboren, der Apgar war 7/10, es gab keine Probleme nach der Geburt. Das Alter das Babys auf Grund der Untersuchung betrug 37+ Wochen.

Beim dritten Beispiel bestand eine Unsicherheit hinsichtlich des Termins; nach der Zyklusberechnung war die Frau wahrscheinlich am Termin, doch laut Ultraschall erst in der 35. Woche. Das Baby fühlte sich sehr klein an (etwa 2300 g).

Die Geburt begann mit einem Blasensprung (klares Fruchtwasser), und die Frau verbrachte den Tag mit Umhergehen. Wir kamen nachmittags zu ihr. Ein zufälliger Blick in den Kühlschrank verursachte uns ein unbehagliches Gefühl, ebenso die unsaubere Wohnung. Die Vitalfunktionen waren gut, doch hatten wir das Gefühl, daß die Geburt in der Klinik stattfinden sollte, vor allem, weil sich das Baby so klein anfühlte. Doch beschlossen wir, zu versuchen, die Wehen daheim in Gang zu bringen und zur Geburt in die Klinik zu fahren.

Wir verbrachten 12 Stunden mit Umhergehen, Tee und Stimulieren der Brustwarzen, doch es kamen keine Wehen. Höhere Dosen Caulophyllum führten zu regelmäßigen Wehen, doch auch zu Tachykardie beim Baby. Nachdem 24 Stunden lang nichts passiert war, meinte die Frau: »Ich habe das Gefühl, daß ich darauf warte, in die Klinik gebracht zu werden«, also machten wir uns auf den Weg. Die Geburt wurde mit Oxytozin eingeleitet, es kam erneut zu einer Tachykardie (doch keiner ernsten), und nach 42 Stunden wurde das Baby geboren. Es wog 2270 g, der Apgarwert betrug 8/9, das Baby war in der 38. Woche auf die Welt gekommen und in einem guten Zustand. Da das Baby gesund und voll ausgetragen war, blieb es bei den Eltern und wurde trotz seiner geringen Größe entlassen.

Schließlich die schwierigste Situation; eine Frau mit einer Verengung in Beckenmitte, bei der in der 38. Woche festgestellt wurde, daß der kindliche Kopf wohl das Schambein überragt. Diese Frau war zudem häufig äußerlich und innerlich aufgelöst in die Vorsorge gekommen. Wegen ihrer ungelösten persönlichen Probleme beschlossen wir, daß wir die Geburt in einem alternativen Geburtszentrum leiten würden. Als eines Morgens bei ihr die Fruchtblase platzte, rieten wir ihr, sofort dorthin zu fahren, doch ihr Frauenarzt meinte, sie könne daheim abwarten, wenn sie ihre Temperatur messen und jede Erhöhung sofort mitteilen würde. Nach 24 Stunden kam sie ohne Wehen in die Klinik und bekam einen Oxytozintropf.

Ihre Geburt war so schwierig, daß wir alle unsere Energie darauf verwendeten, sie emotional zu unterstützen. Schießlich bat sie um eine Periduralanästhesie. Nach vielen Stunden und auch Preßversuchen wurde klar, daß das Mißverhältnis zwischen Kopf und Becken nicht zu überwinden war. Nach 37 Stunden wurde unter Vollnarkose ein Kaiserschnitt gemacht; das Fruchtwasser war getrübt und infiziert, so daß das Baby sofort prophylaktisch auf eine Infektion hin behandelt wurde. Auf Grund unserer Einschätzung bestand für diese Frau in vielerlei Beziehung ein Risiko, deshalb überraschte uns der Ausgang nicht. Das Baby mußte jedenfalls eine Weile getrennt von der Mutter im zentralen Kinderzimmer bleiben, die Mutter erholte sich nur langsam (ihre Wunde entzündete sich), und sie hatte in der Zeit nach der Geburt emotionale Probleme.

Dieses letzte Beispiel macht die Gefahren eines vorzeitigen Blasensprungs deutlich, doch die anderen Erfahrungen zeigen, wie sich durch einen vernünftigen Umgang damit und entsprechende Vorkehrungen eine ganz andere Situation ergibt. Wenn ein vorzeitiger Blasensprung ganz individuell mit Verstand und Intuition behandelt wird, kann so bis zum Schluß für das Wohlbefinden von Baby und Mutter gesorgt werden.

Ungewöhnliche Lagen

Gesichtslage: Sie ist ziemlich selten und kommt bei 250 Geburten einmal vor. In diesem Fall ergibt der Tastbefund einige Wochen vor dem Termin einen deutlichen Grad von Deflexion. Wenn du das vor Einstellen des Kopfes ins Becken feststellst, versuche, die Beugung des Kopfes zu unterstützen. Das ist ein einfacher Vorgang (siehe Kapitel 2, S. 46). Die einzige Ausnahme bei der Anwendung dieser Technik könnte bei einem Baby in hinterer Hinterhauptlage vorliegen, bei dem der Hinterkopf so weit hinten ist, daß du ihn womöglich nicht erreichen kannst. Denk daran, daß eine Gesichtslage manchmal dadurch hervorgerufen wird, daß das Baby die Nabelschnur eng um den Hals hat (wodurch der Kopf beim Tiefertreten nach hinten gezogen wird), deshalb empfiehlt es sich, daß deine Kollegin ständig die

Herztöne abhört, während du langsam versuchst, den Kopf in die Beugung zu bringen. Eine andere Ursache für eine Gesichtslage kann ein verengter Beckeneingang sein, vergewissere dich deshalb zu Wehenbeginn, daß kein Mißverhältnis zwischen Kopf und Becken vorliegt, weil du sonst Zeit und Energie verschwendest, wenn du mit der Frau zu Hause bleibst.

Die Geburtsmechanismen bei einer Gesichtslage erfordern es, daß das Baby *mit dem Gesicht nach oben schauend geboren werden muß,* wobei sich der Körper in der hinteren HHL befindet. Die Geburt kann zwar in der vorderen HHL beginnen, doch ist ein Tiefertreten in dieser Stellung unmöglich, weil das Hinterhaupt gegen das Schambein stößt. Sobald das Gesicht des Babys nach oben zeigt und geboren werden kann, muß die Hebamme die Stirn zurückhalten (indem sie Druck auf den Damm ausübt), bis sich das Kinn löst, weil es sonst vom Schambein zurückgehalten werden könnte. Der Hinterkopf übt auf jeden Fall zusätzlichen Druck auf den Damm aus. Bei einer solchen Geburt ist Reißen häufig; es kann sein, daß du das nicht verhindern kannst. Gewöhnlich ist Absaugen nötig, weil das Baby nach oben schaut und die Nase voll Flüssigkeit bekommt, wenn der Kopf geboren wird.

Der Kopf des Babys wird wahrscheinlich sehr gequetscht und geschwollen sein, deshalb empfiehlt sich eine Vitamin-K-Spritze. Dadurch wird für eine ausreichende Gerinnung gesorgt, falls es auf Grund des Geburtstraumas zu inneren Blutungen kommt. Achte auch auf Atemschwierigkeiten infolge von Ödemen in der Luftröhre.

Vorderhaupt- und Stirnlage: Diese Streckhaltungen des Kopfes können vor der Geburt in den letzten Schwangerschaftswochen behoben werden. Wenn sie während der Geburt durch eine vaginale Untersuchung festgestellt werden (durch Bestimmung der Fontanellen), kannst du den Kopf vielleicht durch innere Korrektur in die Beugung bringen. Anweisungen dazu findest du im Abschnitt »Wehenstillstand bei hinterer Hinterhauptlage«.

Vorliegen kleiner Teile bei Schädellage: Meist ist dabei eine Hand oder ein Arm vorgefallen oder liegt vor dem Kopf. Manchmal wird das erst bei der Geburt des Kopfes entdeckt; alles hängt davon ab, wie weit die Hand vorgefallen ist.

Das größte Problem beim Armvorfall ist der vergrößerte Durchmesser bei der Dammdehnung; Reißen ist wahrscheinlich. Vielleicht kannst du das vermeiden, indem du dem Baby sanft in die Finger kneifst, woraufhin es vielleicht die Hand zurückzieht. Andernfalls mußt du dich darauf einstellen, den Arm zu entwickeln, am einfachsten geht das, indem du die Hand ergreifst und den Kopf drehst (indem du die Rückdrehung unterstützt), während du den Arm über die Brust und dann nach außen führst. Diese Korrektur ergibt sich in einer Krise von selbst, sie folgt einer mechanischen Logik, die sich aus der Notwendigkeit ergibt. Dennoch ist es ratsam, sich das ein-, zweimal völlig klarzumachen, damit du das Wesentliche begriffen und parat hast, wenn du es brauchst.

Intakte Fruchtblase bei der Geburt: Das ist strenggenommen keine Regelwidrigkeit des vorangehenden Körperteils, doch handelt es sich um eine Besonderheit bei der Geburt, die selten vorkommt. Wenn die erhalten gebliebene Vorblase im Geburtskanal erscheint und sich (voll mit Fruchtwasser) vorwölbt, dann platzt sie meistens, wenn der Kopf den Damm ausdehnt, manchmal kommt es auch zu einem hohen Blasensprung weiter entfernt vom Kopf des

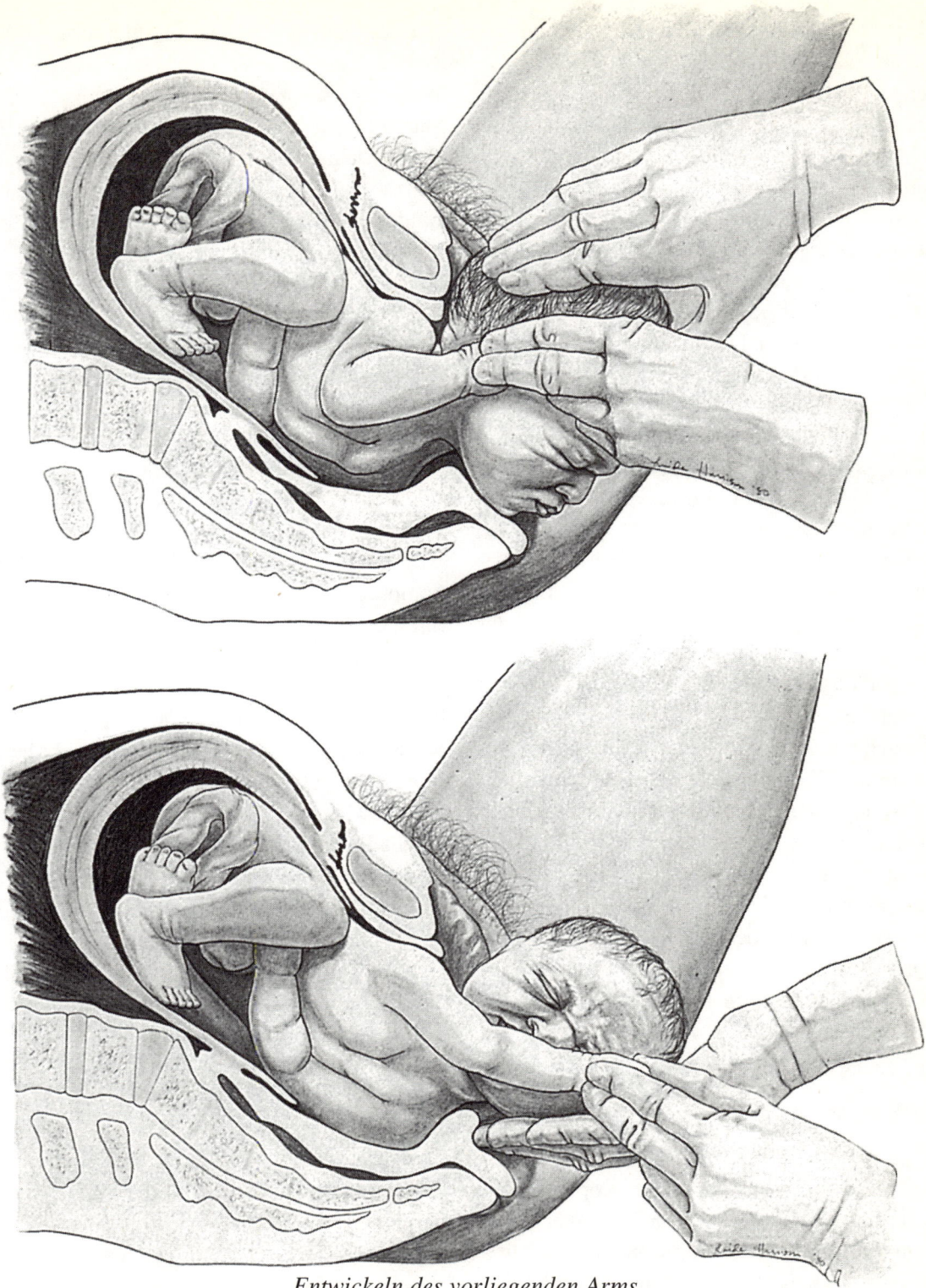

Entwickeln des vorliegenden Arms

141

Babys. Dann wird das Baby mit den intakten Eihäuten über dem vorangehenden Teil geboren, es kommt mit der *Glückshaube* zur Welt. Das Gesicht des Babys ist dann nach der Geburt mit den Eihäuten bedeckt, die es am Atmen hindern, wenn sie nicht entfernt werden.

Einige Hebammen sprengen automatisch die vorangehende Vorblase, so daß das Baby durch den Riß geboren werden kann, wobei die Eihäute zur Seite geschoben werden, damit sie nicht im Weg sind. Doch manche Frauen haben etwas gegen diesen Eingriff, vor allem wegen des Aberglaubens, daß ein Kind, das mit der Glückshaube geboren wird, ein Glückskind ist. Eines ist auf jeden Fall sicher, nämlich daß das Empfinden, eine volle Vorblase zusätzlich zum Baby hinauszuschieben, äußerst intensiv ist. Wenn die Frau den Anschein erweckt, daß es höchst schmerzhaft für sie ist, oder dich bittet, die Fruchtblase zu öffnen, dann tu das, aber nicht ohne sie vorher darauf hinzuweisen, daß das Nachlassen des Drucks sie sehr unvermittelt treffen kann.

Wenn die Fruchtblase intakt bleibt und das Baby mit der Glückshaube geboren wird, mußt du sofort unter dem Kinn einen Fingernagel in die Eihäute bohren und sie vom Gesicht ablösen, damit das Baby atmen kann. Meine Tochter kam mit der Glückshaube zur Welt, und meine Hebamme verwendete ein sauberes Tuch, um den Rand der Eihäute zu ergreifen und sie anzuheben. Das Wichtigste dabei ist, daß du entschlossen und schnell handelst.

Schulterdystokie

Schulterdystokie ist eine ernste Geburtskomplikation, die sich zeigt, wenn der Kopf geboren ist und die Schultern nicht nachkommen. Eine Schulterdystokie tritt ein, wenn die vordere Schulter des Kindes vom Schambein der Mutter zurückgehalten wird: Der Schultergürtel ist einfach zu breit, um das Becken im geraden Durchmesser zu passieren. Es kommt auch zu einem starken Druck auf den Brustkorb, weil er im Geburtskanal heftig zusammengedrückt wird, was den venösen Rückfluß aus dem Kopf behindern und zu (interkranialen) Gehirnblutungen, Gehirnschäden und dem Tod des Babys führen kann.

Bei dieser Komplikation kann es leicht zu Panik kommen, die sich jedoch verhindern läßt, wenn das Problem vorher erkannt wurde. Bei einer Frau mit einem sehr großen Baby oder einem sehr kleinen, abnormen Becken ist diese Möglichkeit gegeben. Du solltest dennoch folgendes nicht vergessen: *Wenn der Kopf den Geburtskanal passiert hat, ist das auch bei den Schultern möglich,* wenn du vielleicht auch ein paar komplizierte Korrekturen vornehmen mußt, damit das geschehen kann.

Das ist der übliche Ablauf: Am häufigsten wird ein ungewöhnlich großer Kopf über den Damm hinaustreten und zieht sich dann wieder zurück. Die Rückdrehung des Kopfes erfolgt sehr langsam und zögernd und bedarf manchmal manueller Unterstützung. Beide Situationen zeigen an, daß die Schultern nicht tief genug ins Becken eingetreten sind, um dem Kopf Bewegungsfreiheit zu verschaffen. Es ist schwierig, eine mögliche Nabelschnurumschlingung zu ertasten, weil der Hals nicht freiliegt, und dann merkst du, daß keine Schulter folgt. Der Mund des Babys ist wahrscheinlich zusammengepreßt, und es bekommt inzwischen eine immer dunklere Hautfarbe. Während du die Mutter zum Mitschieben bei der nächsten Wehe aufforderst, übst du soviel Zug nach unten am Kopf aus, wie du für zulässig hältst, doch es verändert sich nichts. Deine Diagnose steht fest.

Fordere die Frau sofort auf, in den Vierfüßlerstand zu gehen. In dieser Haltung kann sich das

Becken ganz öffnen, und du hast bessere Möglichkeiten zur Korrektur. Der nächste Schritt besteht im **Schraubenhandgriff**. Finde zunächst die hintere Schulter, leg auf ihrer Vorderseite zwei Finger auf, gegen den Übergang von Brust zu Armhöhle. Übe eine Drehung nach hinten aus und zieh das Baby gleichzeitig nach außen (wie die Windungen einer Schraube). Dadurch müßte sich die vordere Schulter lösen, der Schultergürtel wird befreit, und das Baby kommt zur Welt. Eine Drehung um 180 Grad reicht meist aus, um das Baby freizubekommen, doch manchmal mußt du den Vorgang in der Gegenrichtung für die andere Schulter wiederholen. Wenn du Schwierigkeiten bei der Drehung der hinteren Schulter hast, nimm die Finger der anderen Hand, um die vordere Schulter nach vorn zu schieben (siehe Abbildung unten).

Eine andere Möglichkeit besteht darin, zuerst die hintere Schulter zu lösen. Du hebst den Kopf an, während du einen Finger hinter der Schulter einhakst und sie in eine schiefwinklige Position bringst. Oft führt schon eine Drehung der hinteren Schulter zur Geburt des Babys, doch indem du den Arm entwickelst, kannst du den Durchmesser falls nötig noch mehr verringern. Damit das sicher verläuft, mußt du den Arm zwischen zwei Fingern ergreifen und ihn dann über die Brust führen. Dieser Handgriff bringt die Hand in Griffweite, so daß du sie erfassen und den Arm entwickeln kannst.

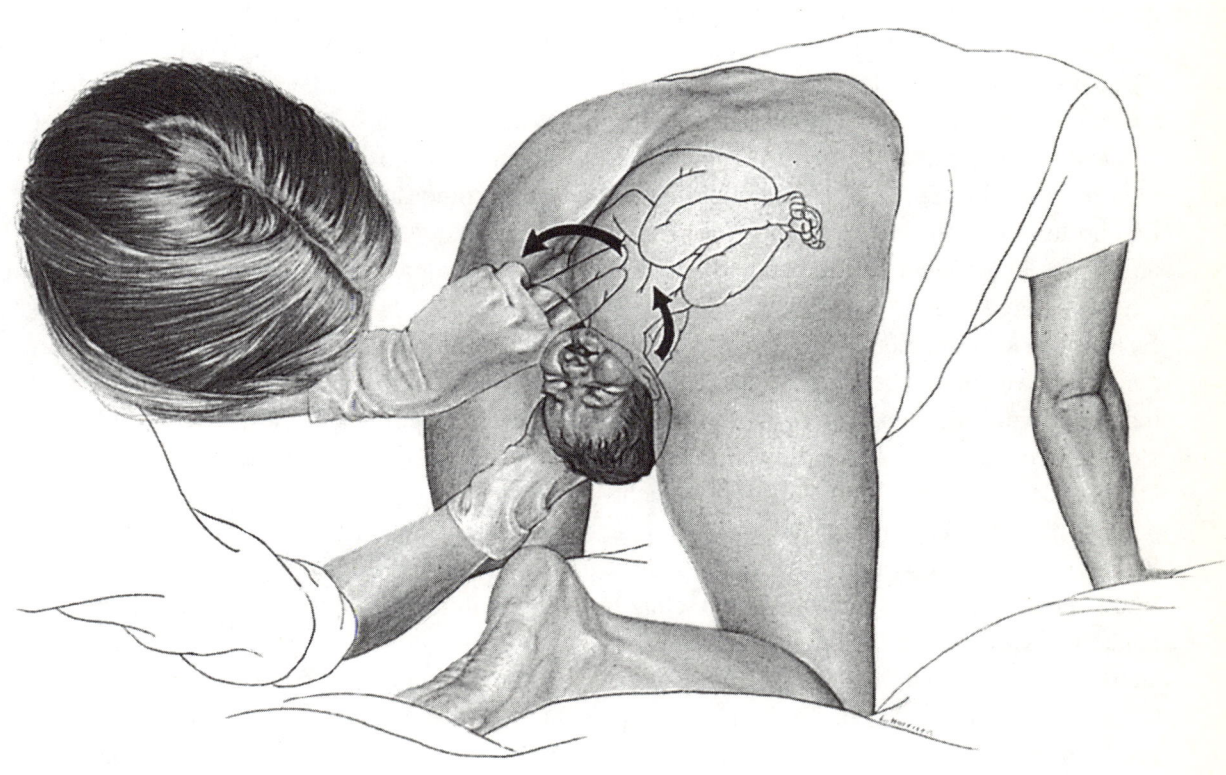

Schraubenhandgriff bei Schulterdystokie

In manchen Lehrbüchern wird empfohlen, einen großen Dammschnitt zu machen, sobald eine Dystokie festgestellt wird, doch ob das notwendig ist, hängt vom Zustand des Damms ab. Wenn er locker und dehnbar ist, wäre ein Dammschnitt nur Zeitverschwendung und würde eine zusätzliche Verletzung darstellen.

Manchmal hilft es, wenn eine Kollegin von oben **Druck über dem Schambein** ausübt – falls die Mutter sich in Schräglage befindet –, um die vordere Schulter zu lösen. Verwechsle das nicht mit Druck auf den Fundus, wodurch die Schulter noch mehr festgeklemmt wird, *außer* er wird gemeinsam mit Druck über dem Schambein ausgeübt.

Bei dem schlimmsten Fall einer Schulterdystokie, den ich je hatte, war ich von einer anderen Hebamme vorgewarnt worden. Sie besuchte mich ein paar Tage zuvor und erzählte mir von einer sehr schwierigen Dystokie und daß *nichts*, nicht einmal der Schraubenhandgriff, geholfen hatte. »Was hast du dann gemacht?« fragte ich sie, und sie meinte: »Wir preßten, zogen und, naja, beteten, bis das Baby schließlich kam.« Das hörte sich nach einer dramatischen Geburt an, die ich lieber nicht miterleben würde, doch ein paar Tage später…

Es handelte sich um eine kleine Frau, und über den Vater war nichts bekannt, weil sie künstlich befruchtet worden war. Bei der letzten Vorsorgeuntersuchung betrug die Fundushöhe 40 cm. Der Kopf glitt ohne Dammriß leicht heraus, doch mußte ich den Damm über das Kinn zurückschieben, und es erfolgte keine Rückdrehung. Da das Gesicht sehr schnell dunkelrot wurde, brachten wir die Frau in den Vierfüßlerstand, und mein Lehrling (die die Geburt leitete) versuchte den Schraubenhandgriff, konnte jedoch die Schulter nicht genügend erreichen, um Zug ausüben zu können. Sie bat um Druck von oben auf das Schambein

und versuchte es nochmals, aber es geschah nichts. Inzwischen feuerten wir alle die Mutter zum Pressen an, und ich versuchte es selber mit dem Schraubenhandgriff, bat jemanden, zusätzlich zum Druck aufs Schambein Druck auf den Fundus auszuüben, und endlich, dem Himmel sei Dank, konnte ich die Schulter erreichen und den Handgriff bis zu Ende ausführen. Das Baby war in einem ziemlich schlechten Zustand, brauchte Mund-zu-Mund-Beatmung und Sauerstoff, um sich zu erholen, doch danach ging es ihm gut (Apgar 2 und 8). Die Mutter hatte einen zentralen Dammriß (bis in den Sphinkter hinein); ich hatte einen Dammschnitt gemacht, um mehr Platz zu schaffen, und er war weitergerissen.

Mein jüngster Lehrling (es waren zwei dabei) meinte, sie hätte den »Todesengel« gesehen, und ich hatte eine Zeitlang tatsächlich das Gefühl gehabt, wir könnten das Baby verlieren. Dann floß mir diese übermenschliche Kraft zu, die mir dabei half, den Handgriff zu Ende zu bringen. Ja, und ich glaube, ich habe gebetet oder zumindest meine völlige Konzentration eingesetzt.

In einem anderen Fall leitete ich gemeinsam mit einem meiner Lieblingsgeburtshelfer eine geplante Klinikgeburt. Diese Frau hatte beim ersten Kind eine Hausgeburt versucht, doch dann war es zu einem Geburtsstillstand in der hinteren Hinterhauptlage gekommen; sie kam zu mir, weil sie es noch einmal mit einer Hausgeburt versuchen wollte, entschied sich jedoch im Verlauf der Schwangerschaft dafür, doch lieber in die Klinik zu gehen, falls sie Schmerzmittel wollte. Sie verbrachte die Eröffnungsphase im Wehenzimmer, bis sie 6 cm eröffnet war. Dann entschied sie sich für eine PDA und wurde nach oben in den Kreißsaal zum Ultraschall gebracht. Von da an ging die Eröffnung schnell voran, doch in der Austreibungsphase kam es zu einer Verzögerung. Der Arzt bot an, den Raum zu verlassen, weil er bemerkt hatte, daß sie viel bessere Fortschritte machte, wenn er nicht da war. Sie war an das CTG angeschlossen, doch ich ließ sie in die Hocke gehen, und sogleich trat der Kopf durch.

Ich bat um die Instrumente, als der Kopf geboren wurde, doch bald wurde klar, daß die Schultern festsaßen. Sowohl der Arzt wie auch ich waren ziemlich ratlos; er war daran gewöhnt, daß die Frau sich in Rückenlage befand (mit Beinhaltern) und ich war gewohnt, die Frauen in den Vierfüßlerstand zu bringen, was wegen der Kabel nicht möglich war. Da ich meine Hände am Kopf des Babys hatte, wies er mich an, am Kopf zu »ziehen, nach unten, nach unten«, bis ich fürchtete, den Hals zu verletzen, deshalb sagte ich: »Nein, machen Sie das, Sie wissen, wie es gehen soll.« Offenbar wußte er es nicht, denn er begann, den Kopf in diese und in jene Richtung zu drehen, und ich merkte, daß er in Panik geriet. Plötzlich wurde ich ganz klar. Ich schob seine Hand weg und übte Druck von oben auf das Schambein aus, während ich ihn anleitete, die hintere Schulter zu entwickeln, und prompt kam das Baby.

Später, als er die Formulare ausfüllte, fragte er mich: »Wie nennen Sie diese Gebärhaltung?« Die Mutter hatte im Schoß meiner Kollegin gesessen, die kniete, deshalb schlug ich vor: »abgestützte Hocke«. »Hmmm«, meinte er, »das hört sich gut an… und das war Druck auf das Schambein mit Drehung in die Schräglage, ja?« Eine nette Geste der Anerkennung zum Abschluß einer gemeinschaftlichen Geburtsleitung, die ihn sehr gefordert hatte.

Untersuch ein Baby nach einer Schulterdystokie sorgfältig auf Quetschungen des Schlüsselbeins oder eine mögliche Erb-Duchenne-Lähmung als Folge eines Nerventraumas. Bei einer schweren Schulterdystokie ist Vitamin K ange-zeigt. Setz dich umgehend mit einem Kinderarzt in Verbindung.

Überraschende Steißlage

Auch wenn du beschlossen hast, keine Steißgeburten zu Hause zu betreuen, ist es ratsam, das zu üben, bis du es auswendig kannst und ganz automatisch machst. Es kann eines Tages passieren, daß du wegen eines starken Bauchtonus, zusätzlichen Fetts der Bauchdecke oder viel Fruchtwasser eine falsche Lage bestimmst, und plötzlich bist du mit einer Steißlage konfrontiert! Sei darauf vorbereitet.

1. Die Mutter *darf nicht pressen,* ehe sie nicht vollständig eröffnet ist und der Steiß den Damm erreicht hat. Das ist meist sehr anstrengend für die Frau, doch sie muß hecheln und warten.

2. Wenn es eine reine oder vollkommene Steißfußlage ist (Füße oberhalb des Pos) und es zu Verzögerungen bei der Geburt des Körpers zu kommen scheint, kann es notwendig sein, die Füße zu lösen. Hierzu nimmst du die Beine eines nach dem anderen zwischen die Finger und bringst sie über den Körper nach unten.

3. Sobald die Beine herabgeholt sind und das Baby bis zum Bauchnabel geboren ist, ziehe eine Nabelschnurschlaufe abwärts, um Spielraum für die Geburt zu schaffen.

4. Wickel den Körper des Babys in ein Frotteetuch oder zwei Decken ein, damit er warm bleibt und kein Atemanreiz erfolgt.

5. Ergreif das Baby an den Hüftknochen und dreh den Körper sanft in den Geradstand (Schultern sind senkrecht) und unterstütz dann die Geburt einer Schulter nach der anderen.

6. Dreh den Körper wieder, so daß das *Ge-*

145

sicht nach unten zeigt, und führe einen Finger ein, um freies Atmen zu ermöglichen. Wenn du den Körper des Babys (abgestützt) nach unten hängen läßt, bewirkt das Gewicht, daß der Hinterkopf zuerst durch die Öffnung gleitet, wodurch der erforderliche Durchmesser so klein wie möglich ist.

7. Sobald der Hinterkopf geboren ist (der Haaransatz ist sichtbar) laß eine Kollegin Druck von oben auf das Schambein ausüben, während du das Baby anhebst und über den Damm führst. Vielleicht mußt du deinen Finger, mit dem du den Atemweg freihältst, in den Mund des Babys einhaken, damit sein Kopf gebeugt bleibt. Mach das sehr *sanft*.

8. Entwickle das Baby ganz und gar und leg es der Mutter auf den Bauch. Entscheide dann, ob Absaugen oder Atemunterstützung nötig sind.

Blutungen

Heftige Blutungen bei einer Hausgeburt möchte jeder unter allen Umständen vermeiden! Deshalb ist es so wichtig, die vollständige Krankengeschichte aufzunehmen und sorgfältige Vorsorgeuntersuchungen durchzuführen (einschließlich der entsprechenden Labortests), so daß eine Frau, bei der Blutungen zu erwarten sind, entweder gleich an eine Klinik verwiesen wird oder alle Nothilfemaßnahmen sofort getroffen werden können. Der Hämatokrit sollte routinemäßig in der Frühschwangerschaft und dann im 7. Monat festgestellt werden. Ein hoher Wert gewährleistet zumindest größtmöglichen Spielraum, wenn es zu einer Blutung kommen sollte. Falls bei früheren Geburten schon Blutungen aufgetreten sind, bedeutet das nicht unbedingt, daß eine Hausgeburt nicht in Frage kommt. Das hängt von der Ursache der Blutungen ab, vor allem, wenn es Zweifel bezüglich der Nachgeburtsphase gibt. Wenn du zum Beispiel folgenden Bericht hörst: »…Es ging mir nach der letzten Geburt sehr gut, doch dann zog der Arzt heftig an der Nabelschnur… das tat sehr weh, und dann fing es furchtbar an zu bluten«, läßt dich das sicherlich folgern, daß die Blutung wahrscheinlich durch einen übereifrigen Geburtshelfer ausgelöst worden ist.

Doch zusätzliche Fragen über anschließende Maßnahmen zur Kreislaufstabilisierung der Frau (wie z.B. eine Bluttransfusion) und Fragen nach starken Nachgeburtsblutungen liefern dir ein genaueres Bild über die Blutungsneigung der Frau und ihre Fähigkeit, sich zu erholen. Allen Hinweisen auf übermäßige Blutungen nach Verletzungen, Operationen oder zahnärztlichen Behandlungen sollte durch Laboruntersuchungen des Gerinnungsfaktors nachgegangen werden. Es gibt zahlreiche Tests, und sie sind schwer zu interpretieren, laß dich deshalb medizinisch beraten.

Wenn keine allgemeine Blutungsneigung besteht und vorhergegangene Nachgeburtsblutungen nichts mit der Art der Geburtsleitung zu haben scheinen, dann geh von einem schlechten Gesundheitszustand als möglicher Ursache aus. Schau dir die Frau gut an; beobachte ihr Energieniveau, ihre Vitalität, ihr Erscheinungsbild und den Zustand ihrer Muskeln und mach ihr dann entsprechende Vorschläge zur Ernährung oder empfehle ihr pflanzliche Mittel oder Bewegung. Eine Frau, die schon mehrere Kinder hat, sich müde fühlt und abgespannt aussieht, braucht viel Vitamin B (täglich 100 mg), reichlich hochwertiges Eiweiß und einen gut ausgewogenen Mineralienanteil einschließlich Eisen. Zeige ihr Übungen zur Verbesserung des Bauchmuskeltonus und empfehle ihr schnelle Spaziergänge oder Schwimmen zur Anregung ihres Kreislaufs. Cayennepfeffer (3 – 6 Kapseln täglich) unterstützt die Belebung des Kreislaufs. Die Frau kann auch in den letzten Wochen regelmäßig Alfalfa-Tabletten nehmen, da Alfalfa viel Vitamin K enthält (das den Gerinnungsprozeß unterstützt).

Du mußt natürlich die Chancen für eine Verbesserung des Gesundheitszustands der Frau realistisch einschätzen. Was für Hoffnungen kannst du dir bei einer erschöpften Frau machen, die schon früher Blutungen hatte und nur noch wenige Wochen bis zum Geburtstermin hat? Sie ist in der Klinik besser aufgehoben.

Blutungen während der Wehen: Es gibt zwei Hauptgründe für Blutungen während der Geburt, einer ist Placenta prävia und der andere Plazentalösung.

Placenta prävia bedeutet, daß die Plazenta sehr tief in der Gebärmutter sitzt, entweder über dem Muttermund oder am Rand, so daß es beim Verstreichen und Eröffnen des Muttermundes zur Loslösung der Plazenta und zu Blutungen kommt. Im allgemeinen macht sich das in den letzten Schwangerschaftswochen durch schmerzlose Schmierblutungen oder stärkere Blutungen bemerkbar (mehr darüber in Kapitel 3).

Vorzeitige Plazentalösung bedeutet, daß sich die Plazenta vor der Geburt ablöst. Das ist für die Mutter und das Kind sehr gefährlich; die Mutter hat unkontrollierbare Blutungen, und die Sauerstoffversorgung des Babys ist entweder sehr stark reduziert oder völlig unterbrochen. Die einzige Möglichkeit, die Blutung zum Stillstand zu bringen, ist die sofortige Geburt, und das bedeutet natürlich Kaiserschnitt, außer die Frau ist in der Austreibungsphase und die Geburt steht unmittelbar bevor.

Wie kommt es zur vorzeitigen Plazentalösung? Manchmal wird die Plazenta bei einer extremen Nabelschnurumschlingung durch den Zug der Nabelschnur von der Gebärmutterwand weggezogen, weil kein Spielraum mehr für das Baby bleibt, um sich zu bewegen oder tiefer zu treten. Eine andere Ursache ist Bluthochdruck der Mutter. Da die Situation *sofortiges Handeln* erfordert, ist es wichtig, die Symptome zu kennen:

1. Heftige, anhaltende Bauchschmerzen, die sich deutlich von den an- und abschwellenden Wehenschmerzen unterscheiden.
2. Berührungsempfindlichkeit der Bauchdecke.
3. Schlechter Zustand des Babys, wobei die Herztöne eindeutig auf Sauerstoffmangel schließen lassen.
4. Sichtbare Blutungen (können aber auch ausbleiben). Manchmal handelt es sich um eine zentral abgelöste Plazenta, wobei sich das Blut zwischen Plazenta und Gebärmutterwand ansammelt. Bei einer am Rande abgelösten Plazenta rinnt das Blut heraus, so daß eine Diagnose einfacher ist.

Jede Frau, die über plötzlich auftretende heftige Bauchschmerzen klagt, muß umgehend in die Klinik transportiert werden und sollte auf dem Weg dorthin Sauerstoff bekommen. Du solltest außerdem eine Schockbehandlung machen, wobei du darauf achtest, daß ihr Kopf tiefer gelagert ist und sie warm zugedeckt ist.

Wenn eine Frau über heftige, *jedoch sporadisch* auftretende Schmerzen klagt, höre sorgfältig die Herztöne ab und wende im betroffenen Gebärmutterbereich Wärme an. Es kann sich um unkoordinierte Wehentätigkeit handeln (wegen einer verzögerten Geburt oder eines Mißverhältnisses zwischen kindlichem Kopf und Becken), doch wenn die Schmerzen schlimmer werden, mußt du die Frau sofort in die Klinik transportieren.

Vasa prävia ist eine äußerst seltene Komplikation, bei der Blutgefäße aus der Plazenta, die sich frei über die Eihäute ziehen, vor dem Muttermund liegen. Sie können eine Nebenplazenta versorgen oder in der Fruchtblase an der Verbindungsstelle zwischen Nabelschnur und Plazenta sitzen (häutige Einpflanzung oder Insertio velamentosa). Wenn die Fruchtblase an der Stelle platzt, bekommt die Mutter Blutungen, und das Baby kann sterben. Manchmal wird diese Komplikation in den letzten Schwangerschaftswochen bei einer vaginalen Untersuchung entdeckt, vor allem, wenn der Muttermund schon verstrichen oder eröffnet ist (die Fruchtblase fühlt sich eigenartig an, und es kann bei der Untersuchung eine Störung der kindlichen Herztöne auftreten). Sonst besteht die Möglichkeit, daß sich das in der frühen Eröffnungsphase herausstellt. Andernfalls kann das Platzen der Fruchtblase mit Blutungen einhergehen. Gib der Frau in diesem Fall Sauerstoff und transportiere sie umgehend in die Klinik.

Wenn eine Insertio velamentosa der Nabelschnur vorliegt, die Geburt jedoch normal verlaufen ist, bemerkst du möglicherweise eine ungewöhnliche »Nachgiebigkeit« der Nabelschnur. Stell den Zug an der Nabelschnur sofort ein, weil sie sich sonst ganz und gar von der Plazenta lösen könnte. Gib der Frau Oxytozin und laß sie in der Hocke mitschieben.

Blutungen in der Nachgeburtsphase: Ein Blutverlust über 500 ml in der Nachgeburtsphase gilt als bedenklich. Den Blutverlust zu schätzen ist für Anfänger nicht einfach. Gieß einmal eine abgemessene Menge Flüssigkeit auf einem Zellstofftuch aus, um einen Anhaltspunkt zu haben. Denk daran, daß Gerinnsel in die Menge miteinbezogen werden müssen.

Es gibt drei Hauptgründe für Blutungen in der Nachgeburtsphase: 1) teilweise Plazentalösung, 2) Verletzungen des Muttermund- oder Scheidengewebes, 3) Atonie (Schlaffsein) der Gebärmutter nach Geburt der Plazenta. Teilweise Plazentalösung ist am gefährlichsten, weil die Gebärmutter gedehnt bleibt und das Muskelgewebe nicht kontrahieren und die Blutgefäße schließen kann, solange ein Teil der Plazenta noch mit der Gebärmutter verbunden ist.

Teilweise Plazentalösung hat mehrere Ursachen. Eine davon ist unkoordinierte Wehentätigkeit, die oft durch unsachgemäßen Druck auf den Fundus durch das Geburtsteam hervorgerufen wird. Von sich aus zieht sich die Gebärmutter gleichmäßig zusammen und stößt mit einer durchgehenden Bewegung die Plazenta ab. Wenn sie jedoch gedrückt und geknetet wird, lösen sich möglicherweise nur bestimmte Bereiche. Ein anderer Grund ist eine krankhafte Anhaftung bestimmter Plazentabereiche, die dem Zurückziehen der Gebärmuttermuskulatur widerstehen, ganz gleich, wie stark und koordiniert die Wehen auch sein mögen. Wenn die Eröffnungsphase nicht übermäßig lange gedauert hat und die Austreibung sich nicht zu lange hingezogen hat, ist die Blutung wahrscheinlich auf eine unvollständige Lösung zurückzuführen, denn eine nicht allzu überanstrengte Gebärmutter sollte kräftig genug sein, um die Plazenta auf einmal abzustoßen.

Zeichen für eine teilweise Ablösung sind unstillbare Blutungen und kein erkennbares Längerwerden der Nabelschnur. Um deine Diagnose zu verifizieren, zieh einen frischen Handschuh an und *folge der Nabelschnur bis zum Muttermund;* falls die Plazenta direkt vor dem Muttermund ist, hat sie sich doch gelöst und du kannst sie mit kontrolliertem Zug an der Nabelschnur herausziehen. Andernfalls solltest du der Frau sofort Oxytozin (10 Einheiten i.m.) geben, um starke Wehen auszulösen. (Du brauchst keine Angst vor dieser Maßnahme zu haben, da Oxytozin den Muttermund *nicht* schließt; es wirkt nur auf die Längsfasern der Gebärmutter, nicht auf die kreisförmigen um den Muttermund herum, wie das bei Methergin der Fall ist.) Nachdem du Oxytozin gegeben hast, soll die Frau in die Hocke gehen und schieben, während du einen kontrollierten Zug an der Nabelschnur ausübst, wobei du sorgfältig auf die Gebärmutter achtgibst, um Vorfallen oder Inversion zu vermeiden. Diese Maßnahme sollte auf jeden Fall zur Geburt der Plazenta führen, sonst handelt es sich wahrscheinlich wirklich um eine Retentio. Wenn du irgendwelche Zweifel hast, dann folge noch einmal dem Nabelschnurverlauf aufwärts und schau, ob du Ränder spürst, die noch anhaften. Wiederhol in diesem Fall die Oxytozininjektion (es sollte mindestens eine Pause von 5 Minuten dazwischen liegen) und transportiere die Frau umgehend in die Klinik, wobei du während der Fahrt eine Schockbehandlung durchführst und ihr Sauerstoff gibst.

Gewöhnlich hält das Oxytozin die Blutung unter Kontrolle, und der Zustand der Frau stabilisiert sich etwas. Wenn das jedoch nicht eintritt und sie heftig blutet, bleibt nur das eine, nämlich die Plazenta an Ort und Stelle manuell zu lösen. Jemand sollte einen Notfallwagen rufen und die Klinik informieren, sobald du diesen Entschluß faßt. Manuelle Plazentalösung ist traumatisch und schmerzhaft und sollte deshalb nur aus einer wirklichen Notwendigkeit heraus gemacht werden. Die Vorgehensweise ist nicht allzu schwierig. Zieh neue Handschuhe an, gib Sterilisationsmittel auf die Hand und führe sie in die Gebärmutter ein, ertaste dann den nächsten Rand und beginne damit, die Plazenta abzulösen (indem du deine Hand wie einen Spachtel einsetzt). Sobald du die Plazenta abgelöst hast, taste schnell die gesamte Gebärmutterwand ab, um noch anhaftendes Plazentagewebe zu entfernen. Deine Kollegin sollte der Frau Methergin und / oder Oxytozin geben, sobald die Plazenta da ist, und es sollte sofort mit einer kräftigen Gebärmuttermassage begonnen werden. Die Plazenta muß sorgfältig untersucht werden, um sicherzustellen, daß sie vollständig ist. Wenn du irgendwelche Zweifel hast, solltest du die Frau sofort in die Klinik transportieren, um eine Ausschabung vornehmen zu lassen.

Wenn der Versuch der manuellen Plazentalösung fehlschlägt, d.h. wenn sich Teile der Plazenta einfach nicht ablösen lassen und die Frau weiterhin blutet, kann als letzte Möglichkeit Methergin gegeben werden. Das führt zu sehr starken Wehen und *möglicherweise* zum Verschließen des Muttermundes, doch in diesem Fall geht es vor allem darum, das Leben der Mutter zu retten, indem während des Transports der Blutverlust gestoppt wird. Das ist auf jeden Fall ratsam, wenn der Weg in die Klinik weit ist.

Ich hatte einmal eine schlechte Erfahrung mit einer teilweisen Plazentalösung. Bevor ich mich auf den Weg zu der Geburt machte, legte ich mich hin, um meine Gedanken zu klären und meine Energie auf die vor mir liegende Aufgabe zu konzentrieren, als eine innere Stimme deutlich sagte: »Das wird eine teilweise Plazentalösung.«

»Na, gut,« dachte ich »das kann sein, sie hatte im ersten Schwangerschaftsdrittel Blutungen. Kein Problem, ich werde einfach in den Muttermund hineintasten und die Plazenta holen, wie ich das schon ein paarmal gemacht habe.« »Nein«, beharrte die Stimme, »diesmal ist es anders, diesmal mußt du ganz und gar in die Gebärmutter hineingreifen und die Plazenta manuell lösen.«

Hatte ich eine Angst! Doch schob ich den Gedanken von mir, tat ihn als logische Befürchtung auf Grund der Vorgeschichte der Frau ab und ging zur Geburt.

Doch es lohnte sich, daß ich vorbereitet war. Das Baby kam problemlos zur Welt, und dann blutete die Frau in Strömen. Ich folgte der Nabelschnur aufwärts und spürte, wie sie im Muttermund in die Plazenta überging und dachte mir: »Ah, da ist sie ja«, doch als ich versuchte, sie herauszuziehen, merkte ich, daß es sich um eine Insertio velamentosa handelte und der obere Rand noch nicht abgelöst war, und kurz darauf führte ich eine manuelle Plazentalösung durch. Ich ließ ihr von meiner Kollegin 20 Einheiten Oxytozin i.m. geben (das ich vorher

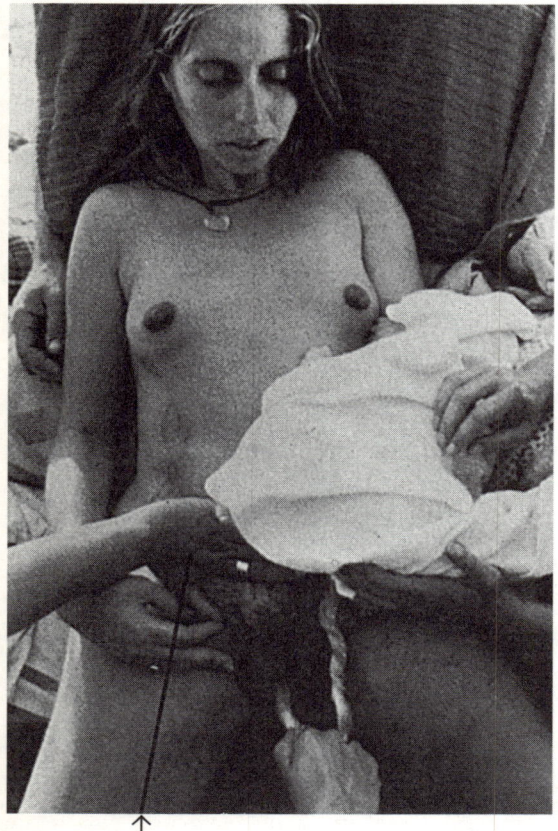

↑
Hand, die die Gebärmutter stützt

Kontrollierter Zug an der Nabelschnur

schon aufgezogen hatte), in der Zwischenzeit *strömte* das Blut meinen Arm hinunter. Doch der Vorgang war schnell beendet, und die Gebärmutter wurde sofort hart. Der Zustand der Frau stabilisierte sich, der gesamte Blutverlust betrug schätzungsweise 800 ml.

Eine unbedingt zu beachtende Regel im Umgang mit einer Frau, die heftige Nachgeburtsblutungen hat, ist es, ihre Konzentration auf das Hier und Jetzt zu lenken. Das heißt, daß du sie aufforderst, mit ihrer Aufmerksamkeit bei dir zu bleiben, dir oder ihrem Partner in die Augen zu schauen oder ihr Baby zu berühren und mit ihm zu sprechen. Im wesentlichen geht es darum, ihre Lebenskräfte und ihr Beteiligtsein immer wieder zu fordern, was besonders wichtig ist, wenn sie in einem Dämmerzustand ist oder das Bewußtsein zu verlieren droht. Die Geburt geht mit einer so enormen Spannungsentlastung einher, daß es wirklich Willensanstrengung (deinerseits und seitens der Frau) erfordert, bei der Sache zu bleiben. Das ist einer der Gründe, weshalb die Verständigung in der Schwangerschaft unbedingt authentisch sein muß: alle Antennen müssen empfangsbereit sein, um in einer Notsituation aktiviert werden zu können.

Ein **Muttermundriß** ist äußerst unwahrscheinlich, wenn du dich vergewissert hast, daß der Muttermund vollständig eröffnet war, bevor die Frau zu pressen begann.

Eine **Verletzung des Scheidengewebes** ist möglich, wenn es sich um ein großes Baby handelt, kleine Teile vorliegen oder die Muskeln ungewöhnlich verspannt sind. Manchmal platzt eine kleine Arterie, wenn ein Scheidenriß tiefer geht, und die Blutung kann kontrolliert werden, indem an jedem Rißende eine Arterienklammer angebracht und anschließend genäht wird (siehe den Abschnitt über Dammnaht in diesem Kapitel).

Wenn es zu Nachgeburtsblutungen kommt, ist es sehr wichtig, einen Scheidenriß als Ursache auszuschließen. Eine teilweise Ablösung der Plazenta macht sich meistens durch einen Blutschwall bemerkbar, der so stark ist, daß es gar keine andere Erklärung gibt, doch Blutungen auf Grund von Gewebsverletzungen und atonische Blutungen können verwechselt werden. Untersuch das Scheidengewölbe sorgfältig mit steriler Gaze, tupfe alle Rißbereiche ab und untersuche sie eingehend. Eine gerissene Arterie ist am hervorschießenden oder stark fließenden Blut zu erkennen, im Gegensatz zu dem langsamen Rinnen bei normalen Rissen.

Gebärmutteratonie kann nach der Geburt der Plazenta zu beträchtlichen Blutungen führen. Es gibt mehrere Gründe; zum einen kann eine langandauernde Geburt die Ursache sein, durch die die Gebärmutter so erschöpft ist, daß sie nicht mehr wirksam kontrahiert, zum anderen kann eine überstürzte Geburt der Grund sein, bei der die Wehen so heftig waren und so dicht aufeinander folgten, daß die Gebärmutter ihre Muskeltätigkeit nicht so schnell auf das verkleinerte Volumen umstellt. Beide Arten von Blutungen lassen sich meist durch eine Fundusmassage und Oxytozin unter Kontrolle bringen, falls es sich nicht um eine Gerinnungsstörung des Blutes handelt.

Wenn es zu einer offenbar unstillbaren Nachgeburtsblutung kommt und Massagen und Medikamente nichts nützen, mußt du umgehend Hilfe herbeirufen und der Mutter Sauerstoff geben und **bimanuelle Kompression** anwenden. Zusätzlich zu der in der Abbildung auf S. 153 veranschaulichten Methode kannst du diesen Handgriff auch äußerlich anwenden, indem du die Gebärmutter fest mit beiden Händen ergreifst, sie vom Bauch abhebst und dann deine Hände so fest wie möglich zusammenpreßt. Die Mutter sollte eine Schockbehandlung bekommen und Flüssigkeit zu sich nehmen (oral oder intravenös). Ebenso wie bei Blutungen nach einer teilweisen Lösung der Plazenta muß auch in diesem Fall die Frau dazu angehalten werden, ihre ganze Konzentration aufzubringen, um alle ihre Lebenskräfte zu sammeln und bei der Sache zu bleiben.

Es kann dir auch passieren, daß das Blut ganz langsam rinnt, schwach und sporadisch – möglicherweise ein Ausdruck des emotionalen Zustands der Frau. Vor allem, wenn es eine schwierige Geburt war und besonders, wenn die Frau sich aus irgendeinem Grund nicht über den Anblick ihres Baby freut, kann es sein, daß sie passiv wird und »wegtritt« (emotionaler Schock) und das Blut buchstäblich »laufen läßt«. Hier mußt du sehr entschlossen sein, sie auffordern, sofort damit aufzuhören und ihre Kräfte für ihr wunderschönes Baby zu sammeln. Kräutertinkturen können helfen, vor allem zusammen mit warmem, gesüßtem Tee. Caulophyllum und Hirtentäschel sind am wirksamsten; gib ihr eine reichliche Dosis, zwei Pipetten unter die Zunge, und anschließend Tee.

Eine weitere Möglichkeit sind **wandständige Blutkoagel**. Das sind Blutklumpen in der Gebärmutter, die verhindern, daß sie sich völlig zusammenziehen kann. Durch Massage werden sie oft ausgestoßen, doch wenn sich die Gebärmutter etwas vergrößert anfühlt und die Blutungen andauern, dann mach eine sanfte, sterile Untersuchung, um sicherzugehen, daß alle Blutklumpen draußen sind. Vergewissere dich auch, daß die Blase leer ist.

Beobachte das Tröpfeln aufmerksam. Es kann anfangen und wieder aufhören und spricht möglicherweise nicht auf Brustwarzenstimulation, Massagen oder Tinkturen an, was auf jeden Fall alles mehrmals wiederholt werden sollte. Manchmal ist es nötig, noch 45 Minuten nach der Geburt Oxytozin oder Methergin zu verabreichen, wenn der Blutverlust schwächende Ausmaße annimmt und es bei der Frau keine Anzeichen für eine Stabilisierung ihres Zustands gibt. Du mußt *ständig den Blutverlust abschätzen;* wenn er 750 ml übersteigt, muß die Frau in die Klinik gebracht werden, auch wenn die Situation nicht kritisch zu sein scheint.

Verzögerte Plazentalösung

Gewöhnlich löst sich die Plazenta bei den ersten Nachgeburtswehen von der Gebärmutterwand. Meistens dauert das zehn bis zwanzig Minuten, weil die Gebärmutter sich erst erholt und soweit zusammenzieht, daß sie die Plazenta abstoßen kann. Wenn die Gebärmutter runde Konturen hat, kann es sein, daß sich die Plazenta noch nicht gelöst hat. Ein Fehlen der charakteristischen Lösungsblutung ist ein sicherer Hinweis, besser noch abzuwarten.

Dennoch ist es ratsam, die Frau aufzufordern, sich zu konzentrieren und mitzuschieben, sobald du merkst, daß die Gebärmutter sich wieder zusammenzieht, auch wenn sie fast nichts spürt. Am besten hockt sie sich über einer Schüssel hin, damit die Schwerkraft mitwirkt, und du kannst mit kontrolliertem Zug an der Nabelschnur mithelfen. Wenn du so vorgehst, kommt die Plazenta meist innerhalb von 20 Minuten.

Es gibt mehrere Ausnahmesituationen. Zum einen eine lang andauernde Geburt, durch die die Gebärmutter so erschöpft ist, daß sie ihre Arbeit nicht beenden kann. Wenn die Frau müde ist und das Baby nicht schon trinkt, kannst du es mit Brustwarzenstimulation oder Caulophyllumtinktur versuchen. Eine andere Lösung wäre eine Oxytozinspritze zur Wehenanregung, damit die Plazenta geboren wird. Wenn jedoch das alles nichts nützt, kann es sein, daß die Plazenta ungewöhnlich eingewachsen ist. Eine sehr seltene Komplikation ist die **Placenta accreta**, die bis zur Gebärmuttermuskulatur vorgewachsen ist. Beim geringsten Verdacht spricht alles gegen stärkeres Ziehen an der Nabelschnur. In einem Geburtshilfelehrbuch gibt es ein einprägsames Bild, auf dem der tödliche Verlauf einer Gebärmutterinversion abgebildet ist, die völlig aus der Scheide herausgezogen wurde, wobei die Plazenta noch anhaftet. Eine Placenta accreta kann eine Hysterektomie notwendig machen, wenn es keine andere Möglichkeit gibt, die Plazenta zu entfernen, meist wird jedoch zunächst eine Hysterotomie (Eröffnung der Gebärmutter zur operativen Entfernung) versucht.

Häufiger ist es auf ein Zögern der Mutter zurückzuführen, wenn sich die Geburt der Plazenta in die Länge zieht. Ich erinnere mich an eine Geburt, die sehr schnell voranging. Wir trafen ein, als die Frau 9 cm eröffnet war. Sie und ihr Mann waren so sehr aufeinander eingespielt und vertraut miteinander, daß wir uns trotz der Nähe, die wir in der Schwangerschaft zu ihr hatten, ein bißchen wie Störenfriede vorkamen. Sie brachte ihr Kind fast ganz allein zur Welt, und dann warteten wir auf die Plazenta. Nachdem sie zwei Stunden lang immer wieder in die Hocke gegangen war, wir an der Nabelschnur gezogen hatten, es mit Tee, Stillen usw. versucht hatten, ging sie auf die Toilette, um die Blase zu entleeren und gebar die Plazenta allein (und zurückgezogen). Sie kam wieder und übergab sie uns mit den freundlichen Worten: »Hier habt ihr das Gewünschte!«

Manchmal wehren sich Frauen dagegen, die Plazenta loszulassen, weil sie die letzte Erinnerung an die Schwangerschaft ist, das letzte, was noch zwischen Schwangerschaft und allumfassendem Muttersein steht. Oft kommt die Plazenta, wenn die Mutter darauf aufmerksam gemacht wird, wie schön ihr Baby oder wie lustvoll das Stillen ist. Manchmal ist etwas Ermun-

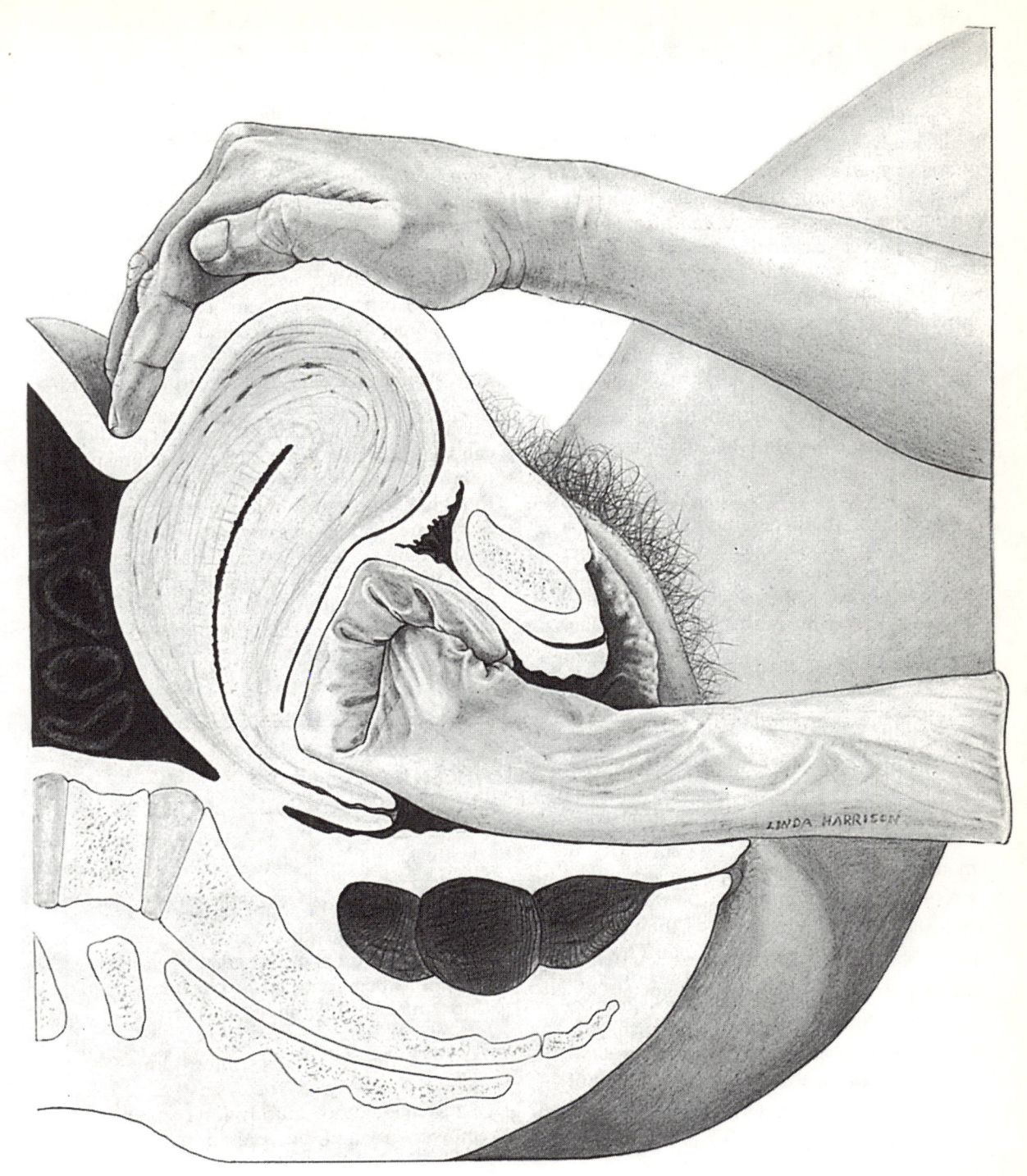

Bimanuelle Kompression

terung, wie z.B.: »Jetzt bringst du noch die Plazenta zur Welt, und dann fühlst du dich so erleichtert!«, genug Anreiz, damit die Frau die Plazenta losläßt.

Wie lange kann abgewartet werden? Versuch es nach 45 Minuten mit einer Oxytozinspritze und warte noch etwa eine Stunde (oder so lange, wie die Gebärmutter fest bleibt, es keine Blutungen gibt und die Fundushöhe stabil bleibt). Darüber hinaus wird die dauernde Aufmerksamkeit zu einem Problem, weil sie bei der Frau (und bei den Helferinnen) zu Müdigkeit und Besorgnis führt. Auch schließt sich der Muttermund nach einigen Stunden oft wieder und bildet dann ein Hindernis für die Geburt der Plazenta. Infektionen sind ein weiteres mögliches Risiko, da die Nabelschnur in der Scheide liegt und Keime in die Gebärmutter aufsteigen können. Nach zwei Stunden solltest du die Klinik ins Gespräch bringen, und nach weiteren 20 Minuten solltet ihr euch auf den Weg dorthin machen.

Beurteilung und Nähen von Rissen und Dammschnitten

Zu den interessantesten Aspekten meiner Ausbildung gehörte es, die verschiedenen Hebammen bei ihren ganz besonderen Arten zu nähen zu beobachten. Sehr interessant waren auch ihre Entscheidungen, wann sie nähten und wann nicht. Nachdem ich beobachtet hatte, wie lange die Heilung dauert und welche Unannehmlichkeiten die unterschiedlichen Nahttechniken der Frau bereiten, entwickelte ich persönliche Vorlieben. Sie werden im folgenden Abschnitt zusammen mit vielen anderen wichtigen Elementen der Nahttechnik von meiner Freundin und Lehrerin John Walsh vorgestellt.

Vergiß nie, daß ein Dammschnitt selten gerechtfertigt ist, ausgenommen bei einem schlechten Zustand des Babys, der eine Notentbindung erforderlich macht oder bei einem Dammgewebe, das unverändert dick und fest bleibt. Ein Dammschnitt läßt sich vielleicht leichter nähen als ein Riß, doch geht das nicht ohne Durchtrennung von Muskelgewebe, wogegen ein Riß meistens mehr an der Oberfläche verläuft. Ein Dammschnitt schwächt die Muskulatur, wenn er nicht perfekt genäht wird, und verursacht der Frau viel größere Beschwerden und eine längere Heilungsphase.

Bei den meisten Geburten kommt es zu wenigen, ganz geringfügigen Rissen. Oft sind das lediglich Hautabschürfungen (meine Freundin Tina, eine Hebamme, nennt sie »Bremsspuren«), die nicht genäht zu werden brauchen. Reichlich Olivenöl und sanfte Massage helfen, solche Hautwunden zu vermeiden oder zumindest zu reduzieren. Ein paar kleine Schrammen und ein kleiner Dammriß ersten Grades (Haut und nur wenig Gewebe) sind einer tiefen Dammschnittwunde vorzuziehen.

Hier eine typische Situation nach der Geburt: Lippenrisse an beiden Seiten des Scheideneingangs sind zu sehen (kein Riß in tiefem Gewebe), ein kleiner innerer Muskelriß (Bulbocavernosus-Muskel) ist sichtbar und fühlbar, doch der Damm ist intakt. Wenn die Blutung des inneren Risses mit etwas Druck unter Kontrolle gebracht werden kann (unter Anwendung steriler Gaze), nähe ich meist überhaupt nicht. Platzwunden an den Schamlippen, die nicht wirklich tief gehen, bereiten sehr viel mehr Unannehmlichkeiten und heilen langsamer, wenn sie genäht werden. Innere Rißkanten fügen sich meist aneinander, solange der Riß nicht tiefer als bis zur Hälfte des Muskels geht und die Mutter darauf achtet, mit geschlossenen Beinen zu sitzen. Oberflächliche Dammrisse 1. Grades heilen ebenfalls von selbst, wenn die Frau sich vorsichtig bewegt.

Beurteile jeden einzelnen Riß auf alle Fälle sorgfältig und ehrlich. Leider gibt es ein merkwürdiges Statustrachten unter Hebammen, was Geburten ohne Risse anbelangt; laß dich dadurch nicht davon abhalten, zu nähen, wenn das wirklich nötig ist. Manchmal ist es für die Frau angenehmer, wenn sie genäht wird, vor allem, wenn die Rißränder sich nicht von selbst zusammenfügen. Nähen ist eine wichtige und notwendige Hebammenfertigkeit!

Technik der Dammnaht (von John Walsh, PA/Hebamme)

Anders als die meisten Gynäkologen, die es aus einer Vielzahl von Gründen vorziehen, einen Dammschnitt zu machen, setzen Hebammen ihren ganzen Stolz darein, die Plazenta (und das Baby) über einen intakten Damm zu entbinden. Das ist das Qualitätsmerkmal einer wahren Hebamme und der gültigste Beweis ihrer Geduld und Einfühlsamkeit. Trotzdem kommt es häufig und manchmal auch überraschend zu Rissen. Ein über 4 kg schweres Kind gleitet ohne den kleinsten Riß heraus, wogegen ein unter 3 kg schweres Kind unerwartet einen Dammriß 3. Grades verursacht. Oft wird der Kopf wunderbar entwickelt, doch dann kommt es bei den Schultern wegen zu großen Drucks zu einer Verletzung des Dammgewebes. Und was hat eine Frau davon, wenn sie eine wunderschöne Hausgeburt hat und dann ihre Sachen packen und ins Krankenhaus fahren muß, um dort von wildfremden Leuten genäht zu werden, die sie unfreundlich oder gar feindselig behandeln?

Nach den ersten 15 oder 20 Geburten muß jede Hebamme mit ein paar ernsten Dammrissen rechnen. Dazu kommt es einfach, ganz gleich, wie ideal die Bedingungen sind. In seltenen Fällen entscheidet sie sich vielleicht sogar für einen Dammschnitt, und dann muß genäht werden.

Jede Hebamme sollte das Nähen lernen und auch ohne Zögern anwenden. Diese Maßnahme ist sehr geheimnisumwittert. Das liegt wahrscheinlich daran, daß das Nähen dem Bereich der Chirurgie zugerechnet wird, in dem Erfahrungen aus erster Hand nicht so leicht zu gewinnen sind. Es handelt sich zwar um eine Fertigkeit, die durch Zuschauen und Tun unter der Anleitung einer Lehrerin erworben wird, doch erfordert sie Verstehen und Übung, bevor sie wirklich angewendet werden kann.

Wichtig ist, alles gut für diese Maßnahme vorzubereiten, weil du sonst keine gute Arbeit leisten kannst. Die Frau sollte es sich an der Bettkante bequem machen. Sie sollte eine saubere trockene Vorlage unter sich haben. Du brauchst gutes Licht; bring deine eigene Lampe mit ausziehbarem Arm und Verlängerungsschnur mit, damit das keine Probleme bereitet. Auch du mußt eine bequeme Position haben, ehe du beginnst – dein Rücken wird dir auf jeden Fall wehtun, und der Schweiß wird dir von der Stirn rinnen. Das ist wirklich harte Arbeit.

Der erste Schritt beim Nähen besteht in einer sorgfältigen Untersuchung. Zieh dazu sterile Handschuhe an. Hilfreich ist es, mehrere Gazetupfer in die Scheide zu geben, damit die wichtigen Bereiche besser sichtbar sind und der Ausfluß aufgefangen wird, der dir sonst die Sicht nehmen könnte. Wickele die Gaze wie ein Tampon auf. Vergiß nicht, *sie zu entfernen, wenn du fertig bist* – sie wird praktisch nicht mehr zu sehen sein, weil sie blutgetränkt ist.

Nimm dir die Zeit, jeden Riß und jede Wunde in ihrem ganzen Verlauf anzuschauen. Geh nicht davon aus, daß alles in Ordnung ist. Du mußt es dir anschauen. Wenn die Frau während der Untersuchung Schmerzen hat, ist es wahrscheinlich das Beste, gleich ein Lokalanästhetikum zu geben und mit der Untersuchung weiterzumachen, während es zu wirken beginnt. Es

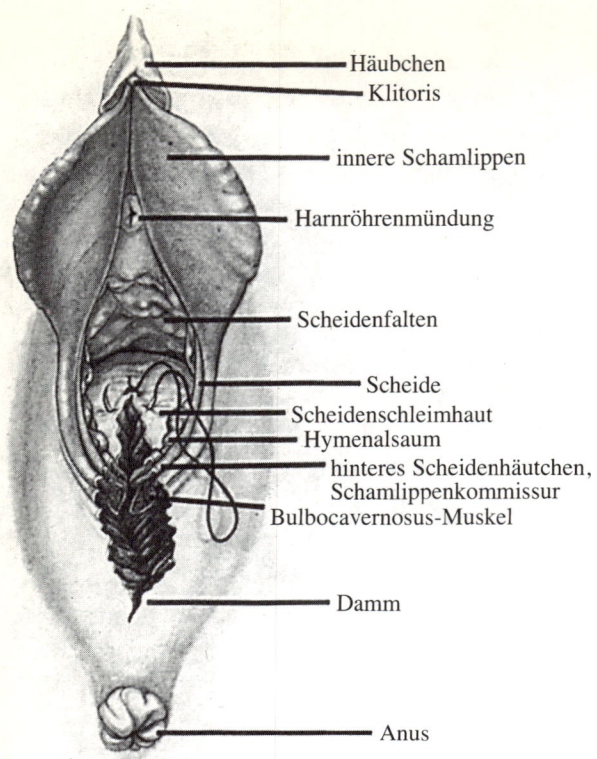

Häubchen
Klitoris

innere Schamlippen

Harnröhrenmündung

Scheidenfalten

Scheide
Scheidenschleimhaut
Hymenalsaum
hinteres Scheidenhäutchen,
Schamlippenkommissur
Bulbocavernosus-Muskel

Damm

Anus

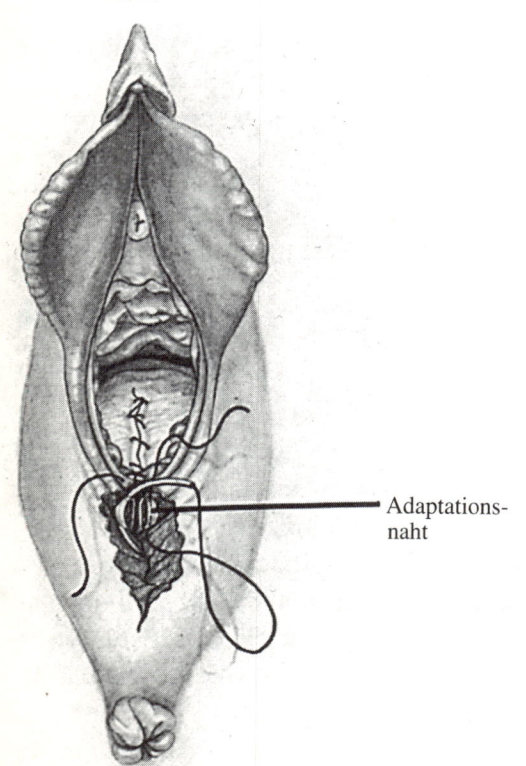

Adaptations-
naht

hilft, wenn die Frau in eine bequeme Position gebracht wird und ihr Neugeborenes im Arm hält und deshalb deinen Maßnahmen wenig Aufmerksamkeit schenkt. Wichtig ist es aber, daß du sie jedesmal vorher behutsam warnst, wenn du etwas Schmerzhaftes tun wirst, z.B. eine Spritze geben.

Ein Lokalanästhetikum betäubt das Gewebe nicht völlig. Meist können die Frauen leichten Druck oder Zug empfinden, doch sollte das nicht schmerzhaft sein. Einige Frauen sind davon beunruhigt, weil sie meinen, daß deine nächste Bewegung dann äußerst schmerzhaft sein wird. Mach keine plötzlichen Bewegungen, dann wird die Frau sich entspannen und nicht mehr auf den Schmerz warten.

Die Grundausrüstung zum Nähen muß folgendes enthalten:

1. Einen Nadelhalter. Die Spitzen sind klein und gezähnt, damit die Nadel ohne Verrutschen festgehalten wird. Eine Gewebezange sollte beim Nähen ebenfalls verwendet werden, weil der damit ausgeübte Gegendruck hilft, die Nadel durch das Gewebe zu führen.

2. Eine Gewebeklemme. Sie sehen aus wie Pinzetten. Sie haben winzige, ineinandergreifende »Rattenzähne« an der Spitze, und damit kannst du Gewebe sehr gut festhalten oder anheben, ohne es zu durchstechen oder zu verletzen.

3. Zwei oder drei Moskito-Arterienklemmen. Wie der Name vermuten läßt, haben sie sehr dünne Spitzen, um kleine Blutgefäße zu verschließen. Sie sollten niemals zu einem anderen Zweck verwendet werden.

4. Scheren. Eine Schere mit zwei scharfen Spitzen ist für Gewebereste und zum genauen Abschneiden der Fäden geeignet. Es sollte auf jeden Fall eine andere Schere sein

als die bei der Geburt oder zum Durchtrennen der Nabelschnur verwendete.

5. Steriler Gazeverband oder Tupfer.
6. Antiseptikum.
7. Faden. Gewöhnlich ist 3/0 oder 4/0 Chrom-Catgut auf einer runden, halbkreisförmigen Nadel am besten. Die halbrunde Nadel ist widerstandsfähiger und dringt tiefer ein. Manchmal ist eine 4/0 Nadel mit 3/8-Kreis und einer Schnittkante für oberflächliche Risse gut geeignet. Sie dringt leichter durch die Haut, würde sich jedoch beim Nähen in tiefen Muskelschichten verbiegen. Nebenbei bemerkt stammt »Catgut« aus dem submukösen Bindegewebe von Schafseingeweiden. Es löst sich in 5 bis 7 Tagen auf, wenn es nicht mit Chromoxid imprägniert ist, wodurch eine so schnelle Auflösung des Fadens verhindert wird. Die Bezeichnung 3/0 bezieht sich auf Durchmesser und Zugfestigkeit der Naht. 5/0 ist kleiner und schwächer, 1/0 ist dicker und stärker. 3/0 hat eine Zugfestigkeit von etwa 1140 g. 4/0 hat eine Zugfestigkeit für den Knotenzug von etwa 680 g. Früher oder später wird dir eine Naht reißen, wenn du gerade einen wichtigen Knoten knüpfst. Das ist zum Verzweifeln (doch du wirst mehr Feinfühligkeit lernen). Die Nadel ist auf den Faden aufgestanzt, es gibt also kein Öhr oder verdoppelten Faden zum Durchziehen.

Die Instrumente sollten eingewickelt und steril aufbewahrt werden, bis die örtliche Betäubung gegeben wird. Das Nähen muß *mit steriler Technik* erfolgen. Dieses schrittweise Vorgehen kommt dir anfangs vielleicht kompliziert und sehr schwer durchführbar vor, doch durch Übung wirst du sicher. Wichtig ist, daß eine Assistentin dir hilft. Ihr müßt beide genau wissen, was ihr tut. Damit die folgende Erklärung

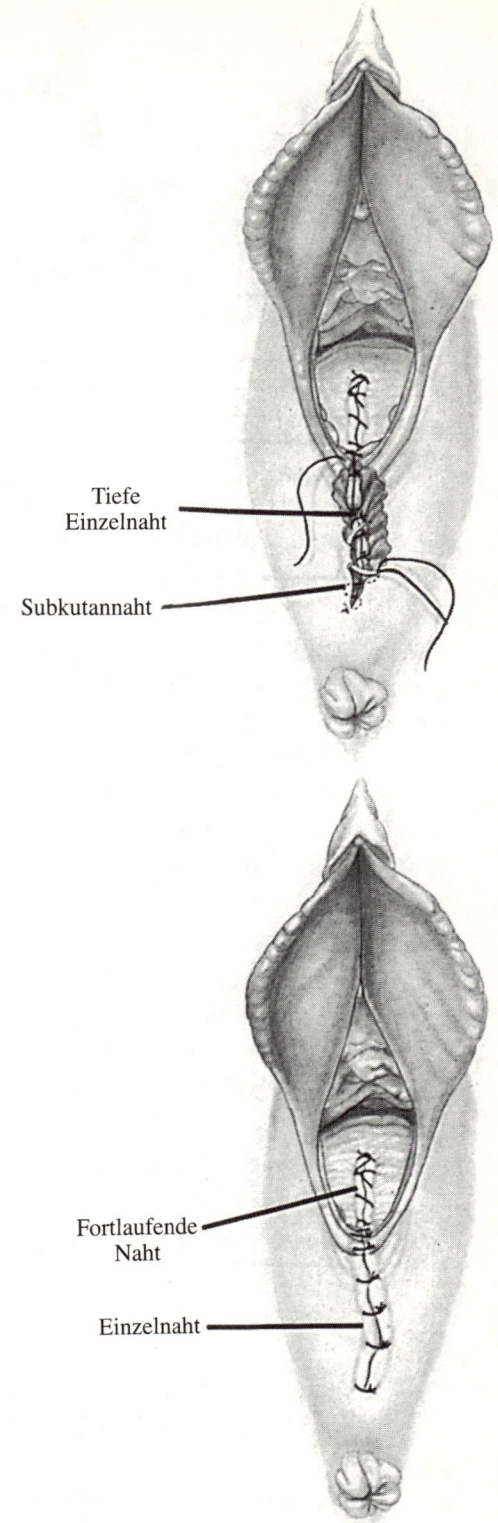

Tiefe Einzelnaht

Subkutannaht

Fortlaufende Naht

Einzelnaht

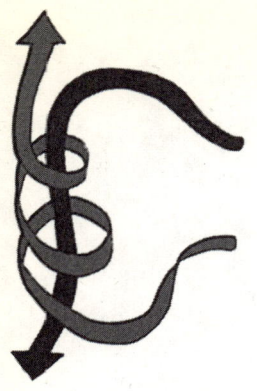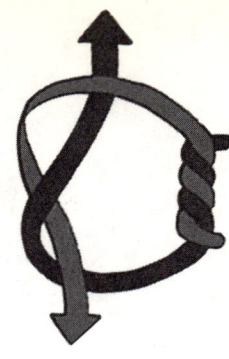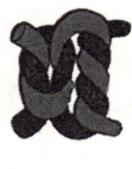

deutlich wird, bezeichne ich diejenige, die näht, mit »A« und die Assistentin mit »B«.

1. A öffnet ihre sterilen Handschuhe und zieht sie an, legt dann die sterile innere Verpackung als Unterlage hin.
2. B öffnet die äußere Verpackung des Nähmaterials, läßt das sterile Nahtpaket auf die Unterlage gleiten und macht dann das gleiche mit einer sterilen 5 ccm Spritze und den sterilen Gazetupfern.
3. A nimmt die sterilen Instrumente (Nadelhalter, Schere, Moskito-Arterienklemmen und Gewebeklemmen) und legt sie auf die sterile Unterlage.
4. B wischt die Öffnung des Lokalanästhetikumbehältnisses mit einem Alkoholtupfer ab und öffnet die Verpackung einer 21er Nadel, wobei sie sorgfältig darauf achtet, den unteren Teil der Nadel nicht zu berühren.
5. A hält die Spritze aufrecht, und B schraubt die Nadel auf die Spitze.
6. A zieht den Kolben der Spritze auf und injiziert 5-10 ccm Luft in die Flasche mit dem Lokalanästhetikum, die B aufrecht hält, und zieht dann die gleiche Menge auf (für größere Risse ist die höhere Dosierung). A und B müssen darauf achten, daß sie keine Instrumente und einander nicht an den Händen berühren; das erfordert eine

gute Abstimmung ihrer Bewegungen aufeinander.

7. B hält die Nadelabdeckung für die 21er Nadel bereit und schraubt die Nadel von A's Spritze ab.
8. B hält die kleinere 23er Nadel und schraubt sie auf die Spritze.
9. A beginnt jetzt das Lokalanästhetikum um die Ränder der Wunde zu infizieren und bereitet die Naht vor.
10. B zieht sterile Handschuhe an und assistiert, indem sie die Schamlippen offenhält, während A näht. Sie kann auch Gaze nehmen und tupfen, während A näht.

Hier ein paar Hinweise für Injektionen. Du solltest die Beipackzettel zu den Lokalanästhetika lesen, besonders den Abschnitt über Nebenwirkungen. Wenn eine Frau nach der Injektion sagt, daß sie sich merkwürdig fühlt, dann hör mit allem auf und werde dir über die Situation klar. Es kommt immer wieder einmal vor, daß eine Frau allein auf Grund heftiger Abneigung gegen Spritzen und Nadeln empfindlich reagiert. Vergewissere dich, daß das der einzige Grund ist. Wenn sie sich benommen fühlt oder plötzlich sagt, daß ihr heiß wird und sie sich zittrig fühlt, dann achte auf Schockanzeichen. Miß Blutdruck und Puls, beobachte die Hautfarbe, überprüf die Gebärmutter, ob sie hart ist usw. Echte Reaktionen auf Lokalanästhetika sind selten, emotionale Reaktionen dagegen häufig.

Am leichtesten spritzt es sich, wenn du oben am Riß beginnst und dann nach unten gehst. Spritz direkt in die Seiten des Risses. Es erfordert erstaunlich viel Kraft, in das Gewebe hineinzuspritzen. Wenn du versuchst, das schnell zu machen, stichst du die Frau sehr, weil du dann eine Betäubungsmittelblase unter die Haut drückst. Geh langsam vor. Wenn du spritzt, wirst du feststellen, daß sich das Gewebe verändert und verformt, weil es sich mit dem Betäubungsmittel weitet. Versuche, die Nadel nicht ganz und gar einzuführen, denn oben ist ihr schwächster Punkt. Spritz nie mehr als 1 ccm auf einmal, wobei du den Kolben zurückziehst, um sicherzugehen, daß du keine Vene getroffen hast.

Jetzt kannst du mit dem Nähen beginnen. Das Nähen eines medianen Risses 2. Grades geht etwa so (es gibt viele Variationen): Nachdem das Betäubungsmittel zu wirken beginnt, verwende die Gewebezange, um die Ränder des inneren Scheidenrisses zu untersuchen. Eine fortlaufende Naht beginnt an der Spitze des Risses. Die Gewebezange (oder Pinzette) ergreift den Rand auf der einen Seite, der Nadelhalter führt die Nadel in einer kreisförmigen Bewegung, und ein ausreichend großes, tief liegendes Gewebestück wird aufgenommen. Die Nadel kommt auf der anderen Seite heraus und wird wieder vom Nadelhalter festgeklemmt, und dann wird die Nadel etwa 6 mm unter dem ersten Einstich wieder eingeführt. Indem du leicht am Faden ziehst, wenn du ihn legst, kommen die Ränder, die als nächstes geschlossen werden, leicht in Sicht. Es empfiehlt sich auch, die Ränder etwa alle zwei Stiche neu anzupassen (indem du sie zusammenhältst), um sicherzugehen, daß sie richtig zusammengefügt werden. Die fortlaufende Naht wird fortgesetzt, bis

du den Hymenalsaum erreichst. Der erste Faden wird manchmal hier stehen gelassen, um mit einem zweiten Faden zusammengebunden zu werden, der beim Nähen des Dammes gebraucht wird.

Der nächste Schritt besteht darin, das tiefer liegende Muskelgewebe des Damms mit einer Serie von drei oder vier Einzelnähten zusammenzufügen. Dadurch kommen die Ränder näher zusammen, die Spannung wird verteilt und Hohlräume vermieden. Es ist nicht nötig, so tief zu nähen wie in der Scheide. Du mußt darauf achten, daß du nicht die Mastdarmwand mit erfaßt.

Als nächstes wird die obere Schicht der äußeren Haut am Damm mit einer subkutanen Naht geschlossen, wobei du unten beginnst und bis zur Verbindungsstelle mit der Scheidennaht hinaufgehst. Dann bindest du die beiden Fadenenden zusammen. Es können auch Einzelnähte gemacht werden, um die Hautschicht zu schließen.

Hier einige Grundregeln für jede Art von Naht, die du dir merken solltest:

1. Schließe Risse (egal wo sie sich befinden) in Muskel-, Sehnen- oder Hautschichten. Das wichtigste ist, zu vermeiden, daß an irgendeiner Stelle Spannung entsteht. Um tiefe Muskelschichten zusammenzufügen, verwendest du einzelne, »verdeckte« Stiche. Bei mediolateralen Rissen (die an der Schamlippenkommissur beginnen und sich dann nach einer Seite fortsetzen) ist das besonders wichtig, weil sie sonst sehr ungleichmäßig verheilen. Das ist vor allem dann der Fall, wenn der Zug in den tieferen Schichten nicht gleichmäßig verteilt ist. An der Hautoberfläche kann alles sehr gut aussehen, doch wenn das tiefere Gewebe verheilt, zieht es sich in Richtung der nicht

ausgeglichenen Spannung zusammen, so daß es Falten gibt.

2. Vermeide alle Hohlräume zwischen den Schichten. Andernfalls kann Flüssigkeit durchsickern und sich ein kleines (oder großes) Hämatom bilden. Das sind äußerst schmerzhafte Schwellungen, die so schwerwiegend sein können, daß das Nähen umsonst war. Auch hängt der Zusammenhalt des gesamten Beckenbodens von der Qualität deiner Naht ab. Hohlräume sind Schwachstellen und Angriffspunkte für Infektionen.

3. Nähe nicht zu fest, weil du sonst den Blutfluß behinderst. Rechne bereits beim Nähen mit leichten Schwellungen, und gleiche sie aus, so daß kein Gewebe abgeschnürt wird. Zum Glück ist das Scheidengewebe sehr gefäßreich, so daß man schwer grobe Fehler machen kann.

4. Untersuch deine Orientierungspunkte mehrmals sehr sorgfältig. Wenn du mehrere Stunden mit dem Nähen gewartet hast, können größere Ödeme das Erscheinungsbild verändern. Überprüf zweimal, was wie zusammengehört. Geh langsam vor. Manchmal hilft es, die Mitte eines Risses zusammenzufügen, anstatt von beiden Enden aus zu nähen, um schließlich festzustellen, daß die Ränder nicht richtig zusammenpassen. Der Bulbocavernosus-Muskel am Scheideneingang ist ein wichtiger Anhaltspunkt, er sollte sehr sorgfältig zusammengefügt werden. Es sollte ein tiefer Doppelstich gemacht werden, um beide Seiten zusammenzufügen, damit die Haut ganz genau zusammenpaßt. Achte darauf, daß du den Stich nicht zu fest zusammenziehst. Auch mußt du ganz sichergehen, daß der Afterschließmuskel nicht teilweise oder ganz gerissen ist. Das ist nur etwas für sehr Erfahrene!

Versuche das nicht, wenn du nicht weißt, wie es geht, und ignoriere den Riß vor allen Dingen nicht, weil du hoffst, daß es schon gut gehen wird, weil es sich ja nur um einen »kleinen Riß« handelt. Analinkontinenz ist zu einem späteren Zeitpunkt sehr schwer zu beheben.

5. Eine Naht sollte so angelegt werden, daß sie tiefer als breit ist. Das ist die beste Möglichkeit, sie so zu verschließen, daß die Wundränder genau zusammenpassen. Dies ist ein Grundprinzip beim Nähen, und es ist wichtig, sich klarzumachen, warum das so ist.

6. Die runde Nadel wird am besten nach dem zweiten Drittel ihrer Länge erfaßt. Wenn sie am Ende gehalten wird, dann verbiegt sie sich häufig oder bricht im schlimmsten Fall. Der Nadelhalter sollte fest gehalten werden und die Einstichbewegung mit der ganzen Hand und dem Handgelenk in einer Drehbewegung ausgeführt werden. Manchmal ist es sehr schwierig, die Nadel durch die Haut zu bekommen; nimm eine Gewebezange, um den Hautbereich mit der anderen Hand fest zu ergreifen.

7. Jede Naht sollte aus dreifachen Knoten bestehen. Der erste Teil vom Knoten ist doppelt geschlungen (bring das Ende *zweimal* durch die Schlinge, bevor du anziehst), und die anderen beiden Schlingen sollten alternierend sein. Diese Drei-Schlingen-Vorgehensweise bringt einen sehr haltbaren, richtig handfesten Knoten hervor. Achte darauf, daß du niemals die Naht mit dem Nadelhalter abklemmst, denn dann reißt sie leicht an der Stelle. Es näht sich leichter, wenn du das Nahtmaterial vorher mit Antiseptikum befeuchtest. Dadurch klebt der Faden beim Nähen nicht zusammen oder an deinen Handschuhen.

8. Deine Assistentin kann dir eine große Hilfe sein, indem sie die Fäden abschneidet, wenn du die Naht gelegt hast. Das erspart es dir, den Nadelhalter und die Zange abzulegen, um die Schere in die Hand zu nehmen. Du solltest beide Fadenenden ziemlich straff halten, wenn sich deine Assistentin zum Schneiden bereitmacht. Sie nimmt die Schere, wobei der Zeigefinger abwärts zu den Schnittflächen zeigt, öffnet dann die Scherenspitzen ganz leicht und führt sie langsam zu den Fäden genau an die richtige Stelle und durchtrennt die Fäden dann mit einem schnellen Schnitt. Die Enden bei fortlaufenden Nähten werden meist einen halben Zentimeter stehen gelassen – manche meinen, daß sie sich lösen könnten, wenn sie zu kurz sind, lange Enden können dagegen eine Reizung verursachen, indem sie ins angrenzende Gewebe stechen.

Wenn es nach dem Nähen zu Schwellungen kommt, wende eine Eiskompresse an (zerstoßenes Eis in einem sterilen Handschuh wirkt ausgezeichnet). Sag der Frau unbedingt, daß sie jedesmal, wenn sie auf die Toilette geht, mit einer Flasche oder einer Wasserkanne, in die ein Schuß Antiseptikum gegeben wurde, nachspült. Nach 24 Stunden kann die Frau ein Sitzbad nehmen. Die Naht löst sich dadurch nicht auf. Gut ist es auch, die Naht mit einer Wärmelampe zu bestrahlen oder der Sonne auszusetzen, damit sie trocknen kann. Die Frau sollte kein Vitamin E-Öl oder anderes Öl auf die Wunde bringen, weil das die Heilung verzögert. Wenn du deine Sache gut gemacht hast, ist das meiste in ein paar Tagen verheilt.

John Walsh

Wiederbelebung des Neugeborenen

Dieses Thema solltest du mit den Eltern vor der Geburt besprechen. Viele werden die gefürchtete Frage stellen: »Ist es Ihnen je passiert, daß ein Kind nicht atmet?« Um deine Vorgehensweise bei der Wiederbelebung zu erklären, mußt du die verschiedenen Ursachen für einen schlechten Zustand des Neugeborenen erläutern. Es ist wichtig, daß den Eltern klar wird, daß einige Komplikationen wie z.B. Schwierigkeiten mit der Nabelschnur, (Vorfall, wahrer Knoten) oder Plazentaprobleme (vorzeitige Lösung, Vasa prävia) trotz deiner größten Bemühungen zum Tod des Kindes führen können, und daß das Vorhandensein von Wiederbelebungsgeräten keine Garantie für absolute Sicherheit bietet. Darüber hinaus solltest du mit den Eltern grundlegend die Erkennung und Behandlung besprechen, damit sie eine ungefähre Vorstellung haben, was passiert, und alle im Geburtsteam zusammenarbeiten können, falls eine Wiederbelebung nötig wird.

Über die Interpretation der Herztöne und die Kopfhautfarbe als Anhaltspunkte, um den Zustand des Babys zu beurteilen und zu verhindern, daß ein schlechter Zustand anhält und zum Atemnotsyndrom führt, ist schon viel gesagt worden. Die häufigste Form einer fötalen Atemdepression ist ein in letzter Minute auftretender Zustand, der mit dem Zusammendrücken des kindlichen Kopfes und seiner Verformung einhergeht, kurz bevor der Kopf geboren wird. Die Dauer der Geburt, die Proportionen der Mutter und des Kindes und die Stabilität der Frau haben einen Einfluß darauf, wieviel das Baby tolerieren kann. Vergiß nicht, daß das Baby einer klinisch erschöpften Mutter sehr plötzlich und heftig auf diese Belastungen in letzter Minute reagieren kann. Wie schon gesagt, ist jedes länger dauernde Absinken der

Herztöne ein triftiger Grund, um sofort durch kräftiges Mitschieben in der Hockstellung oder einen Dammschnitt dafür zu sorgen, daß das Kind geboren wird.

Wenn das Baby in einem schlechten Zustand zur Welt kommt, ist das wichtigste, daß du *die Atemwege freimachst* und *das Kind warmhältst*. Was das letztere anbelangt, ist es ganz wichtig, dir darüber klar zu sein, daß es Unsinn ist, ein Baby wiederzubeleben, wenn es unterkühlt ist. Babys werden nackt geboren und sind tropfnaß, deshalb können sie die Körperwärme sehr schnell verlieren. Deck das Baby warm mit drei Flanelldecken oder Moltontüchern zu (am besten im Backofen vorgewärmt) und bedecke unbedingt den Kopf. Sauge nach Bedarf ab und achte darauf, daß du nicht den Würgereflex auslöst, indem du den Schlauch des Absauggeräts zu weit hinten in den Rachen einführst.

Ein Baby erholt sich nach einer Hypoxie von weniger als zehn Minuten im allgemeinen ziemlich schnell, wenn es *einfühlsam stimuliert* und warmgehalten wird – außer es besteht wegen einer anstrengenden Geburt, Übertragung oder weil es eine Früh- oder eine Mangelgeburt ist, für das Baby ein Risiko. Ein leicht beeinträchtigter Zustand, der in letzter Minute eingetreten ist, verursacht keine größeren Veränderungen des pH-Werts (Azidose), was eine spontane Erholung behindern könnte. Denk auch daran, daß das Baby Sauerstoff bekommt, solange die Nabelschnur pulsiert, was ihm einen natürlichen Übergang zur Atmung ohne unzumutbaren Streß ermöglicht. Manche Babys brauchen für diesen Übergang eine Weile; es ist nicht außergewöhnlich, daß 20 Sekunden vergehen, bevor bemerkenswerte Atembemühungen unternommen werden.

Ein ernster zu nehmender schlechter Zustand des Neugeborenen ist die Apnoe, was wörtlich »ohne Atem« bedeutet. Es gibt zwei Arten, die primäre und die sekundäre Apnoe. Bei der ersteren ist das Baby wahrscheinlich weniger als 10 Minuten in einer Atemdepression gewesen und sollte auf Stimulation und ein paar Atemzüge mit Mund-zu-Mund-Beatmung gut reagieren. Ein Baby mit sekundärer Apnoe hat eine so schwere Atemdepression erlitten, daß sein spontaner Atemreflex schon in der Gebärmutter oder im Geburtskanal stimuliert worden ist. Es wird nicht mehr versuchen, von selbst zu atmen, *vergeude keine Zeit* mit Atemstimulation; ein solches Baby braucht genügend Sauerstoff durch Mund-zu-Mund-Beatmung oder eine Sauerstoffmaske, um die Azidose zu beheben, die durch schweren Distreß verursacht wurde. Entscheide dich für die entsprechenden Reanimationstechniken, indem du dich von der Hautfarbe des Babys, seinem Muskeltonus und seinem allgemeinen Körperzustand leiten läßt. Ein Baby, das blau-rosa zur Welt kommt, dessen Gliedmaßen kaum gebeugt sind, das aber einen ganz präsenten Eindruck macht, braucht sofort feste, aber sanfte Massage an der unteren Wirbelsäule beginnend den Rücken aufwärts. Diese Maßnahme sollte als das betrachtet werden, was sie ist: das Mitteilen positiver Energie durch die Hände und eine Stimulation der Vagusreaktion. Das Baby sollte Hautkontakt zur Mutter haben, damit es Wärme und Nähe spürt; du kannst mit deinen Händen unter der Decke massieren. Gemeinsame verbale Ermunterungen wie: »Jetzt komm schon, Baby!« erhalten die allgemeine Aufmerksamkeit und Anteilnahme aufrecht. Bring die Mutter dazu, daß sie mit ihrem Baby spricht! Es wurde eine interessante Untersuchung durchgeführt, bei der Kinderkrankenschwestern auf der Intensivstation aufzeichneten, in welchem Maße der Sauerstoffspiegel der Babys anstieg, wenn sie die Stimme ihrer Mutter hörten. Unternimm alle oben beschriebenen Versuche, dann müßte das Baby innerhalb von

10-15 Sekunden eine Reaktion zeigen. Andernfalls besteht ein weiterer Schritt darin, das Baby hochzuheben und seinen Körper auf und nieder zu schaukeln. Dadurch entsteht Druck auf das Zwerchfell, was die Atmung stimulieren kann. Und bedeck das Baby sobald wie möglich mit frischen, trockenen Decken.

Eine lange Geburt kann zu einer leichteren Form von Atemdepression führen, das müde Baby braucht dann länger zur Anpassung. Manchmal sind die Eltern selbst so erschöpft, daß sie keine Kraft mehr haben, ihr Kind willkommen zu heißen und ihm Aufmerksamkeit zu schenken. Ich habe es bei mehreren Babys erlebt, daß sie in einem guten Zustand zur Welt kamen und dann aus Mangel an begeisterter Aufnahme seitens der Eltern bleich und schlaff wurden. Manchmal hat das mit dem unerwünschten oder unerwarteten Geschlecht des Babys zu tun. In solchen Momenten mußt du dir ein Herz fassen und sagen: »Was für ein wunderschönes Mädchen (oder Jungen) ihr bekommen habt!« oder zum Geschwisterkind, das daneben steht: »Du hast eine Schwester (einen Bruder) bekommen!« Es gibt eine spürbare Energie, die Lebhaftigkeit und Reaktionen auslöst, rein, stark und liebevoll, und es ist Sache der Hebamme, alles einzusetzen, was ihr zur Verfügung steht, um diese Energie im richtigen Moment auszulösen.

In der Klinik sieht die Routinebehandlung eines Babys mit einer leichten Atemdepression oder zögernder Anpassung ganz anders aus. Die Pflichten von Geburtshelfer und Kinderarzt sind streng getrennt. Wenn ein Geburtshelfer ein Baby in einem instabilen Zustand entbindet, übergibt er es so schnell wie möglich dem Kinderarzt. Das bedeutet sofortiges Abklemmen der Nabelschnur und eine weitere Verschlechterung des Zustands des Babys, so daß ein Neugeborenes in einer Grenzsituation sehr bald wirkliche Reanimation benötigt. Der Kinderarzt bringt das Baby dann meist in einen angrenzenden Raum, wo sich die Wiederbelebungsgeräte befinden, und legt es auf den Rücken, intubiert Nase und Atemwege und gibt ihm dann über eine Maske Sauerstoff. Immer wieder habe ich gesehen, wie sich der Zustand eines Babys durch diese Behandlung verschlechterte oder es schwer zu kämpfen hatte, seinen eigenen Rhythmus zu finden. Meist höre ich mich dann sagen: »Das Baby braucht Berührung!«, oder ich gehe selbst rüber und fasse es an. Beobachtung und eigene Erfahrung haben mir gezeigt, daß Berührung meist ganz schnell zu einer wesentlichen Verbesserung führt.

Bei einem Baby mit einer sekundären Apnoe, das leicht an seiner kalkweißen Farbe und völliger Schlaffheit zu erkennen ist, liegt eine ganz andere Situation vor. Sobald es fertig abgesaugt ist, muß es sofort durch Beatmung von Mund zu Mund wiederbelebt werden, bis das Sauerstoffgerät einsatzbereit ist. Deine Assistentin sollte die Herztöne abhören, eine Herzfrequenz unter 60 ist ein Anzeichen für die Notwendigkeit einer Herzmassage. Freunde oder der Vater sollten den Notarztwagen alarmieren.

Mund-zu-Mund-Beatmung ist außer in ganz schweren Fällen meistens ausreichend. Diese Beatmung, auch als »Lebenskuß« bezeichnet, ist ein Eingriff, der sehr viel Einfühlungsvermögen erfordert. Es besteht eine sanfte Wechselbeziehung zwischen dem Atemgeben und der Reaktion des Babys, die du durch deine Hände spürst und die dir ein deutliches, sehr genaues Gespür für die Wiederbelebung vermittelt. Oft öffnet das Baby die Augen als Zeichen seines Gewahrseins und seiner Bereitschaft zu reagieren, was dir bei deiner Konzentration hilft. Das Rote Kreuz bietet spezielle Lehrgänge zur Wiederbelebung von Säuglingen an. Es empfiehlt sich, daran teilzunehmen und sorgfältig zu üben, bis du bei jedem einzelnen Atemzug ein sicheres Druckniveau aufrechterhalten kannst.

Manche Babys machen rasselnde Geräusche, während du für sie atmest; das heißt daß mehr Absaugen (mit dem Absauggerät) angesagt ist. Doch solange die Atemwege frei genug sind, daß ein Luftaustausch stattfinden kann, ist das dein wichtigstes Anliegen. Manchmal sind dicke Schleimklumpen im Rachen, die du mit der Fingerspitze rasch entfernen kannst. Das hast du durch Übung bald heraus.

Ich habe kürzlich eine Wiederbelebung erlebt, über die es sich zu berichten lohnt. Das Baby wurde nach einer Stunde Austreibungsphase und einer komplikationslosen Geburt geboren (erstes Kind). Die Herztöne waren die ganze Zeit gut, während der Kopf durchtrat, und die Kopfhaut war rosig. Das Fruchtwasser war klar, doch das Baby hatte die Nabelschnur fest um den Hals, und ich mußte sie sofort abklemmen und durchtrennen. Die Schultern wurden aber sehr schnell geboren, deshalb kam das folgende ganz unerwartet.

Das Baby machte keinerlei Anstalten zu atmen und verlor den wenigen Muskeltonus, der bei der Geburt vorhanden war. Der Apgarwert nach einer Minute betrug 4. Stimulation half ein wenig und das Baby wurde etwas rosig, und als zusätzlich abgesaugt wurde, machte es Saugbewegungen. Ich dachte, daß es jetzt über den Berg sei, doch statt dessen wurde es wieder bleich und schlaff. Mehr Stimulation, dann wieder sanftes Absaugen, Mund-zu-Mund-Beatmung, auf die das Baby schwach reagierte, obwohl es nie ganz zu atmen aufgehört hatte! Es schien mehr Stimulation zu brauchen, deshalb versuchte ich es noch einmal und löste eine recht gute Reaktion aus, doch als ich damit aufhörte, wurde es wieder schwach.

Minuten waren vergangen, deshalb beschloß ich, daß ich das Baby hochnehmen und ihm meine gesamte Aufmerksamkeit und Energie widmen würde (auch bat ich meinen Lehrling, den Notarztwagen zu rufen). Als ich das Baby in meine Hände nahm und mit dem Zwerchfellschaukeln begann, bemerkte jemand im Zimmer, daß das Baby die Augen noch gar nicht geöffnet hätte. Daraufhin bewegte es die Augenlider und ich begann, seinen Körper langsam von einer Seite zur anderen zu wiegen, in der Hoffnung, daß ich es soweit stimulieren könnte, daß es einen Blick riskieren würde. Es reagierte kaum, deshalb hörte ich auf und erinnerte mich, daß seine stärkste Reaktion das Saugen am Absaugschlauch gewesen war, und schob ihm die Spitze meines kleinen Fingers in den Mund. Es begann zu saugen, öffnete die Augen und schaute mich direkt an, und dann wurde es rosig. Der Notarzt kam, stellte fest, daß er nicht mehr gebraucht wurde, worauf er wieder ging.

Wie läßt sich das Hin und Her dieses Babys erklären? Die möglichen Gründe hierfür – wie Unreife, Infektionen oder Drogenkonsum der Mutter – trafen nicht zu. Es bestanden jedoch zwischen den Eltern deutliche, sehr extreme Spannungen, was ihre eigene Beziehung und die zum Baby betraf. Kurz nach der Geburt ging der Vater ans andere Ende des Zimmers, und die Mutter wurde ganz kühl und starr. Ich glaube, das Baby kam sich äußerst unwillkommen vor und war einfach widerstrebend. Das war mein intuitiver Eindruck, als ich ihm meinen Finger zum Saugen gab und sagte: »So schlimm ist es hier gar nicht… komm nur.«

In einer Grenzsituation wie dieser solltest du das Baby nach der Geburt besonders lange beobachten und es sehr sorgfältig untersuchen (vor allem die Reflexe). Du solltest erst gehen, wenn die Eltern ihrem Baby ihre warmherzige Aufmerksamkeit zeigen und das Baby rosig strahlt. Außerdem sollte so bald wie möglich ein Kinderarzt kommen.

Grundregeln bei der Säuglingswiederbelebung

Wenn das Baby schlaff und weiß zur Welt kommt:

1. *Halte es warm:* Umhülle das Baby mit Decken und bedecke seinen Kopf.
2. *Mach die Atemwege frei:* Sauge den Mund mit einem Absauggerät leer, falls das nötig ist.
3. *Bring das Baby in eine Lage, in der der Kopf nicht überstreckt ist,* weil sonst die Atemwege verschlossen werden.
4. *Beginne mit der Mund-zu-Mund-Beatmung:* Blas deine Backen mit Luft auf, bring deinen Mund über Nase *und* Mund des Babys und blas viermal kurz zum Baby hin. Setz dabei nicht deine Lungen ein! Wenn das nicht die Atmung auslöst, dann fahre mit einer Frequenz von 30 Atemzügen pro Minute fort.
5. *Laß deine Kollegin die Herztöne abhören:* Wenn kein Puls wahrzunehmen oder er unter 60 ist, beginn mit Herzmassage. Übe Druck auf das Brustbein zwischen den Brustwarzen aus, indem du zwei Finger etwa 1 cm tief eindrückst. Fahre hiermit mit einer Geschwindigkeit von 80-100 mal pro Minute fort.
6. *Bei jedem 5. Herzschlag bläst du, während du mit dem Druck nachläßt, dem Baby Luft ein, ohne den Rhythmus deiner Herzmassage zu unterbrechen. Das ist eine komplette Wiederbelebung.*
7. *Mach nach einer vollen Minute eine kurze Pause und überprüf wieder den Puls.* Wenn er fehlt oder immer noch unter 60 ist, leg sorgsam deine Finger wieder auf und fahre mit der Wiederbelebung fort.
8. *Überprüf immer wieder den Puls,* mach jedoch nie länger als höchstens eine Minute Pause. Fahre nach Notwendigkeit fort.

Mißbildungen beim Baby

Mißbildungen beim Baby können entweder genetisch bedingt oder durch bestimmte Viren hervorgerufen sein, am häufigsten werden Schäden jedoch durch synthetische Drogen und Medikamente und Umweltgifte verursacht. Jede Hebamme sollte eine Liste häufig verschriebener Medikamente und ihrer Auswirkungen während der Schwangerschaft haben.

Extreme Mißbildungen kündigen sich oft durch zuviel (Hydramnion) oder zuwenig Fruchtwasser (Oligohydramnie) an. Durch sorgfältiges Abtasten kann ein Hydrozephalus (Wasserkopf) oder Anenzephalie (wenig oder keine Schädeldecke, Fehlen ausgedehnter Teile des Gehirns, extrem große, lange Gliedmaßen) entdeckt werden. Geringere Mißbildungen wie eine Gaumenspalte sind bis zur Geburt nicht feststellbar, schwerere Schädigungen wie z.B. Spina bifida (unvollständiger Verschluß der Medullarrinne) können nur durch Tests in der Frühschwangerschaft (siehe Kapitel 2) oder Ultraschall festgestellt werden.

Wenn du die Geburt eines mißgebildeten Babys leitest, dann ist am allerwichtigsten, daran zu denken, daß die Eltern das Bedürfnis haben, eine Bindung zum Baby herzustellen, es zu sehen, zu spüren und anfassen zu können, egal, in welchem Zustand es ist. Sehr aufschlußreich ist die Beobachtung, daß die meisten Mütter, wenn sie merken, daß ihr Baby einen Fehler hat, es trotzdem anfassen und zärtlich berühren und oft die Vorzüge anderer Merkmale des Kindes hervorheben. Und so sollte es auch sein; hier ist ein Wesen, das in einer lebendigen Beziehung zu seinen Eltern steht, und in diesen ersten Augenblicken sind Fehler nicht so wichtig.

Bleib auf jeden Fall bei den Eltern (im selben Zimmer) bis du ganz sicher bist, daß sie die Mißbildung bemerkt haben. Andererseits empfiehlt es sich nicht, auf die Mißbildungen hinzuweisen, es sei denn, die Eltern vermeiden es wirklich, sie wahrzunehmen. In dem Fall solltest du es ihnen einfach und behutsam sagen, ohne lange Ausführungen über Behandlungsmöglichkeiten, Ursachen, mögliche Folgen usw. Alle diese Informationen werden sie sich sicher später einholen; überlaß es den Eltern, wie sie das ansprechen möchten.

Manche Hebammen haben ein merkwürdiges Gefühl von Peinlichkeit, wenn sie zum erstenmal die Geburt eines mißgebildeten Babys leiten. Das ist sicherlich ein Überbleibsel aus dem Mittelalter, als Hebammen der Hexerei beschuldigt wurden, um solche Mißbildungen zu erklären. Du mußt dich sicherlich ebenso wie die Eltern auf die Situation einstellen.

Die meisten Schädigungen erfordern keine sofortige Behandlung, abgesehen von Spina bifida, die mit steriler Gaze abgedeckt werden sollte, die mit warmer steriler physiologischer Kochsalzlösung getränkt ist. Doch sollte sich ein einfühlsamer Kinderarzt ein Baby mit Mißbildungen so bald wie möglich anschauen, denn es könnten weitere, auch innere Schädigungen vorhanden sein, die nicht so leicht feststellbar sind.

Wenn die Schädigung so schwer ist, daß das Leben des Kindes gefährdet ist, und du spürst, daß den Eltern und dem Baby wenig gemeinsame Zeit bleibt, dann ist es noch mehr gerechtfertigt, sie in Ruhe zu lassen. Manchmal lehnt eine Mutter ihr stark mißgebildetes Kind nach der Geburt total ab, das ist wie ein instinktiver Schutz ihrer emotionalen Unversehrtheit und ihres zukünftigen Kinderwunsches. In diesem Fall ist es ratsam, die vielen Merkmale des Kindes zu beschreiben, die völlig in Ordnung sind. Auf diese Weise gibst du der Frau die wesentlichen Informationen, die sie benötigt, um eine Bindung zum Kind herzustellen, ohne daß sie gezwungen ist, sich mit den schlimmen Gesichtspunkten auseinanderzusetzen.

Die übliche Vorgehensweise bei Mißbildungen bestand darin, das Ganze zu vertuschen und den Eltern auszuweichen. Oft werden mißgebildete Kinder vom Klinikpersonal ganz schnell beiseite geschafft, bevor die Mutter überhaupt die Gelegenheit hatte, hinzuschauen. Wenn das Baby dann auf der Säuglingsstation stirbt, ist die Mutter wirklich der Erfahrung beraubt, Leben gegeben zu haben, wie unvollkommen es auch gewesen sein mag. Die psychischen Verletzungen eines gar nicht erfahrenen Verlusts gehen sehr tief, und es dauert sehr viel länger, sich davon zu erholen.

Jemand hat mir die Geschichte eines Paares erzählt, dessen Kind mit dem Down-Syndrom geboren wurde. Der Geburtshelfer war ein enger Freund der Eltern, der es nicht fertigbrachte, es ihnen zu sagen. Seine Lösung bestand darin, daß er ihnen ein Buch über das Down-Syndrom in den Briefkasten warf, klingelte und dann verschwand. Durch das fehlende Gespräch wurde seine freundliche Absicht ganz offensichtlich zu einem Gewaltakt. Solche Probleme erfordern einen sehr persönlichen Umgang, viel Trost und Unterstützung.

Wenn das Baby stirbt

Eine schwere Mißbildung führt oft zum Tod, und bei der Geburt wird klar, daß nur wenige Augenblicke Zeit bleiben für die Begrüßung, das Erkennen der Tatsachen und das Loslassen. Es ist ein Segen, daß die Geburtsenergie allgemein so klar ist, daß diese Übergänge in einer positiven, offenen Atmosphäre durchlaufen werden können. Wenn du jedoch den Eindruck hast, daß die Eltern die Tatsachen völlig verleugnen, und du weißt, daß das Baby stirbt, solltest du ihnen mit einfachen Worten sagen, daß ihr Baby so sehr geschädigt ist, daß es sterben wird. Deine emotionale Unterstützung wird ihnen helfen, in den Augenblicken, die ihnen noch bleiben, Liebe und Anteilnahme zu verspüren.

Viele Frauen, die sich überlegen, Hebamme zu werden, schrecken vor dem Gedanken zurück, daß ein Baby sterben könnte… Ist es die persönliche Angst vor Schuldzuweisungen, die ihnen angst macht, oder ist es die Auseinandersetzung mit dem Tod selber? Es hilft uns, wenn wir daran denken, daß sowohl Geburt wie auch Tod Übergangsstadien voller Kraft und Energie sind, und die Hinweise für den Umgang mit diesen intensiven Ereignissen sind die gleichen. Es ist auf jeden Fall tragisch und unbegreiflich, wenn ein Baby stirbt, doch ist es für alle einfacher, wenn sie präsent bleiben, offen sind und ihre Gefühle zeigen.

Anders ist es, wenn ein Baby tot geboren wird, vollkommen und wunderschön, aber leblos ist. Dann tritt ein wirklicher Schock ein und ein großes Verlustgefühl, es kommt zu einer verzerrten Realitätswahrnehmung oder Realitätsverlust, wobei der Verstand sich darum bemüht, zu begreifen, Erklärungen zu finden und die Kontrolle zu behalten. Das beste ist, wenn du deine Gedanken klärst und dir Raum für Gefühle und Erfahrungen gibst. Mach das im Stillen, dann kannst du es anderen weitergeben. Hilf der Mutter, das Baby zu sich zu nehmen und ermuntere beide Eltern durch dein Beispiel, es anzufassen und anzuschauen. Verlaß dich auf dein Gefühl für dieses Übergangsritual. Spende jetzt keinen Trost und mach keine Vorschläge; dazu ist später noch genügend Zeit. Die Mutter hat es in den ersten Tagen nach der Geburt, in denen auch die hormonelle Umstellung erfolgt und die Milch einschießt, sehr schwer. (Die Milchbildung kann mit Salbeitee und durch Hochbinden der Brüste verringert werden.) Das Trauern ist ein langer Prozeß, doch kann er mit mehr Würde ablaufen, wenn die Eltern in allen Phasen ihrer Gefühle Unterstützung bekommen. Wenn du in den ersten Wochen *einfach nur da* bist, als Zeugin und als Freundin, dann ist das schon genug.

Manche Eltern glauben, daß es wichtig ist, dem Baby einen Namen zu geben, und das finde ich auch. Die Mutter (der Vater auch) sollte dazu ermutigt werden, die Ereignisse aufzuschreiben, um so ihre Eindrücke und Gefühle zum Ausdruck zu bringen. Vielleicht möchten sie auch eine Haarsträhne aufbewahren oder ein Foto vom Baby machen. Für Freunde und Bekannte ist es schwer zu begreifen, daß Trauern ein sehr irrationaler und manchmal auch sehr langwieriger Prozeß ist. Lebendigkeit ist das Gegenmittel, und Liebe und Freundschaft geben die Kraft, um da hindurchzugehen.

Falls ein Kliniktransport notwendig wird

1. Für die Mutter: gerate nicht in Panik! Es stellt sich leicht das Gefühl von Verzweiflung und Ohnmacht ein, wenn ihr in der Klinik ankommt. Doch deine Chancen für einen guten Ausgang sind größer, wenn du *entspannt* bleibst.

2. Für den Vater: Wenn deine Partnerin erschöpft oder am Ende ihrer Kräfte ist, *erwarte von ihr nicht, daß sie komplizierte Entscheidungen hinsichtlich der Routinemaßnahmen oder ärztlichen Empfehlungen trifft.* Jetzt zahlt sich deine Beschäftigung mit dem Thema während der Schwangerschaft aus: je besser du Bescheid weißt, desto leichter fällt es dir, auf Vorschläge entweder mit Zustimmung oder Alternativlösungen zu reagieren.

3. Für euch beide: *bittet um das, was ihr möchtet,* oder laßt euch von eurer Hebamme dabei helfen. Dieses Baby kommt nur einmal zur Welt; macht euch bemerkbar! Die Klinikatmosphäre ist einschüchternd, doch daß sich eine bestimmte Routine eingespielt hat, heißt nicht, daß sie sich nicht ändern ließe. Ihr könnt z.B. folgende Dinge auf jeden Fall ablehnen: ein Kliniknachthemd anzuziehen; daß ständig Leute ein- und ausgehen; daß das Geburtshilfeteam während der Wehen redet; daß Wehenzimmer oder der Kreißsaal hell erleuchtet sind; daß routinemäßig ein Tropf angelegt wird, daß routinemäßig ein Dammschnitt gemacht wird; daß zur Geburt die Beine in Beinhaltern festgeschnallt werden; daß ihr das Baby nicht gleich nach der Geburt bekommt (ausgenommen bei Atemproblemen).

4. Falls das Baby momentan in einem stabilen Zustand ist, jedoch einer weiteren Versorgung auf der Säuglingsstation bedarf, *behaltet es so lange wie möglich bei euch.* Der Vater sollte mit ins Kinderzimmer gehen, bis die Mutter dazukommen kann. Nimm im Kinderzimmer körperlich und verbal Kontakt zum Baby auf (Wärmebettchen / Brutkästen haben Öffnungen, durch die du deine Hände stecken kannst).

5. Wenn du dir wegen empfohlener Neugeborenenuntersuchungen unsicher bist, frag deine Hebammen oder den Kinderarzt. Laß dich nicht zu einer Globalbehandlung überreden; *laß dich davon überzeugen, daß jede Untersuchung und jeder Test für das Wohlergehen des Babys wirklich notwendig ist.*

6. Wenn du in der Klinik bleiben mußt, dann *setz deine Helfer für die Zeit nach der Geburt jetzt ein.* Warte nicht bis zur Rückkehr nach Hause – du brauchst sie jetzt! Laß dir gute, frische Nahrungsmittel bringen, die für eine stillende Mutter geeignet sind, wenn du sie in der Klinik nicht bekommst.

7. Scheue dich nicht zu *sagen, wenn du nicht gestört werden möchtest.* Routineuntersuchungen von Mutter und Baby werden zu regelmäßigen Zeiten durchgeführt, doch wenn sie nicht wegen irgendwelcher Auffälligkeiten wirklich notwendig sind, sag, daß du nicht dauernd gestört werden möchtest, weil du sonst überhaupt keine Ruhe findest! Du wirst auch feststellen, daß beim Schichtwechsel jede Schwester wieder neue Ratschläge parat hat, wie du das Baby zudecken, stillen oder versorgen sollst. Danke ihnen freundlich dafür, aber sag ihnen, daß du das lieber selbst herausfinden willst. (Wenn sie dich drängen, sag ihnen, daß du gut zurecht kommst und sie sich keine Sorgen zu machen brauchen.) Sonst bringen dich die vielen Vorschläge völlig durcheinander und du verlierst das Selbstvertrauen in deine natürlichen mütterlichen Fähigkeiten.

8. Wenn du wegen Komplikationen mehrere Tage lang in der Klinik warst, *sei darauf vorbereitet, daß du bei deiner Heimkehr völlig erschöpft bist.* In der Klinik bekommst du wenig Schlaf, doch wenn dazu noch Streß, Sorgen und die Umstellung auf das Muttersein hinzukommen, kannst du dir vorstellen, wie müde du sein wirst. Sorg dafür, daß kein Besuch da ist, wenn du heimkommst, sondern nur deine größeren Kinder und deren Betreuer.

9. *Laß es langsam angehen.* Es kann eine Weile dauern, bis du weißt, wie alles geht. Wenn du dich emotional überfordert fühlst, wende dich an deine Hebammen.

6 Die Nachsorge

Die Zeit nach der Geburt ist das letzte noch unerforschte Gebiet für Hebammen und Wochenbettpflegerinnen. Lange Zeit hat diese Geburtsphase keinerlei Beachtung gefunden, und die Frau und ihre Familie waren sich selbst überlassen. Heute bezeichnen Hebammen die ersten drei Monate nach der Geburt als 4. Trimenon, und zwar aus der Erkenntnis heraus, daß Schwangerschaft und Geburt so intensive Erfahrungen sind, daß nachher eine Zeit der Neufindung die logische Konsequenz ist. Es sind Untersuchungen über die körperlichen Veränderungen und die emotionalen Wechselwirkungen durchgeführt worden, die viel neues Wissen hervorgebracht haben.

Die Vorbereitung auf dieses 4. Trimenon sollte schon vor der Geburt beginnen. Die Schwangeren in Verbindung miteinander zu bringen, besser noch, mit Frauen, die vor kurzem ihr Kind bekommen haben, ist das Wichtigste, was du dabei tun kannst. Geburtsvorbereitungskurse oder Selbsthilfegruppen bieten hierzu eine gute Möglichkeit. Frauen, die an ihre Unabhängigkeit gewöhnt waren und frei über ihre Zeit verfügen konnten, können von den Belastungen und der Dichte der täglichen Mutterpflichten und der Monotonie des Alltags völlig überwältigt werden. Frauen, die bei Freundschaften sehr wählerisch sind und auf geistige Übereinstimmung Wert legen, kannst du empfehlen, sich mehr vom Gesichtspunkt der Gemeinsamkeit aus dieser universellen Erfahrung des Muttersein anzunähern. In den ersten Monaten besteht das Muttersein aus so vielen Alltagsdin-

gen und -fragen, daß der Kontakt mit anderen Frauen in der gleichen Situation eine Riesenhilfe ist, auch wenn sich daraus keine tiefen Freundschaften entwickeln.

Manche Frauen möchten sich in der Schwangerschaft nicht damit auseinandersetzen, daß sie anschließend ihr Baby bemuttern und versorgen werden. In diesem Fall solltest du sie auf das Bevorstehende einstimmen, indem du ihnen Bücher über das Stillen und den Umgang mit dem Baby empfiehlst. Weise die Frauen auf die Stillgruppen und deren regelmäßige Treffen hin. Das hat einen ganz praktischen Grund: Du kannst nicht jeder jungen Mutter mit Problemen weiterhin deine volle Aufmerksamkeit widmen, sonst hast du keine Zeit mehr für die Frauen, die gerade Mutter werden. Außerdem tritt eine Mutter in eine ganz neue Lebensphase ein, sie übernimmt eine andere Rolle in der Gesellschaft. Es ist besser für sie, wenn sie auf der Basis von gegenseitiger Unterstützung und Selbstvertrauen in diese Phase eintritt, anstatt sich von anderen abhängig und unsicher zu fühlen. Denk daran, daß Hebammen die Kunst beherrschen, den Übergang zum Muttersein zu erleichtern! Die Hebamme übernimmt eine Weile die Führung, doch nach der Geburt und dem Mutterwerden braucht die Frau Ermunterung, ihren eigenen Weg zu gehen.

Vor kurzem sprach mich eine junge Mutter an, die die Idee hatte, ein Selbsthilfeprogramm für die Zeit nach der Geburt ins Leben zu rufen, das vielleicht beispielhaft für Hebammenpraxen allgemein sein könnte. Ihr Vorschlag war, eine werdende Mutter mit einer Frau in Verbindung zu bringen, die ihr Kind schon geboren hat und die ihr in den ersten Wochen nach der Geburt bei der Versorgung des Babys und leichteren Arbeiten im Haushalt helfen könnte. Der größte Vorteil hierbei ist das natürliche Interesse dieser Helferin, die gleichzeitig über wichtige Informationen über das Muttersein und das Stillen usw. verfügt. Beide Frauen profitieren von den gemeinsamen Gesprächen, sie können entspannt ihre Babys miteinander beobachten. Für die Hebamme hat das den Vorteil, daß sie sich auf die körperliche Betreuung konzentrieren kann und entlastet ist, was die vielen emotionalen und körperlichen Beschwerden anbelangt, die am Anfang so häufig sind.

Die Nachsorge sollte einen Hausbesuch am ersten, dritten und siebten Tag und Telefongespräche zwischendurch umfassen. Die abschließende Nachsorgeuntersuchung sollte vier bis sechs Wochen nach der Geburt gemacht werden.

Hausbesuch am ersten Tag

Wenn du am ersten Tag nach der Geburt wiederkommst, schau dir zunächst die Räume auf Ordnung und Sauberkeit hin an und hilf nötigenfalls ein wenig nach. Manche Frauen sind nicht einmal dazu gekommen, sich zu duschen; hilf der Frau nötigenfalls dabei. Frag sie danach, was sie gegessen und getrunken hat, und sorg dafür, daß sie eine Flasche mit Wasser am Bett stehen hat. Frag sie, wie es ihr ergangen ist, ob sie sich benommen gefühlt hat, sehr müde oder seelisch aufgewühlt war. Es hängt sehr davon ab, wie ihre Geburt verlaufen ist und welche Unterstützung sie von ihrem Partner und Freunden hat.

Es ist *äußerst wichtig*, ihr klarzumachen, wie sehr sie in den ersten zehn Tagen der Schonung bedarf, wobei sie sich, was Ruhe und Appetit anbelangt, ebenso wie in der Schwangerschaft nach ihren Körpersignalen richten sollte. Erkläre ihr, daß die Hormone zur Rückbildung ihrer Gebärmutter jetzt äußerst aktiv sind und daß sie sehr viel schneller wieder auf der Höhe ihrer Kräfte sein wird, wenn sie sich Ruhe gönnt und es ihrem Körper erlaubt, sich zu erholen. Übermäßige Aktivität und Belastungen führen zur Ausschüttung von Adrenalin, das die Wirkung des Oxytozins hemmt. Das mußt du ihr wahrscheinlich *mehrmals* sagen, weil es für ihre Erholung enorm wichtig ist.

Der Hauptzweck des ersten Hausbesuchs liegt darin, sicherzustellen, daß sie eine gute Ausgangsposition hat, sich entspannen und an ihrem Baby freuen kann und gut versorgt wird. Wasch deine Hände vor der Untersuchung sorgfältig (und auch wieder, wenn du nach der Mutter das Baby untersuchst) und zieh Handschuhe an, wenn du in Kontakt mit dem Wochenfluß kommst. Bei der Untersuchung sind folgende Punkte wichtig:

1. **Die Brustwarzen:** Sind sie wund, oder haben sie Schrunden? Bei Schrunden empfiehl ihr Vitamin E oder eine Vitamin-E-Lanolinsalbe. Falls die Brustwarzen gerade erst anfangen, wund zu werden, wirkt eine Lösung aus 1 Teil Salz und 8 Teilen Wasser als gutes Adstringens und abhärtend, wenn sie sie in den Stillpausen aufträgt und vor dem Stillen abspült. Achte darauf, daß die Frau das Baby abstützt, es also nicht an der Brustwarze hängt.

2. **Die Gebärmutter:** Bildet sie sich normal zurück? Sie sollte sich knapp unter dem Nabel befinden und sich fest anfühlen und nicht zu empfindlich sein. Drück sie fest zusammen, damit Gerinnsel abgehen kön-

nen, und laß dann die Frau ein paar Minuten aufrecht sitzen, bevor du ihre Ausflußmenge anschaust.

3. **Der Wochenfluß:** Überprüfe Farbe, Menge und Geruch. Der Ausfluß sollte rotbraun und nicht übermäßig sein, Blutklümpchen sind jedoch normal. Der Geruch sollte wie bei der Regel sein.

4. **Der Damm** – nach Entfernung der Binde, vor allem nach einem Riß oder einer Naht. Die Schwellung sollte zurückgegangen sein, andernfalls empfiehl mehr Eiskompressen. Wenn die Schwellung zugenommen hat und die Frau über Schmerzen klagt, hat sie vielleicht ein *Hämatom* (siehe S. 184).
Untersuche die Naht, ob sie gehalten hat. Das Gewebe sollte zusammengezogen und die Wundränder trocken und sauber sein. Zeichen für eine Infektion sind Entzündungen, Schmerzen und Nässen; verweis die Frau in diesem Fall an eine Ärztin. Wenn die Mutter über Beschwerden klagt, der Bereich aber gesund wirkt, empfiehl ihr drei- bis viermal täglich Sitzbäder. Frischer Ingwer in Wasser geköchelt lindert Brennen und Jucken und regt den Kreislauf an. Auch einfaches warmes Wasser hilft!
Frag sie auch, ob ihr das Wasserlassen wehgetan hat (erinnere sie daran, beim Urinieren warmes Wasser über ihre Muschi zu gießen). Frag sie nach Stuhlgang. Oft haben Frauen Angst, daß die Naht aufgeht, wenn sie drücken; schlag ihnen vor, gleichzeitig mit zusammengefaltetem Papier etwas Gegendruck auszuüben.

5. **Die Temperaturkurve der Frau:** Wenn sie erhöht ist, hat sie vielleicht Flüssigkeitsmangel oder eine *Gebärmutterinfektion* (siehe S. 184).

6. **Ihr Blutdruck** – falls er während oder unmittelbar nach der Geburt angestiegen ist.

7. **Ihr Puls:** zur Beurteilung ihres allgemeinen Wohlbefindens.

8. **Der Nabelstumpf des Babys:** Er sollte am Ansatz sauber aussehen, nicht rot oder geschwollen sein. Vergewissere dich, daß die Eltern die Windel umknicken, damit keine Reizungen durch den Urin entstehen, und daß sie den Nabelstumpf regelmäßig mit Alkohol oder Peroxyd abtupfen. Entferne die Klemme, wenn der Nabelstumpf völlig trocken ist.

9. **Die Hautfarbe des Babys:** Schau nach Gelbsucht, indem du das Gewebe eindrückst und auf den Unterton der Haut achtest. Am ersten Tag ist Gelbsucht sehr unwahrscheinlich und sollte deshalb gleich von einem Kinderarzt angeschaut werden. Je nach Grad der Gelbsucht muß das Baby möglicherweise zum Bilirubintest in die Klinik (siehe S. 179).

10. **Die Hautbeschaffenheit des Babys** – als Gradmesser für Dehydration. Wenn ein Baby zusätzlich Wasser braucht, dann sieht die Haut um die Hand- und Fußgelenke wie Zellophan aus, brüchig und faltig. Finde heraus, ob die Wohnung überheizt oder das Baby zu warm angezogen ist. Manchmal kommt es bei sehr heißem Wetter zu Dehydration. Dieses Problem tritt häufiger bei dünnen oder übertragenen Babys auf, da sie weniger subkutanes Fett haben. Vielleicht brauchen sie auch etwas Melassezusatz im Wasser als zusätzlichen Energiespender; ein Teelöffel pro Tasse ist etwa die richtige Menge. Warne die Eltern davor, dem Baby Honig zu geben, denn Untersuchungen zufolge können in ungekochtem Honig Lebens-

mittelvergiftung verursachende Sporen vorhanden sein, die eine mögliche Ursache für den Plötzlichen Kindstod (SIDS – sudden infant death syndrome) sein können.

11. **Die Ausscheidungen des Babys:** Es sollte oft Wasser lassen und Mekonium ausscheiden. Wenn es nach 24 Stunden noch kein Mekonium ausgeschieden hat, zieh einen Kinderarzt hinzu.

12. **Die Stillhäufigkeit und das Verhalten des Babys:** Schläfrigkeit ist (vor allem nach einer langen Geburt) am ersten Tag recht normal, doch Teilnahmslosigkeit ist eine andere Sache. Du erkennst das an Benommenheit, Apathie, mangelndem Interesse am Stillen und fehlendem Muskeltonus. Dieser Zustand sollte von einer Kinderärztin beobachtet werden, vor allem, wenn Gelbsucht festgestellt wurde. Frag die Eltern auch nach dem Schreien des Babys; wenn sie über einen sehr hohen Ton berichten, könnte *Hypoglykämie* vorliegen (siehe S. 178). Das Baby sollte dann sofort Wasser mit etwas Melasse (1 TL pro Tasse) und anschließend nach jedem Stillen bekommen. Verweise die Eltern an einen Kinderarzt.

13. **Unregelmäßigkeiten bei der Neugeborenenuntersuchung** – falls noch kein Kinderarzt da war.

Meist sind die Eltern zu diesem Zeitpunkt froh und glückselig; wenn sie ermüdet wirken, erkundige dich, warum. Es ist nicht ungewöhnlich, daß der Vater erschöpft ist; schlag ihnen in diesem Fall vor, daß sie sich Essen ins Haus bringen lassen, sich mit dem Baby ins Bett legen und sich alle zusammen ausruhen.

Am dritten Tag

Wenn du am ersten Tag etwas Auffälliges festgestellt hast, ruf am zweiten Tag an oder mach einen Hausbesuch, um dem nachzugehen. Vielleicht mußt du z.B. die Dammnaht wieder anschauen oder überprüfen, ob das Baby weiterhin unter Austrocknung leidet. Sonst reicht ein Besuch am dritten Tag aus.

Bis dahin sind die Schwierigkeiten, die Babyversorgung mit dem Alltag in Einklang zu bringen, deutlich zutage getreten, Gefühlsausbrüche sind keine Seltenheit. Gleichzeitig schießt die Milch ein; es ist *sehr* häufig und auch verständlich, wenn zu diesem Zeitpunkt bei der Mutter die Tränen fließen. Und da das Baby sich erst an die Muttermilch gewöhnen muß, hat es wahrscheinlich Verdauungsstörungen und schreit viel. Meist löst das bei den Eltern heftige Reaktionen aus, und du solltest bereit sein, mit ihnen darüber zu reden. Der Vater steht vielleicht kurz vor dem Zusammenbruch, vor allem, wenn er die ganze Zeit auf den Beinen war und versucht hat, alles zu erledigen. Dadurch fühlt sich die Mutter möglicherweise im Stich gelassen; in diesem Fall unterstütze sie darin, Freunde und Verwandte um Hilfe zu bitten.

Worauf du achten solltest:

1. **Die Brüste:** Schau nach Anzeichen für einen Milchstau, taste nach Knoten an den Seiten unter den Armen und halt nach geröteten Stellen Ausschau. Wenn es zu einem Milchstau gekommen ist, soll die Frau ihre Brüste oder den ganzen Körper in warmes Wasser tauchen, dadurch wird das Fließen gestauter Milch angeregt. Zeig ihr, wie sie Verhärtungen zur Brustwarze hin ausstreichen kann und wie sie am besten Milch ausdrückt, damit der Milchfluß in Gang kommt. Schau aufmerksam, ob

173

sie Schrunden hat, und frag sie, wie es sich für sie beim Stillen anfühlt. Wenn die Brustwarzen aufgesprungen sind, hat sie sicher keine angenehmen Gefühle dabei! Empfiehl ihr nötigenfalls die Linderungsmaßnahmen aus dem vorigen Abschnitt.

2. **Die Gebärmutter, der Wochenfluß, der Damm:** Untersuch den Dammbereich noch einmal sorgfältig (siehe Angaben vom ersten Tag). Frag die Frau, ob sie ständig Wochenfluß hatte, untersuch den Geruch an ihrer Binde und vergewissere dich, daß sie keine Schmerzen hat, die auf eine Infektion hinweisen könnten. Macht sie regelmäßig Beckenbodenübungen?

3. **Ihre Temperatur:** Ein Anstieg auf 38,4 Grad Celsius ist zu diesem Zeitpunkt normal, weil die Milch einschießt. Um eine Gebärmutterinfektion ausschließen zu können, halte trotzdem nach Symptomen Ausschau (siehe S. 184).

4. **Der Nabelstumpf:** Jetzt kannst du mit Sicherheit die Klemme entfernen.

5. **Gelbsucht beim Baby:** Ein leicht gelblicher Ton im Gesicht und an den Brustwarzen ist normal, jedoch unnormal an den Extremitäten. Im allgemeinen verschwindet die Gelbsucht, wenn die Milch einschießt. Falls das Baby sehr gelb ist, solltest du einen Kinderarzt kommen lassen oder auf jeden Fall am nächsten Tag wiederkommen (siehe den Abschnitt über Gelbsucht weiter hinten in diesem Kapitel).

6. **Dehydration** – darauf habe ich schon weiter vorn hingewiesen.

7. **Verhalten des Babys, Stillgewohnheiten, Schreien** usw.

8. **Stillrhythmus der Mutter** (sehr wichtig): Vergewissere dich, daß sie nicht versucht, dem Baby einen Zeitplan vorzuschreiben oder die Stilldauer einzuschränken. Räu-

me mit überkommenen Vorstellungen auf und ersetze sie durch lustbetonte, orgasmische Rhythmen. Der Milchspenderreflex kann Gefühle auslösen, die von leichtem Prickeln bis zu sexuellen Empfindungen des Loslassens reichen können. Unterstütze eine positive Einstellung, so daß die Frau beim Stillen den Dingen ihren Lauf lassen kann.

9. **Schlafrhythmen:** Frag nach, wie sie sich entwickeln. Wie ist der Vater dazu eingestellt, falls das Baby bei den Eltern im Bett schläft? Wie geht es der Mutter andernfalls, wenn sie nachts zum Stillen aufstehen muß? Bekommt sie genug Schlaf? Steht der Vater auf und bringt ihr das Baby?

Oft zieht dieser Besuch Telefongespräche nach sich, vor allem die letzten drei Punkte. Zu diesem Zeitpunkt kommen Erziehungseinstellungen zur Sprache, und es kann zwischen den Partnern zu Konflikten kommen. Das Thema, daß das Kind verwöhnt werden könnte, taucht oft schon sehr bald auf! Viele Männer sind wirklich besorgt, daß das Baby durch zuviel Aufmerksamkeit, zuviel Zuwendung und zuviel Liebe verzogen wird. Manche versuchen, all dem einen Riegel vorzuschieben, indem sie darauf bestehen, daß das Baby allein gelassen wird und sich ausschreien soll… was meist zu noch mehr Spannungen beider Eltern führt, weil das Baby schreit und schreit. Diese falsche männliche Vorstellung, ob sie nun auf kultureller Prägung oder einfach auf Eifersucht beruht, sollte möglichst bald und möglichst offen besprochen werden. Wichtig ist es, deutlich zu machen, daß das Baby neun Monate lang von der Mutter wortwörtlich umhüllt worden ist und für alle seine Bedürfnisse fortwährend gesorgt war: Es weiß noch nicht, was warten auf Milch oder Wärme heißt, es kann nicht wissen, daß die Eltern ja ganz nahe im anderen Zimmer sind usw. Neugeborene brauchen soviel Geborgenheit wie nur möglich! Zuviel Liebe für ein Neugeborenes *gibt es gar nicht.* Wenn Eltern sich auf liebevolle Einfühlsamkeit und Verletzlichkeit einlassen können, sind sie schließlich stärker und klüger, und das Baby kann zu einem liebevollen, selbstsicheren Kind heranwachsen. Ermuntere die Eltern dazu, ihr Kind durch Berührung, Spiel und sanfte Massage kennenzulernen.

Am siebten Tag

Nach der ersten Woche gehen viele Väter wieder zur Arbeit, die Verwandten sind auch fort, und die Freunde beschäftigen sich wieder mit ihren eigenen Dingen. Am siebten Tag ist die Mutter oft niedergeschlagen und kommt sich verlassen vor, vor allem, weil sie noch nicht ganz wieder bei Kräften und großen Gefühlsschwankungen ausgesetzt ist. Wenn sie zudem viel Besuch gehabt hat und mehr im Haushalt getan hat, als gut für sie war, ist sie vielleicht völlig erschöpft. Möglicherweise bekommst du (noch vor deinem Hausbesuch) einen Anruf, daß ihr Wochenfluß stärker geworden ist, was ein deutliches Zeichen dafür ist, daß sie sich überanstrengt hat. Dann wird es höchste Zeit, daß die Helferin der Mutter zum Saubermachen und auf ein Gespräch vorbeikommt oder daß die Eltern eine Haushaltshilfe suchen.

Nach körperlichen Symptomen zu suchen, erübrigt sich allmählich. Wenn genäht werden mußte, sollte die Narbe noch einmal angeschaut werden; die Haut sollte sich inzwischen zusammengezogen haben. Der Besuch dient hauptsächlich dazu, die Mutter seelisch zu unterstützen, beschäftige dich also eingehend mit ihren Beschwerden und Problemen, weil du sie dann wahrscheinlich mehrere Wochen nicht sehen wirst.

Nachuntersuchung in der 3. bis 6. Woche

Der Zeitpunkt der Nachuntersuchung richtet sich danach, wie schnell die Frau sich erholt. Wenn der Wochenfluß mindestens eine Woche vor ihrem Anruf aufgehört hat, kannst du davon ausgehen, daß die Gebärmutter sich gut zurückgebildet hat, ihr Muttermund wieder fest ist und sie für die abschließende Untersuchung bereit ist.

Ein wichtiger Grund für diese Untersuchung ist es, der Mutter grünes Licht für ihre Sexualität zu geben und ihr gleichzeitig zu raten, daß sie es sich beim ersten Mal so behaglich wie möglich machen sollte. Zwar haben Frauen, die bei der Geburt keinen Riß hatten, wahrscheinlich schon eher wieder sexuellen Kontakt zu ihrem Partner gehabt, doch oft haben sie sich nicht besonders wohl dabei gefühlt und gemeint, daß es noch etwas zu früh sei. Rate der Frau beim letzten Wochenbettbesuch, solange zu warten, bis der Wochenfluß *ganz aufgehört* hat. Dann sollte beim Geschlechtsverkehr viel Gleitmittel benutzt werden, denn durch das Stillen wird die natürliche Sekretion beeinträchtigt, ganz gleich, wie erregt die Frau ist. Verhütungsmittel sind wichtig, denn es besteht immer die Möglichkeit, wieder schwanger zu werden. Es kommt zwar selten vor, doch kenne ich einige Frauen, die gestillt haben und sechs Wochen nach der Geburt wieder schwanger geworden sind.

Wenn die Frau eine Dammnaht hat, hängt der Zeitpunkt der Nachuntersuchung auch davon ab, wie sich ihrem Bericht zufolge ihr Damm erholt hat. Wenn der Bereich noch sehr berührungsempfindlich ist, ist es noch zu früh für sexuellen Kontakt und Verhütungsmaßnahmen. Dennoch solltest du jede Frau bis zur 6. Woche gesehen haben, denn dann sollte die Heilung abgeschlossen sein, falls aber nicht, mußt du die Ursachen dafür herausfinden. Manchmal brauchen tiefe Risse 2. Grades länger, um zu heilen. Wenn der Wochenfluß aufgehört hat und es der Frau gut geht, besteht kein Anlaß zur Sorge. Doch wenn eine Frau über ständige Blutungen, Druck am Damm und allgemeine Müdigkeit klagt, ist das bedenklich. Das sind Symptome eines schlechten Gesundheitszustands und mangelhafter Ernährung, und daran muß sich etwas ändern, damit sie sich erholt. Wenn eine Frau fünf Wochen nach der Geburt in diesem Zustand ist, solltest du sie sofort untersuchen. Bei einer Frau dagegen, der es abgesehen von noch vorhandenen Schmerzen an der Narbe gut geht, sind sechs Wochen bis zur Nachuntersuchung in Ordnung.

Manchmal berichtet dir die Frau von emotionalen Schwierigkeiten, die für dich ein Grund sind, diesen Besuch eher früher als später mit ihr auszumachen. Mit einer Frau zum Beispiel, die nach vier Wochen traurig und deprimiert ist, solltest du auf jeden Fall einen Termin vereinbaren, auch wenn du findest, daß sie noch einige Wochen braucht, bis sie sich körperlich erholt hat.

Bei der abschließenden Nachuntersuchung ist folgendes wichtig:

1. **Die Gebärmutter:** Sie sollte beim Abtasten nicht mehr zu erreichen sein, außer bei der bimanuellen Untersuchung. Wenn sie noch weit oben ist, hat die Frau wahrscheinlich noch Blutungen, und der Muttermund ist sehr weich; beides sind Anzeichen für eine ungenügende Rückbildung. Verordne der Frau Ruhe, lange entspannte Stillzeiten (damit das Oxytozin wirken kann), eine bessere Ernährung (viel Eisen und B-Vitamine) und Rückbildungstee aus Caulophyllum und Hirtentäschel.

2. **Der Muttermund:** Er sollte sich fest anfühlen und an der normalen Stelle sein (wie bei der ersten vaginalen Untersuchung). Bei vielen Frauen stellt sich der ursprüngliche Muttermundtonus jedoch erst wieder ein, wenn sie nicht mehr stillen.

3. **Innerer Muskeltonus:** Wenn die Frau die Beckenbodenübungen gemacht hat, müßte er jetzt wieder seinen früheren Zustand erreicht haben. Andernfalls erklär der Frau, wie wichtig es ist, die Beckenbodenmuskulatur aktiv einzusetzen, damit die inneren Organe gut abgestützt sind und die sexuelle Empfindungsfähigkeit sensibilisiert wird. Überprüf den Tonus weit oben im Scheidengewölbe und direkt oberhalb der Öffnung. Oft haben Frauen den einen Tonus, den anderen aber nicht. Erklär ihr entsprechende Übungen. Wenn ihr über Sexualität sprecht, weise sie auf jeden Fall darauf hin, daß die Hormone, die beim Stillen freigesetzt werden, ihr sexuelles Verlangen dämpfen können, und empfiehl ihr, den Bedürfnissen ihres Partners gegenüber einfühlsam zu sein.

4. **Risse oder Dammschnitt** – ob sie völlig ausgeheilt sind. Wenn die Frau Platzwunden an den Schamlippen hatte, sind sie wahrscheinlich noch sehr empfindlich, denn die neu gebildete Hautschicht muß sich erst abhärten. Das kann beim Geschlechtsverkehr unangenehm sein, doch Gleitmittel und bequeme Haltungen können Abhilfe schaffen.

Wenn der Damm sich wegen des Narbengewebes rigide anfühlt, rat der Frau zu Dammassage (mit Öl), um den Bereich weicher zu machen und auf sexuelle Berührungen vorzubereiten. Diese Maßnahme kann sich auf die Frau sowohl körperlich wie auch emotional beruhigend auswirken, wenn sie der Gedanke an Geschlechtsverkehr beunruhigt.

5. **Der Tonus der Bauchmuskulatur:** Bitte die Frau, sich hinzulegen und dann ihren Kopf und die Schultern anzuheben, während du deine Fingerkuppen auf die Verbindung der Bauchmuskeln, zwischen Bauchnabel und Schambein, legst. Wenn du einen Spalt spürst, empfiehl ihr Übungen zur Stärkung der Bauchmuskeln, wobei sie anfangs jeweils erst ein Bein anhebt und dann allmählich mit aufgestellten Beinen beginnt, langsam ins Sitzen zu kommen. Bei den meisten Frauen hat sich ein etwa 1 cm breiter Spalt gebildet, bei einigen ist er nur ganz schmal. Mach die Frau auf Rückbildungsgruppen oder Yogakurse aufmerksam, oder schlag ihr vor, eine Selbsthilfegruppe von interessierten Müttern zu bilden, die zwanglos zusammenkommen, um Rückbildungsübungen und Babymassage zu machen und sich miteinander auszutauschen.

6. **Die Brüste** – Berührungsempfindlichkeit und Knoten. Es wird angenommen, daß die Schwangerschaftshormone abnormes Zellwachstum beschleunigen, falls bereits welches vorhanden ist. Selbst wenn die Frau seit der Geburt wieder beim Arzt war, ist sie vielleicht nicht eingehend untersucht worden, tu du es deshalb.

7. **Der Muttermund, Abstrich:** Auch wenn bei der Frau in der Frühschwangerschaft ein Abstrich gemacht worden ist, solltest du ihn jetzt wiederholen (aus den oben genannten Gründen).

8. **Der Hämatokrit:** Das ist besonders wichtig, wenn die Frau Blutungen hatte oder erschöpft und müde wirkt. Erkundige dich in diesem Fall auch nach ihrer Ernährung.

9. **Die Ernährung:** Es passiert sehr leicht, daß eine Frau ihre eigenen Bedürfnisse vernachlässigt, sobald die Schwangerschaft vorüber ist, und sich völlig auf das Baby konzentriert. »Keine Zeit zum Kochen, kaum Zeit zum Essen«, bekommst du vielleicht zu hören, und oft übernimmt der Vater die Essenszubereitung, macht das jedoch nicht so wohldurchdacht wie sie. Achte sorgfältig auf Klagen über Müdigkeit, Nervosität, Erkältungen und Infektionen und empfiehl ihr entsprechend mehr Eiweiß, mehr B-Vitamine und Vitamin C. Wenn der Hämatokrit unter 40 ist, verschreib ihr 100 – 200 mg Eisen und entsprechende Nahrungsmittel, die Eisen enthalten.

10. **Umstellung aufs Elternsein:** Das ist ein umfassendes Thema, doch mit ein paar Kernfragen kommst du wahrscheinlich schnell zu den Einzelheiten: »Wie gut schläfst du in letzter Zeit?«, oder: »Wie kommen du und dein Partner jetzt zurecht?«, oder: »Wie hoch ist deine Belastungsgrenze als Mutter?« Wenn du auf die letzte Frage keine Beichte zur Antwort erhältst, geh sicher, daß du es nicht mit einem Unterdrückungsmuster zu tun hast; die »Märtyrerrolle« der Mutter ist für alle schwierig und stellt letztendlich eine Flucht aus der Verantwortung dar. Vielleicht ist es gut, wenn der Vater beim Gespräch über wichtige Themen dabei ist, es sei denn, du hast den deutlichen Eindruck, daß die Frau allein mit dir sein muß, um wirklich sagen zu können, was sie denkt.

Nach diesem Besuch 6 Wochen nach der Geburt sind die Eltern auf sich gestellt und haben hoffentlich gegenseitige Hilfe mit anderen in der gleichen Lage organisiert. Die obigen Ausführungen sind nur ein Überblick, es folgen Themen, mit denen du dich im einzelnen auseinandersetzen mußt.

Das Baby:
Komplikationen und Probleme

Hypoglykämie (Unterzucker)

Das ist eine abnorme Verminderung des Blutzuckers. 50 – 60 mg Glukose pro dl Blut sind bei einem Neugeborenen normal, Werte unter 30 (1,7 mmol/l) sind sehr besorgniserregend. Ein Risiko besteht bei besonders großen oder besonders kleinen Babys, bei zu früh geborenen und übertragenen Kindern, bei solchen, die während der Wehen oder bei der Geburt unter Sauerstoffmangel gelitten haben, und bei Kindern von Müttern mit Diabetes. Die Symptome sind Apathie, unregelmäßige Atmung, Unterkühlung und Verweigern der Brust.

Wenn ein gefährdetes Baby eines dieser Merkmale zeigt, sollen ihm die Eltern *umgehend* Wasser mit etwas Melasse geben (1 TL pro Tasse), und anschließend alle paar Stunden wieder, am besten nach dem Stillen. Du solltest auch einen Zuckertest mit Stixstreifen machen lassen. Dabei wird Fersenblut entnommen und mit einem speziellen Streifen getestet.

Es kann zu Schäden im Zentralnervensystem kommen, wenn der Blutzuckerspiegel zu niedrig ist, deshalb mußt du beim geringsten Anzeichen sofort etwas unternehmen. Manche Babys brauchen massivere Eingriffe, unter Umständen intravenöse Therapie in der Klinik. Wenn du den Stix-Test selbst machst, wende dich an eine Kinderärztin, falls der Wert unter 45 (unter 2,5 mmol/l) liegt.

Mekoniumaspiration

Jedes Baby, bei dem das Fruchtwasser bei der Geburt mäßig bis viel Mekonium enthielt, ist gefährdet. Wenn du dir nicht sicher bist, ob du hinreichend abgesaugt hast, bevor das Baby zu atmen begann, dann kontrolliere die Lunge, ob alle vier Quadranten ausreichend belüftet sind. Bei Tachypnoe (siehe folgender Abschnitt) oder wenn das Baby nach Atem ringt oder es Anzeichen für das *Atemnotsyndrom* gibt (Schnorcheln, geblähte Nasenflügel, Einziehung des Bauches beim Einatmen, Gegenatmung zwischen Brust und Bauch), dann gib dem Kind Sauerstoff, indem du den Sauerstoffschlauch vor die Nase des Babys hältst (blowby) und informiere sofort den Kinderarzt. In der Zwischenzeit kannst du dem Baby das Atmen durch Wasserdampf erleichtern; manche Hebammen gehen mit dem Baby ins Bad und drehen die heiße Dusche voll auf, damit schnell Dampf entsteht. Leg das Baby gleichzeitig über deinen Schoß und mach eine *Klopfmassage* am Rücken, indem du mit den Fingerkuppen jeden Quadranten abklopfst. Wenn dabei der Kopf tiefer gelagert ist, dann geht das Abfließen schneller vor sich.

Wenn die Atemschwierigkeiten des Babys durch diese Behandlung behoben werden können, beobachte es über mehrere Stunden aufmerksam und sag den Eltern, daß sie das Baby sobald wie möglich von einem Kinderarzt untersuchen lassen müssen.

Vorübergehende Tachypnoe

Das ist ein Zustand, bei dem es zeitweilig zu schneller Atmung kommt. Normal sind bei einem Neugeborenen 40 – 60 Atemzüge pro Minute; bei einer Tachypnoe können das bis zu 120 Atemzüge sein.

Das ist eine sehr beunruhigende Komplikation, weil eine Tachypnoe zu den Symptomen mehrerer sehr ernster Zustände gehört, nämlich Atemnotsyndrom, Mekoniumaspiration und Sepsis. Wenn beim Baby keines dieser Risiken besteht, handelt es sich wahrscheinlich nur um ein vorübergehendes Problem, das sich mit der Zeit von selbst erledigt. Wenn jedoch Anfälligkeitsfaktoren vorhanden sind oder die Tachypnoe mit Anzeichen des Atemnotsyndroms einhergeht, ist es deine Pflicht, das Baby unverzüglich zum Kinderarzt zu bringen.

Die Ursache einer vorübergehenden Tachypnoe ist eine verzögerte Absorption fötaler Lungenflüssigkeit. Allgemein wird bei Risikokindern eine Röntgenuntersuchung gemacht, und sie werden sorgfältig beobachtet, bis sich das Problem gelöst hat.

Neugeboreneninfektion

Wenn die Frau einen vorzeitigen Blasensprung hatte und bei ihr Infektionsanzeichen wie Fieber, Berührungsempfindlichkeit der Gebärmutter oder übelriechender Wochenfluß aufgetreten sind, sollte das Baby genau untersucht werden. Seine Magenflüssigkeit sollte analysiert werden (Magensaft), und wenn es Anzeichen für eine Sepsis gibt, sollte eine Blutkultur angelegt werden. Die Ergebnisse bei einer Kultur dauern 72 Stunden, deshalb werden oft vorbeugend Antibiotika gegeben. Das kommt dir vielleicht sehr schulmedizinisch vor, doch bedenke, daß das erste Anzeichen für eine B-Streptokokken-Infektion eine Apnoe ist (Atemstillstand). Deshalb empfiehlt sich eine Kliniküberweisung.

Ein Baby mit Sepsis kann eine Reihe von Symptomen zeigen: Lethargie, Reizbarkeit, Zappligkeit und Schüttelfrost. Neben Tachypnoe gehört Zyanose (blaurote Färbung) zu den Anzeichen. Wenn das Baby Merkmale einer Infektion aufweist, empfiehlt sich eine Kultur der Rückenmarksflüssigkeit, um eine Meningitis ausschließen zu können.

Wichtig ist es, die Eltern dazu zu ermuntern, so oft wie möglich mit ihrem Baby zusammenzusein, während alle diese Maßnahmen getroffen werden. Dadurch wird sichergestellt, daß das Baby genug Muttermilch bekommt und die Eltern-Kind-Bindung aufrechterhalten bleibt. Für die Eltern ist es sehr schwierig, der Tatsache ins Auge zu sehen, daß ihr Baby krank sein könnte, oder zuzuschauen, wie es immer wieder schmerzhaften Untersuchungen unterzogen wird. Sie brauchen deine ständige Unterstützung!

Gelbsucht

Neugeborenengelbsucht wird nicht mehr als ein so großes Problem angesehen wie noch vor einigen Jahren. Es hat sich herausgestellt, daß normale, physiologische Gelbsucht sich in bestimmten Grenzen bewegt und keinen gefährlichen Bilirubinanstieg bewirkt, wie das bei pathologischer Gelbsucht der Fall ist.

Was ist die Ursache der Neugeborenengelbsucht? In der Gebärmutter wird der Sauerstoffbedarf des Babys von einer hohen Zahl roter Blutkörperchen gedeckt, und diese Menge ist dann zu groß, sobald das Baby geboren ist und direkt Sauerstoff aufnimmt. Deshalb werden die roten Blutkörperchen abgebaut, bis ihre Anzahl dem Bedarf des atmenden Organismus entspricht. Ein Nebenprodukt des Abbaus ist ein Überschuß an Bilirubin, das sich in der Haut ablagert und an der Gelbfärbung zu erkennen ist. Ein bestimmter Grad von Gelbsucht ist also durchaus normal, vor allem am zweiten und dritten Tag, bevor die Milch eingeschossen ist und das Verdauungssystem des Babys in Gang bringt.

Einige andere Arten von Gelbsucht, die weniger häufig sind, jedoch selten einer besonderen Behandlung bedürfen, sind beispielsweise ABO-Unverträglichkeit und Muttermilchgelbsucht. ABO-Unverträglichkeit ist mit der Rhesus-Sensibilisierung vergleichbar: Babys mit der Blutgruppe A oder B reagieren darauf, wenn ihre Mutter Blutgruppe O hat und sie von ihr Blut erhalten. Muttermilchgelbsucht wird von einem Hormon in der Muttermilch ausgelöst, durch das die Abbaufähigkeit des Bilirubin beim Baby gestört wird. Die übliche Behandlung beider Arten besteht darin, daß die Mutter weiterhin stillt und das Baby dem Sonnenlicht aussetzt. (Dazu gleich noch mehr.)

Andere pathologische Ursachen sind verstopfte Gallengänge, Leberschäden, Infektionen oder hämolytischer Ikterus auf Grund von Rh-Inkompatibilität (Morbus haemolyticus neonatorum). Sie zeigen sich meist in den ersten 24 Stunden, ein Zeichen dafür, daß ernste Störungen vorliegen (AB0-Unverträglichkeit kann auch schon früher auftreten). Wenn die Gelbsucht sehr stark ausgeprägt ist, kann es zum Kernikterus kommen, der Gehirnschäden hervorruft, falls die Gelbsucht nicht schnellstens behoben wird.

Wie bestimmst du den Grad der Gelbsucht und die entsprechende Behandlung? Jedes Anzeichen von Gelbsucht am ersten Tag sollte an den Kinderarzt verwiesen werden. Am zweiten oder dritten Tag richte dich nach der Körperstelle, an der sie auftritt. Wenn das Baby im Gesicht gelb ist, jedoch nicht unterhalb der Brustwarzenlinie, sag der Mutter, daß sie das Baby so oft wie möglich anlegen und zweimal am Tag 30 Minuten lang dem Sonnenlicht aussetzen soll (nackt, die Augen abgedeckt, am Fenster). Hat das Baby an den Extremitäten Gelbsucht und ist die Milch noch nicht eingeschossen, sollte die Mutter dem Baby *nach* dem Anlegen Flüssigkeit geben: eine Mischung aus Melasse und Wasser (1 TL pro Tasse) aus der Flasche oder der Pipette. Sobald die Milch fließt und das Baby regelmäßig trinkt, sollte kein Wasser mehr zusätzlich gegeben werden.

Bei der ausschließlichen Anwendung von Sonnenlicht besteht ein Problem darin, daß die Bilirubinwerte im Blut weiterhin hoch sein können, auch wenn das in der Haut angesammelte Bilirubin durch das Licht abgebaut wird. Bei einem Baby mit Gelbsucht in den Extremitäten sollten immer wieder Bilirubintests gemacht und häufig die Temperatur gemessen werden, um sicherzugehen, daß sich keine Infektion entwickelt. Babys mit Gelbsucht sind empfänglicher für Infektionen.

Wenn das Baby teilnahmslos ist oder die Gelbsucht nicht schnell vorübergeht, sobald die Milch eingeschossen ist, überweise es sofort an einen Kinderarzt. Meist wird dann eine Phototherapie durchgeführt. Die dazu verwendeten Lampen können auch nach Hause ausgeliehen werden. Es besteht ein gewisses Risiko von Nebenwirkungen wie Dehydration, Hautverbrennungen und mögliche genetischen Schädigungen, deshalb sollte die Phototherapie nur bei wirklicher Notwendigkeit, nicht übermäßig und auch nur nach Anweisung des Arztes angewendet werden.

Ich habe beobachtet, daß Babys, die die ersten Lebenstage in einem abgedunkelten Zimmer verbringen, höhere Bilirubinwerte haben als Babys, die immer wieder dem Sonnenlicht ausgesetzt sind. Zu wenig Licht ist wahrscheinlich ein stärkerer Faktor bei extremer Neugeborenengelbsucht als der gern angeführte theoretische Grund, das späte Abklemmen der Nabelschnur. Ich klemme die Nabelschnur immer dann ab, wenn sie auspulsiert hat und nachdem ich das Baby der Mutter auf die Brust gelegt habe (höher als die Plazenta). In acht Praxisjahren sind mir nur zwei Fälle von zu Hause geborenen Babys begegnet, die eine starke Neugeborenengelbsucht hatten, und in beiden Fällen scheint mir zuwenig Licht der entscheidende Faktor gewesen zu sein.

Babys von Frauen, deren Geburt künstlich eingeleitet oder beschleunigt wurde, müssen besonders sorgfältig beobachtet werden. Künstliches Oxytozin kann unnatürlich starke Wehen erzeugen; die unmittelbar auf die Geburt (vor Durchtrennen der Nabelschnur) folgenden Wehen können bewirken, daß das Baby einen zusätzlichen Blutschub bekommt. Zusätzliches Blut bedeutet, daß mehr rote Blutkörperchen abgebaut werden müssen, was natürlich der Gelbsucht Vorschub leistet. Das Oxytozin muß außerdem ebenfalls gebunden werden, wodurch sich das Problem der Ausscheidung noch verstärkt.

Reizbarkeit – Blähungen

Der Umgang mit einem unruhigen Baby, das unter Blähungen leidet, erfordert die gleiche Geduld, Konzentration und Ausdauer wie die Geburt selbst. Nach einer langen oder schwierigen Geburt kann das eine besondere Anforderung darstellen. Rate den Eltern, sich an das zu erinnern, was ihnen bei der Geburt geholfen hat, Entspannung, tiefes Atmen und Loslassen durch Berührung. Um jeden Preis muß Objektivität gewahrt werden, sonst haben die Eltern bei jedem verzweifelten Schrei des Babys Schuldgefühle, und das macht alles nur noch schlimmer. Es ist ein Lernprozeß, bis sie den Unterschied zwischen den Anpassungsschwierigkeiten an die neue Umgebung und einer irritierten Reaktion auf Überreizung oder Unbe-

---

Was tun, wenn das Baby schreit?

1. Versuche, das Baby ganz ruhig anzulegen, ohne es viel zu bewegen.
2. Stell sein Bettchen an einen ruhigen Platz, der aber dennoch in der Nähe der Hauptaktivitäten der Familie ist.
3. Falls das Baby aufwacht, sobald es hingelegt wird, versuche, es im Liegen zu stillen und dann ganz vorsichtig aufzustehen, wenn es eingeschlafen ist.
4. Trag das Baby viel vorn im Tragetuch umher, so daß es dir ganz nah sein kann.
5. Verabrede ein Ausruhritual mit dem Vater, so daß er das Baby jeden Tag zu einer bestimmten Tageszeit (gleich nach dem Stillen) etwa eine Stunde lang ganz und gar abnimmt.
6. Genieße diese Zeit beim Ausruhen (dusch dich, rufe Freunde an, usw.) und um dich zu erholen.
7. Wenn das Baby Blähungen zu haben scheint (es zieht die Beine an, im Bauch rumort es), versuch es mit warmem Anistee, den du ihm in der Flasche oder mit der Pipette gibst.
8. Wenn nichts hilft und das Baby unaufhörlich schreit, dann probier es damit, daß du die Dusche oder den Staubsauger anmachst. Hochfrequentige Geräusche wirken beruhigend, wenn das Baby außer sich ist.

holfenheit beim Stillen, unpassende Badezeiten usw. unterscheiden können.

Schlag den Eltern vor, daß sie sich einmal die Tageszeiten notieren, zu denen das Schreien besonders häufig aufzutreten scheint. Dann sollen sie ihre eigenen Perioden höchster Anspannung herausfinden, um zu sehen, ob es einen Zusammenhang gibt. Oft ist das Kind gegen Abend zur Essenszeit unruhig und schreit; der Vater kommt von der Arbeit heim und verbreitet Spannung, die Mutter versucht, trotz des schreienden Babys das Abendessen zuzubereiten und außerdem mit ihrem Partner zu reden, um sich mit ihm über die Tagesereignisse auszutauschen. Das Baby spürt die Aufregung, den Streß, das Durcheinander. Wenn das der Fall ist, findet sich vielleicht ein Weg, den Abend etwas gemächlicher zu beginnen, indem sich die Eltern ihre Unterhaltung für später aufheben. Der Essensstreß kann dadurch behoben werden, daß es Suppe, Eintopf oder Auflauf gibt, die zubereitet werden, wenn das Baby schläft, und dann nur noch aufgewärmt zu werden brauchen.

Es kommt vor, daß Eltern das alles probieren, und nichts hilft. In diesem Fall müssen sie der Tatsache ins Auge blicken, daß das die Art ihres Babys ist und daß sie den Dingen ihren Lauf lassen müssen. Chronische Ängstlichkeit wirkt sich auf jeden Fall hinderlich auf die Erholung der Mutter und ihre Fähigkeit aus, dem Kind ihre ganze Aufmerksamkeit zu schenken. *Babys sind unterschiedlich*, die lebhaften, aufgedrehten sind so wie sie sind, da läßt sich wenig machen. Bei einigen geht es um körperliche Anpassungsschwierigkeiten, bei anderen ums Temperament. Nach langjährigen Erfahrungen bin ich zu der Ansicht gelangt, daß sich das Wesen eines Babys schon bei der Geburt zeigt und meist ein Leben lang bestehen bleibt. Wenn du sicher bist, daß Eltern sich wirklich, ohne neurotisch zu sein, ehrlich bemühen, dann rate ihnen, sich zurückzulehnen und ihr Kind in seinem Wesen akzeptieren zu lernen, so wie es ist.

Leichtere Probleme

1. **Wundsein:** Beim Windelnwechseln sollte jedesmal ein gutes Pflanzenöl verwendet und dann der Po des Babys sorgfältig gereinigt werden. Aloe vera-Öl wirkt sehr gut (bei nässenden, offenen Stellen), Calendulasalbe hilft bei gereizter Haut oder Entzündungen. Manchmal kommt es zu Wundsein, weil die Windeln nicht ausreichend gewaschen sind; Ammoniumrückstände können sich bilden und immer wieder zu Wundsein führen, wenn das Ammonium nicht durch Bleichmittel entfernt wird. Die Windeln können gekocht oder in einem Bleichmittel eingeweicht, dann mit Seifenflocken gewaschen und anschließend zweimal gespült werden. Durch den letzten Vorgang werden alle Bleichmittelrückstände entfernt, die sonst ebenfalls zu Hautreizungen führen könnten.

2. **Milchschorf:** Trag vor dem Schlafengehen ein gutes Pflanzenöl auf den Kopf des Babys auf und laß es die ganze Nacht über wirken. Dann können die Schuppen mit einer weichen Zahnbürste und Naturshampoo entfernt werden.

3. **Hitzepickel:** Das Nächstliegende ist eine kühlere Zimmertemperatur und bequeme, lockere Kleidung fürs Baby. Zeig der Mutter, wie sie die Temperatur des Babys an seinen Händen und Füßen feststellen kann, die sich leicht kühl anfühlen sollten.

4. **Soor:** Diese leichte Infektion läßt sich am weißen Belag auf der Zunge des Babys erkennnen. Da Soor durch den gleichen

Erreger hervorgerufen wird wie vaginaler Hefepilz, untersuche die Mutter und behandele sie, falls nötig. Das Baby wird durch örtliche Anwendung einer Lösung Döderlein-Bakterien behandelt, die dreimal täglich mit einem Wattetupfer aufgetragen wird. Manchmal dauert die Heilung mehrere Wochen, habe Geduld. Wenn der Soor hinderlich beim Stillen ist, sollte das Baby ärztlich untersucht werden.

Allgemein sollten synthetische Materialien und künstliche Zusatzstoffe in Babypflegemitteln vermieden werden. Babypuder enthält Talkum, das gefährlich für die Lungen ist, und die meisten Babyöle sind auf der Basis von Mineralöl hergestellt, das der Haut Vitamine entzieht. Babyshampoos sollen angeblich mild und sanft sein, in Wirklichkeit handelt es sich jedoch um komplizierte chemische Zusammensetzungen und nicht um einfache Seife. Empfiehl einfache natürliche Substanzen wie Maisstärke, Oliven- oder Vitamin-E-Öl und flüssige Olivenölseife, die auch als Shampoo verwendet werden kann.

Die Mutter:
Komplikationen und Probleme

Leichtere Probleme

1. **Verstopfung:** Dazu kommt es unmittelbar nach der Geburt häufig, vor allem, wenn sie langwierig und schwierig war. Das wirksamste und angenehmste Mittel ist wahrscheinlich Getreidekleie einmal pro Tag. Auch Pflaumensaft in Maßen ist wegen der erweichenden Wirkung gut. Wichtig ist genügend Flüssigkeit: eine stillende Mutter braucht mindestens einen Liter zusätzliche Flüssigkeit (insgesamt drei Liter täglich), um ihren eigenen Flüssigkeitsbedarf zu decken und genügend Milch zu produzieren.

2. **Hämorrhoiden:** Am häufigsten treten sie gleich nach der Geburt auf und sprechen gut auf Eiskompressen und Zaubernuß an. Heilend wirkt bei Rissen Aloe vera-Gel. Die Empfehlungen für Verstopfung können vorbeugend befolgt werden.

3. **Nachwehen:** Sie treten häufiger beim zweiten oder dritten Kind auf, meist beim Stillen oder direkt danach. Manche Frauen finden, daß sie schmerzhafter als richtige Wehen sind! Das kann eine Übertreibung sein, doch wird deutlich, daß Nachwehen sehr unangenehm sein können. Der Hauptgrund ist ein Nachlassen des Gebärmuttertonus nach mehreren Geburten. Wenn die Gebärmutter zu entspannt ist, bereiten die normalen Rückbildungswehen Schmerzen.
Eine Lösung besteht darin, die Gebärmutterkontraktionen insgesamt zu stimulieren, damit die Rückbildungswehen nicht so intensiv zu spüren sind. Kräuter wie z.B. Caulophyllum können helfen, besonders gut wirkt auch schwarze Mehlbeere. Tinktur wird am schnellsten absorbiert und ist am einfachsten anwendbar, da keine Zubereitung erforderlich ist.
Wichtig ist, daß die Frau ihre Blase entleert, weil sie sonst die Gebärmutter beim Kontrahieren behindert. Hilfreich ist auch die Bauchlage auf einem Kissen, damit die Gebärmutter fest gegen die inneren Organe gedrückt wird. Manche Frauen brauchen Schmerzmittel; wende dich an einen Arzt, wenn die Schmerzen stark sind, und vor allem, wenn die Frau das Stillen vermeidet.

Hämatome

Hämatome sind asymmetrische, schmerzhafte Schwellungen im Dammbereich. Gewöhnlich werden sie durch Verletzungen des weichen Gewebes in der Austreibungsphase hervorgerufen oder durch fehlerhaftes Nähen, so daß es nicht zur Homöostase gekommen ist, d.h. daß Gefäße unter der Haut oder der Schleimhaut weiterbluten.

Die Blutung hört zwar fast immer von selbst auf, doch dauert es lange, bis die Schwellungen zurückgehen. Die Hauptgefahr bei Hämatomen besteht im Infektionsrisiko und anschließenden Wundheilungsstörungen. Das Blut, das sich um die Wunde herum sammelt, ist ein ausgezeichneter Nährboden für Bakterien; sobald es zu einer Sepsis gekommen ist, verbinden sich die Hautoberflächen nicht miteinander, und die Wunde schließt sich nicht. Die Zugspannung an der Naht auf Grund der Schwellung ist ein weiterer Faktor bei Wundheilungsstörungen.

Überweise jede Frau mit Anzeichen für ein Hämatom *umgehend* an einen Arzt; sie sollte so bald wie möglich mit Antibiotika behandelt werden. Zum Abschwellen tragen abwechselnd warme und kalte Spülungen bei, die den Blutkreislauf und die Resorption der Blutung anregen. Die Frau sollte *jedesmal* beim Benützen der Toilette eine Flasche mit warmem Wasser und einem Spritzer Antiseptikum verwenden, damit eine Spülung machen und den Dammbereich nachher sorgfältig trocknen und der Luft aussetzen. Wenn die Naht aufplatzt, ist plastische Chirurgie notwendig. Tu dein möglichstes, um das zu vermeiden.

Gebärmutter- und Unterleibsinfektionen

Symptome hierfür sind Fieber (über 38,4 Grad Celsius), Schmerzen im Unterleib, erhöhter Puls und verzögerte Rückbildung. Eine Frau ist gefährdet, wenn während ihrer Geburt manuelle Eingriffe vorgenommen wurden, z.B. manuelle Entfernung der Plazenta oder manuelle Untersuchung auf zurückgehaltene Blutgerinnsel. Ein vorzeitiger Blasensprung ist ein weiterer Faktor, ebenso eine verzögerte Nachgeburtsphase, wobei die Nabelschnur über die Scheide das Aufsteigen von Bakterien begünstigt. Eine ungenügende Dammversorgung ist ebenfalls ein Faktor, ebenso Blutungen, denn in einem schwachen Zustand ist die Frau anfälliger.

Meiner Erfahrung nach ist eine Hauptursache für Gebärmutterentzündungen die Überaktivität und Erschöpfung der Frau in den ersten Tagen nach der Geburt. Ich hatte in meiner Praxis nur zwei Fälle; beide Frauen mußten sich auch um ihre anderen Kinder kümmern und nahmen ihre Tätigkeiten sofort nach der Geburt wieder wie gewohnt auf. Bei beiden war die Geburt völlig komplikationslos verlaufen, ohne die oben beschriebenen auslösenden Faktoren. Die eine Frau war doch tatsächlich am Tag nach der Geburt zu einem *Flohmarkt* gegangen und stundenlang ohne etwas zu trinken in der Hitze und dem Staub umhergelaufen! Mach Frauen, die eine leichte Geburt hatten, unbedingt klar, daß sie sich nicht nur deshalb nach der Geburt ausruhen und viel liegen sollten, um sich von der Geburt, sondern um sich von der *gesamten Schwangerschaft* zu erholen und damit die Hormone wirken können, die die Milchbildung in Gang bringen und die Rückbildung der Gebärmutter bewirken.

Andere gefährdete Infektionsbereiche im Unterleib sind die Bandstrukturen im Becken, die Parametrien und die peritonealen Ausbuchtungen. Eine solche Ausweitung einer unbehandelten Gebärmutterinfektion verursacht sehr viel heftigere Symptome, z.B. Erbrechen, Schüttelfrost und starke Schmerzen. Sehr selten kommt es zu Infektionen der Eileiter und Eierstöcke, meist beruhen sie dann auf einer schon vorhandenen Gonorrhoe, die wieder ausgebrochen ist.

Thrombophlebitis und Lungenembolie

Thrombophlebitis ist eine Venenentzündung in den Beinen (entweder oberflächlich oder tief), die zur Bildung von Blutgerinnseln führen kann. Bei Frauen mit Krampfadern besteht ein größeres Risiko. Zu den Symptomen einer *oberflächlichen Thrombophlebitis* gehören Beinschmerzen mit Hitze, Berührungsempfindlichkeit und Rötungen im Entzündungsbereich. Die Symptome *tiefer Thrombophlebitis* bestehen in hohem Fieber und heftigen Schmerzen, Ödemen und Berührungsempfindlichkeit entlang der gesamten betroffenen Vene. Beide Erkrankungen sollten sofort von einem Arzt behandelt werden, die Frau sollte bis dahin mit hochgelagerten Beinen im Bett liegen. *Massiere niemals die Beine*, denn du könntest Blutgerinnsel lösen, die dann in den Blutkreislauf gelangen. Wenn sie die Lunge erreichen, entsteht daraus der lebensbedrohliche Zustand der *Lungenembolie*. Kennzeichnend hierfür sind Brustschmerzen, Kurzatmigkeit, schnelle Atmung und erhöhter Puls. Ruf die Ambulanz und gib der Frau Sauerstoff.

Stillschwierigkeiten

Stillprobleme entstehen oft durch Ablenkung oder das Gefühl, woanders sein zu sollen, um etwas ganz anderes zu tun. Die Ursache dafür können unbestimmte Ängste oder aber auch der klare Wunsch nach einer Rückkehr an den Arbeitsplatz sein, der Wunsch, nicht ans Haus gebunden zu sein, oder der Wunsch, die Beziehung zum Partner zu lösen.

Es ist ganz natürlich, daß Frauen während der Geburt das Loslassen lernen, um sich den Körperrhythmen und -signalen überlassen zu können, damit das Stillen gut in Gang kommt. Doch Kritik von Verwandten, irreführende Informationen oder übermäßige Aktivität können diesen natürlichen Verlauf aus dem Gleichgewicht bringen. Stillen ist im Grunde ein sexueller Vorgang, bei dem auf wunderbare Weise Spannungen gebunden, ausgelöst und abgebaut werden, doch ist es auch eine sehr anstrengende körperliche Tätigkeit, die zur Erschöpfung führen kann, wenn die Frau nicht für einen ausgezeichneten Gesundheitszustand sorgt. Falls eine junge Mutter Stillprobleme hat, versuche, den Ursachen der Störung auf den Grund zu kommen und nimm sie zum Ausgangspunkt.

Orgasmen beim Stillen sind nicht nur eine aufregende Vorstellung, sondern wirklich eine Möglichkeit, eine totale Beziehung zu erleben. Orgasmus meint die Fähigkeit, in sehr energieintensiven Situationen zu reagieren und zu einem Höhepunkt zu gelangen, und das geschieht beim Stillen und im Umgang mit dem Baby. Der Ablauf ist dabei von Tag zu Tag sehr unterschiedlich. Manchmal dauert das Stillen nur fünf Minuten, wenn Besuch ins Zimmer kommt und so Ablenkung entsteht. Doch dann kann es wieder vierzig Minuten dauern, gefolgt von einem Nickerchen. Manchmal findet sehr viel Blickkontakt, Berühren und Spielen statt. Manchmal wird in der Öffentlichkeit gestillt, manchmal geht es sehr intim zu. Auf jeden Fall erleben Frauen beim Stillen Orgasmen!

Stillen wirkt sich therapeutisch ebenso wertvoll aus wie Geschlechtsverkehr, denn es bietet die Möglichkeit, zum Wesentlichen zu gelangen, einander nahe zu sein und sich in Zeiten der Veränderung oder Verunsicherung gegenseitig Trost zu spenden. Es geht um einen Austausch von Zärtlichkeit und Vitalität, wobei der Drang der Frau, ihr Kind zu stillen, den Bedürfnissen ihres Babys wunderbar entgegenkommt. So bietet sich die Möglichkeit für eine fortdauernde Bindung und Prägung aufeinander.

Probleme, die dabei entstehen können, sind **Milchstau** und Brustentzündung. Milchstau ist meistens die Folge, wenn sich der Stillrhythmus verändert. Ein Milchstau ist natürlich und normal, wenn zum erstenmal die Milch einschießt oder das Baby eine Stillmahlzeit ausläßt. Das Problem vergeht meist, sobald sich das Milchangebot auf die Bedürfnisse des Babys eingestellt hat. Um den Milchstau zu behandeln, empfiehlt sich Wärme und Ausdrücken der Milch von Hand, damit der Milchfluß in Gang kommt. Danach wird das Baby angelegt.

Wenn sich Milch in den Milchgängen ansammelt, vor allem wenn immer wieder überschüssige Milch in der Brust bleibt, bietet sie einen Nährboden für Bakterien, die durch die Brustwarzen eindringen. So entsteht einen **Mastitis**. Sauberkeit ist wichtig zur Vorbeugung, ebenso Entspannung, Ruhe, Aufmerksamkeit beim Stillen und genügend Flüssigkeitsaufnahme. Mastitis macht sich durch Fieber bemerkbar (ein plötzlicher Anstieg auf 40 Grad), doch am ehesten kommt es dazu, wenn ein Milchstau nicht behandelt wird, vor allem, wenn sich Knotenbereiche entzündlich röten. In Grenzfällen läßt sich der Zustand oft durch Wärmeanwendung und viel Ruhe beheben, doch sobald hohes Fieber besteht, sind Antibiotika angesägt. Am besten ist Erythromycin, weil es die Darmflora nicht zerstört und das Kind nicht schädigt, doch kann es zu Magen-Darmstörungen bei der Mutter führen. Rechtzeitige Behandlung ist jedoch notwendig, damit sich kein Abszeß bildet, der zu noch größeren Schmerzen und zusätzlichen Stillproblemen führt.

Manche Frauen erkundigen sich schon wenige Tage, nachdem das Stillen in Gang gekommen ist, nach dem Abstillen, und das kann auf eine gewisse Zwiespältigkeit ebenso hinweisen wie auch einfach auf Neugier in bezug auf die ganze Bandbreite dieser Erfahrungen. Der beste Rat ist, sich vom Baby leiten zu lassen. Der Wunsch nach fester Nahrung zeigt sich am Interesse (psychische Bereitschaft) und am Zahnen (körperliche Bereitschaft). Viele Kinderärzte sind heute der Ansicht, daß vor dem 9. Lebensmonat keine wirkliche Notwendigkeit für feste Nahrung besteht, denn so lange dauert es, bis das Verdauungssystem des Babys genügend ausgereift ist. Ein entspannter Umgang damit erspart den Eltern sehr viel Aufregung und ermöglicht dem Baby eine natürliche Entwicklung.

Wochenbettdepressionen

Zu Wochenbettdepressionen kommt es meist bei Frauen, die körperlich noch nicht auf der Höhe sind, besonders nach einer schwierigen Geburt oder einer Geburt, die sie sehr geschwächt hat. Wenn eine Frau zum Beispiel starke Nachgeburtsblutungen hatte, dann ist ihre Depression wahrscheinlich auf Müdigkeit und Erschöpfung zurückzuführen, die von einer Anämie herrühren kann. Vor allem dann, wenn diese Frau keinerlei psychische Probleme während der Schwangerschaft hatte, solltest du sie nach ihrer Ernährung fragen und schauen, ob sie Zusatzpräparate braucht.

Wenn du die körperlichen Ursachen überprüft und nichts gefunden hast, dann mach dir klar, daß leichtere Depressionen sehr häufig vorkommen und in der Psyche jeder sensiblen, intelligenten Frau immer wieder aufwallen und abebben, die sich einer ganzen Reihe von Umstellungen gegenüber sieht. Zu den typischen Ängsten gehören der Identitätsverlust im Zusammenhang mit ihrem Beruf, Angst vor emotionaler Abhängigkeit von der Familie und

Freunden und Angst vor Veränderungen in ihren wichtigsten Beziehungen.

Eine Frau beschrieb ihre Erfahrungen in der ersten Zeit nach der Geburt so:

Wochenbettdepression? Heultag? Bei mir nicht! Die Freude über das langersehnte Kind und die emotionale Stabilität, die ich mit den Jahren entwickelt hatte, würden mich, so dachte ich, als Kandidatin für Wochenbettdepressionen ausscheiden lassen. Doch war ich nicht dagegen gefeit! Meine Depression paßte allerdings nicht in das Bild, das ich erwartet hatte. Ich hatte vielmehr den Eindruck, daß alles, was ich darüber gehört und gelesen hatte, keine ausreichende Vorbereitung darauf war, denn ich war nicht im üblichen Sinne deprimiert.

Für mich war das wie das Versinken in einem gedanklichen Loch – ich war völlig absorbiert von Sorgen, Ängsten und Ungewißheiten. Die Verantwortung erschien mir überwältigend. Ich wurde von Zweifeln und Fragen gequält... bekam mein Sohn Gelbsucht?... verheilte seine Nabelschnur richtig?... Warum schuppte sich seine Haut ab?... Wie würde ich es schaffen, ihn zu baden und wieder anzuziehen?... Ich sehnte mich nach den mir empfohlenen Ruhepausen und hatte Hunger, konnte jedoch nie die Zeit, die ich für meine eigenen Bedürfnisse brauchte, mit dem Zeitbedarf für die Versorgung des Babys und die Stillzeiten in Einklang bringen. Adrian war ein liebes, ruhiges Baby, doch ich kam überhaupt nicht klar. Ich hatte das Gefühl, als perfekte Mutter, die ich gern sein wollte, völlig zu versagen.

Adrian war schon einige Tage alt, als mir beim Stillen auffiel, daß ich bisher noch nicht seinen ganzen Körper in Ruhe und Gelassenheit berührt und erforscht hatte. In dem Moment wurde mir klar, daß ich mich tagelang wie in einem Vakuum befunden hatte, daß ich irgendwie funktioniert, aber überhaupt nichts mitbekommen hatte.

Zu meiner Verblüffung konnte ich mein neugeborenes Baby nicht »organisieren«. Fünfzehn Jahre einer stolzen Karriere als erfolgreiches Organisationstalent erwiesen sich plötzlich als vollkommen nutzlos. Ich mußte lernen, mich emotional und psychisch einfach Adrians Rhythmus anzupassen und verstandesmäßige Erwartungen, Voraussagen und Planungen einfach aufzugeben.

Meine Liebe zu Adrian war wie ein Anker, der mich festhielt, während ich mich mit der Angst vor der enormen Aufgabe, die vor mir lag, abmühte. Als ich die Anzeichen meiner Wochenbettdepression zu erkennen lernte – überwältigende irrationale Ängste, Übelkeit, Schweißausbrüche und flache Atmung –, entspannte ich mich, ging zur tiefen Atmung über, die ich in der Geburtsvorbereitung gelernt hatte, und dachte daran, wie sehr ich mein Baby liebhatte. So konnte ich meine Mitte finden und rational mit meinen Ängsten umgehen, um weitermachen zu können.

Mittel gegen postpartale Depressionen sind Ausflüge, Treffen mit Freunden und Zeit für sich allein. Die meisten Babys schlafen zufrieden während langer Autofahrten im Babysitz. Für eine erschöpfte Mutter ist es ganz wichtig, daß sie ihr Baby eine Zeitlang nicht an ihrem Körper und in ihrer unmittelbaren Nähe spürt. Sie sollte diese Zeit für sich nützen, um sich zu erholen, ihren eigenen Gedanken und Gefühlen nachzugehen und sich körperlich *auszuruhen*.

Ernster ist eine postpartale Depression, deren Ursachen in Problemen oder Konflikten zu suchen sind, die aus der Zeit der Geburt stammen und sich durch die mit dem Elternsein verbundenen Belastungen intensivieren. Das können Schwierigkeiten mit dem Partner, Selbstwertprobleme usw. sein. Hier stößt der erweiterte Beratungsaspekt bei der Arbeit der Hebamme an seine Grenzen. Auf verschiedene Möglichkeiten hinzuweisen und in emotionalen Krisen Unterstützung zu gewähren, ist einige Male wunderbar, wenn sich die Probleme dadurch jedoch nicht lösen, dann solltest du die Frau an eine professionelle Beratung verweisen.

Wochenbettdepressionen scheinen besonders in einer bestimmten Art von Beziehung zu entstehen. Bei solchen Paaren ist der Vater vor der Geburt wenig beteiligt, muß sich jedoch während der Geburt fast zwanghaft beweisen. Das bedeutet für beide Eltern oft, daß sie an ihre Grenzen geraten, daß sich eine Beziehung zum Baby nur zögernd herstellt und es schwerfällt, die Tatsache zu akzeptieren, daß das Baby wirklich da ist. Gewöhnlich ist die Frau in dieser Konstellation in einer passiven Abhängigkeitsbeziehung, der Mann ist autoritär. Er reagiert auf sein Vatersein, indem er neue Regeln hinsichtlich des Haushalts, der Ausgaben, der Kinderpflege, der Erziehung, des Stillens, der Sexualität usw. aufstellt. Manchmal ist er auch ein fanatischer Anhänger bestimmter philosophischer oder spiritueller Richtungen und bewertet das Verhalten der Frau ständig nach abstrakten Maßstäben. Kein Wunder, daß sie Depressionen bekommt! Ich hatte einige hitzige Diskussionen mit solchen Vätern und bin zu dem Schluß gekommen, daß das wenig nützt; die Frau hat sich diese Situation ausgesucht und sich zum Bleiben entschieden – was kann eine Außenstehende da tun? Natürlich wird sie dich um Unterstützung bitten oder sich hilflos geben, was zu ihrem Spiel der passiven Abhängigkeit gehört. Du *mußt* dich dieser Situation emotional entziehen, bevor du psychisch (oder sogar körperlich) verletzt wirst.

Alleinerziehende Mütter neigen zu einer besonderen Art von Depression, deren Ursachen in sexueller und emotionaler Isolation liegen. Achte darauf, daß sie Gesellschaft und tatkräftige Unterstützung haben.

Manchmal ist eingefrorene Sexualität eine Ursache für Depressionen, vor allem dann, wenn eine Frau das Gefühl vermittelt bekommt, es sei ihre Aufgabe, dafür zu sorgen, daß sexuell wieder etwas läuft, und daß ihr Partner ungeduldig wartet (Vorschläge dazu im nächsten Abschnitt).

Am schwierigsten ist die postpartale Depression zu klären, die auf einer enttäuschenden Geburtserfahrung beruht, vor allem, wenn bewußtseinstrübende Schmerzmittel gegeben wurden oder die Frau keine Beziehung zum Kind herstellen konnte. Das kann zu Verletzungen führen, die ein Leben lang Spuren hinterlassen, und die schmerzlichen Erinnerungen können in den ersten Wochen erhöhter Sensibilität überwältigend sein, wenn Müdigkeit zu einem Realitätsverlust beiträgt. Bring Verständnis dafür auf, daß die Frau trauert, und versuche, sie während dieses natürlichen Umstellungsprozesses zu begleiten. Möglicherweise mußt du sie auch zusätzlich an professionelle Beratung verweisen.

Eine Kaiserschnittgeburt ist wieder etwas anderes. Nach einem Kaiserschnitt haben Frauen oft das Gefühl, ihrem Partner, ihrem Baby und sich selbst nicht gerecht geworden zu sein, besonders, wenn sie in Vollnarkose waren und von der Geburt nichts mitbekommen haben. Wenn eine Frau eine Hausgeburt vorhat, weiß sie gewöhnlich so gut über die Bedeutung des Mutter-Kind-Kontakts Bescheid, daß sie nach einem Kaiserschnitt zu heftig reagiert und glaubt, jetzt seien die Chancen für eine Bindung zu ihrem Baby hoffnungslos und unwiederbringlich verspielt worden. Außerdem treten nach einem Kaiserschnitt bestimmte psychisch-physische Begleiterscheinungen auf; die Geburt durch die Scheide bei einer normalen Geburt ist auf jeden Fall ein Höhepunkt, der ihr fehlt. Wie begeistert die Frau auch über ihr Baby sein mag, so wird sie doch unbewußte Sehnsüchte haben und vielleicht lebhaft von einer vaginalen Geburt träumen, besonders in den ersten Wochen danach.

Was kannst du einer Frau sagen, die alles das durchmacht? Das Unfreundlichste wäre, daß sie es möglichst bald vergessen solle oder dankbar für das sein, was sie hat. Bei der Geburt geht es nicht nur darum, daß ein Kind auf die Welt kommt, Geburt gehört zu den wichtigsten Ereignissen im Leben der *Frau*, sie wird lange Zeit immer wieder daran zurückdenken und versuchen, die Vorgänge zu begreifen. Bestätige sie in ihrer Trauer und unterstütze sie durch Anteilnahme an ihren Gefühlen. Weise sie auch auf Kaiserschnitt-Selbsthilfegruppen hin (siehe Anhang S. 216 unter »Geburtsvorbereitung«), damit sie sich dort fortlaufend Unterstützung holen kann.

Wenn die Hausgeburtspläne einer Frau mit einem Kliniktransport geendet haben, wirst du wahrscheinlich die ganze Geburt in allen Einzelheiten noch einmal mit ihr durchgehen müssen. Laß es zu, daß sie alle ihre Zweifel und ihr Bedauern zum Ausdruck bringen kann. Falls sie vor der Geburt recht ausgeglichen war, genügt es wahrscheinlich, wenn sie alles noch einmal durchsprechen kann. Hast du es jedoch mit einer Frau zu tun, die überzeugt war, daß sie eine perfekte Geburt haben und nie im Leben in die Klinik gehen würde, bemerkst du vielleicht bei ihr Verbitterung, und sie weigert sich, verantwortungsvoll für sich und das Baby zu sorgen, nachdem sie wieder zu Hause ist. Es kann sogar sein, daß sie unter einer postpartalen Depression leidet, die an eine Psychose grenzt und auch Gewalttätigkeit nicht ausschließt. Wenn du befürchtest, daß es dazu kommen könnte, verweis sie an eine professionelle Beratungsstelle oder sorge für Beratung und Unterstützung durch eine Erziehungsberatungsstelle oder ähnliches. Diese im Grunde unreifen Frauen brauchen unbedingt Kontakt zu anderen Müttern, die sie im Umgang mit dem Baby und in ihrem Selbstvertrauen nachahmen können. Tu in dieser Hinsicht alles, was dir möglich ist.

Sexuelle Veränderungen

Von den körperlichen Aspekten abgesehen, gibt es wenig Literatur über Sexualität nach der Geburt. Daß die sexuelle Verständigung nach der Geburt bestehen bleibt, ist für eine gesunde Beziehung wichtig. Doch die Eltern, für die vorher ungestörte Zweisamkeit, Spontaneität und ihr ganz persönliches Ritual beim Vorspiel selbstverständlich waren, müssen wahrscheinlich feststellen, daß ein Neugeborenes das alles über den Haufen wirft. Das ist auch ganz natürlich, weil sich die Beziehung verändert hat und jetzt Erweiterung und Anpassung nötig sind, um den neuen Menschen miteinzubeziehen. Und das braucht Zeit. Wenn ein Mann und eine Frau reif genug sind, die Erweiterung ihrer Liebe in ihren etwas irritierenden Anfängen (dem Baby!) zu erkennen, bekommt ihre sexuelle Beziehung eine neue Bedeutung und wird sich schließlich darauf einstellen und vertiefen. Doch bis dahin kann es sein, daß Müdigkeit, Spannungen und gelegentliche Einsamkeitsgefühle es ihnen schwermachen, einander näherzukommen.

Zu diesem Zeitpunkt kommt es leicht zu einer Polarisierung zwischen Frau und Mann. Mit Sicherheit ist der Vater von seiner Verantwortung schier überwältigt, und die Mutter wird von ihren turbulenten Stimmungsschwankungen in Anspruch genommen, die so gar nicht dem Ideal einer gleichmütigen Madonna entsprechen. Wenn der Mann »draußen in der Welt« ist, wo er die Führung zu übernehmen versucht, und die Frau mit ihrem Bedürfnis nach Gesellschaft und Beruhigung an seine feminine Seite appelliert, fühlt er sich einer Belastung aus zwei entgegengesetzten Richtungen ausgesetzt, und sie entwickelt Schuldgefühle und ist verunsichert. Ein Neugeborenes zu versorgen, ist körperlich sehr anstrengend, und beide Eltern stoßen irgendwann an ihre Grenzen.

Sexualität ist eine naheliegende Möglichkeit, um auseinanderstrebende Kräfte wieder zusammenzuführen, doch Müdigkeit und Ablenkung wirken sich auf jeden Fall störend aus.

Etwa sechs Wochen nach der Geburt scheint es einen kritischen Zeitpunkt zu geben, wenn Erwartungen und Enttäuschungen ihren Höhepunkt erreichen. Dann wird davon ausgegangen, daß die Frau sich körperlich erholt hat und wieder zur Sexualität bereit ist. Doch ihre Bereitschaft ist von ihrer Stillbeziehung und den damit einhergehenden Hormonen beeinflußt, und bei vielen Frauen dämpft das das sexuelle Verlangen. Nach sechs Wochen fühlt sich die Frau noch völlig mit ihrem Baby verbunden. Die beiden sind körperlich so aufeinander eingestimmt, daß die Mutter oft schon Sekunden, bevor das Baby unruhig wird, aufwacht, oder das Baby weinend wach wird, wenn die Mutter einen schlimmen Traum hatte. Es ist kein Wunder, daß bei solchen synchronen Rhythmen und Reaktionen die sexuelle Beziehung zum Partner gestört wird oder in den Hintergrund rückt.

Die beste Lösung besteht für das Paar darin, daß sie eine Großmutter, eine andere stillende Mutter oder einen Babysitter engagieren, um einen Nachmittag oder Abend allein miteinander auszugehen. Abgepumpte Muttermilch kann in einer Glasflasche eingefroren und dann im Wasserbad erwärmt werden, und das Baby trinkt sie wahrscheinlich, wenn es das vorher schon einmal probieren konnte. Die Eltern können sich dann ganz ungestört Zeit füreinander nehmen, sich entspannen und im Gespräch Vertrautheit gewinnen, ohne sich mit übertriebenen Erwartungen auf die Sexualität zu stürzen.

Für den Mann ist es wichtig, daß er versteht, wie sehr die sexuelle Erregbarkeit seiner Partnerin von ihrem überwältigenden Abhängigkeitsgefühl beeinflußt wird. Eine junge Mutter meinte: »Als ich schwanger war, wurde mir klar, daß ich mich jetzt mit dem kleinen Baby wirklich auf diesen Mann verlassen können muß …und wenn er sich nun als Reinfall entpuppt?« Eine sehr anschauliche Darstellung, bezeichnend für eine ganz typische Unsicherheit, die die meisten Frauen nach der Geburt befällt, wenn sie mit kulturellen Erwartungen von Jugendlichkeit, Vitalität und sexueller Ausdruckskraft konfrontiert sind, damit förmlich bombardiert werden. Es überrascht nicht, daß sich viele junge Mütter in ihrer neuen Rolle unattraktiv, uninteressant oder auch unscheinbar vorkommen, was sich natürlich auf ihr Selbstvertrauen und ihre Art, sich mitzuteilen, auswirkt. Die Situation wird auf jeden Fall nicht besser, wenn ihr Partner nichts Anerkennendes tut, um sie zu beruhigen und zu bestätigen.

Kontakt zu anderen Müttern ist eine Lösung, außerdem für beide Eltern Literatur über die Zeit nach der Geburt. Es gibt sehr gute Bücher zum Vaterwerden, in denen die häufig gemachten Erfahrungen zum Ausdruck kommen. Lesen kann auch gesprächsanregend sein und so die Basis für Intimität bieten, so daß beide Eltern positive Gefühle hinsichtlich der Intensität der Veränderungen und der dazu benötigten Zeit entwickeln können. *Dann* kann Sexualität eine wunderbar transformierende Kraft sein und auf eine ganz neue Art Bedeutung gewinnen.

Empfängnisverhütung

Mit der Sexualität wird auch die Empfängnisverhütung wieder ein wichtiges Thema. Nach einer so langen Zeit ohne Empfängnisverhütung ist es komisch, sich wieder damit beschäftigen zu müssen, und je nach Verhütungsmethode kann das ein weiteres Hindernis sein, einander näher zu kommen.

Die Pille ist für stillende Mütter nicht empfehlenswert, und für eine Spirale ist es noch zu früh. Die natürliche Empfängnisverhütung ist nach der Geburt schwer anzuwenden, da die Veränderungen des Schleims und die Basaltemperatur während der Stillzeit schwer einschätzbar sind. Bleiben also nur die mechanischen Methoden: Kondom, Diaphragma oder Pessar. Einer der sexuellen Konflikte, mit denen ein Paar nach einem positiven Geburtserlebnis konfrontiert ist – vor allem, wenn die beiden die Empfängnis bewußt gewünscht und erlebt haben –, ist der Konflikt zwischen dem Wunsch, diese Intensität wieder so zu erleben, und dem Entschluß, keine weiteren Kinder zu bekommen (jedenfalls zur Zeit nicht). Fast immer ist das ein unausgesprochener Widerstreit, der möglicherweise eine Zeitlang gar nicht spürbar ist. Doch wenn etwa ein Jahr vergangen ist und die Familiensituation sich gefestigt hat, kann der Wunsch nach einer weiteren Empfängnis wieder auftauchen und alle logischen Pläne und Überzeugungen des Paares über den Haufen werfen. Auch eine Frau mit einer unbefriedigenden Geburtserfahrung hat vielleicht den überwältigenden Wunsch, wieder schwanger zu werden, um dieses Erlebnis zu integrieren. Es kommt auf die Bereitschaft an, das wahrzunehmen und sich miteinander zu verständigen, wie sich diese Gefühle umsetzen lassen. *Empfängnisverhütung funktioniert nur in geistiger und emotionaler Übereinstimmung beider Partner*. Sonst wird eine Schwangerschaft zwar auf körperlicher Ebene verhindert, doch geht das zu Lasten der Intimität, wenn solche Gefühle nicht klar ausgesprochen werden.

Ein Paar, das emotional gut aufeinander eingestimmt ist und sich sexuell gut versteht, kann mit diesen schwierigen, sehr intensiven Gefühlen gewöhnlich gut umgehen. In der sexuellen Verständigung gibt es einen ganz subtilen Rhythmus, in dem sowohl Entspannung und Muße wie auch Erregung und Drang ihren Platz haben. Das läßt sich Eltern, die das nicht schon wissen, nur schwer vermitteln, doch es ist mit der Geburt vergleichbar, und die Geburt kannst du als Beispiel immer wieder heranziehen.

7 Hebamme werden

Wenn du dir überlegst, eines Tages als frei praktizierende Hebamme zu arbeiten, ist dieses Kapitel für dich bestimmt. Diese Entscheidung zu treffen, ist allerdings etwas ganz anderes, als dich dann mit den Erfordernissen auseinanderzusetzen, die mit der Ausbildung und dem Wissen, das du dir aneignen mußt, verbunden sind. Wie schon in Kapitel 1 erwähnt, ist es ein langer Weg bis dahin, der sehr viel Motivation und Ausdauer erfordert. Außerdem sind der Dienst am anderen und der Verzicht auf eigene Bedürfnisse – etwas für den Hebammenberuf Selbstverständliches – nicht zu unterschätzen. Für viele begeisterte junge Frauen ist der Hebammenberuf etwas Erhabenes, ganz Außergewöhnliches, das Eindruck macht; ihr Wunsch bezieht sich vielleicht mehr auf persönlichen Ruhm als darauf, ehrliche Arbeit zu leisten. Doch um die nötige Ausdauer aufzubringen, ist es wichtig, sich wirklich zur Hebamme berufen zu fühlen, denn die persönlichen Anforderungen sind enorm und die damit verbundene Verantwortung ist beträchtlich.

Ausbildung und Zulassung zum Hebammenberuf

In **Deutschland** sind der Zugang zum Beruf und die Berufsausbildung für alle Bundesländer einheitlich geregelt (Hebammengesetz vom 4.6.1985, Ausbildungs- und Prüfungsordnung vom 16.3.1987). Für Hebammenberufsordnungen hingegen sind allein die Länder zuständig; bislang sind die Bayerische und die Berliner Hebammen-Berufsordnung die einzigen, die nach Inkrafttreten des Hebammengesetzes erlassen wurden (Bayern am 19.5.1988, Berlin am 26.11.1989); sie stimmen weitgehend überein.

Voraussetzung der Berufsausübung ist die abgeschlossene Hebammenausbildung (theoretischer und praktischer Unterricht) und das Bestehen der staatlichen Prüfung; auf Antrag wird dann die Erlaubnis erteilt, die Berufsbezeichnung »Hebamme« oder »Entbindungspfleger« zu führen. Die dreijährige Ausbildung kann an staatlich anerkannten Hebammenschulen und Krankenhäusern absolviert werden (Adressen siehe im Anhang). Vorausgesetzt werden
– mittlere Reife oder
– Hauptschulabschluß in Verbindung mit einer erfolgreich abgeschlossenen zweijährigen Pflegevorschule oder sonstigen mindestens zweijährigen Ausbildung oder
– die Erlaubnis als KrankenpflegehelferIn.

Da für jährlich etwa 800 Bewerberinnen nur rund 70 Ausbildungsplätze zur Verfügung stehen, ist ein Gang zum Arbeitsamt und eine Beratung oder Vermittlung dort zu empfehlen. Ausbildungsziel ist die Fähigkeit, »Frauen während der Schwangerschaft, der Geburt und dem Wochenbett Rat zu erteilen und die notwendige Fürsorge zu gewähren, normale Geburten zu leiten, Komplikationen des Geburtsverlaufs frühzeitig zu erkennen, Neugeborene zu versorgen, den Wochenbettverlauf zu überwachen und eine Dokumentation über den Geburtsverlauf anzufertigen«.

In der Berufsordnung sind die Tätigkeiten, die Hebammen eigenverantwortlich ausführen dürfen, näher festgelegt. Das Wichtigste aus der Bayerischen Hebammen-Berufsordnung und zu den sich daraus ergebenden Folgerungen in Kürze (nach Prof. Dr. H. Horschitz): Eine allgemeine Behandlungspflicht wird nicht mehr gefordert. Die Hebamme ist jetzt wie der Arzt verpflichtet, Notfälle zu behandeln oder eine begonnene Behandlung (auch am Telefon begonnen) zu Ende zu führen. Sie muß nicht mehr jedem Ruf zu jeder Zeit folgen. Zu den Tätigkeiten in eigener Verantwortung ist die Beratung und Aufklärung in Fragen der Familienplanung hinzugekommen. Für die Zukunft bedeutet das, daß vermehrt Fortbildungen in dieser Richtung angeboten werden müssen. Es ist auch bei der Schwangerenberatung die Dokumentation dringend anzuraten, besonders wenn sich die Frau trotz Aufklärung weigert, einen Arzt aufzusuchen. Geburtsvorbereitungskurse und Vorbereitung auf die Elternschaft, Prophylaxemaßnahmen und Blutentnahmen für Screening-Untersuchungen, der Dammschnitt und die Durchführung der vom Arzt verordneten Behandlung sind neu formulierte Punkte. Das Arzneimittelgesetz soll so geändert werden, daß die Hebamme sich ihre Medikamente rezeptfrei aus der Apotheke holen kann. Auch gegenüber Kolleginnen und Ärzten ist die Hebamme zur Verschwiegenheit verpflichtet. Vor Gericht muß sie wahr aussagen, aber nur dann, wenn die betreffende Frau sie von der Schweigepflicht entbindet. Es ist Pflicht, Tagebuch zu führen und es mindestens 10 Jahre aufzuheben. Danach ist es dem Gesundheitsamt zu übergeben. Das Tagebuch sollte lückenlos und zeitnah von jeder freiberuflich tätigen Hebamme geführt werden. Denn im Falle eines Prozesses gilt alles, was die Klägerin behauptet, als richtig, wenn nicht dokumentiert wurde. Ab jetzt ist es Berufspflicht, sich ausreichend gegen Haftpflichtansprüche im Rahmen der beruflichen Tätigkeit zu versichern. Jede freiberuflich tätige Hebamme hat ihre Praxis durch ein Schild zu kennzeichnen, das Namen, Berufsbezeichnung und Sprechzeiten angibt.

Hebammen, sofern sie nicht fest angestellt sind und nach Tarif bezahlt werden, sondern als Beleghebammen oder als Hausgeburtshebammen freiberuflich tätig sind, müssen ihr Honorar und ihre Auslagen mit den Krankenkassen abrechnen. Dazu ist ein Gebührenverzeichnis vereinbart worden, in dem die Höhe der Leistungen festgelegt ist.

In **Österreich** gelten folgende einheitliche Regelungen (Hebammengesetz 1963): Voraussetzung zur Berufsausübung ist das an einer Bundeshebammenlehranstalt erworbene Diplom. Anschließend besteht die Möglichkeit, entweder als öffentlich bestellte Hebamme (für einen bestimmten Distrikt zuständig), freipraktizierend oder als angestellte Anstaltshebamme tätig zu werden; öffentlich bestellte und freipraktizierende Hebammen benötigen eine Niederlassungsbewilligung von der Bezirksverwaltung, die bedarfsabhängig erteilt wird. Sie sind verpflichtet, eine bestimmte, vorgeschriebene Ausrüstung bereitzuhalten, ein Tagebuch zu führen und Geburtenausweise anzulegen, die halbjährlich dem Amtsarzt vorzulegen sind. Rechte und Pflichten der Hebammen sind detailliert in der Hebammen-Dienstordnung vom 3.4.1970 geregelt. Diese Vorschriften sehen im Zweifelsfall stets die Hinzuziehung eines Arztes vor; so darf die Hebamme eine vaginale Untersuchung einer Schwangeren in der ersten Schwangerschaftshälfte gar nicht und in der zweiten nur im Notfall durchführen, usw. Um an einer Bundeshebammenlehranstalt (Adressen siehe im Anhang) zur Ausbildung zugelassen zu werden, muß die Bewerberin erfolgreich die allgemeine Schulpflicht absolviert haben und zwischen 17 und 35 Jahre alt sein. Die Ausbildung dauert derzeit zwei Jahre und umfaßt theoretischen und praktischen Unterricht. (Zur Zeit ist ein neues Hebammengesetz sowie eine Neuordnung der Ausbildung im Gespräch. Die Ausbildung soll von zwei auf drei Jahre verlängert werden. Beides wird wahrscheinlich Ende 1992 in Kraft treten. Auskunft über die aktuellen Bedingungen können jede Lehranstalt sowie die Hebammenverbände geben.)

In der **Schweiz** ist das Berufsrecht der Hebammen kantonal unterschiedlich geregelt. Für die Ausbildung dagegen gelten weitgehend bundeseinheitliche Regelungen. Voraussetzung zur Berufsausübung ist der Erwerb eines Diploms, das im Anschluß an eine dreijährige Grundausbildung (Richtlinien für die vom Schweizerischen Roten Kreuz anerkannten Ausbildungsstätten) erteilt wird. Zugangsberechtigt ist, wer mindestens 9 Schulstufen absolviert hat, mindestens 18 Jahre alt ist und naturwissenschaftliche Grundkenntnisse hat. Die Ausbildung umfaßt theoretischen Unterricht und Praktika. Krankenschwestern oder Kinderkrankenschwestern können eine auf anderthalb Jahre verkürzte Zusatzausbildung zur Hebamme machen (soll künftig auf 2 Jahre verlängert werden).

In der staatlichen Ausbildung liegt das Schwergewicht auf einer Klinikausrichtung. Wer sich für die Praxis als Hausgeburtshebamme interessiert, kann aber im Anschluß an die Hebammenausbildung eine Hausgeburtshebamme eine Zeitlang begleiten und sich so dieses Wissen aneignen.

Literaturempfehlungen

Eine gute Grundlage bildet als Anfangslektüre *Praktische Hebammen* und *Spirituelle Hebammen* von Ina May Gaskin. Im letzteren sind viele Geburtserfahrungen detailliert und ausführlich beschrieben. Sehr hilfreich ist auch das Buch *Natürliche Geburt* von Sheila Kitzinger, das vor allem die Vorbereitung auf die Geburt und die emotionalen Veränderungen und Umstellungen beschreibt, die in der Schwangerschaft und beim Leben mit dem Neugeborenen vor sich gehen.

Jede Hebammenschülerin bekommt bei Beginn ihrer Ausbildung von ihrer Schule einige Bücher ausgehändigt, die die Grundlage der Wissensvermittlung bilden und prüfungsrelevant sind. Das Wichtigste von ihnen ist das 1990 neu aufgelegte *Hebammenlehrbuch* (Hrsg. Gerhard Martius), das jede Hebamme in der jüngsten Ausgabe selbst besitzen soll. Es enthält Zusammenfassungen einzelner Fachgebiete der gängigen Schulmedizin: Anatomie und Physiologie der weiblichen Geschlechtsorgane, gynäkologische Erkrankungen, Pharmakologie, Krankenpflege, Embryologie, Schwangerenvorsorge, Physiologie und Pathologie der Geburt und des Wochenbettes, Kinderheilkunde, bis hin zur hebammenspezifischen Berufs- und Gesetzeskunde. Leider geht durch die inhaltliche Raffung manchmal die innere Logik zwischen den Fakten verloren. Ausführlicher ist das Lehrbuch *Praktische Geburtshilfe* (Pschyrembel/Dudenhausen). Im Vergleich zum *Lehrbuch der Geburtshilfe* von Martius ist es klarer gegliedert und einspaltig gedruckt, was das Orientieren und Lernen erleichtert. Farblich hervorgehobene Merksätze fassen das Wesentliche zusammen.

Eine sinnvolle Ergänzung ist der *Taschenatlas der Physiologie* (Silbernagl/Despopoulos).

Viele Erkrankungen, ihre Ursachen, Folgen und nicht zuletzt die Ansatzpunkte für Therapieversuche werden durch dieses Hintergrundwissen verständlicher. Für Ausbildung und Beruf ist außerdem ein umfangreiches medizinisches Lexikon unerläßlich. Es fällt schwer, sich zwischen dem Lexikon von Pschyrembel und dem von Roche zu entscheiden. Ein zusätzlicher Pluspunkt für das Rochelexikon ist vielleicht, daß den Stichworten die englische Übersetzung angegliedert wurde.

Für die Ausbildung sind auch die folgenden Titel interessant, die es sich angesichts der knappen Ausbildungsvergütung über die Klinik- bzw. Unibibliothek auszuleihen empfiehlt: Der Taschenatlas *Medizinische Embryologie* (J. Langman) erklärt in anschaulicher, leicht verständlicher Weise die Entwicklung eines Kindes, einschließlich von präpartalen Fehlbildungen und Erkrankungen. In *Infektionen und Impfungen in der Schwangerschaft* von G. Enders sind alle Infektionskrankheiten mit ihren Symptomen und Risiken für Mutter und Kind aufgeführt. Die möglichen Prophylaxen und Therapien werden ausführlich beschrieben.

Zur Pflege und Behandlung Neugeborener ist bisher noch kein Buch erhältlich, das dem Aufgabenfeld der Hebamme entsprechen würde. Daher muß aus mehreren Quellen geschöpft werden: *Das Neugeborene* von H. Haupt eignet sich zum Lernen für das Examen genauso wie als Nachschlagewerk für die Praxis. Leicht verständlich behandelt es physiologische sowie pathologische Entwicklungsschritte von Neugeborenen. Leitsymptome erleichtern erheblich die Diagnosestellung und ermöglichen, rechtzeitig die notwendigen Behandlungsschritte einzuleiten.

Bei der meist einseitig schulmedizinisch ausgerichteten und klinikorientierten Ausbildung ist es für eine angehende Hebamme wichtig, von

sich aus für Horizonterweiterung zu sorgen. Dafür sind einige von »Laien« aus eigener Betroffenheit heraus verfaßte Bücher eine nicht zu unterschätzende Hilfe: H. Lothrop (*Das Stillbuch*) hat alles Wissenswerte rund um die Ernährung von Babys zusammengetragen. Intensive und bereichernde Auseinandersetzung mit dem Tabuthema Tod im Rahmen der Geburtshilfe bietet das Buch *Gute Hoffnung, jähes Ende* (H. Lothrop). Die Hebamme erhält hier sehr berührende Einblicke in psychische und psychosomatische Reaktionsweisen während und nach dem schmerzlichen Ereignis mit dem hoffnungsvollen Ausblick, daß Heilung und Trost möglich sind. Mit Erfahrungsberichten rund um die Methoden und Folgen vorgeburtlicher Diagnostik und zum Leben mit behinderten Kindern gibt das Buch *Gläserne Gebär-Mütter* (E. Schindele) Entscheidungshilfe für individuelleren Umgang mit moderner Technologie. Die Vortragssammlung von feministisch orientierten Fachfrauen aus Theologie, Jura, Psychologie und Sozialpädagogik *Frauen und Fortpflanzungstechnologie* (Hrsg. C. Burgsmüller) regt zu kritischer Auseinandersetzung mit Gentechnologie, Methoden der Sterilitätsbehandlung und pränataler Diagnostik an.

Der Bereich der Geburtsvorbereitung wird innerhalb des Hebammenunterrichts in nahezu allen Schulen von der Stundenzahl wie vom inhaltlichen Spektrum her vernachlässigt. Die Abhandlungen im *Hebammenlehrbuch* belegen zusätzlich, daß die Schwangere nicht auf ihre individuelle, möglichst selbstbestimmte Geburt vorbereitet werden soll, sondern auf ein möglichst reibungsloses »Funktionieren« im Klinikbetrieb. Das Buch *Natürliche Geburtsvorbereitung und Geburtshilfe* (G. Wilberg/K. Hujber) eignet sich da hervorragend, um die meist mangelhafte Ausbildung in Geburtsvorbereitung auszugleichen. Die Kursleiterin bekommt ne-

Schwerpunkte der Ausbildung

Allgemeine Themen

Gesundheitslehre

Hygiene und Grundlagen der Mikrobiologie

Grundlagen der Psychologie, Soziologie und Pädagogik

Menschliche Fortpflanzung, Schwangerschaft, Geburt und Wochenbett

Allgemeine Krankenpflege

Allgemeine Arzneimittellehre

Erste Hilfe

Für die Zeit der Schwangerschaft

Schwangerenvorsorge

Anamnese

Untersuchung und Beratung der Schwangeren

Psychosomatische Geburtsvorbereitung mit Übungsverfahren

Hilfe bei Schwangerschaftsbeschwerden

Besondere Überwachung bei Risikoschwangerschaften

Praktische Geburtshilfe

Überwachung des regelrechten Geburtsverlaufs

Schmerzlinderung unter der Geburt

Überwachung der Risikogeburt

Dammschutz

Durchführung der Episiotomie

Entwickeln des Kindes

Leitung der Nachgeburtsperiode

Dokumentation des Geburtsvorganges

Für die postpartale Periode

Erstversorgung der Wöchnerin und des Neugeborenen

Neugeborenen-Screening

Anleitung und Überwachung des Stillens

Überwachung und Pflege von Neugeborenen und Säuglingen

Beobachten und Überwachen der Rückbildungs- und Heilungsvorgänge

(Auszug aus der Ausbildungs- und Prüfungsverordnung für Hebammen und Entbindungspfleger vom 16. März 1987)

---

ben persönlichen Reflexionsanleitungen eine Fülle von erprobten Übungen zur flexiblen und abwechslungsreichen Kursgestaltung an die Hand. Daneben werden etliche Variationen von Hilfestellungen während der Geburtsarbeit vorgestellt und medizinische Vorgehensweisen diskutiert.

Eine Kurzinformation zu Zeitschriften speziell für Hebammen befindet sich auf S. 241, am Ende des Literaturverzeichnisses, das auch die genauen Angaben zu den hier beschriebenen Büchern enthält.

Als Geburtsbegleitung bei Hausgeburten dabeisein

Bei der Hebammenausbildung ist im 2. und 3. Ausbildungsjahr ein ein- bis vierwöchiges

Praktikum bei einer freipraktizierenden Hebamme vorgesehen. Aber auch um dir über deine Motivation, die Hebammenausbildung zu beginnen, klarzuwerden, kann Geburtsbegleitung bei Hausgeburten eine wichtige Erfahrung sein.

Hausgeburten verlaufen natürlich und gelassen, mit wenigen Eingriffen und bieten so die beste Gelegenheit, zu schauen und zu beobachten. *Beobachte, beobachte ständig* und mach Aufzeichnungen über das, was du siehst und was für Gefühle du dabei hast. Achte darauf, wie die unterschiedlichen Frauen mit der Geburt umgehen und welche Art von Unterstützung und Anleitung für jede einzelne am besten geeignet ist. Beobachte aufmerksam, welche Haltung in den verschiedenen Phasen der Geburt am hilfreichsten ist, welche Atmung am wirksamsten ist und wie sich die übrigen Familienmitglieder am besten in die Geburt einbeziehen lassen.

Zu den subtileren Aspekten einer sinnvollen Geburtsleitung gehört es, die Notwendigkeit, sich auf das eigentliche Geschehen zu konzentrieren, gut einzuschätzen. Eine erfahrene Geburtsbegleiterin hat die Möglichkeit, die Eltern und alle, die bei der Geburt dabei sind, zu sinnvoller Teilnahme anzuleiten, bei der sich alle wohlfühlen. Eine Anfängerin erliegt vielleicht der Versuchung, ihre Autorität so einzusetzen, daß sie Anerkennung bekommt, indem sie ihre eigenen Fähigkeiten in den Mittelpunkt stellt, doch besteht ihre eigentliche Aufgabe darin, die Fähigkeiten und die Kraft der *Mutter und der Familie* wirksam werden zu lassen.

Elementare Beziehungen können bei einer Geburt enorm gefestigt werden, alte Verletzungen können heilen. Die wichtigste Aufgabe bei der Geburtsbegleitung besteht darin, den Eltern genügend Selbstvertrauen zu vermitteln, damit sie dem Wunsch nach Intimität nachgehen und sie auch genießen können, denn dadurch kann eine intensive Bindung entstehen und der Übergang zur Zeit nach der Geburt leichter sein.

Die ersten fünf oder sechs Geburten sind meistens für die angehende Hausgeburtshebamme emotional sehr aufwühlende Erlebnisse; sie ist dabei innerlich ganz und gar beteiligt. Ehrfurcht vor den wirkenden Kräften und die Bereitschaft, sich wirklich auf allen Ebenen darauf einzulassen, sind ein guter Anfang. Doch nach einer gewissen Zeit wird die Intensität einer Geburt zu etwas Vertrautem, und dann besteht Gelegenheit, die besonderen Fähigkeiten und die Art der Geburtsleitung durch die leitende Hebamme oder den Arzt zu beobachten. Hebammenschülerinnen stehen ihren Vorgesetzten oft sehr kritisch gegenüber und achten vor allem auf mangelhafte Kommunikation oder scheinbar willkürliche Eingriffe. Das ist gut so, denn so kann eine Anfängerin ihre eigene Einstellung erkennen. Wichtig ist es aber, die Kritik durch sorgfältiges Nachfragen zu mildern, so daß deine Urteile wirklich zutreffend und fundiert sind. Lerne von deinen Lehrerinnen und reagiere nicht einfach nur auf sie!

Ich begleitete mehrere Geburten, die von einer Hebamme geleitet wurden, die wenig Bezug zu den von ihr betreuten Frauen hatte. Sie führte keine Vorsorgeuntersuchungen durch und fungierte im Grunde als Geburtshilfetechnikerin. Für mich diente sie als negatives Vorbild, und mir wurde klar, daß ich eher ganzheitlich orientiert war, sehr viel Wert auf Vorbeugung und Einbeziehung der ganzen Familie legte. Ich beschäftigte mich daraufhin intensiv mit diesen Bereichen, ehe ich meine technische Ausbildung fortsetzte. *Indem du die Verantwortung für deine negativen Reaktionen auf Verfahrensweisen oder Geburtshelfer übernimmst, hast du die Möglichkeit, das Gelernte mit deiner Person in Einklang zu bringen.*

Es kommt vor, daß eine Hebamme bei einer Geburt die Handreichungen der Geburtsbegleiterin gut gebrauchen kann und ihr auch etwas zeigt, wenn sie Bereitwilligkeit spürt. Ich erinnere mich an eine Hebamme, die mich herbeirief, als sie einen Dammschnitt nähte, und mich aufforderte, »hinzuschauen und zu lernen«. Die Zeit, in der ich ihr die Taschenlampe hielt, kam mir wie eine Ewigkeit vor, ich konnte meinen Arm kaum noch hochhalten, und mein Interesse ließ nach. Doch danach konnte ich auf Grund dessen, was ich jetzt gesehen hatte, alle das Nähen betreffenden Anweisungen viel besser einordnen. Schlag niemals eine Gelegenheit aus, bei einer Geburt zu assistieren oder das zu verifizieren, was du bei früheren Geburten gelernt zu haben meinst, vor allem bei Hausgeburten, wo sehr viel mehr Zeit ist, um Fragen zu stellen und Rückmeldungen zu bekommen.

Geburtsbegleitung in der Klinik

Als Hebammenschülerin hast du ausreichend Gelegenheit zur Geburtsbetreuung **in der Klinik**. Ich berichte hier über Aspekte, die für mich wesentlich waren, als ich Kliniken meine Dienste als Geburtsbegleitung anbot. Damals war ich nur sehr sporadisch bei Hausgeburten dabei und fand, daß ich mehr Erfahrung benötigte. Mein Angebot war sehr willkommen, weil die örtliche Klinik unter Personalmangel litt und nicht mehr gewährleisten konnte, daß pro Frau je eine Betreuungsperson verfügbar war. Eine solche Geburtsbegleitung auf Abruf bietet einer Frau, die keine Geburtsvorbereitung gemacht hat, die Möglichkeit, eine gute Geburtserfahrung zu machen, doch für eine angehende Hebamme kann das eine große Anforderung bedeuten.

Bei der Geburtsbegleitung in der Klinik solltest du nicht vergessen, daß die meisten Frauen, die sich kaum oder gar nicht auf die Geburt vorbereitet haben, meinen, daß Geburt etwas Schlimmes, sehr Schmerzhaftes ist, das sie über sich ergehen lassen müssen. Sie wissen wenig darüber, wie wichtig Entspannung für die körperlichen Vorgänge bei der Geburt ist, und unter der Geburt kannst du ihr das nicht mehr beibringen. Am besten beginnst du damit, daß du dich mit ihr auf einen Atemrhythmus einstimmst und Blickkontakt zu ihr herstellst, so daß ihr euch verständigen und ein Vertrauensverhältnis aufbauen könnt. Dabei lernst du, die Atmung jeweils den Bedürfnissen der einzelnen Frauen anzupassen, und oft fühlst du dich erst allmählich in den passenden Rhythmus ein oder probierst vieles aus. Frauen, die Angst vor ihren Körperempfindungen haben, atmen meist zu schnell. Dann hilft eine leichtere Atmung oder der Versuch, zu einer langsameren Atmung überzugehen. Das erreichst du am besten, indem du die Mutter aufforderst, mit dir mitzuatmen, wobei du bei jedem Atemzug ein wenig langsamer und tiefer atmest. Leg eine Hand auf ihren Bauch und eine auf deinen, halte den Blickkontakt zu ihr aufrecht und zeig ihr so, wie sie ihre Atmung tiefer werden lassen kann. Wenn sich ein Atemrhythmus eingestellt hat, kannst du die Entspannung fördern, indem du sie berührst, massierst und mit Worten unterstützt. Ängstliche Frauen spannen oft die Hüften oder die Beine an, und dann kann eine sanfte Fußmassage am geeignetsten sein, damit sich der gesamte Unterkörper entspannt. Sehr hilfreich ist manchmal auch festes Ausstreichen der Innenseiten der Oberschenkel und Hinweise wie: »Laß deine Beine ganz schwer werden«, oder: »Laß dein Becken ganz in die Unterlage sinken.« Es kam vor, daß ich gerufen wurde, um Frauen aus dem Orient oder aus Südamerika bei ihrer Geburt zu begleiten, wobei ich mich ganz und gar auf die Verständigung durch Berührung und Gestik verlassen mußte. Und das klappt!

Frauen, die nicht vorbereitet sind, haben oft eine *sehr* lange Eröffnungsphase, deshalb wird bei Klinikgeburten vor allem deine Geduld auf eine harte Probe gestellt. Damit du Geduld und Ausdauer entwickeln kannst, ist es sehr wichtig, daß du gut auf deine eigenen körperlichen und emotionalen Bedürfnisse achtest. In den Kliniken gibt es meistens einen Aufenthaltsraum für die Schwestern, und wenn jemand anders die Frau untersucht und bei ihr ist, kannst du dich dorthin zurückziehen. Sag der Frau aber unbedingt, daß du gleich wiederkommst.

Geburtsbegleitung ist sehr anstrengend, und wahrscheinlich kommst du dabei ins Schwitzen, deshalb ist leichte Kleidung am besten. Vergiß nicht, Lippenpomade und etwas zum Lutschen mitzunehmen, denn durch das dauernde Atmen durch den Mund trocknet er aus. Bei der Geburtsbegleitung in der Klinik wirst du die Erfahrung machen, daß es nicht immer die reine Freude ist, bei Geburten dabei zu sein. Oft bist du ganz auf dich gestellt und fällst wichtige Entscheidung, wofür du aber keinerlei Anerkennung vom übrigen Klinikpersonal bekommen wirst. Ich begleitete zum Beispiel einmal eine Frau, die unwillkürlich bei jeder Wehe leicht mitpreßte, obwohl sie erst 6 Zentimeter eröffnet war. Dadurch war ihr Muttermund angeschwollen, so daß die weitere Eröffnung behindert war. Sie lag mit einem Tropf im Bett und war an ein CTG (elektronische Herzton-Wehenüberwachung) angeschlossen. Alles, was dem Arzt dazu einfiel, war: »Auf keinen Fall pressen!« während er eine Periduralanästhesie in Erwägung zog. Ich meinte, daß sie unbedingt mehr Druck auf den Muttermund bräuchte, damit er sich öffnen könne, jedoch ohne das anstrengende Mitpressen. Ich brachte die Frau dazu, daß sie gleichmäßig in den Brustkorb atmete und nicht mehr die Luft anhalten und dann mit dem Zwerchfell nach unten mit-

schieben konnte, und half ihr in die Hockstellung. Dabei war es erforderlich, alle die Leitungen und Kabel, an die sie angeschlossen war, sorgfältig zu entwirren. Doch es klappte, und innerhalb einer Stunde war sie vollständig eröffnet.

Durch Geburtsbegleitung auf Abruf erfährst du auch viel über die Lebensweise einer Hebamme und die persönlichen Abstriche, die du machen mußt, wenn du ständig erreichbar sein willst. Du mußt zusehen, daß deine Familie zu ihrem Recht gekommen ist, bevor du gehst, und daß du möglichst viel Energie übrig hast, wenn du wieder heimkommst, um deine plötzliche und möglicherweise auch recht lange Abwesenheit wieder wettzumachen. So wird dir auch klar, wieviel Zeit und Energie du als Hebamme investieren wirst, und du bekommst eine realistische Vorstellung, welche Gebühren für diese Arbeit angemessen wären.

Nicht immer verlaufen Klinikgeburten gut. Manchmal hat die Frau schon leichte Schmerzmittel bekommen, bis du ankommst, und ist nicht mehr so ansprechbar für deine Zuwendung. Wenn sie stärkere Mittel braucht, kann das dazu führen, daß es dem Kind schlecht geht, und unter Umständen endet die Geburt mit einem Kaiserschnitt. Die Klinikumgebung bietet dir auf jeden Fall ausreichend Gelegenheit, in der Realität die schulmedizinische Ausrichtung auf alles Pathologische zu erleben. Häufig ist schon die Klinikatmosphäre an sich eher unerfreulich. Kommt dann noch die Standardbehandlung hinzu, mit Wehentropf und Überwachungstechnik, womöglich in überheizten, schlecht gelüfteten und grell beleuchteten Räumen, so wird die Möglichkeit, sich zu entspannen, zusätzlich erschwert – ein Hindernis, das du für dich ebenso wie für die Frau, die du begleitest, überwinden mußt. Vieles von dem, was du in der Klinik siehst und erlebst, wird sehr abstoßend auf dich wirken, doch du wirst dadurch auch hoffentlich darin bestärkt werden, es besser zu machen, wenn du selber frei praktizierende Hebamme bist.

Welche anderen Möglichkeiten gibt es, bei Geburten dabei zu sein? Für Frauen, die selbst Kinder geboren haben und besondere Fertigkeiten und Erkenntnisse weitergeben können, kann Geburtsvorbereitung eine gute Möglichkeit sein. (Im Adressenanhang sind die Institutionen angegeben, bei denen du eine Ausbildung in Geburtsvorbereitung machen kannst.) In vielen Städten gibt es Frauen- und Mütterzentren oder Volkshochschulen, wo du Kurse anbieten kannst. Geburtsvorbereiterinnen werden häufig als Geburtsbegleitung zu Geburten eingeladen und haben so die Möglichkeit, verschiedenen Geburtshelfern dabei zuzuschauen, wie sie eine Geburt leiten und worauf sie Wert legen; dabei können sie sich selbst gleichzeitig als flexible und zuverlässige Frauen einführen. Geburtsvorbereitung ist ein möglicher Zugang zum Bereich rund um die Geburt. Du verfolgst damit zwar eine bestimmte Strategie, doch solange dein Ziel darin besteht, jede Frau dabei zu unterstützen, daß sie ihren Weg findet, ist dagegen nichts einzuwenden.

Diese Erfahrungen kommen dir auf jeden Fall später zugute, denn an den Hebammenschulen kommt dieser Aspekt, von ganz wenigen Ausnahmen abgesehen, zu kurz.

Fortbildungsgruppen

Gemeinsam mit anderen Anfängerinnen an Fortbildungsgruppen unter der Anleitung erfahrener Geburtshelferinnen teilzunehmen, kann sehr viel Spaß machen und dich enorm weiterbringen. Bücher haben durchaus ihren Wert, Geburten fördern Verantwortungsbewußtsein und Verständnis, doch erfahrenen Hebammen bei der Diskussion von Fallgeschichten und über den Umgang mit Komplikationen zuzuhören, ist als praktische Ausbildung durch nichts zu übertreffen.

Ich selbst habe über ein Jahr lang an einer solchen Fortbildungsgruppe teilgenommen und in dieser Zeit den Übergang von einer Schülerin zur frei praktizierenden Hebamme vollzogen. Aus den freundschaftlichen Kontakten in der Gruppe haben sich damals auch einige dauerhafte Partnerschaften ergeben.

Eine andere Möglichkeit sind regelmäßige Regionaltreffen, die über die Hebammenverbände organisiert werden können.

Als Lehrling einer Hausgeburtshebamme assistieren

Idealerweise ergibt sich aus den in der Fortbildungsgruppe geknüpften Verbindungen die Möglichkeit, eine erfahrene Hebamme zu finden, die dir sympathisch ist und umgekehrt, so daß die Lehrzeit eine schon bestehende Beziehung fortsetzt.

Wichtig ist vor allem auch die Schwangerenvorsorge. Wenn du in deiner Lehrzeit für viele Mütter in jeder Phase der Zeit rund um die Geburt verantwortlich warst, bildet das einen unschätzbaren Erfahrungshintergrund. Eine Frau durch die ganze Schwangerschaft zu begleiten, verschafft dir ausreichend Gelegenheit, anhand von Vorschlägen und Ergebnissen die Ursache und Wirkung deiner Beteiligung zu erkennen. Eine wirkliche Fähigkeit mit Menschen umzugehen erwirbst du nur durch persönlichen Einsatz. Und daraus bestehen 75 Prozent der Hebammenfertigkeiten. Medizinische Techniken sind zwar wichtig, doch sind sie nur eine Ergänzung der Betreuung gesunder Schwangerer, bei denen keine Risiken bestehen.

Dabei soll medizinisches Wissen nicht unterschätzt werden. Eine angehende Hausgeburtshebamme muß sich ihres medizinischen Wissens sicher sein und eine Vorstellung haben, welche Fähigkeiten es noch zu vervollkommnen gilt.

Viele der in Kliniken üblichen Praktiken, denen eine Hebammenschülerin in ihrer Ausbildung begegnet, sind allerdings dazu angetan, Verfechtern der natürlichen Geburt kalte Schauer über den Rücken zu jagen und sie auf eine gewisse Weise selbstgerecht werden zu lassen. Es geht jedoch darum, ein Verständnis dafür zu entwickeln, worin wirklich verantwortungsvolle Schwangerenvorsorge und -betreuung besteht. Das Hauptproblem bei der Klinikbetreuung liegt darin, daß nicht ein einzelner Arzt oder eine einzelne Hebamme allein voll für die Betreuung einer Mutter und ihres Babys verantwortlich ist. Selbst eine Privatpatientin befindet sich in der Situation, daß ihre Geburt von Hebammen und Assistenzärzten mitbetreut wird, die sie noch nie zuvor gesehen hat. Wenn ihre Schicht beendet ist, übergeben sie die Verantwortung an die Ablösung. Die Hausgeburtshebamme dagegen übernimmt die volle Verantwortung für den gesamten Geburtsvorgang und vereint in sich die Aufgabe der Krankenschwester mit der der Geburtshelferin und der Kinderärztin. Da sie selbst die Konsequenzen ihrer Vorgehensweise tragen muß, muß sie sich ihrer Entscheidungen absolut sicher sein und jede Einzelheit ihrer Befunde zur Grundlage ihrer Vorgehensweise bei der Geburtsleitung machen.

Um das beste aus den Klinikerfahrungen während der Hebammenausbildung zu machen, ist es nötig, eine fundierte Kenntnis medizinischer Maßnahmen mit dem intuitiven Wissen alternativer Geburtsbetreuung zu verbinden. Immer wieder kommt es vor, daß eine Anfängerin auf Grund ihrer Einstellung Bemerkungen macht oder so handelt, daß sie damit die Vorgehensweise bei der Geburtsleitung verändern kann. Diese Erfahrungen kann sie anschließend mit ihrer Lehrerin besprechen, die sie oft in ihrem Urteil bestärken und ihr zu mehr Selbstvertrauen verhelfen wird.

Der Beginn als frei praktizierende Hausgeburtshebamme ist sehr viel einfacher, wenn sie ärztliche Absicherung im Hintergrund hat. Ich hatte das Glück, mich an einen Geburtshelfer wenden zu können, als ich mit meiner Praxis begann. Er war gerne bereit, alle meine Fragen zu beantworten und meine Diagnosen und Therapiemaßnahmen bei Frauen mit Komplikationen mit mir durchzusprechen. Und bei schwierigen Geburten war meine Lehrhebamme immer telefonisch erreichbar. *Jede Anfängerin muß sich ein verläßliches Unterstützungsnetzwerk aufbauen.* Da es beim Hebammenberuf um Zwischenmenschlichkeit geht, ist es selten, daß die nötige Hilfe nicht zu finden ist.

Die Entscheidung, als frei praktizierende Hausgeburtshebamme zu arbeiten, bedeutet, daß du plötzlich enorm viel Verantwortung übernimmst. Du hast deine Ausbildung gemacht, fleißig bei Hausgeburten assistiert, deine Fertigkeiten vervollkommnet und plötzlich (so kommt es dir jedenfalls vor) wirst du gefragt, du wirst ausgesucht, eine Frau möchte, daß *du* zu ihrer Geburt kommst! Mit zunehmender Erfahrung und Bestätigung durch diejenigen, mit denen du zusammenarbeitest, wirst du ein Gefühl von Bestimmung, Konzentration und Bereitschaft spüren (und wahrscheinlich wird es dir immer wieder so gehen, vor jeder Geburt). Diese Fähigkeit, all deine Reserven auf einen Punkt zu konzentrieren, ist das Tüpfelchen auf dem i. Dann bist du soweit, als Hausgeburtshebamme zu praktizieren!

8 Die Hebammenpraxis

Wenn du vorhast, eine Hebammenpraxis zu eröffnen, mußt du die Finanzierungsmöglichkeiten, die Möglichkeit einer ärztlichen Kooperation, die Nachfrage deiner Klientel und die Bedürfnisse deiner Familie dabei berücksichtigen. Das alles unter einen Hut zu bringen, kann ganz schön schwierig werden.

Und dann gilt es natürlich, eine Menge praktischer Fragen im Zusammenhang mit der Einrichtung deiner Praxis zu klären. Es kann dir so vorkommen, als würden die ersten Geburten deine gesamte Energie beanspruchen, wenn du dich immer wieder vergewisserst, was du alles weißt und wissen mußt, um voll und ganz auf dem neuesten Stand zu sein und im vollen Bewußtsein deiner Verantwortung zu handeln. Das kann sich sehr belastend auf dein Familienleben auswirken, was natürlich noch eine zusätzliche Spannung für dich darstellt.

Wichtig ist, daß du eins nach dem anderen machst und dein Leben Tag für Tag lebst. Versuch immer wieder genügend Abstand zu gewinnen, um deine Fortschritte zu überdenken. Wie in jeder Phase stürmischen Wachstums ist es wichtig für dich, daß du offen genug bist, damit nichts deiner Aufmerksamkeit entgeht, aber auch ruhig genug, um im Einklang mit den Entwicklungen und zu genügend Resonanz fähig zu bleiben, so daß du deinen ganz eigenen Weg, deinen ganz persönlichen Stil als frei praktizierende Hebamme findest.

Der Praxisort: In der Stadt oder auf dem Land?

Erleichternd für Hausgeburtshebammen in der Stadt sind die zur Verfügung stehenden Notfalldienste. Hausgeburten sind im allgemeinen in der Stadt eine sehr sichere Alternative, da hier auch Säuglingsintensivstationen und Kliniken schnell erreichbar sind. Doch bedeutet diese unmittelbare Nähe auch, daß du gute Beziehungen aufbauen mußt. Die Schwierigkeiten für Hausgeburtshebammen in der Stadt sind zum größten Teil auf die Einstellung der etablierten Ärzteschaft zu Hausgeburten zurückzuführen. Wenn du ein gutes Hintergrundnetzwerk aufgebaut hast, kannst du davon ausgehen, daß in der Klinik, mit der du zusammenarbeitest, mit einem Notfall einfühlsam umgegangen wird. Leider ist das aber die Ausnahme; oft fühlen sich Hebammen in der Stadt ebenso isoliert wie ihre Kolleginnen auf dem Land.

Die Ausübung des Hebammenberufs kann in der Stadt auch durch die städtische Lebensweise beeinträchtigt sein. Ein häufiges Problem besteht darin, Termine zu finden, bei denen du deine Klientinnen wirklich kennenlernen kannst und sie auf ihr Bedürfnis hinweist, wirklich langsamer zu machen, sich zurückzulehnen und die Schwangerschaft zum Mittelpunkt und Schrittmacher ihres Tagesablaufs zu machen. Das Leben in der Stadt, das stark durch künstlichen Zeitdruck und Reize geprägt ist, ist Schwangeren nicht besonders zuträglich. Hebammen stehen dann vor der Aufgabe, die Atmosphäre bei den Vorsorgeuntersuchungen so zu beeinflussen, daß ein Gefühl von Gelassenheit und Wohlbehagen entsteht, damit eine wirkliche Kommunikation stattfinden kann.

In der Stadt kommt es auch eher zu Konkurrenz unter frei praktizierenden Hebammen, und es ist höchst bedauerlich, wenn Uneinigkeit und Spaltung den Hebammenberuf prägen. Solche Machtkämpfe sind selbstschädigend. Hebammen sollten zusammenarbeiten, indem sie gemeinsam die verfügbare Energie nutzen und Informationen austauschen, um eine tragfähige, breite Basis zu schaffen, von der aus sie sich gegenüber den Medizinern gut behaupten können. Eine wirkliche Konkurrenz für die frei praktizierenden Hebammen in der Stadt sind Privatkliniken, die eine »alternative« Geburt anbieten. Viele, die sich sehr für eine Hausgeburt interessieren, lassen sich leicht vom Versprechen einer »häuslichen Atmosphäre« in gemütlich eingerichteten Geburtszimmern überzeugen. Zwar geht es in diesen Privatkliniken entspannter zu als in den üblichen Kreißsälen, und es besteht mehr Bewegungsfreiheit, doch bleibt die Geburtshilfe dort auf die Pathologie fixiert, und schon bei der kleinsten Komplikation werden automatisch Routinemaßnahmen getroffen. Bequeme, breite Betten und schöne Farben können die Vertrautheit und Bequemlichkeit des *eigenen Zuhauses* jedoch nicht ersetzen.

Eine Hebamme, die in der Stadt praktiziert, muß sich also mit vielem arrangieren, doch bieten sich enorme Möglichkeiten, dazuzulernen, wenn sie gute Beziehungen aufbaut und sich ein unterstützendes Netzwerk schafft. Durch die Arbeit in der Stadt kommt sie mit den unterschiedlichsten Bevölkerungsschichten und Kulturen in Kontakt, was ihre Flexibilität und Toleranz fördert, gleichzeitig ist es anregend und macht Spaß, ganz verschiedene Menschen auf sehr intimer Ebene kennenzulernen.

Der Hauptvorteil einer Landpraxis besteht in einem langsameren Lebensrhythmus in einer natürlichen Umgebung und besserer Luft. Die Menschen kennen sich untereinander und sind in ihren nachbarschaftlichen Beziehungen stärker aufeinander angewiesen. Geburt ist meist ein Familienereignis.

Im Gegensatz dazu haben die Probleme, die bei einer Landhebamme auftauchen, mit ihrer Vereinzelung zu tun, weil sie meist die einzige Hebamme weit und breit ist. Es wäre zwar sinnvoll, Vorsorgeuntersuchungen an einem zentralen Ort (am besten bei dir daheim) durchzuführen und feste Termine in bestimmten Zeitabständen auszumachen, doch wenn eine Geburt bevorsteht und andere Klientinnen, die vielleicht oft bis zu einer Autostunde entfernt wohnen, sich schon zu den Vorsorgeuntersuchungen auf den Weg gemacht haben, wird das sehr kompliziert. Deshalb bleibt Landhebammen meistens nichts anderes übrig, als eine Menge Hausbesuche zu machen, es sei denn, es gelingt ihnen, ein Unterstützungsnetzwerk auf die Beine zu stellen, damit sie nötigenfalls eine Vertretung haben. Denn wenn du dich auf den Weg zu einer Geburt gemacht hast, kannst du einfach nicht mehr kommen und gehen, wie es dir gefällt, auch wenn du daheim gebraucht wirst oder eine andere Frau anruft, die *vielleicht* Wehen hat oder im Wochenbett mit Schwierigkeiten kämpft. Bei einer Landpraxis scheint die Zusammenarbeit mit anderen unumgänglich zu sein, und die Gelegenheit, sich mit anderen zu treffen, Erfahrungen auszutauschen, vielleicht eine gemeinsame Fortbildungsgruppe zu gründen, ist auch in der Tat sehr wichtig und vielen ein Bedürfnis.

Für eine Landhebamme können auch die Konsultationsmöglichkeiten mit Ärzten, die bereit sind, mit ihr zusammenzuarbeiten, sehr eingeschränkt sein, so daß es äußerst schwierig werden kann, bei einer Komplikation eine zweite oder dritte Meinung einzuholen, die für sie von Wert ist.

Wenn die nächste Klinik weit entfernt ist, sind spezielle Fertigkeiten und eine zusätzliche Ausrüstung unentbehrlich. Die Hebamme sollte dann in der Lage sein, einen Tropf anzulegen, um den Flüssigkeitsverlust bei Blutungen zu ersetzen. Eine endotracheale Intubation kann für ein Baby die Entscheidung zwischen Leben und Tod bedeuten, wenn es in einem sehr schlechten Zustand geboren wird. Viele Landhebammen haben diese Geräte und Fertigkeiten bisher nicht angewandt, doch sollten sie sich um eine Fortbildung auf diesem Gebiet bemühen.

Instrumente und Geräte

Die meisten Anfängerinnen sind sehr stolz auf den ständig zunehmenden Inhalt ihres Hebammenkoffers. Es empfiehlt sich, deinen Bestand an Instrumenten während der Ausbildung allmählich aufzustocken, damit du verschiedene Ausführungen ausprobieren und das für dich Passende herausfinden kannst.

Im Anhang (S. 237) findest du eine Aufstellung über die wichtigsten Dinge, die du brauchst.

Praxiseinrichtung und -organisation

Bei der Einrichtung deiner Praxis hast du mehrere Möglichkeiten. Vielleicht hast du in deiner Wohnung einen extra Raum als Praxiszimmer zur Verfügung. Oder du mietest eine Praxis mit eigenem Wartezimmer und Toilette. Du kannst dir die Räumlichkeiten auch mit anderen Hebammen, Therapeuten oder Heilpraktikerinnen in deiner Gegend teilen.

Auf jeden Fall sollte dein Praxisraum sowohl wohnlich wie auch zweckmäßig sein. Die meisten Frauen möchten auf dem Bett untersucht werden, richte das Zimmer deshalb mit einem Bett ein, das eine feste Unterlage hat und breit genug ist, damit du und ihr Partner zu beiden Seiten der Frau auf der Bettkante sitzen können, während du sie untersuchst. Eine andere Möglichkeit ist ein Sofa. Ich habe eine antike Chaiselongue aufgetrieben, die dafür ideal geeignet ist. Es sollten genügend Sitzgelegenheiten für Familienmitglieder und Freundinnen vorhanden sein. Halte Kinderspielzeug für die Geschwister bereit und häng Geburtsbilder auf. Du solltest Bücher zum Ausleihen bereithalten, die entweder im Warteraum oder im Untersuchungszimmer stehen. Wenn der Platz reicht, ist ein gynäkologischer Stuhl zu empfehlen, den du gebraucht erstehen kannst oder vielleicht von einem großzügigen Arzt oder einer Klinik geschenkt bekommst, die sich neu einrichten. Für die Beurteilung der Beckenausmaße ist er sehr praktisch, und meist befinden sich darunter viele Schubladen, die ideal zum Verstauen von Instrumenten u.ä. sind. Außerdem brauchst du Sticks und gegebenenfalls ein Hb-Gerät. Wichtig ist auch ein Waschbecken im Praxiszimmer. Reserviere eine Ecke des Zimmers oder einen Wandschrank für dein »Labor«, falls du Tests selbst machst, und fertig ist deine Praxis!

Was solltest du alles vorrätig haben? Einwegunterlagen sind für vaginale Untersuchungen sehr nützlich, bestelle gleich große Mengen. Oder du schlägst aus Gründen des Umweltschutzes den Frauen vor, ihr eigenes Frottéetuch als Unterlage zur Untersuchung mitzubringen. Wenn du selbst Urinuntersuchungen machst, schaff entsprechende Behälter an. Auch Einmalhandschuhe wirst du immer brauchen.

Achte darauf, daß du alle benötigten Formulare und Karteikarten immer vorrätig hast. Du kannst Vordrucke bestellen, deine Formulare aber auch selber gestalten (siehe Beispiele im Anhang).

Wieviel Zeit solltest du dir für eine Vorsorgeuntersuchung nehmen? Das kommt natürlich ganz auf deinen Gesprächsstil und den Umfang deiner Praxis an. Ich führe an zwei Tagen in der Woche Vorsorgeuntersuchungen durch, und nach meiner Erfahrung ist je eine Stunde dafür optimal. Eine sorgfältige körperliche Untersuchung kann 20 Minuten dauern (außergewöhnliche Situationen erfordern mehr Zeit), und weitere 40 Minuten brauchst du zum Gespräch über persönliche Belange und für Fragen. Meist brauchen die Klientinnen 30 Minuten, um sich zu entspannen und sich wohl genug mit dir zu fühlen, um ihre Befangenheit zu verlieren. Manchmal kommen im Gespräch heftige Gefühle hoch, und dann wird die Zeit überzogen. Deshalb ist eine Bücherei im Warteraum wichtig. Sollte es einmal besonders lange dauern, kannst du die Wartenden entsprechend informieren. Dann kann es auch gut sein, mit einer Partnerin zusammenzuarbeiten, die vielleicht schon einmal mit der nächsten Untersuchung beginnen kann, wenn ihr über einen zweiten Raum dafür verfügt.

Du kannst mit Frauen, die ihr Baby etwa zum gleichen Zeitpunkt erwarten, ineinander übergehende Termine ausmachen, damit sie die Möglichkeit haben, sich kennenzulernen oder jeweils bei der Untersuchung der anderen dabei zu sein, wenn sie befreundet sind. Termine, die sich überschneiden, können auch für Väter eine gute Sache sein. Es kann auch nicht schaden, dabei ein Thema anzusprechen, das ihnen Gesprächsstoff liefert.

Außer diesen Terminen benötigst du zudem vielleicht zusätzlich regelmäßig Zeit für Besprechungen mit den Hebammen, mit denen du zusammenarbeitest, um miteinander über Organisatorisches, Öffentlichkeitsarbeit und Veranstaltungen zu reden, um über eure Daten zu reflektieren und Klarheit über die Statistik zu schaffen und um euch allgemein abzustimmen. Oft werden aus solchen Treffen Fallbesprechungen, doch empfiehlt es sich, hierfür gesonderte Termine auszumachen. Günstig ist es allerdings, eure wöchentlichen Treffen so zu strukturieren, daß ihr die Hälfte der Zeit über Geschäftliches und die andere Hälfte über persönliche Belange sprecht. Der letztere Themenkreis ist bedeutsam für die psychische Atmosphäre in eurer Praxis! Gelegentlich (oder vielleicht anfangs) kann eine Supervisorin oder jemand Außenstehendes dabei eine große Hilfe sein.

Empfehlenswert ist auch ein jährlicher oder halbjährlicher systematischer Überblick über alle Aspekte eurer Gemeinschaftspraxis: über die Räumlichkeiten, die Lage, das Bild, das ihr nach außen vermittelt, und eure Beziehungen zu eurer Klientel und zu Ärzteschaft und Kliniken. So könnt ihr euch Langzeitziele setzen, im Gegensatz zu den kurzfristigen Problemlösungen der wöchentlichen Treffen.

Es kann auch nötig sein, die Hilfe eines Steuerberaters in Anspruch zu nehmen oder euch bei speziellen Fragen beraten zu lassen. Vielleicht habt ihr das Glück, jemanden zu finden, der sich auf freipraktizierende Hebammen spezialisiert hat.

Kleidung und Hygiene

Kleidung, die du bei der Geburt trägst, sollte leicht zu waschen sein; dunkle Hosen sind höchst praktisch. Oben herum solltest du flexibel sein, denn oft ist eine zusätzliche wärmende Hülle nötig, wenn du mitten in der Nacht in ein kaltes Haus gerufen wirst, während du andererseits vielleicht ins Schwitzen kommst, wenn die Geburt bevorsteht, und dann ist etwas Leichtes angebracht.

Vielleicht magst du eine zweite Garnitur zum Wechseln bei dir haben für den Fall, daß du einen Schwall Fruchtwasser oder Blutflecken abbekommst.

Einer der Gründe, warum Hausgeburten nicht so infektionsanfällig sind, ist der, daß die Mutter gegen Mikroorganismen in ihrer gewohnten Umgebung Widerstandskraft entwickelt hat. Das heißt jedoch nicht, daß sie auch vor dem, was du von außen hereinträgst, gefeit wäre. Darum sollten all deine Sachen absolut sauber und frisch sein, und du solltest dir immer die Hände waschen, sobald du ankommst und bevor du die Mutter untersuchst.

Bei Vorsorgeuntersuchungen sind die werdenden Mütter dankbar, wenn deine Kleidung frisch riecht (Schwangere sind sehr empfindlich bei Gerüchen!). Wasch dir nach und vor jeder Untersuchung die Hände, um keine Infektionen zu übertragen. Besonders wichtig ist das in der postpartalen Periode: wasch dir die Hände, bevor du die Mutter untersuchst, *und dann wieder*, bevor du dich anschließend dem Kind zuwendest.

Öffentlichkeitsarbeit

Fernsehauftritte und Rundfunkinterviews können sehr dazu beitragen, die Öffentlichkeit auf die Möglichkeit der Hebammenvorsorge und Hausgeburt aufmerksam zu machen, doch ist es wichtig, gut darauf vorbereitet zu sein. Lern die Statistiken auswendig. Es hilft, dich mit den Mediengepflogenheiten vertraut zu machen, derer sich Profis bedienen, um schlagfertig zu reagieren und alle dir nicht genehmen Fragen mit einer Gegenfrage zu beantworten und dann eine *Antwort auf deine eigene Frage zu geben*. Wenn du z.B. in einem Interview gefragt wirst, ob Hausgeburt denn sicher sei, könntest du erwidern: »Wer kann denn behaupten, daß Klinikgeburten so sicher sind?« und dann eine Diskussion über iatrogene Komplikationen in Gang setzen. Besonders für Fernsehauftritte ist es wichtig, einige vorformulierte Stellungnahmen parat zu haben, die sich nicht dadurch verdrehen lassen, daß sie aus dem Zusammenhang gerissen werden, und diese auf jeden Fall vorzubringen, ganz gleich wie das Gespräch verläuft.

Besprich dich für diesen Fall vorher mit Kolleginnen und bitte sie anschließend um Rückmeldung.

Da Hebammen ebenso wie Ärzte keine Werbung für sich machen dürfen, bleiben nur zwei Möglichkeiten, um auf deine Praxis hinzuweisen: ein Eintrag ins Branchenfernsprechbuch und das Auslegen von Informationsblättern.

Medizinischer Hintergrunddienst und Konsultationsmöglichkeiten

Wenn eine Hebamme gerade erst in freier Praxis angefangen und vielleicht schnell eine oder mehrere Partnerinnen für eine Gemeinschaftspraxis gefunden hat, zögert sie vielleicht, sich um gute Kontakte mit einem Hintergrunddienst zu bemühen. Es besteht jedoch wirklich eine Notwendigkeit für gute Beziehungen zwischen Hausgeburtshebammen und Kliniken, damit das Geburtserlebnis in einer gewissen Kontinuität stattfinden kann, falls ein Kliniktransport notwendig werden sollte. Ihr wichtigstes Anliegen ist es, sich für die Rechte der Eltern einzusetzen. Doch auch für sie selbst ist es wichtig, anerkannt zu sein und respektiert zu werden, damit sie sich mit ihrer Einschätzung der Situation und ihren Vorschlägen zur Weiterbehandlung Gehör verschafft.

Meine Partnerin und ich gewannen allmählich das Vertrauen des Klinikpersonals, weil wir bei Kliniktransporten einen klaren Kopf bewahren, klar unsere Meinung und unsere Ansichten äußern und vollständige, sehr übersichtliche Aufzeichnungen über den Geburtsverlauf zur Verfügung stellen. Nach einigen Transporten rief uns der Oberarzt der Klinik an und fragte uns, ob wir fortlaufend an einem Hintergrunddienst durch ihn interessiert seien.

Falls du die Frau an eine Klinik überweisen mußt, mit der du nicht zusammenarbeitest, ist es wichtig, offen, flexibel und freundlich zu bleiben. Das Personal ist anfangs oft argwöhnisch, doch schließlich akzeptieren sie dich wahrscheinlich, wenn sie erkennen, daß du verantwortungsvoll gehandelt hast und fundiert über die technischen Aspekte des Falles Bescheid weißt.

Wenn du den Assistenzärzten die Autorität auf dem Gebiet der Information überläßt und selbst Autorität *im Bereich des Handelns* zeigst, bist du eine wunderbare Ergänzung.

Vielleicht überlegst du dir auch, von Zeit zu Zeit in einer Klinik zu volontieren, um dein medizinisches Wissen auf den neuesten Stand zu bringen und dich gleichzeitig dort bekanntzumachen.

Aufzeichnungen, Karteikarten und Einverständniserklärungen

In diesem Abschnitt geht es um die Notwendigkeit für Hebammen, ihre Vorgehensweise zu dokumentieren. Medizinische Protokolle sind dabei eine wichtige Grundlage. Die Beispiele im Anhang sind Vorschläge und sollen lediglich als Anregung und Ergänzung dienen. (Zur Standardausrüstung einer Hebamme gehören eine Vielzahl von Formularen – vom Hebammentagebuch über Abrechnungsformulare, Bescheinigungen und Dokumentationen bis hin zu diversen Meldevordrucken –, die hier nicht alle wiedergegeben werden können. Sie können z.B. durch die Elwin Staude Versandbuchhandlung [Adresse siehe S. 241] bezogen werden.)

Wie wichtig es ist, vollständige, genaue Aufzeichnungen zu machen, kann gar nicht oft genug betont werden. Solche Aufzeichnungen sind *juristische Dokumente*. Falls du juristisch belangt wirst, können Aufzeichnungen deine einzigen Zeugen dafür sein, daß du sorgfältig und verantwortungsvoll vorgegangen bist. Schreib aus diesem Grund alle Maßnahmen, die du triffst, auf und mach Protokolle von allen wichtigen Gesprächen mit den Eltern, dem Arzt, mit dem du zusammenarbeitest, und dem Klinikpersonal.

Wenn du Vorsorgeuntersuchungen durchführst, mach dir währenddessen oder unmittelbar danach Aufzeichnungen. Manchmal verläuft das Gespräch mit den Klienten so lebhaft, daß eine Hebamme es ungern unterbricht, um Notizen zu machen. Das führt unweigerlich dazu, daß wichtige Einzelheiten verlorengehen.

Während der Geburt kann es gegen Ende der Austreibungsphase einfach nicht mehr praktikabel sein, weiterhin Aufzeichnungen zu machen. Das sollte dann aber sofort nach der Geburt nachgeholt werden. Vor allem solltest du dir jedesmal, wenn du die Herztöne abhörst, Notizen machen.

Im Fall eines Kliniktransports solltest du das Protokoll vollständig ausgefüllt haben, bevor ihr dort ankommt (du kannst das im Auto tun). Deine Aufzeichnungen werden eingehend überprüft werden, möglicherweise werden Fotokopien angefertigt, und sie werden als Dokument in die Unterlagen der Frau aufgenommen. Außerdem sind sie auch ein Beleg für deine Professionalität. Schreib in deinem eigenen Interesse auf, wann du in der Klinik angerufen hast, mit wem du gesprochen hast und was besprochen wurde. Notiere dir unbedingt weiterhin alles Wichtige, wenn ihr dort seid. Das dient deinem eigenen Schutz, ist aber auch wichtig für die Eltern, die später nähere Einzelheiten von dir erfahren möchten.

Wichtig ist auch das Festhalten der *Ergebnisse*. So kannst du belegen, daß du mit Zustimmung und unter Beteiligung der Mutter gehandelt hast und die Wirksamkeit deiner Vorgehensweise demonstrieren.

Einverständniserklärungen sind ein wichtiger Bestandteil deiner Unterlagen, wenn ein bestimmter Test oder eine diagnostische Maßnahme empfohlen oder abgelehnt wird. Deine Aufzeichnungen sollten hier *besonders sorgfältig* sein. Du mußt 1. Notizen darüber machen, wie das Gespräch über deine Empfehlungen verlaufen ist, 2. alle warnenden Hinweise an die Eltern im Falle einer Weigerung vermerken und 3. alle Alternativen erwähnen, die du vorgeschlagen hast, und deren Auswirkungen. Wenn eine Frau zum Beispiel beschließt, keinen Non-Streß-Test machen zu lassen, dann vermerkst du ihre Ablehnung und alles, was du ihr hinsichtlich möglicher Folgen für das Baby gesagt hast. Wenn du als Alternative eine Östriolbestimmung vorschlägst, solltest du auch das vermerken, ebenso alles, was du über das Für und Wider dieses Tests gesagt hast.

Warum? Stell dir die Situation vor, daß du den Eltern eines totgeborenen, übertragenen Babys vor Gericht gegenüberstehst, und sie sagen: »Sie hat uns einen Non-Streß-Test vorgeschlagen aber nicht gesagt, daß etwas passieren kann, wenn wir ihn nicht machen.« Natürlich möchten wir uns das alle lieber nicht vorstellen, es lohnt sich aber auf jeden Fall, dich dagegen abzusichern.

Manche Hebammen lassen sich von den Eltern eine Einverständniserklärung unterschreiben. Eltern unterschreiben dieses Formular, um zu bestätigen, daß sie sich über alle darin erwähnten Risiken und Möglichkeiten im klaren sind und sich trotzdem für eine Hausgeburt entscheiden.

Natürlich sind solche Formulare nur eine bedingte Absicherung. Untersuchungen über medizinische Behandlungen haben ergeben, daß der beste Schutz gegen gerichtliche Klagen *eine gute Beziehung zu den Klienten* ist. Das war uns Hebammen schon immer bekannt, doch kann es nicht schaden, dieses Wissen durch eine juristische Absicherung zu krönen.

Eine wichtiger Bestandteil einer guten Beziehung zu deinen Klienten (von deinem Ruf ganz zu schweigen) ist es, *in jedem Fall strenge Vertraulichkeit zu wahren*. Das ist dann besonders schwierig, wenn eine Frau, die du betreust, von der schwierigen Geburt einer anderen Frau erfahren hat und dich danach fragt. Die Versuchung, Erklärungen abzugeben und deine Handlungsweise zu verteidigen, ist sehr groß. Doch nichts ist für eine Frau schlimmer, als wenn ihre Geburt in einem größeren Kreis diskutiert wird! Am besten schlägst du der wißbegierigen Klientin vor, die Frau selbst zu fragen und alle technischen Fragen anschließend dir zu stellen.

Hebammen, die mit Praktikantinnen oder in einer Gemeinschaftspraxis zusammenarbeiten, müssen klar besprechen, wie sie die Vertraulichkeit wahren und adäquat auf Nachfragen reagieren können. Besprecht schwierige Situationen miteinander, sobald sie auftreten.

Zusammenarbeit mit einer Partnerin

Die Zusammenarbeit mit anderen Hebammen ist in jedem Fall die beste Möglichkeit für eine frei praktizierende Hebamme. Die Vorteile liegen auf der Hand. Partnerinnen können einander bei der Geburt ablösen, sich gegenseitig ihre Beobachtungen mitteilen und sich austauschen. Hebammen verlassen sich sehr stark auf ihre

Intuition und brauchen das Gespräch über ihr Gefühl hinsichtlich der besonderen Situation einer Frau. In einer problematischen Situation in gemeinsamem Einvernehmen intuitiv eine Vorgehensweise zu entwickeln, das ist die Freude und die Stärke einer solchen Partnerschaft. Gute Übereinstimmung kann die Energie verdoppeln, um gewünschte Veränderungen auszulösen. Zusammenarbeit und Konsens mit einer Partnerin, die du kennst und der du vertraust, gibt dir die Zuversicht, deine Ansichten mit einer gewissen Autorität zu vertreten. Bei einer schwierigen Geburt kann eine einvernehmliche Vorgehensweise ausschlaggebend dafür sein, daß sie daheim zu einem guten Ende kommt.

Für die Frau besteht die Möglichkeit, wegen geburtshilflicher Schwierigkeiten eine zweite Fachkraft zur Geburt hinzuzuziehen, so daß es für beide Hebammen möglich ist, die Geburt bei der Kasse abzurechnen.

Balintgruppen

Eine Revisionsgruppe innerhalb des eigenen Berufsstands ist eine gute Möglichkeit für Hebammen, zusammenzukommen und ihre Berufspraxis zu reflektieren. Ein Vergleich mit den Normen und Vorgehensweisen der anderen kann alle Teilnehmerinnen dazu motivieren, ihr Wissen und ihre Fertigkeiten immer wieder auf den neuesten Stand zu bringen. Auf diese Weise legen sie sich gegenseitig und damit letztendlich dem ganzen Hebammenstand gegenüber Rechenschaft ab.

Solche Gruppen laufen auch unter dem Begriff Fallbesprechung, denn im Mittelpunkt stehen Gespräche über schwierige oder ungewöhnliche Geburten. In ernsten Situationen, wie z.B.

wenn ein Kind stirbt, kann eine solches, möglichst bald angesetztes Gespräch Gerüchten oder Mißverständnissen entgegenwirken.

Um mit einer derartigen Gruppe zu beginnen, ist es lediglich nötig, daß sich mehrere Hebammen zusammenfinden, die verbindlich zu einer regelmäßigen Teilnahme bereit sind. Sechs bis acht Teilnehmerinnen sind am günstigsten; zehn Teilnehmerinnen sind wohl die Höchstgrenze. Die Gespräche sollten alle sechs bis acht Wochen stattfinden. Jede Hebamme bringt sich folgendermaßen ein:

1. Sie gibt die Zahl der normalen Geburten an, die sie seit dem letzten Treffen betreut hat.
2. Sie berichtet vollständig über jede Geburt mit Komplikationen, einschließlich ihrer Einschätzung, was anders hätte gemacht werden können.
3. Sie nennt alle Vorsorgebetreuungen mit Risikofaktoren, einschließlich derer, die sie weiterverwiesen hat.
4. Sie hört sich die Rückmeldungen der Gruppe an.

Da es hierbei hauptsächlich um die Qualitätssicherung der Hebammenversorgung geht, kann es nötig sein, Fortbildungsseminare zu bestimmten Themen zu organisieren.

Anfangs erfordert die Teilnahme an einer solchen Revisionsgruppe einen gewissen Mut, vor allem, wenn du bisher eine Einzelkämpferin warst. Häufig sind Gedanken, keine andere Hebamme würde so denken oder handeln wie du. Tatsächlich haben jedoch die meisten Hebammen eine ähnliche Wissensgrundlage und ähnliche Erfahrungen. Durch Balintgruppen kannst du deine Arbeit verbessern und mit anderen Hebammen besser ins Gespräch kommen.

9 Ein Ausblick

Das Hauptanliegen dieses abschließenden Kapitels ist es, die verschiedenen Aspekte zu betrachten, wie der Hebammenberuf das Privatleben beeinflussen kann. Vielen Anfängerinnen ist nicht klar, daß das Hebammendasein eine so einschneidende Veränderung ihres Lebens bedeutet, daß es sich auf alle ihre persönlichen Beziehungen auswirken wird. In der Liebe kann es zu Auseinandersetzungen kommen, vor allem wenn ihr Partner sich nicht bereit oder nicht in der Lage fühlt, sich zu öffnen und sich gemeinsam mit ihr auf die Ebene einzulassen, die für sie wichtig ist, damit sie ihren Beruf ausüben kann. Männer erleben die Intensität einer Hebamme oft als Zwang zur Kommunikation, der sich in ihrem Charakter, ihrer Art zu reden, ihrer Art der Berührung und des Sichkümmerns ausdrückt. Es heißt, der Hebammenberuf sei »die Nagelprobe für eine Beziehung«, und da ist etwas Wahres dran.

Gelegentlich reagieren Männer eifersüchtig, wenn sie selbst ihren Lebensunterhalt nicht in einem so anspruchsvollen, sozial wichtigen und aufregenden Beruf verdienen. Persönliche Lebensziele und berufliche Pläne, sowohl kurz- wie auch langfristige, sollten dann eingehend gemeinsam besprochen werden. Wichtig ist, daß die Hebamme sich über die unglaublichen Anforderungen im klaren ist, die ihr Beruf für ihren Partner bedeutet, und auch über die Belastungen für ihre Familie. Wenn sie zu den unpassendsten Zeiten plötzlich fort muß, kann das für kleine Kinder sehr schwierig sein, für ein gestilltes Kind bedeutet es eine wirkliche Härte, ganz zu schweigen vom Nächstliegenden: es ist keineswegs die Ausnahme, daß ich mitten im aufregendsten oder dringend herbeigesehnten Liebesspiel durch das Telefon unterbrochen werde. Das Telefon klingelt tatsächlich dauernd, sehr zum Leidwesen meiner Familie. Ständig erreichbar zu sein bedeutet, daß man selbst, das Zuhause und die Familie in ständiger Bereitschaft sind. Alle Hebammen sollten sich überlegen, und zwar immer wieder aufs Neue, wie sie ihre Arbeit so begrenzen, daß sie den Überblick behalten. Für mich heißt das vier bis sechs Geburten pro Monat, was mir genügend Zeit dafür läßt, Neues, das ich bei jeder Geburt lerne, sich setzen zu lassen, Schlaf nachzuholen, dafür zu sorgen, daß meine Familie nicht aus dem Tritt kommt, und mich selbst zu erholen, bevor ich weitermache.

Erstaunlicherweise lassen sich die gleichen Prinzipien, die für eine gut verlaufende Geburt gelten, auch auf eine angenehme Ausübung dieses Berufs anwenden. Der Stillstand, die Plateauphase, ist auch für den Hebammenberuf zutreffend. Ebenso ist es mit der Frustration nach dem Versuch, Geburt in feste Vorstellungen hineinzwängen zu wollen; es ist ein ständiger Kampf zwischen Ungeduld und Geschehenlassen.

Jede Hebamme muß sich zu helfen wissen, wenn sie nicht mehr weiter weiß. Sie muß lernen, ebenso zu nehmen wie zu geben, klugen Rat bescheiden anzunehmen, ihrem Partner gegenüber aufgeschlossen zu bleiben und den Erfahrungen anderer Hebammen gegenüber ein offenes Ohr zu haben. Doch vor allem muß sie in der Lage sein, sich selbst durch ihre eigenen, sie stärkenden seelischen Kräfte zu helfen und wiederherzustellen. Zum Hebammenberuf gehört die Entwicklung besonderer psychischer Fähigkeiten, denn Intuitionen werden durch Ereignisse und Ergebnisse bestätigt. Anfangs ist der Hebamme vielleicht die Schärfung ihrer intuitiven Wahrnehmung nicht geheuer. Doch bei dieser Art von Arbeit muß sie sich auf jeden Fall auf ihre Intuition verlassen können, damit die Geburtsleitung sich nach der jeweiligen Situation richtet und nicht auf Theorien oder allgemeinen Empfehlungen anderer basiert.

Zur Aufgabe, diese psychischen Fähigkeiten zu fördern und diese innere Feinfühligkeit in ihrem Entstehungsprozeß zu schützen, gehört es, sich im Alltag Zeit für sich selbst zu nehmen, um sich zu entspannen und seinen Gefühlen freien Lauf zu lassen. Dein Partner und deine Kinder sollten verstehen, daß auch du Rückzugsmöglichkeiten und Privatsphäre brauchst.

Ein weiterer wichtiger Punkt ist der Umgang mit deiner Energie. Manchmal entwickelst du intuitiv eine passende Vorgehensweise in einer schwierigen Situation, doch du fühlst dich zu schwach, sie umzusetzen. Selbstausbeutung führt meistens zu ernsten Schwierigkeiten, auch wenn die Handlungsweise deutlich vorgegeben zu sein scheint. In diesem Fall fördere in dir die Fähigkeit, *Verantwortung zu delegieren*, an Schülerinnen oder an andere Hebammen. Die Einflußmöglichkeiten können nur größer werden, wenn Hebammen gemeinsam an die Öffentlichkeit treten. Lerne deine Möglichkeiten auszuschöpfen und danach »Nein« zu sagen. Klientinnen an Kolleginnen zu verweisen, ist eine andere Möglichkeit, gut mit deinen Kraftreserven umzugehen, wenn du dich an deiner Kapazitätsgrenze befindest. Lerne die Zeichen für Überanstrengung – wie z.B. mangelnde Verständigung mit deinen Klientinnen, allgemeine Gedankenabwesenheit oder Zerstreutheit, in fortgeschrittenem Stadium Überreaktionen oder gar hysterisches Verhalten – zu erkennen. Eine Möglichkeit, um Überanstrengung zu verhindern, ist es, eine ganz neue Art der Praxisausübung zu erproben. Vielleicht möchtest du mit einer festen Partnerin oder in einer Gemeinschaftspraxis arbeiten. Das kann eine große Entlastung sein und dir ganz neue Perspektiven eröffnen, so daß du neue Kraft schöpfst. Hebammen brauchen Urlaub! Das heißt, daß du ein Netzwerksystem brauchst, das tragfähig genug ist, damit es ohne dich geht. Wenn du eine Partnerschaft oder eine Gemeinschaftspraxis aufgebaut hast, die stabil und zuverlässig ist, kannst du wirklich eine Zeitlang abschalten und das Hebammendasein vergessen.

Sehr wichtig für eine Hebamme ist auch, eine berufliche Identität zu entwickeln. Schließe dich den Berufsorganisationen der Hebammen auf Orts-, Länder- oder Bundesebene an und nimm regelmäßig an Treffen teil. Das hilft dir, dich nicht länger isoliert zu fühlen, vor allem, wenn du auf dem Land tätig bist. Wenn du andererseits mit sehr viel Konkurrenz zu tun hast, hilft es dir, dich über Lappalien oder Nebensächlichkeiten nicht aufzuregen und dir über deine eigentlichen Berufsmotivationen klarzuwerden. Ich erinnere mich, was für ein unglaubliches Gefühl von Identität und Kraft das war, als ich das erste Mal an einem bundesweiten Hebammenkongreß teilnahm. Bestätigung fand ich auch in der Tatsache, daß Hebammen die gleichen grundlegenden Stärken und Schwächen haben, ganz gleich, woher sie kommen!

Manchmal vergessen Hebammen, ihr Wissen um die Grundlagen guter Gesundheit auch im eigenen Leben anzuwenden. Beispielsweise sollte die Ernährung an Untersuchungstagen und bei einer langen Geburtsüberwachung optimal sein. Mitunter können die Überlegungen in bezug auf den Schwangerschaftsverlauf oder die bevorstehende Geburt einer Frau so kräftezehrend sein, daß zusätzliche Ruhe- und Schlafzeiten nötig sind.

Gut für sich zu sorgen, bedeutet auch, zwischen eigenen Problemen und denen anderer klar zu unterscheiden. Eine übereifrige Anfängerin ist möglicherweise so überwältigt von der aufregenden Aufgabe, für andere zu sorgen, daß sie jedes Maß verliert. Zwischen zwanghaftem Sorgen für andere und echter Dienstleistung ist ein großer Unterschied; zu letzterem gehört die kritische Wahrnehmung, wann ein Eingreifen angebracht ist. Dabei gilt es klar zwischen Einschätzung und Wertung zu unterscheiden. Hebammen, die gar nicht anders können als für andere sorgen, haben mit Sicherheit hohe Erwartungen und projizieren ihre eigenen Bedürfnisse oft auf die Klientin. Paßt eine auf diese Weise wertende Hebamme nicht auf, nimmt sie der Frau und ihrem Partner damit nicht nur die Kraft, sondern macht sie auch von sich abhängig, wenn die beiden das zulassen. Die einfache Fähigkeit, richtige Einschätzungen zu treffen, bedeutet dagegen, daß du keine Verbindlichkeiten schaffst, und das ist der Schlüssel, um in diesem machtvollen Beruf geistig gesund zu bleiben.

In dem Versuch, selbstlos zu sein, übernehmen Hebammen äußerst interessante Rollen: die der Nonne, der Musterschülerin, der Übermutter, usw. Eine von Spontaneität und Diskretion bestimmte Haltung setzt Reife voraus. Dabei ist es hilfreich, wenn die Hebamme sich mit einigen ihrer Dämonen auseinandergesetzt und einen guten Sinn für Humor entwickelt hat. Dennoch haben viele gute Hebammen anfangs mit diesen Rollen zu kämpfen und überwinden sie am schnellsten sozusagen durch eine Initiationserfahrung.

Die Unterscheidung zwischen eigenen Problemen und denen anderer verläuft oft nicht auf rein rationaler Ebene, sondern kann sich nur durch intensives Reflektieren offenbaren. Wenn du geistig entspannt bist, kannst du ganz allmählich Klarheit über Gedanken und Gefühle gewinnen, ohne eine Lösung erzwingen zu wollen oder ungeduldig auf eine Antwort zu warten und dadurch Energie zu vergeuden. Und damit sind wir beim springenden Punkt, nämlich dem Bedürfnis von Hebammen, hin und wieder »den Dingen auf den Grund zu kommen« und zum Wesentlichen vorzudringen. Wenn wir uns von Gedanken und Gefühlen freimachen können, entsteht Raum für neue Erkenntnisse und Ideen. Und das ist wichtig! Im Idealfall halten sich beim Hebammenberuf Dienstleistung und Ausdrucksmöglichkeit der eigenen Persönlichkeit die Waage, doch die ständige Bereitschaft, für andere da zu sein, gerät oft dem elementaren Narzißmus ins Gehege. Persönliche Interessen zu entwickeln und zu pflegen, neue Fertigkeiten zu erwerben, kann helfen, sich Menschlichkeit und Demut zu bewahren.

Die Bedeutung der Hebamme für andere liegt vor allem in ihrer Einmaligkeit, ihrer Individualität und ihrer unabhängigen Sicht der Dinge. Damit das alles lebendig bleibt, muß es gefördert werden. Hebammen sollten an vielen Dingen und an der Fülle von Beziehungen, die sie knüpfen können, sowie an den damit verbundenen Möglichkeiten Freude finden. Eine Hebamme sollte bereit sein, immer wieder von neuem geboren zu werden, um so gleichzeitig Wandel zu durchleben und Wandel zu bewirken.

Paß auf, daß du nicht mit den Jahren ganz abgeklärt wirst. Gerade dann, wenn du meinst, jetzt könne dich nichts mehr überraschen, ergibt

So kannst du deine Hebamme unterstützen!

Hier sind einige Vorschläge, wie du die Hausgeburt in deiner Umgebung lebendig erhalten kannst:

1. Die Gebühren, die die Kassen an die Hebammen zahlen, sind gering im Vergleich zu den Arztgebühren. Die Kasse spart bei jeder Hausgeburt! *Erstatte der Hebamme zusätzliche Aufwendungen an Zeit und Aufmerksamkeit und fordere diese Beträge von der Kasse zurück.* Hebammen in Unna erheben eine Pauschale von 350,-- DM für ihren Bereitschaftsdienst rund um die Uhr ab der 37. Woche über einen Zeitraum von fünf Wochen. Die betreuten Frauen sind sich der Einschränkungen des Privatlebens einer Hebamme bewußt, die jederzeit aus einem Konzert oder einem Fest mit Freunden zu einer Geburt gerufen werden kann, und wissen diesen Bereitschaftsdienst zu schätzen.
   Laß jede zweite Vorsorgeuntersuchung von der Hebamme machen.

2. Wenn du dir zusätzliche Zahlungen nicht leisten kannst, kannst du die Hebamme vielleicht durch *Kinderbetreuung, Besorgungen oder Hausarbeit* unterstützen. Das ermöglicht es der Hebamme, Schlaf nachzuholen oder persönliche Dinge zu erledigen. Auch wenn du nur ein einziges Mal Zeit findest, dich auf diese Weise erkenntlich zu zeigen, kann das eine große Hilfe sein.

3. Hebammen haben keine Lobby. *Vielleicht kannst du Öffentlichkeitsarbeit leisten,* indem du in der Geburtsanzeige deines Kindes die Hausgeburt erwähnst, Leserbriefe schreibst oder dich mit der Forderung nach einer besseren wirtschaftlichen Berücksichtigung der Hebammen ans Gesundheitsministerium wendest. Laß es das Gesundheitsamt wissen, wenn du nur schwer eine Hebamme ausfindig machen konntest. Gib Informationsmaterial über Hebammen weiter und unterstütze die Hebammen, Informationen über sich zu vervielfältigen und die Druckkosten erstattet zu bekommen. In den neuen Bundesländern ist die Hausgeburt erst in den Anfängen. Setz dich dafür ein, daß interessierten Hebammen ein Startkapital zur Verfügung gestellt wird oder z.B. der Hebammenkoffer vom Gesundheitsministerium finanziert wird.

4. *Teile deine Freude über deine Hausgeburt mit anderen.* Räume mit Vorurteilen auf. Beantworte bereitwillig Fragen und rege andere dazu an, sich über alle Geburtsalternativen zu informieren. *Mit deiner Hilfe wird die Möglichkeit der Hausgeburt nicht nur bestehen bleiben, sondern einen enormen Aufschwung erleben!*

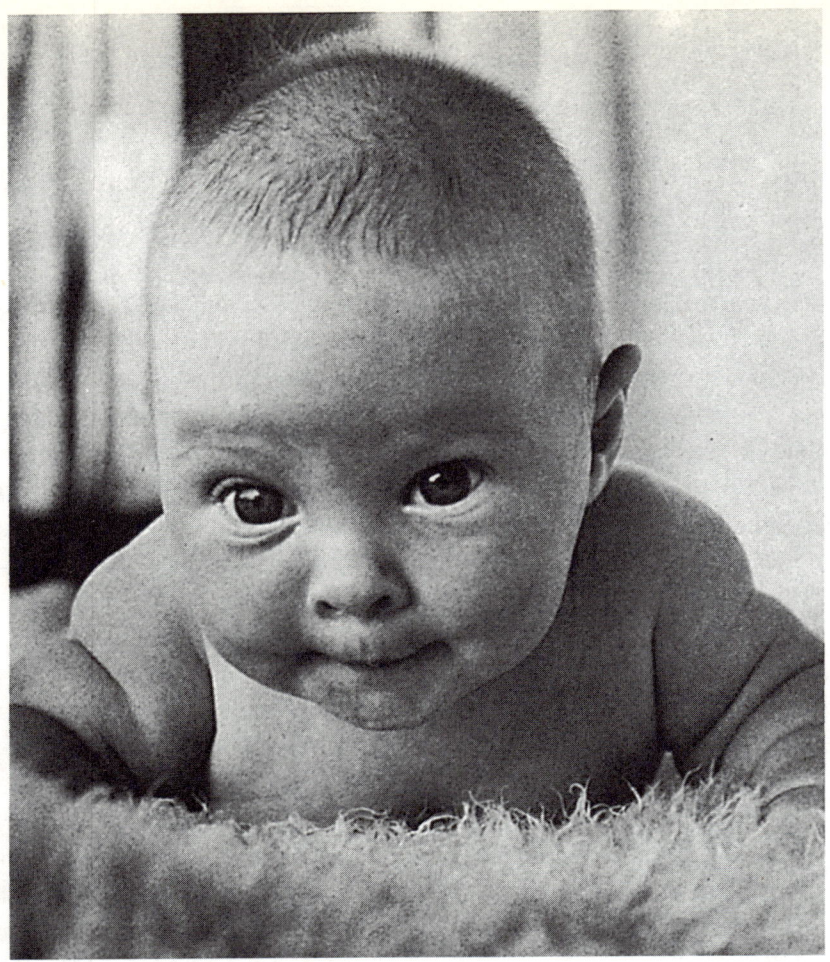

sich eine völlig ungewohnte Situation und bringt dich auf den Boden der Tatsachen zurück. Bleib für neue intuitive Eingebungen offen und freue dich über Geistesblitze. Und nicht zu erwähnen vergessen möchte ich, was ich bisher noch nicht direkt angesprochen habe, was jedoch die Grundlage dieser Arbeit ist: die

verändernde Kraft der Liebe! Sie ist Bestandteil der gewünschten, bewußten Empfängnis und mit dem Geburtsvorgang untrennbar verbunden. Das sollten alle Hebammen und GeburtshelferInnen nie vergessen! Bleibt ihr selbst und tut euer Möglichstes, damit eure Liebe lebendig bleibt.

Anhang

Adressen

Deutschland

Hebammenverbände

Bund deutscher Hebammen e.V.
Postfach 1724, W-7500 Karlsruhe, Tel.: 0721/ 274 76

Bund freiberuflicher Hebammen e.V.
Ludwig-Uhland-Str. 28, W-6903 Neckargemünd

Landesverbände:

Baden-Württemberg:
Irmgard Maul, Elbinger Str. 13, W-7100 Heilbronn-Neckargartach

Bayern:
Karen Brandl, Am Kastanienbaum 1, W-8860 Nördlingen

Berlin:
Dagmar Bothe, Gersdorfer Str. 32,
W-1000 Berlin 42
Marlies Funke, Elisabethstr. 10b, W-1000 Berlin 46

Brandenburg:
Heidrun Alexnat, Am Krankenhaus 4, O-1300 Eberswalde-Finow

Bremen:
Monika Haas, Gneisenaustr. 22, W-2800 Bremen 1
Frauke Seegebarth, Rembrandtstr. 21,
W-2800 Bremen 1

Hamburg:
Cornelia Wowretzko, Kuhmühle 4,
W-2000 Hamburg 76

Hessen:
Lydia Willershausen, Königsberger Str. 1,
W-3554 Lohra
Ruth Kuhn, Hessenstr. 7, W-6340 Dillenburg 2

Mecklenburg/Vorpommern:
Sigrid Ehle, Pestalozzistr. 3, O-2752 Schwerin

Niedersachsen:
Margarete Hieber, Konradstr. 18, W-3418 Uslar 2

Nordrhein-Westfalen:
Margret Füßer, Bregenzer Str. 56, W-4100 Duisburg 28

Rheinland-Pfalz:
Hildegard Füß, Hauptstr. 5, W-6741 Winden

Saarland:
Renate Legroux, Friedhofstr. 9, W-6695 Tholey/Bergweiler

Sachsen:
Sabine Franke, Lausicker Str. 82, O-7027 Leipzig

Sachsen-Anhalt:
Ingrid Schäffer, Benediktinerstr. 4,
O-3011 Magdeburg

Schleswig-Holstein:
Inken Schröder, Große Kiesau 17, W-2400 Lübeck

Thüringen:
Eva Maria Wand, Neumöller Str. 9, O-5320 Apolda

Hebammenschulen

Adressen von Hebammenschulen können beim Arbeitsamt oder beim Bund deutscher Hebammen erfragt werden. Die *Deutsche Hebammen-Zeitschrift* hat in ihrem Januar-Heft 1991 ein Verzeichnis der Hebammenschulen in den alten Bundesländern veröffentlicht, das Ansprechpartner, Ausbildungsvoraussetzungen und Bewerbungsfristen enthält und beim Verlag Elwin Staude GmbH, Postfach 51 06 60, W-3000 Hannover 51, Tel.: 0511/65 10 03, angefordert werden kann.

Geburtsvorbereitung

Gesellschaft für Geburtsvorbereitung e.V. (GfG)
Dellestr. 5, W-4000 Düsseldorf 12
(verschickt gegen Einsendung eines frankierten und adressierten Umschlags Listen von Geburtsvorbereitungskursen, Kaiserschnittgesprächsgruppen u.a. sowie vierteljährlich erscheinenden Informationsrundbrief für DM 30,-- /Jahr oder kostenlos an Mitglieder)

Sonne, Mond & Sterne
Mühlackerstr. 49, W-7137 Diefenbach, Tel.: 07 043 / 55 56
(Fortbildungen für Hebammen, Krankengymnastinnen und Geburtsvorbereiterinnen auf anthroposophischer Grundlage; Förderung der menschengemäßen Geburt; Projekt Familienhebamme; Geburtshäuser; Seminare etc.)

Institut für Humanistische Psychologie e.V.
Schubbendenweg 4, W-5180 Eschweiler
(Veranstaltungen; Kontaktzentrum)

Materialien und Bezugsnachweise:

Videocassette: »Geburt«, vom Pionier der sanften Geburt Frédérick Leboyer. Kösel-Verlag, München. Bezug über den Buchhandel.
Tonkassette: »Bereit zur Geburt«, von Sheila Kitzinger. Kösel- Verlag, München. Bezug über den Buchhandel.
Videoband: »Psychosomatische Geburtsvorbereitung«, von Elsbeth von Staehr (Bestell-Nr. 850001), zu beziehen über: GMS Hornung und Partner, Gesellschaft für Mediensoftware, Wupperstraße 89, W-5650 Solingen 1, Tel.: 0212 / 20 56 86.
Langspielplatte: »Psychosomatische Geburtsvorbereitung – vertieft durch Musik« von Elisabeth von Staehr. Musik von Buster Alfred Flood, J.F. Bergmann Verlag, München. Bezug über den Buchhandel.

Stillgruppen

LLL-La Leche League-Gruppen
Zentrale:
La Leche League International, 9616 Minneapolis Avenue
Franklin Park, Illinois 60 131, USA, Tel.: (3 12) 455 / 77 30

Zentralstelle für Deutschland:
La Leche Liga Deutschland e.V., Postfach 96, W-8000 München 65
(hier kann die LLL-Stillinformationsmappe gegen Einsendung von DM 5,-- und Beilegung eines frankierten, selbstadressierten Rückumschlags bezogen werden; Briefe werden auf Wunsch umgehend an die nächste LLL-Gruppe zur Beantwortung weitergeleitet)

Arbeitsgemeinschaft freier Stillgruppen (AfS)
(z.Z. ca. 300 Gruppen)
c/o Gertraud Azar, Zieblandstr. 14, W-8707 Veitshöchheim
(leitet Anfragen weiter, erteilt Informationen über nahegelegene Stillgruppen; ein monatlich erscheinender Rundbrief kann abonniert werden; Broschüren zu verschiedenen Themen)

Weitere nützliche Adressen

Odenwald-Institut für personale Pädagogik
Trommstr. 25, W-6948 Wald-Michelbach, Tel.: 06 207 / 50 71
(Kurse und Fortbildung mit dem Schwerpunkt psychosoziale Betreuung werdender Eltern; Programm anfordern)

Aktionskomitee »Kind im Krankenhaus« e.V.
Kirchstr. 34, W-6370 Oberursel 4,
Tel.: 06 172 / 30 36 00
(erteilt Informationen über kinder- und familienfreundliche Krankenhäuser, z.B. bei Früh- oder Kaiserschnittgeburten, Wo ist Rooming in möglich?, Wo kann man »sanft« entbinden?)

Deutsche Liga für das Kind in Familie und Gesellschaft (Initiative gegen frühkindliche Deprivation) e.V.
Fährstr. 17 a, W-5452 Weißenthurm, Tel.: 02 637 / 89 60
(setzt sich für humanitäre Erziehung und Humanisierung von Geburt und Wochenbett ein; verschickt Stillbroschüren und Poster an Gruppen und Krankenhäuser)

CARA e.V.- Beratungsstelle zur vorgeburtlichen Diagnostik
Hamburger Str. 61, W-2800 Bremen
(Beratung zur vorgeburtlichen Diagnostik [Amniozentese, Ultraschall etc.]; Öffentlichkeitsarbeit)

Arbeitskreis »Kunstfehler in der Geburtshilfe« e.V., AKG
Rosental 23, W-4600 Dortmund 1, Tel.: 02 31 / 52 58 72
(bundesweite Vereinigung von Eltern geburtsgeschädigter Kinder, interessierten Hebammen, Ärzten und Therapeuten, die daran arbeiten, Ursachen von Geburtsschäden herauszufinden, einander bei rechtlichen Schritten unterstützen, Selbsthilfegruppen, Tagungen, u.a. organisieren)

Gesellschaft zur Erforschung des Plötzlichen Säuglingsstods (GEPS) e.V.
Postfach 70 07 29, Fromundstr. 24, W-8000 München 90, Tel.: 0 89 / 6 92 66 84

Regenbogen-Initiative »Glücklose Schwangerschaft«
Barbara Künzer-Riebel, Rosenstr. 9, W-7076 Waldstetten, Tel.: 07 171 / 4 17 13
(Fortbildungsveranstaltungen zur Trauerbegleitung für Hebammen und -schülerinnen, Krankenschwestern, Ärzte und andere Interessierte)

Notmütterdienst e.V.
Sophienstr. 28, W-6000 Frankfurt a.M. 90, Tel.: 0 69 / 77 66 11
(vermittelt im Wochenbett oder während Krankheit der Mutter Ersatzmutter – ebenso wie viele Gemeinden, örtliche soziale Dienste u.ä.)

Pro Familia – Deutsche Gesellschaft für Sexualberatung und Familienberatung, Cronstettenstr. 30, W-6000 Frankfurt a.M. 1
(Hilfe bei sexuellen Problemen; Büros von Pro Familia in den meisten Städten, siehe im Telefonbuch)

Deutsche Arbeitsgemeinschaft Selbsthilfegruppen e.V.
Friedrichstr. 28, W-6300 Gießen
(gibt Broschüre »Selbsthilfegruppen« heraus mit Informationen und Tips zu deren Gründung, AG hilft und vermittelt)

Nationale Kontakt- und Informationsstelle zur Anregung und Unterstützung von Selbsthilfegruppen
Albrecht-Achilles-Str. 65, W-1000 Berlin 31
(gegen Rückporto – DM 2,-- in Briefmarken – Versand von Infos zur Gründung von Selbsthilfegruppen)

Verband alleinstehender Mütter und Väter e.V. (VAMV)
Von-Groote-Platz 20, W-5300 Bonn 2, Tel.: 02 28 / 35 29 95

Österreich

Hebammenverbände

Burgenland:
Eva Maria Petrakovits, 7472 Dürnbach 110

Niederösterreich:
Anna Maria Koch, H. Öschelgasse 19/6/8, 3430 Tulln

Wien:
Renate Mitterhuber, Lazarettgasse 6/2/1, 1090 Wien
oder: Schegargasse 6/13, 1190 Wien

Kärnten:
Alosia Leitgeb, Ikarusgasse 8, 9020 Klagenfurt

Oberösterreich:
Theresia Kolb, Lufteneggerstr. 7, 4020 Linz

Salzburg:
Gerlinde Remsing, Tannenweg 5, 5550 Radstadt

Steiermark:
Ingrid Maier, Lindenstr. 12, 8071 Gössendorf

Tirol:
Winfriede Wischounig, Schießstandgasse 13, 6020 Innsbruck

Vorarlberg:
Maria Rinner, 6712 Thüringen 34

Hebammenzentrum

Lazarettgasse 6/2/1, 1090 Wien, Tel.: 02 22 / 408 80 22
(Hebammenpraxis der freiberuflichen Hebammen von Wien; Sitz des Wiener Hebammengremiums und des »Verein freier Hebammen«; Fortbildungen und Workshops zu Geburtsvorbereitung, Luna-Yoga, Homöopathie, AIDS, Kraniosakraltherapie, Rhetorik usw.; Kongresse und Veranstaltungen; Elternberatung; das Buch *Frauen brauchen Hebammen* über den ersten österreichischen Hebammenkongreß und die Arbeit von Hebammen in Österreich kann hier bezogen werden)

Hebammenschulen

Semmelweis Frauenklinik
Bastiengasse 36-38, 1180 Wien, Tel.: 0222/47615

Landeskrankenhaus Kärnten
St. Veiterstr. 47, 9020 Klagenfurt,
Tel.: 04222/538-2282

Landeskrankenhaus Oberösterreich
Lederergasse 47, 4020 Linz, Tel.: 0732/270 180-276

Landeskrankenhaus Salzburg
Müllner Hauptstr. 48, 5020 Salzburg,
Tel.: 0662/31 581-2562

Landeskrankenhaus Steiermark
Auenbruggerplatz 18, 8036 Graz, Tel.: 0316/36 312

Landeskrankenhaus Tirol
Anichstr. 35, 6020 Innsbruck, Tel.: 05222/723-3100

Geburtsvorbereitung

Eltern-Kind-Zentrum Salzburg
Kaigasse 24/4, 5020 Salzburg
(Geburtsvorbereitung; Mutter-Kind-Gruppen u.a.)

Hebammenzentrum
Lazarettgasse 6/2/1, 1090 Wien
(siehe auch die Angaben auf S. XX)

Stillgruppen

LLL-La Leche League-Gruppen
Zentralstelle für Österreich:
LLL-Österreich, Postfach, 6500 Landeck
(leitet Briefe auf Wunsch auch an die nächstgelegene
LLL-Gruppe weiter)

Weitere nützliche Adressen

Beratungsstelle für natürliche Geburt
Rosensteingasse 82, 1170 Wien, Tel.: 02 22 / 45 91 24

Geburtshaus Nußdorf
Heiligenstädter Str. 217, 1190 Wien,
Tel.: 02 22 / 37 49 37

Hebammenverband

Schweizerischer Hebammen-Verband
Zentralsekretariat, Flurstr. 26, 3000 Bern 22,
Tel. 031/42 63 40
(vermittelt Adressen der Sektionen in den einzelnen
Kantonen, der Weiterbildungs-, Zeitungs- und Unter-
stützungskommissionen sowie ein Adreßverzeichnis
aller freiberuflichen Hebammen mit Tätigkeitsaufli-
stung; veranstaltet und informiert über Weiterbil-
dungsangebote und Kurse; in Vorbereitung sind z.Zt.
eine spezifische Geburtsvorbereitungsausbildung für
Hebammen sowie ein neues Verbandsleitbild)

Hebammenschulen

Hebammenschule
Universitätsklinik und Kant. Frauenspital, Falkenhö-
heweg 1, 3012 Bern

Le Bon Secours
Formation de sages-femmes, 47, av. de Champel, 1206
Genève

Bündner Hebammenschule
am Kantonalen Frauenspital Fontana, 7000 Chur

Hebammenschule
der Kantonalen Frauenklinik Luzern, 6004 Luzern

Hebammenschule
am Kantonsspital, Postfach 188, 9007 St. Gallen

Ecole cantonale vaudoise de sages-femmes
21, av. de Beaumont, 1011 Lausanne

Hebammenschule
des Universitätsspitals, Gloriastr. 19, 8091 Zürich

Kaderschulen

Kaderschule für die Krankenpflege SRK
Mühlemattstr. 42, 5001 Aarau, Tel.: 064/24 64 46

Ecole supérieure d'enseignement infirmier de la CRS
Les Prés-de Valmont, 30, av. de Valmont, 1010 Lausanne, Tel.: 021/33 17 17
(an diesen Kaderschulen ist berufsbegleitende Weiter-

bildung im pädagogischen wie im organisatorischen Bereich möglich; höhere Fachausbildung für Hebammen; Ausbildung zur Lehrerin für Hebammen)

Geburtsvorbereitung

Ausbildung in Geburtsvorbereitung
Acherweg 58, 6370 Stans
(bietet Kurse allgemein für jede/n Interessierte/n an, nicht nur für Hebammen)

Stillgruppen

LLL-La Leche League-Gruppen
Zentralstelle für die Schweiz:
LLL-Schweiz, Postfach 197, 8053 Zürich, Tel.: 01 / 910 96 59
(leitet Briefe auf Wunsch auch an die nächstgelegene LLL-Gruppe weiter)

Geburtshäuser

Geburtshuus Mötschwil
Gabriela Zürcher, Haus 14A, 3324 Mötschwil

Sibylle Waldmann, Lehenmattstr. 81, 4052 Basel

Lucia Mikeler-Knaack, Jungstr. 45, 4056 Basel

Margreth Beltraminelli, In den Schorenmatten 72, 4058 Basel

Gebärstätte und Hebammenpraxis
St. Jakobs-Str. 39, 4132 Muttenz

Lisbeth Jurt, Furlenstr. 86, 4415 Lausen

Herta Wunderlin, Seltisbergerstr. 39, 4419 Lupsingen

Irene Lohner, Bündtenweg 8, 4432 Lampenberg

Anneliese Probst, Talweg 51, 4436 Oberdorf

Heidi Thommen-Schaub, Ebnet 4, 4446 Buckten

Storchenäscht
Doris Erbacher, Bahnhofstr. 11, 5600 Lenzburg

Verena Matter, Klosterstr. 10, 6370 Engelberg

Iren Bärlocher, Regensbergstr. 218, 8050 Zürich

Christina America, Hubenstr. 69, 8051 Zürich

Delphys Geburtshaus
Kirchgasse 147, 8102 Oberengstringen

Weitere nützliche Adressen

Schweizerisches Rotes Kreuz
Bereich Berufsbildung, Rainmattstr. 10, Postfach, 3001 Bern
(überwachende Instanz der Hebammenausbildung, mit zuständig für Ausbildungsfragen)

Verein zur Förderung vielfältiger Gebärmöglichkeiten
Nicole Christen, Brambergrain 3, 6004 Luzern, Tel.: 0 41 / 51 62 19

Verein zur Förderung natürlicher Geburten
Informationsstelle für Schwangerschaft, Geburt und Stillzeit
Obmannamtsgasse 15, 8001 Zürich, Tel.: 01 / 252 09 15

Interessengemeinschaft natürliche Geburt
c/o Ruth Grand, Goethestr. 20, 9008 St. Gallen, Tel.: 0 71 / 25 17 59

Verein Nabelschnur
Obereggerstr. 28 b, 9410 Heiden, Tel.: 0 71 / 91 54 12

Verein Kind und Krankenhaus
3208 Gurbrü, Tel.: 0 31 / 95 65 02

Zentralsekretariat Pro Juventute
Seefeldstr. 8, 8022 Zürich, Tel.: 01 / 251 72 44
(vermittelt u.a. Adressen von Tagesmüttern)

Fragebögen

I Krankheitsgeschichte und persönlicher Hintergrund

Füllen Sie bitte diesen Fragebogen sorgfältig aus. Beim nächsten Besuch werden wir ihn gemeinsam durchgehen und alle Fragen besprechen. Alle technischen Ausdrücke und Fragen, mit denen Sie nichts anfangen können, lassen Sie einfach offen.

Name _____ Geburtsdatum _____ Größe _____

Name des Partners _____ Normalgewicht

Adresse _____ (vor der Schwangerschaft) _____

_____ Alter des Partners _____ Größe _____

Telefon _____ Gewicht _____

Wegbeschreibung _____

_____

Namen und Telefonnummern von Verwandten und Freunden, über die Sie schnell erreichbar

sind: _____

_____

Allergien gegen Medikamente und Lebensmittel: _____

_____

Waren Sie, abgesehen von früheren Geburten, schon einmal in der Klinik? Bitte geben Sie die

Daten, die Gründe und die Behandlung an. _____

_____

_____

Hatten Sie jemals schwere Unfälle, Verletzungen oder Brüche? _____

_____

_____

Hatten Sie jemals Blutungen oder eine atonische Nachgeburtsblutung? _____

_____

Sind Ihnen in Ihrer eigenen Familie oder der Familie des Vaters irgendwelche Erbkrankheiten

bekannt, auf die wir achten müßten? _____

_____

Erste Menstruation im Alter von _____

Dauer der Blutungen _____

Wieviele Tage liegen zwischen den Regelblutungen _____

Ist der Zyklus regelmäßig? _____

Ist die Blutung stark, mittelmäßig oder schwach? _____

Haben Sie während der Periode häufig Beschwerden? _____

_____

Führen Sie bitte alle Empfängnisverhütungsmethoden an, die Sie verwendet haben, und die Dauer der Anwendung. Fangen Sie bitte mit der zuletzt verwendeten Verhütung an:

Methode   **Daten**   **Probleme**

_____

_____

_____

_____

Bitte führen Sie alle Infektionskrankheiten, Unregelmäßigkeiten, Operationen und Erkrankungen auf, die an Ihren Brüsten, Eierstöcken, Eileitern, der Gebärmutter, dem Muttermund oder der Scheide aufgetreten sind. Geben Sie auch Zysten, Biopsien, Endometriose, Fibrome, Chlamydiainfektionen, Unterleibsentzündungen und Besonderheiten (z.B. doppelte Gebärmutter) an. Nennen Sie Daten und Behandlung.

_____

_____

_____

Wie waren die Geburten Ihrer Mutter? Waren es schnelle oder langdauernde Geburten? Hat

sie ihre Kinder stets nach oder vor dem Termin bekommen? _____

_____

Wenn es in Ihrer Familie oder der Ihres Mannes Zwillinge oder Drillinge gibt, dann geben Sie bitte das Verwandtschaftsverhältnis und die Häufigkeit an.

_____

_____

_____

Wieviele Schwangerschaften hatten Sie (einschließlich dieser)?_____

Wenn Sie eine Abtreibung hatten, geben Sie bitte an: Daten; in welcher Schwangerschaftswoche, angewandte Methode.

_____

_____

Wenn Sie eine Fehlgeburt hatten, geben Sie bitte folgendes an: Daten; in welcher Schwangerschaftswoche?; waren Sie beim Arzt oder in der Klinik?; hatten Sie eine Ausschabung?; haben Sie Medikamente bekommen?

_____

_____

Falls Sie Rhesus-negativ sind, haben Sie nach der Abtreibung oder der Fehlgeburt eine Anti-D-Prophylaxe bekommen? _____

War die Schwangerschaft geplant? Bitte erläutern Sie, falls nicht: _____

_____

_____

Ist während dieser Schwangerschaft eine der folgenden Krankheiten bei Ihnen eingetreten: Herpes, Masern, Hepatitis, Blasenentzündung? Bitte geben Sie den Zeitpunkt an. _____

_____

_____

Wurde bei Ihnen seit Beginn dieser Schwangerschaft eine Röntgenuntersuchung in irgendeinem Körperbereich durchgeführt? Geben Sie die Daten und die Art der Röntgenuntersuchung an.

_____

_____

Bitte überlegen Sie, ob Sie während dieser Schwangerschaft einige der folgenden Symptome hatten. Geben Sie Datum, Heftigkeit und gegebenenfalls Behandlungsmethode an:

Bauchschmerzen _____

Blutungen, Schmierblutungen _____

Verstopfung _____

Benommenheit, Bewußtlosigkeit_____

Ödeme, Schwellungen _____

Müdigkeit_____

ungewöhnliche Gewichtszunahme in einem kurzen Zeitraum _____

Kopfschmerzen _____

Magenbeschwerden _____

Übelkeit, Erbrechen _____

Schlafprobleme _____

Sehstörungen _____

Störungen beim Wasserlassen _____

Scheidenentzündungen _____

andere Probleme _____

Ist bei Ihnen in der Schwangerschaft und in den letzten drei Monaten davor irgendeine Behandlung durchgeführt worden oder sind Ihnen Medikamente gegen körperliche oder psychische Beschwerden verschrieben worden? Geben Sie *jedes* Medikament an, besonders die, die speziell schwangeren Frauen verschrieben werden, wie z.B. Schlafmittel, Diuretika, Beruhigungsmittel, Appetithemmer, Tabletten gegen Übelkeit, Antibiotika usw.

_____

_____

_____

_____

Sollten Sie regelmäßig oder häufig Tabletten nehmen, sowohl rezeptpflichtige wie auch rezeptfreie, geben Sie sie bitte an: _____

_____

Wenn Sie irgendwelche »illegalen« Drogen genommen haben, geben Sie bitte an, welche, wie oft und wann seit der letzten Periode. Wenn Sie Marihuana rauchen, schätzen Sie bitte Ihren bisherigen Konsum während der Schwangerschaft:

_____

_____

Wieviel Alkohol trinken Sie? _____

_____

Rauchen Sie? _____ Wenn Sie früher geraucht haben, geben Sie bitte an, wann und

wieviel. Wann haben Sie aufgehört?_____

_____

Arbeiten Sie in einer Umgebung oder halten sich häufiger dort auf, wo viele Lösungsmittel, Farben, Pestizide oder Klebstoffe verwendet werden oder viel Rauch entsteht?

_____

_____

Haben oder versorgen Sie eine Katze? _____

_____

Sind Sie berufstätig? _____ Wenn ja, beschreiben Sie bitte, wo Sie arbeiten und was und Ihre tägliche Arbeitszeit. _____

_____

_____

_____

_____

Wann möchten Sie aufhören zu arbeiten? Bitte geben Sie an, wann Sie vorhaben, nach dem Erziehungsurlaub wieder an Ihren Arbeitsplatz zurückzukehren. _____

_____

_____

_____

Studieren Sie oder besuchen Sie eine Schule? _____

Abends oder ganztags? _____

Wieviel Stunden schlafen Sie nachts gewöhnlich?_____

Haben Sie tagsüber regelmäßig die Möglichkeit, sich auszuruhen? _____

Schlafen Sie gut? _____

Wie ist es Ihnen allgemein bisher in dieser Schwangerschaft gegangen?_____

_____

_____

Wie halten Sie sich körperlich gesund? Treiben Sie bestimmte Sportarten? Meditieren Sie oder machen Sie Yoga?_____

_____

Haben Sie den Eindruck, daß sich Ihre sexuelle Beziehung seit der Schwangerschaft wesentlich verändert hat? _____

_____

_____

_____

Bitte nennen Sie die Personen, die Sie bei der Geburt dabeihaben möchten: _____

_____

_____

Möchten Sie Ihr Kind stillen? Haben Sie schon eine Vorstellung, wie lange Sie stillen möchten?

_____

_____

Sind Sie mit Ihren Hausgeburtsplänen auf Widerspruch gestoßen? Welcher Art? _____

_____

_____

_____

_____

Bitte überlegen Sie sich die folgenden Fragen eine Weile und schreiben Sie dann auf, was Ihnen dazu einfällt. Wenn Sie mit einem Partner zusammen sind, sollten Sie beide antworten. Antworten Sie erst, wenn Sie alle Fragen gelesen haben.

Warum soll dieses Baby zu Hause zur Welt kommen? _____

_____

_____

_____

Vater: _____

_____

_____

_____

_____

Worin bestehen Ihrer Meinung nach die Pflichten und die Verantwortung Ihrer Hebamme?

_____

_____

_____

Vater: _____

_____

_____

Es gibt während der Wehen, der Geburt und danach einige Dinge, die ohne vorherige Warnzeichen passieren können. Wenn bei Ihnen keine Risiken bestehen, ist die Wahrscheinlichkeit hierfür gering. Wenn es jedoch zu solchen Komplikationen kommt, könnten Sie und Ihr Baby einem größeren Risiko ausgesetzt sein, weil die Geburt zu Hause stattfindet. Bei der Geburt bestehen Risiken ebenso wie beim Autofahren oder in anderen Lebenssituationen. Manche davon lassen sich unabhängig vom jeweiligen Stand der Technik niemals ganz ausschließen. Wenn sie Ihr Kind in der Klinik zur Welt bringen, gibt es ebenso bestimmte Risiken wie wenn Sie es zu Hause (oder in einem Geburtshaus) zur Welt bringen. Wenn Sie sich dafür entscheiden, die mit einer Hausgeburt verbundenen Risiken einzugehen, müssen Sie in Erfahrung bringen, welche das sind und wie damit umgegangen werden kann. Bitte geben Sie an, was Sie über Risiken und Komplikationen bei der Geburt wissen und wie Sie dazu eingestellt sind:

_____

_____

_____

_____

Vater: _____

_____

_____

_____

Wie sind Sie dazu eingestellt, zur Geburt in eine Klinik zu gehen, falls Ihre Hebamme den Eindruck hat, daß es zu Komplikationen kommt?

_____

_____

Vater: _____

_____

_____

_____

Wie würden Sie Ihrer Meinung nach damit umgehen, wenn Baby oder Mutter bei einer Hausgeburt einen bleibenden Schaden davontrügen oder stürben?

_____

_____

_____

_____

Vater: _____

_____

_____

_____

Was sind Ihrer Meinung nach die Vorteile einer Hausgeburt? _____

_____

_____

Vater: _____

_____

_____

Bitte schreiben Sie hier alle Bemerkungen, Gedanken und Ergänzungen auf, von denen Sie meinen, daß es für Ihre Hebamme wichtig wäre, darüber Bescheid zu wissen:

_____

_____

_____

_____

_____

II Bisherige Schwangerschaften

Wie war Ihre Vorsorge bei Ihren früheren Schwangerschaften? _____

_____

_____

Waren Sie bei einer Geburtsvorbereitung? _____

_____

Falls Sie einmal eine Frühgeburt hatten und Ihr Baby verloren haben oder eine Totgeburt oder
falls Ihr Baby nach der Geburt gestorben ist, berichten Sie mir bitte über diese Erfahrung. Es tut
mir leid, daß ich schmerzliche Erinnerungen in Ihnen wachrufe. Wurde eine Diagnose gestellt?

_____

_____

_____

_____

_____

Bitte geben Sie die Zahl Ihrer normalen Geburten an: die Daten und Uhrzeiten und ob das Kind
vor oder nach dem Termin geboren wurde.

Name	Datum/Uhrzeit	Errechneter Termin

Wo sind Ihre Kinder zur Welt gekommen? _____

_____

Wie hoch war Ihre Gewichtszunahme bei den einzelnen Schwangerschaften? _____

_____

Wieviel hat jedes Ihrer Babys gewogen? _____

_____

Falls Sie gestillt haben, wie lange? _____

_____

Wie lange hat jeweils die Geburt gedauert? _____

_____

Eröffnungsphase _____ Austreibungsphase _____ Nachgeburtsphase _____

Eröffnungsphase _____ Austreibungsphase _____ Nachgeburtsphase _____

Eröffnungsphase _____ Austreibungsphase _____ Nachgeburtsphase _____

Falls sie nicht künstlich eingeleitet worden ist, wie hat die Geburt begonnen? _____

_____

_____

Konnten Sie während der Geburt essen? _____

Was haben Sie zu sich genommen? _____

War es möglich, etwas zu trinken oder Eis zu lutschen? _____

Mußten Sie sich übergeben? _____

Bitte geben Sie alle Medikamente an, die Sie bei Ihren bisherigen Geburten bekommen haben. Versuchen Sie, sich daran bei jedem einzelnen Kind zu erinnern, sowohl vor wie auch nach der Geburt. Geben Sie auch Schlafmittel, krampflösende Mittel, Analgetika, Schmerztabletten, Beruhigungsmittel, wehenanregende Mittel wie Oxytozin, Betäubungsmittel wie Kaudalanästhesie, Periduralanästhesie und Pudendusblock usw. an.

_____

_____

_____

_____

Wurde Ihre letzte Geburt eingeleitet? Wissen Sie den Grund? _____

_____

Wurde ein Venenzugang gelegt? Bekamen Sie Oxytozin? _____

_____

Falls Sie an einen Herzton-Wehenschreiber (CTG) angeschlossen waren, geben Sie bitte an, ob eine äußere oder innere Ableitung gemacht wurde. Wie lange wurde er verwendet? Wie ist Ihre Ansicht über die Anwendung des CTG?

_____

_____

_____

Wurde bei Ihnen die Fruchtblase gesprengt oder ist sie von selbst geplatzt? Wissen Sie, wie weit Ihr Muttermund zu dem Zeitpunkt eröffnet war?

_____

_____

War Ihr Baby eine Schädel- oder eine Steißlage? _____

Manche Babys werden mit dem Gesicht voran oder in der hinteren Hinterhauptlage (HHL) geboren. Hatten sie eine Geburt in der HHL oder mußte der Arzt eine Zange anwenden, um Ihr Baby zu drehen?

_____

_____

Haben Sie die meiste Zeit während der Geburt im Bett verbracht? _____

Haben Sie Ihr Kind in der Rücklage (mit den Füßen in Beinhaltern) geboren? _____

_____

Welche Haltungen stellen Sie sich angenehmer vor?_____

_____

Konnten Sie beim Rausschieben des Babys mithelfen? Konnten Sie die Wehen und den Preßdrang spüren oder haben Sie Medikamente bekommen, die das verhindert haben?

_____

_____

_____

Wurde ein Dammschnitt gemacht? Kam es zu einem Dammriß? Sind Sie genäht worden?

_____

_____

Hat die Naht Ihnen Unannehmlichkeiten bereitet?_____

Wurde bei früheren Geburten die Zange angewendet? Wissen Sie den Grund?_____

_____

Wurde Ihnen mitgeteilt, ob Ihr Baby sich zu irgendeiner Zeit in einem schlechten Zustand befand?

_____

Wissen Sie, ob das Fruchtwasser getrübt war (d.h. ob das Baby während der Wehen Mekonium ins Fruchtwasser ausgeschieden hat, was manchmal ein Anzeichen ist, daß es ihm schlecht ging)?

_____

_____

230

Waren bei Ihrem Baby nach der Geburt Wiederbelebungsmaßnahmen nötig?_____

_____

Wissen Sie die Apgar-Werte Ihres Babys?_____

Wann wurde die Nabelschnur durchtrennt? _____

Mußte Ihr Baby auf die Intensivstation?_____

_____

Wann konnten Sie Ihr Baby zum erstenmal anlegen? _____

_____

Konnten Sie Rooming-in machen? _____

Ging das Stillen gut? _____

Mußten Sie sich dabei nach einem Zeitplan richten?_____

Wurden Sie und Ihr Baby getrennt? Wann?_____

_____

Hatte Ihr Baby während des Klinikaufenthalts oder in den ersten Wochen daheim irgendwel-

che Probleme? _____

_____

Hatte Ihr Baby Neugeborenengelbsucht? _____

Wie wurde die Gelbsucht behandelt? Mußte das Baby in die Klinik eingeliefert werden? _____

_____

Traten bei Ihnen während oder nach der Geburt irgendwelche Probleme auf?_____

_____

_____

_____

Gab es Probleme bei der Nachgeburt? Hat der Arzt Ihre Gebärmutter manuell untersucht oder
irgendwelche Instrumente benutzt?

_____

_____

_____

_____

Kam es direkt nach der Geburt oder in den ersten Wochen zu Nachgeburts- oder anderen heftigen Blutungen? Wie wurden sie behandelt?_____

_____

Kam es im Zusammenhang mit der Geburt oder dem Stillen zu Infektionen? _____

_____

Wie lange blieben Sie in der Klinik? _____

Hatten Sie Wochenbettdepressionen? Was haben Sie unternommen?_____

_____

_____

Wie würden Sie Ihre Geburtserfahrungen beschreiben? Wurde mit Ihnen oder Ihrem Baby irgend etwas gemacht, das Ihnen nicht gefiel? _____

_____

_____

_____

_____

_____

Wie ist Ihre Einstellung zu Augentropfen in der ersten Stunde nach der Geburt? _____

_____

Welche Eindrücke hat der Vater von den früheren Geburten? _____

_____

_____

_____

_____

Weitere Gedanken und Bemerkungen: _____

_____

_____

_____

_____

Formulare

I Aufzeichnungen über die Schwangerenvorsorge

Name _____ Telefon _____

Letzte Periode _____ ET_____

Wievielter Besuch	Datum	Schwangerschaftswoche	Urin	Gewicht	Puls/Blutdruck	Herztöne	Kindslage	Fundus
Bemerkungen:								
Bemerkungen:								
Bemerkungen:								
Bemerkungen:								

II Transportbericht nach abgebrochener Hausgeburt

Hebamme_____ Datum/Uhrzeit_____

Name der Mutter_____ Name des Vaters_____

Adresse _____

Errechneter Termin_____Alter der Mutter_____Gravida_____Para_____

Schwangerenvorsorge:

Schwangerschaftswoche beim 1. Besuch_____ Gewichtszunahme_____

üblicher Blutdruck_____Urin_____ Ödeme_____

Pelvimetrie_____Fundus_____ Hämatokrit_____

AB0-Unverträglichkeit & Rhesusfaktor_____

*Bemerkungen:*_____

_____

Geburtsbeginn:

Einsetzen der Wehen_____ anfängliche Vorkommnisse_____

Ankunft der Hebamme um_____ Allgemeine Beobachtungen:_____

Vaginale Untersuchung:_____

*Bemerkungen:*_____

_____

Geburtsverlauf:

Geburtsunwirksame Wehen_____ Geburtswirksame Wehen_____

Preßdrang_____ Blasensprung_____ Wie?_____

Fruchtwasser getrübt?_____ Kindliche Reaktion auf die Wehen:_____

*Bemerkungen:*_____

_____

Grund für den Kliniktransport:_____

234

III Wochenbettpflege

Name _____

Telefon _____

	Brust/Brust-warzen u. Stillen	Dammnaht	Wochenfluß	Gebärmutter	Nabelstumpf	Gelbsucht/ Verhalten des Babys
1. Hausbesuch Datum						
Vorschläge						
2. Hausbesuch Datum						
Erster Anruf Datum						
Zweiter Anruf Datum						

	Stillen	Gebärmutter	Vaginale Untersuchung	Wochenfluß	Gewöhnung ans Elternsein
3. Woche Datum der Untersuchung			Muttermund Muskeltonus		
6. Woche Datum der Untersuchung			Muttermund Muskeltonus		
Empfängnisverhütung?					

Checklisten

I Hinweise für das Wochenbett

1. Benachrichtige uns, wenn Du innerhalb von 20 Minuten mehr als eine Binde brauchst. Massiere Deine Gebärmutter fest, damit sie sich zusammenzieht und fahre in die Klinik, wenn die Blutung nicht nachläßt.

2. Überprüfe mehrmals am Tag Deine Gebärmutter auf Festigkeit, mindestens drei Tage lang.

3. Achte darauf, ob Dein Ausfluß unangenehm riecht (er sollte wie bei der Periodenblutung riechen), und benachrichtige uns gegebenenfalls.

4. Miß mindestens vier Tage lang zweimal täglich Deine Temperatur.

5. Trink viel Wasser (etwa drei bis vier Liter täglich, um den Milchfluß in Gang zu bringen), einen Liter davon trink als Mischung aus Hirtentäschel- und Beinwelltee (zur Heilung und Blutstillung).

6. Wenn Du genäht worden bist, wasch die Wunde drei- bis viermal täglich mit Beinwell, Kanadischer Gelbwurzel (Hydrastis canadensis) und Ingwertee (oder wende Kompressen an).

7. Säubere den Nabelstumpf des Babys alle paar Stunden (oder jedesmal beim Windelnwechseln) mit Peroxyd. Behandle besonders sorgfältig die Falten, wo der Nabel in die Haut übergeht.

8. Schau Dir die Haut des Babys im Tageslicht (am Fenster) sorgfältig an – wenn Du eine gelbliche Tönung bemerkst, benachrichtige uns. Wenn Dir das Baby plötzlich sehr gelb vorkommt, und zwar nicht nur im Gesicht, sondern auch an Armen und Beinen, ruf Deinen Kinderarzt an, möglicherweise muß ein Bilirubintest gemacht werden.

9. Zögere nicht, uns sofort anzurufen, wenn Dir irgend etwas Ungewöhnliches oder Beunruhigendes am Baby auffällt.

10. Ruh Dich viel aus, schlafe, wenn das Baby schläft, iß reichlich gutes Essen, das viel Eisen enthält, um den Blutverlust auszugleichen, und bitte Deinen Besuch um Hilfeleistungen, z.B. Abspülen oder Waschen. Nimm ganz allmählich Deine gewohnten Tätigkeiten wieder auf, dann kommt es später nicht zu plötzlichen Zusammenbrüchen oder Schwächeanfällen.

11. Versuche, Dein neues Elterndasein Tag um Tag zu leben und alles langsam und Schritt für Schritt zu tun – ruf uns an, falls es nötig ist.

II Der Hebammenkoffer

Hörrohr
Uhr mit Sekundenzeiger
Blutdruckmeßgerät
Stethoskop
2 gebogene Arterienklemmen
1 Schere mit stumpfen Spitzen
1 Schere mit scharfen Spitzen
1 Nadelhalter
3 Moskitozangen
1 Ringzange
Edelstahlnabelschnurklemmen
Edelstahlinstrumententablett mit Deckel
sterile Handschuhe
normale Untersuchungshandschuhe
5 ccm Spritzen
3 ccm Spritzen
Injektionsnadeln
Nadeln für die Naht
Nähmaterial (3/0 Chrom oder 4/0)
örtliches Betäubungsmittel
Oxytozin
Methergin
Tetrazykline- oder Erythromycin-Augentropfen (bzw. 1%ige Argentum-nitricum-Lösung oder Nebacetin)
Indikatorpapier
Urin-Teststreifen
eine halbe Kugelzange oder ein sonstiges zur Blasensprengung geeignetes Instrument
Absauggerät (entweder aus Glas oder Einweggerät aus Kunststoff)
Nabelblutkatheter
große Pipette
Antiseptikum
Alkoholtupfer
sterile Gazetupfer
Wasserflasche
Hot-Cold-Pack
Bandmaß aus Kunststoff oder Glasfiber
Hängewaage fürs Baby
Sauerstoffgerät für Säuglingsreanimation
Infusionsgerät (wahlweise)
Kräuter: Hirtentäschel, Beinwell, Caulophyllum, Lakritzwurzel, Hopfen, Helmkraut, Kamille
Kräutertinkturen: Hirtentäschel, Caulophyllum, Angelika

Die meisten Instrumente brauchen keine besondere Pflege, nur solche, die immer wieder geschrubbt und sterilisiert werden müssen. Sorgfältiges Säubern direkt nach Gebrauch empfiehlt sich; getrocknetes Blut setzt sich in den Scharnieren fest und ist dann schwer zu entfernen. Benutze Reinigungsschwämme, um Blut von den geriefen Zangen und Nadelhaltern zu entfernen.

Die erste Möglichkeit zur Sterilisierung deiner Geräte ist Abkochen. Koch die Instrumente und Tabletts 25 Minuten lang in einem großen Topf mit Wasser. Vergiß nicht, die Zange zu sterilisieren, mit der du Instrumente aus dem Wasser nimmst und achte darauf, daß du sie mit den Griffen oben ins Wasser legst. Wenn die 25 Minuten vorüber sind, laß das Wasser etwas abkühlen und nimm dann mit deiner Zange das Tablett heraus. Öffne einige Packungen mit steriler Gaze, zieh sterile Handschuhe an und leg das Tablett mit der Gaze aus. Benutze dann die Zange, um die Instrumente auf das Tablett zu legen und deck sie zu (laß den Deckel entweder abtropfen oder trockne ihn mit steriler Gaze). Schieb dann alles in eine doppelte Papiertüte, schlag es gut ein, versieh es mit einem Etikett und dem Datum.

Einfacher ist die zweite Möglichkeit, die Backofenmethode. Du brauchst lediglich deine doppelt eingewickelte Packung mit dem Tablett, der Gaze und den Instrumenten 1 Stunde bei 250 Grad im Ofen backen. Stell einen Topf mit Wasser dazu, damit die Tüte nicht angesengt wird. Nimm dann einfach alles heraus, laß es abkühlen und räume es dann an seinen Platz.

Wiederhole das Sterilisieren alle zwei Wochen.

III Was die Eltern bereithalten müssen

Antiseptikum
Olivenöl
große Pipette
4 x 4 sterile Gazeunterlagen (zwei Dutzend)
Wattebällchen
Wasserstoffperoxyd
Fieberthermometer
Trinkhalme mit Knick
Kunststoffplane
Abfalltüten
Einwegkrankenunterlagen (mindestens 20)
Binden (Nacht- und Minibinden) und Gürtel
4 Laken, 4 Waschlappen, 4 Handtücher, 8 Moltontücher – alle zusätzlich 10 Minuten im Wäschetrockner
    getrocknet und in Plastik verpackt und mit Klebeband verschlossen
Kräuter: Hirtentäschel, Beinwell, Ingwerwurzel
Kunststoffpipette

Literatur

Arms, Suzanne: *Immaculate Deception*. South Hadley, MA: Bergin & Garvey, 1985.

Balaskas, Arthur / Walker, Peter: *Babygymnastik*. München: Kösel, 2. Aufl. 1990.

Baldwin, Rahima: *Special Delivery*. Berkeley, CA: Celestial Arts, 1986.

Bates, Barbara: *A Guide to Physical Examination*. Philadelphia: Lippincott, 1983.

Beischer, Norman / Mackay, Eric: *Obstetrics and The Newborn*. New York: CBS Publications, 1985.

Benner, Klaus U. / Snell, Richard: *Klinische Anatomie*. Herrsching: Pawlak, 1988.

Bing, Elizabeth / Colman, Libby: *Sex während der Schwangerschaft*. Berlin: Ulstein, 1979.

Blatt, Robin J.R.: *Bekomme ich ein gesundes Kind? Chancen und Risiken der vorgeburtlichen Diagnostik*. Reinbek: Rowohlt, 1991.

Brazelton, T.Berry / Cramer, Bertraud G.: *Die frühe Bindung. Die erste Beziehung zwischen dem Baby und seinen Eltern*. Stuttgart: Klett-Cotta, 1991.

Brewer, Gail / Brewer, Tom: *What Every Pregnant Woman Should Know: The Truth About Diets and Drugs in Pregnancy*. New York: Random House, 1985.

Burgsmüller, Claudia (Hrsg.): *Frauen und Fortpflanzungstechnologie. (K)eine Herausforderung an Sozialarbeit und Sozialpädagogik!?* Fachhochschule Wiesbaden (Veröffentlichungen aus Lehre, angewandter Forschung und Weiterbildung, Bd. 7), 1989.

Chamberlain, David: *Woran Babys sich erinnern. Die Anfänge unseres Bewußtseins im Mutterleib*. München: Kösel, 2. Aufl. 1991.

Cohen, Nancy Wainer / Ester, Lois J.: *Silent Knife: Caesarian Prevention and Vaginal Birth After Caesarian*. South Hadley, MA: Bergin & Garvey, 1983.

Colman, Arthur / Colman, Libby: *Der Vater. Veränderungen einer männlichen Rolle*. München: Kösel, 1991.

Coudris, Manuel David: *Ich kann sprechen. Die erstaunlichen Botschaften eines Ungeborenen*. München: Goldmann, Neuaufl. 1988.

Dick-Read, Grantley: *Der Weg zur natürlichen Geburt*. Hamburg: Hoffmann & Campe.

Dix, Carol: *Depressionen nach der Geburt. Hilfe für Mütter und Väter*. Reinbek: Rowohlt, 1991.

Donald, Ian: *Practical Obstetrical Problems*. Philadelphia: Lippincott, 1979 (vergriffen).

Enders, Gisela: *Infektionen und Impfungen in der Schwangerschaft*. München: Urban & Schwarzenberg, 2. durchges. Aufl. 1991.

Faller, Adolf: *Der Körper des Menschen. Einführung in Bau und Funktion*. Stuttgart: Thieme, 11. Aufl. 1988.

Gaskin, Ina May: *Praktische Hebammen. Handbuch der natürlichen Geburt*. München: Hugendubel/Irisiana, 1989 (vergriffen).

Gaskin, Ina May: *Spirituelle Hebammen*. München: Hugendubel/Irisiana, 1989.

Gross, Werner: *Was erlebt ein Kind im Mutterleib?* Freiburg i.Br.: Herder, Neuaufl. 1991.

Haeberle, Erwin J.: *Die Sexualität des Menschen. Handbuch und Atlas*. Berlin: de Gruyter.

Haupt, Harald: *Das Neugeborene*. Stuttgart: Thieme, 3. überarb. Aufl. 1982.

Jensen, Margaret / Bobak, Irene: *Maternity and Gynecological Care: The Nurse and The Family*. St. Louis, MO: C.V. Mosby Co., 1985.

Katz Rothmann, Barbara: *Schwangerschaft auf Abruf. Vorgeburtliche Diagnose und die Zukunft der Mutterschaft*. Marburg: Metropolis, 1989.

Kelm-Kahl, Inge: *Hausgeburt – besser für Mutter und Kind. Die neuen Erkenntnisse, die richtige Vorbereitung*. Reinbek: Rowohlt, 1990.

Kitzinger, Sheila: *Bereit zur Geburt. Das Übungsprogramm mit Tonkassette*. München: Kösel, 1986.

Kitzinger, Sheila: *Giving Birth: The Parent's Emotions in Childbirth.* New York: Schocken, 1977. (Deutsche Ausgabe in Vorbereitung beim Kösel-Verlag, München.)

Kitzinger, Sheila: *Ich stille mein Baby. Das umfassende Handbuch für die junge Mutter.* München: Kösel, 1989.

Kitzinger, Sheila: *Mutter werden über 30.* München: Kösel, 3. Aufl. 1990.

Kitzinger, Sheila: *Natürliche Geburt.* München: Kösel, 7. Aufl. 1991.

Kitzinger, Sheila: *Schwangerschaft und Geburt. Das umfassende Handbuch für junge Eltern.* München: Kösel, 6 erw. Aufl. 1990.

Kitzinger, Sheila: *Wenn mein Baby weint.* München: Kösel, 1990.

Kitzinger, Sheila / Nilsson, Lennart: *Ein Leben beginnt.* München: Mosaik 1987.

Klaus, Marschall H. / Kennell, John H.: *Mutter-Kind-Bindung. Über die Folgen einer frühen Trennung.* München: Kösel, 1983.

Krüll, Marianne: *Die Geburt ist nicht der Anfang. Die ersten Kapitel unseres Lebens – neu erzählt.* Stuttgart: Klett- Cotta, 3. Aufl. 1990.

Langman, Jan: *Medizinische Embryologie. Die normale menschliche Entwicklung und ihre Fehlbildungen.* (=[Taschen-]Lehrbuch der gesamten Anatomie, Bd. 4) Stuttgart: Thieme, 8. Aufl. 1989.

Leboyer, Frédérick: *Atmen und Singen.* (Übungscassette). München: Kösel, 1984.

Leboyer, Frédérick: *Geburt mit Leboyer.* 3 Videocassetten: 1 *Geburt,* 2 *Sanfte Hände,* 3 *Wellen des Lebens.* München: Kösel, 1985.

Leboyer, Frédérick: *Geburt ohne Gewalt.* München: Kösel, 6. Aufl. 1990.

Leboyer, Frédérick: *Die Kunst zu atmen.* München: Kösel, 1983.

Leboyer, Frédérick: *Sanfte Hände. Die traditionelle Kunst der indischen Baby-Massage.* München: Kösel, 11. Aufl. 1990.

Lothrop, Hannah: *Gute Hoffnung – jähes Ende. Ein Begleitbuch für Eltern, die ihr Baby verlieren, und alle, die sie unterstützen wollen.* München: Kösel, 2. Aufl. 1992.

Lothrop, Hannah: *Das Stillbuch.* München: Kösel, 17. Aufl. 1991.

Martin, Emily: *Die Frau im Körper. Weibliches Bewußtsein, Gynäkologie und die Reproduktion des Lebens.* Frankfurt a.M./New York: Campus, 1989.

Martius, Gerhard (Hrsg.): *Hebammenlehrbuch.* Stuttgart: Thieme, 5. neubearb. u. erw. Aufl. 1990.

Martius, Gerhard (Hrsg.): *Lehrbuch der Geburtshilfe.* Stuttgart: Thieme, 12. neubearb. Aufl. 1988.

Montagu, Ashley: *Körperkontakt.* Stuttgart: Klett-Cotta, 6. Aufl. 1990.

Moore, Keith L.: *Embryologie. Lehrbuch und Atlas der Entwicklungsgeschichte des Menschen.* Stuttgart: F.K. Schattauer, 3. Aufl. 1990.

Mühlratzer, Eva / Horkel, Wilhelm: *Kaiserschnitt. Ein praktischer und psychologischer Ratgeber.* München: Kösel, 1990.

Myles, Margaret: *Textbook for Midwives.* New York: Churchill Livingstone, 1975.

Nacke, Kornelia / Lipp, Jürgen P.: *Ambulante Geburt. Sichere Entbindung in der Arztpraxis oder Klinik – persönliche Betreuung von Mutter und Kind zu Hause.* München: Kösel, 1984.

Nilsson, Lennart: *Ein Kind entsteht.* München: Mosaik, 1990.

Odent, Michel: *Erfahrungen mit der sanften Geburt.* München: Kösel, 1986.

Odent, Michel: *Die Geburt des Menschen. Für eine ökologische Wende in der Geburtshilfe.* München: Kösel, 1980.

Odent, Michel: *Die sanfte Geburt.* München: Kösel, 6. Aufl. 1986.

Oxorn, Harry / Foote William: *Human Labor and Birth.* New York: Appleton-Century-Crofts, 1975.

Peterson, Gayle: *Birthing Normally.* Berkeley, CA: Mind-body Press, 1981.

Peterson, Gayle: *Pregnancy as Healing.* Berkeley, CA: Mind-body Press, 1984.

Pfützenreuter, Norbert: *Geburt ohne Angst. Die komplette Geburtsvorbereitung nach Lamaze.* Berlin/Heidelberg/New York: Springer, 1991.

Pritchard, Jack / McDonald, Paul / Gant, Norman:

Williams Obstetrics. Norwalk, CT: Appleton-Century-Crofts, 1975.

Pschyrembel Klinisches Wörterbuch. Berlin: de Gruyter, 256. neubearb. Aufl. 1989.

Pschyrembel, Willibald/Dudenhausen, Joachim W.: *Praktische Geburtshilfe*. Berlin: de Gruyter, 17. überarb. Aufl. 1991.

Queenan, John T. / Hobbins, John C.: *Protocols for High-Risk Pregnancies*. Oradell, NJ: Medical Economic Books, 1982.

Roche Lexikon Medizin. München: Urban & Schwarzenberg, 2. neubearb. Aufl. 1987.

Schindele, Eva: *Gläserne Gebär-Mütter. Vorgeburtliche Diagnostik – Fluch oder Segen*. Frankfurt a.M.: S. Fischer, 1990.

Schneider, Vimala: *Baby-Massage*. München: Kösel, 1985.

Sichtermann, Barbara: *Leben mit einem Neugeborenen*. Frankfurt a.M.: S. Fischer, 13. Aufl. 1991.

Silbernagl, Stefan / Despopoulos, Agamemnon: *Taschenatlas der Physiologie*. Stuttgart: Thieme, 3. überarb. Aufl. 1988.

Staehr, Elsbeth von: *Der große Atemzug fürs Kind. Schwangerschaftsgymnastik, Geburtsvorbereitung, Geburt*. Berlin/Heidelberg/New York: Springer, 1990.

Staehr, Elsbeth von / Staehr, H. von: *Wie verhalte ich mich bei Schwangerschaft, Geburt und Rückbildung. Vorsorge ist die beste Fürsorge*. München: J.F. Bergmann, 4. Aufl. 1984.

Stingl, Alfred/Bsteh, Paulus: *Frauenheilkunde und Geburtshilfe. Krankheitslehre und Pflegetechnik*. München: Urban & Schwarzenberg, 5. überarb. u. erw. Aufl. 1980.

Strobel, Kornelia: Frühgeborene brauchen Liebe. Was Eltern für ihr »Frühchen« tun können. München: Kösel, 1988.

Tomatis, Alfred A.: *Der Klang des Lebens. Vorgeburtliche Kommunikation – die Anfänge der seelischen Entwicklung*. Reinbek: Rowohlt, 1990.

Varney, Helen: *Nurse-Midwifery*. Boston, MA: Blackwell Scientific Publications, 1980.

Verny, Thomas / Kelly, John: *Das Seelenleben des Ungeborenen*. Berlin: Ullstein, 1983.

Walker, Peter: *Das entspannte Baby. Mehr Wohlbefinden für Ihr Kind durch Massage und Gymnastik*. München: Kösel, 1989.

Weed, Susun S.: *Naturheilkunde für schwangere Frauen und Säuglinge*. Berlin: Orlanda Frauenverlag, 1989.

Whitley, Nancy: *Clinical Obstetrics*. Philadelphia: Lippincott, 1985.

Wilberg, Gerlinde M.: *Zeit für uns. Ein Buch über Schwangerschaft, Geburt und Kind*. Frankfurt a.M.: S. Fischer, 12. Aufl. 1991.

Wilberg, Gerlinde M. / Hujber, Karlo: *Natürliche Geburtsvorbereitung und Geburtshilfe. Ein Handbuch*. München: Kösel, 1991.

Wolf, Vero: *Hausgeburten. Berichte, Erfahrungen, Bilder*. Schaafheim: Pala, 1984.

Zimmer, Dirk: *Sexualität und Partnerschaft. Grundlagen und Praxis psychologischer Behandlung*. München: Psychologie Verlags Union, 1985.

Zimmer, Katharina: *Das Leben vor dem Leben. Die seelische und körperliche Entwicklung im Mutterleib*. Kösel, 3. Aufl. 1990.

Zeitschriften

»Deutsche Hebammenzeitschrift«
(Organ des Bundes Deutscher Hebammen; erscheint monatlich; Verlagsanschrift: Elwin Staude Verlag GmbH, Postfach 51 06 60, 3000 Hannover 51)

»Die Hebamme«
(Fortbildungszeitschrift für Hebammen und Entbindungspfleger; erscheint vierteljährlich; Verlagsanschrift: Ferdinand Enke Verlag, Postfach 10 12 54, 7000 Stuttgart 10)

»Schweizer Hebamme«
(Organ des Schweizerischen Hebammen-Verbands; erscheint 11x jährlich; Redaktionsanschriften: Sylvia Forster-Rosser, Station, 3126 Kaufdorf; Evelyne Moreillon Delachaux, Route Suisse 65, 1295 Mies)

Dank

Ich möchte Judy Lane für ihre Durchsicht des Buches und ihre hervorragenden Vorschläge danken. Zutiefst dankbar bin ich auch den Hebammen Betty Carrington, Tish Demmin und Mary Widhalm, die sorgfältig das Manuskript gelesen haben und mir ihre unschätzbare Kritik und ihre Fachkenntnisse zuteil werden ließen.

Besonderer Dank gilt Jean Jones Burke für ihre Einsichten in die Psychologie schwangerer Frauen.

Tiefempfundener Dank und Anerkennung an Linda Harrison, Hebamme und Künstlerin, die meisterliche Illustrationen geschaffen hat, für ihr Engagement und ihre Freundschaft.

Für die Fotos möchte ich folgenden FotografInnen danken:

Suzanne Arms Wimberley, S. 8, 214 copyright © 1987;
Ed Buryn, S. 10, 150 copyright © 1981;
Gary Yost (Rupo), S. 135 copyright © 1981.

Ein ganz besonderer Dank und Anerkennung geht an all die Hebammen, die im Buch erwähnt werden oder die auf den Fotos gezeigten Familien unterstützt haben. Die intime Darstellung eurer Fürsorglichkeit ist ein wertvoller Beitrag zu dieser Arbeit.

Der Dank des deutschen Verlags und der Übersetzerin gilt Anne Rockel-Löhnhoff, Susanna Roth, Maria Bäuerle, Brigitte Sanden, Claudia Lenz und Steffi Struthmann für ihren fachlichen Rat und ihre Hilfe.

Register

ABO-Unverträglichkeit 179f.

Absaugen
- unter der Geburt 106
- bei der Wiederbelebung 163, 164

Absauggerät 102, 106, 107, 164

Abstillen 186

Abstrich 31
- nach der Geburt 177

Abtreibung, Vorgeschichte 19

Abwehrkräfte 36

Adressenverzeichnis 215-219

ältere Mütter 34, 79f.

Ängste 41f., 49, 76f.

Aerobic 30

AIDS 82
- Risiko in Austreibungsphase 99
- Test 35

aktive Geburtsarbeit 93-96
- Aufgaben der Hebamme bei 94-96
  siehe auch Eröffnungsphase

Akupunktur, Bluthochdruck und 63

Alaun 40

Alfalfa 110, 147

Alkohol 29, 41, 70
- als Gegenanzeige der Hausgeburt 18, 30

alleinerziehende Mütter 75-77
- Wochenbettdepression und 188

Allgemeinzustand (des Babys), Untersuchung des 113

Aloe vera-Öl
- bei Hämorrhoiden 183
- bei Wundsein 182

Alpha-Fetoproteintest 34

Ammonium und Wundsein 182

Amniozentese 34

Anämie 54-56
- Eisenmangel 54f.
- als Gegenanzeige der Hausgeburt 18
- megaloblastuläre 55
- bei Zwillingsgeburt 67

Anamnese 18-20

androides Becken 26

Anenzephalie 34, 165

Anmeldungen in letzter Minute 49f.

anregende Mittel, Bluthochdruck und 63

Anspannung
- Blähungen beim Baby und 181f.
- mütterliche 133

Antibiotika bei Neugeboreneninfektion 179

Anus
- des Babys, Untersuchung des 115
- der Mutter 156

Apgar-Test 108

Apnoe 32, 162f., 179
- primäre 162
- sekundäre 162, 163

Argentum-nitricum-Lösung 114

Arme (des Babys), Untersuchung der 114f.

Artemis Speaks (Koehler) 126

Asthma als Gegenanzeige der Hausgeburt 18

Asynklitismus 45, 121, 126

Atemnotsyndrom (ANS) 69, 178

Atmung
- in der Austreibungsphase 98, 132
- unter der Geburt 105
- während der aktiven Geburtsarbeit 93
- tiefe 181

Atonie (der Gebärmutter) 151-153, 183

atonische Blutungen 148, 151 *siehe auch* Blutungen

aufrechte Haltung bei der aktiven Geburtsarbeit 94

Augen (des Babys), Untersuchung der 114

Ausfluß
- nach der Geburt (Wochenfluß) 172, 174, 175
- untersuchen in der frühen Eröffnungsphase 89

Ausschabung 149

Ausscheidungsrhythmen 173

Austreibungsphase 98-102
- Aufgaben der Hebamme in der 100-102
- verzögerte 131-133
  siehe auch Gebären; Geburt

Auswahl treffen 30, 86 *siehe auch* Gegenanzeigen bei der Hausgeburt

B-Streptokokken 32, 179

Baby
- Ausscheidungsrhythmen 173
- Dehydration 172, 174
- Ertasten des 27
- Erziehungseinstellungen 174
- Farbe der Kopfhaut 104

- Hautbeschaffenheit des 172
- Hautfarbe des 172
- Komplikationen nach der Geburt 178-183
- Körperpflege 183
- Nabelstumpf 172, 174
- Schläfrigkeit 173
- Schreien des 173, 174
- Stillhäufigkeit 173, 174
- Teilnahmslosigkeit 173
- Temperatur prüfen 182
- Tod des 167
- Untersuchung 113-115
- Verdauungsstörungen des 173
- Verhalten des 174
- Verwöhnen des 174
- Wasser zufüttern 172
- Wasserlassen des 173
- Wiederbelebung 161-165
Babyöle 183
Babypuder 183
Babyshampoos 183
Baden
- Badezusätze für das Baby 183
- in der frühen Eröffnungsphase 91
- nach dem Nähen 161
Bänderschmerzen 35f.
Baldriantee 136
Balintgruppen 209
Bauch (des Babys), Untersuchung 114
Bauchmuskeltonus nach der Geburt 177
Bauchmuskelübungen 177
Becken
- abnormes 30
- androides (»männliches«) 26
- Beckenformen 23
- Beckenmaße, Feststellen der 23
- Empfindlichkeit im 35
- gynekoides (normales weibliches) 125
- Unterleibsinfektionen 184f.
- Untersuchung des 23-26
- verengtes 30
Beckenanomalien als Gegenanzeige der Hausgeburt 30
Beckendruck 126, 127
Beckendurchmesser siehe Conjugata
Beckeneingang 26
- ausreichende Größe des 72
- verengter 125f.
Beckenmitte, Verengung in der 126
Beckenwiegen 36, 39
- bei der aktiven Geburtsarbeit 94

beginnende Fehlgeburt 57
Beifuß 40
Beinwellwurzel 40
Beobachtung nach der Geburt 115f.
Beratung
- Bluthochdruck und 63
- Techniken der 41f.
Berührung
- Baby mit Blähungen und 181f.
- bei der aktiven Geburtsarbeit 94
Berührungsempfindlichkeit der Brüste 177
berufstätige Mütter 30, 77f.
Beschwerden, allgemeine körperliche 35-41
Beugung des Kopfes 45, 126
- Ertasten der 46
Beugung des Kopfes in rechter vorderer Hinterhauptlage 131
Bewegung, Übungen 27-30, 57
- und Bluthochdruck 62
- gegen Blutungen 146
- nach der Geburt 176f.
- Streß und 78
Bierhefe 40
Bilirubin 179f.
Bilirubintest 172
bimanuelle Kompression 151, 153
bimanuelle Untersuchung 22
Bindehautblutungen (der Augen) 114
Bisherige Schwangerschaften (Formblatt) 228-232
Blähungen 181f.
Blasenentzündung 33
Blasenmole 59f.
Blasensprung 88, 89, 102
Bleichmittel und Wundsein 182
Blutbild 31
Blutdruck
- hoher siehe Hypertonie
- Messen bei der aktiven Geburtsarbeit 94
- Messen in der frühen Eröffnungsphase 92
- Messen in der Schwangerschaft 21, 62
- nach der Geburt 172
Blutentnahme aus der Kopfhaut siehe fetale Blutentnahme
Blutgerinnsel, nach der Geburt 185
Blutgruppe 32f.
Bluthochdruck siehe Hypertonie
Blutkoagel, wandständige 151
Blutprobe aus der Kopfhaut des Babys 134
Blutungen 19, 60f., 146-152
- der Bindehaut 114
- nach der Geburt 110, 112

– in der Nachgeburtsphase 148-152
– unter der Geburt 106
– während der Wehen 147f.
    siehe auch atonische Blutungen; Schmierblutun-
    gen
Bradykardie (der kindlichen Herztöne) 101, 104
Bromelaine 36
Brüste
– Berührungsempfindlichkeit 177
– Hochbinden der 167
– Knoten in den 173, 177
– Milchstau 173
– nach der Geburt 173, 177
– Untersuchung der 21f.
    siehe auch Brustwarzen
Brustatmung bei aktiver Geburtsarbeit 93
Brustkorb (des Babys), Untersuchung des 114
Brustwarzen
– nach der Geburt 171
– Stimulation der 137, 152
– Vorbereitung auf das Stillen 22
    siehe auch Brüste
Bulbocavernosus-Muskel 154, 156
Buphenin 70
Burgsmüller, Claudia 195

Calendulacreme 41, 182
Candida 39
Caulophyllum-Tee/-Tinktur 110, 137, 151, 152, 176,
    183
Cayennepfeffer gegen Blutungen 146f.
Chinesische Kräuter, Bluthochdruck und 63
Chlamydien 31f., 114
– Kultur/Abstrich 32
Chorioamnionitis 32, 137
Choriongonadotropin 59
Chorionzottenbiopsie 34
Chromosomenschäden 34
Conjugata
– diagonalis 24, 26
– vera 24, 26
Credé-Prophylaxe 114

Damm 104f., 154f., 156
– nach der Geburt 172, 174, 176
– heiße Kompressen für 103f.
– nach dem Nähen 161
Dammassage 48, 49, 99f., 103f., 105, 176
Dammschnitt 104, 106, 133, 144
– Beurteilung von 154f.
– nach der Geburt 176

– Nähen von 154f.
    siehe auch Nähte/Nähtechnik
Dampf 178
Deflexion, Streckung des kindlichen Kopfes 45,
    126, 129
Dehydration 172, 174
Despopoulos, Agamemnon 194
Desquamation 113
Diabetes 18, 19
– als Gegenanzeige der Hausgeburt 18
– Schwangerschaftsdiabetes 35, 61f.
diagonaler Beckendurchmesser 24, 26
Diaphragma 191
diastolischer Druck *siehe* Blutdruck
disseminierte intravasale Gerinnung 58
Döderlein-Bakterien 39, 40, 183
Doppler-Ultraschallgerät, bei heftigen Wehen 97
Down-Syndrom 34
Drehung 129-131
Drogen als Gegenanzeige der Hausgeburt 18, 30
drohende Fehlgeburt 57
Druck auf den Gebärmutterfundus 132
Druckstellen bei Ödemen, Präeklampsie und 65
Drüsenschwellungen 20
Dudenhausen, Joachim W. 194
Durchmesser zwischen den Sitzbeinhöckern 28
Durchtritt des Kopfes, Geburtsstillstand bei 105f.

echte Eklampsie 66 *siehe auch* Eklampsie; Präe-
    klampsie
Eihäute *siehe* Fruchtblase
Eileiter 59
Eileiterruptur 59
Eileiterschwangerschaft 59
eingeschränkte Herztöne des Kindes 95
Einstellen ins Becken 45, 72
– Ertasten des 46
Einstellung als Gegenanzeige der Hausgeburt 30
Einverständniserklärungen 207f.
Einziehungen (der Brust) 114
Eis 41
Eisen 27-29
– gegen Blutungen 146
– nach der Geburt 177
Eisenkombinationspräparate 54
Eisenmangelanämie 54f.
Eiskompressen
– Hämorrhoiden und 183
– nach dem Nähen 161
Eiweiß 57
– Bluthochdruck und 63

- gegen Blutungen 146
- nach der Geburt 177
- Präeklampsie und 64
- Schwangerschaftsdiabetes und 62
- Streß und 78

Eklampsie 136 *siehe auch* echte Eklampsie; Präeklampsie

ektopische Schwangerschaft 59

Eltern, Beziehung zu den 82-84

Elternsein, Umstellung aufs 177

emotionale Frauen 75

emotionale Klärung 36

Empfängnisverhütung
- nach der Geburt 175, 190f.
- Vorgeschichte 19

Enders, Gisela 195

Engstirnigkeit als Gegenanzeige der Hausgeburt 30

Entfremdung der Partner 80f.

Entspannung 36, 63
- Bluthochdruck und 63
- in der frühen Eröffnungsphase 91
- schreiendes Baby und 181
- Streß und 78

epigastrische Schmerzen, Präeklampsie und 65

Epilepsie als Gegenanzeige der Hausgeburt 18

Episiotomie *siehe* Dammschnitt

Erb-Duchenne-Lähmung 145

Erbkrankheiten, Untersuchung 19, 34

Erbrechen 36
- bei der aktiven Geburtsarbeit 95

Ernährung 30
- bei der aktiven Geburt 94f.
- in der frühen Eröffnungsphase 91
- als Gegenanzeige der Hausgeburt 30
- nach der Geburt 177
- in einer Zwillingsschwangerschaft 67

Eröffnung des Muttermundes 45
Untersuchung in der frühen Eröffnungsphase 92

Eröffnungsphase, verlängerte 118-124
    siehe auch Geburt

errechneter Termin (ET) 21

Erschöpfung 94, 121
- bei der aktiven Geburtsarbeit 95
- klinische 94, 121
- der Mutter 118-124

Erstgespräch 17f.

Ertasten *siehe* Palpation

Erythromycin 32, 186

Erythromycin-Salbe 114

Erziehungseinstellungen 174

Essen *siehe* Ernährung

essentielle Hypertonie 62

Extremitäten (des Babys), Untersuchung der 114f.

Falls ein Kliniktransport notwendig wird (Übersicht) 168f.

Familie, Auswirkung der Hebammentätigkeit auf die 210, 211

Familienanamnese 18-20

Farbe der Kopfhaut des Babys 104

Fehlgeburt 57f.
- Vorgeschichte 19

feindliche Haltung, Gegenanzeige der Hausgeburt 30

Fenoterol 70

fetale Blutentnahme 134

fetale Kopfmassage 134

Fieber *siehe* Temperatur

Finger (des Babys), Untersuchung der 114

Finger-Scheiden-Kontakt in der frühen Eröffnungsphase 89

Flexion *siehe* Beugung des Kopfes

Flüssigkeit 63, 102
- in der frühen Eröffnungsphase 89
- Verstopfung und 183

Flüssigkeitsbedarf, bei aktiver Geburtsarbeit prüfen 95

fötale Atemdepression 161

fötaler Distreß *siehe* schlechter Zustand des Babys

Folsäure 55f.

Fontanellen
- Ertasten in der frühen Eröffnungsphase 92
- große 93, 130, 131
- kleine 93, 129, 131

Fortbildungsgruppen 200

Frauen und Fortpflanzungstechnologie (Burgmüller) 195

Freunde 48

Fruchtblase
- Blasensprung 88, 89, 102
- intakte bei der Geburt 140f.
- Sprenger der 122
- vorzeitiger Blasensprung 136-139, 179

Fruchtsäfte 56
- in der frühen Eröffnungsphase 91

Fruchtwasser
- Tröpfeln des 88f.
- zuviel *siehe* Hydramnion
- zuwenig *siehe* Oligohydramnie

frühe Dezeleration *siehe* Type I Dip

frühe Eröffnungsphase 88-93
- Ernährung in der 91
- Rolle der Hebamme in der 92f.
    siehe auch Geburt; Wehen

Frühgeburt 67, 69f.
Frühtief *siehe* Type I Dip
Fundus 22
Fundusmassage 151
Fundusstand, Messen des 26f.

Gaskin, Ina May 194
Gaumen des Babys, Untersuchung des 114
Gaumenspalte 165
Gebären
– Atmung während des 105
– Frühgeburt 67
– mit Glückshaube 142
– Haltungen beim 102f.
– schlechter Zustand des Babys 106
– Unterstützung des 102-108
  siehe auch Geburt; Wehen
Gebärmutter
– Bänder der 35f., 38
– nach der Geburt 171f., 174, 175, 176
– in der Schwangerschaft 22
Gebärmutteratonie 151-153, 183
Gebärmutterentzündung 19, 172, 174, 184f. *siehe
  auch* ektopische Schwangerschaft
Gebärmuttermassage 149
Gebärmutteroperationen 19
Geburt 88-116
– aktive Geburtsarbeit 93-96
– Austreibungsphase 98-102, 131-133
– Blutungen während der 147-149
– Eröffnungsphase 118-124
– frühe Eröffnungsphase 88-93
– Frühgeburt 67, 69-71
– Gebären 102-108, 128
– heftige Wehen 96
– Komplikationen bei der 117-169
– Nachgeburtsphase 109, 148-152
– Plateauphase/Geburtsstillstand 96-98
– Übergangsphase 96-98
– Vorwehen 45, 88, 89f.
– vorzeitige Wehen 67
– Wehen anregen 137
  siehe auch Gebären; Wehen
Geburtenkontrolle *siehe* Empfängnisverhütung
Geburtsbegleitung 196-200
– bei Hausgeburten 196-198
– in der Klinik 198-200
Geburtsgeschwulst 113, 132
Geburtslagen 37
– Gesichtslage 139f.
– hintere Hinterhauptlage 121

– intakte Fruchtblase, Vorliegen der 140-142
– Stirnlage 140
– Vorderhauptlage 140
– Vorliegen kleiner Teile 140
Geburtsstillstand
– während des Durchtritts 105f.
– bei hinterer Hinterhauptlage 129-131
– körperliche Ursachen 118-122
– psychische Ursachen 123f.
– im tiefen Querstand 126
Geburtsurkunde und künstliche Befruchtung 82
Geburtszimmer 48
Gefäßverengung 63
Gefahrenzeichen in der Schwangerschaft 87
Gegenanzeigen bei der Hausgeburt 18, 30 *siehe
  auch* Auswahl treffen
Gehen
– Bluthochdruck und 62
– gegen Blutungen 146
– bei der aktiven Geburtsarbeit 94
– in der Schwangerschaft 57
Gelbsucht 72, 172, 174, 179f.
Gelbwurzel 40, 41
Gemüse 55, 56f., 63, 64
Genitalien (des Babys), Untersuchung der 114
gerader Durchmesser 24, 26
Geräusche in der Austreibungsphase 99
Gerinnungsstörungen als Gegenanzeige der Hausge-
  burt 18
Geschlechtskrankheiten als Gegenanzeige der Haus-
  geburt 18
Geschlechtsverkehr *siehe* Sex/Sexualität
Geschwister bei der Geburt 44
geschwollene Knöchel 39
Gesichtslage 139f.
Gespräch, erstes 17f.
Gestationsalter des Babys 21
Gewicht
– des Babys 115
– der Mutter 21
Gewichtszunahme 56f.
– Präeklampsie und 64
Gläserne Gebär-Mütter (Schindele) 195
Gleitmittel nach der Geburt 175
Glukose-Screening 35, 61
Glukose-Toleranztest (GTT) 61f.
Glukosetest (zwei Stunden nach Mahlzeit) 62
Goldene Tips für Väter (Überblick) 116
Gonorrhoe 31, 114
Gonorrhoetest 31
grippeähnliche Symptome 20

große Fontanelle 130, 131
Grünkohl 56
Grundregeln bei der Säuglingswiederbelebung (Checkliste) 165
Gut für dich sorgen in der Schwangerschaft (Test) 51-53
Gute Hoffnung – jähes Ende (Lothrop) 195
gynäkologische Krankengeschichte 18f.
gynekoides Becken 68, 125

Hämatokrit (Hk) 31, 55f.
– nach der Geburt 177
Hämatome 172
– nach der Geburt 184
Hämodilution 55
Hämoglobin (Hb) 31, 55
Hämorrhoiden 39
– nach der Geburt 183
Häubchen 156
halbsitzende Stellung bei der Austreibung 102f.
Hals (des Babys), Untersuchung des 114
Haltungen
– bei der Geburt 102f.
– bei der aktiven Geburtsarbeit 94
Hamlin, Dr. 129
Harnröhre, Risse der 104f.
Harnröhrenbereich, Schutz des 105
Harnröhrenmündung 156
Haupt, Harald 195
Hausbesuche 48f.
– am dritten Tag 173-175
– in der 3.-6. Woche nach der Geburt 175-177
– am ersten Tag 171-173
– routinemäßige 35
– am siebten Tag 175
Haut (des Babys)
– Beschaffenheit der 172
– Farbe der 172
– Überprüfen der 113
Hautläppchen 114
Hb *siehe* Hämoglobin
HCG 59
Hebamme
– auswählen 15
– Berufsprofil 11-14
– werden 192-204
Hebammenkoffer 204
– Checkliste 237
Hebammenlehrbuch (Martius) 194, 195
Hebammenpraxis 202-209
– Aufzeichnungen 207f.

– Außenkontakte 206
– Ausstattung der 204
– Auswirkungen langer Tätigkeit 210-212
– Balint-/Supervisionsgruppen 209
– Einrichtung der 204f.
– Einverständniserklärungen 208
– Gemeinschaftspraxis 208f.
– Hygiene 205f.
– Karteiführung 207f.
– auf dem Land 202-204
– medizinischer Hintergrunddienst 206f.
– Öffentlichkeitsarbeit 206
– Organisation 204f.
– Ort der 202-204
– Protokolle 207f.
– in der Stadt 202-204
– Vertraulichkeit/Schweigepflicht 208
Hebammenschulen 216, 218
Hebammenzeitschriften 241
Hecheln während der Geburt 105
Hefe 40, 56
Hefepilzinfektion 39
heftige Wehen 96-98 *siehe auch* Wehen
Heilkräuter 63, 89, 110, 136, 151, 183
heiße Kompressen als Dammschutz 103f.
Helmkrauttee 36, 63, 136
Hernie *siehe* Nabelbruch
Herpes 20, 40f.
Herzerkrankungen als Gegenanzeige der Hausgeburt 18
Herztöne (HT) des Kindes 27, 95, 161
– in der Austreibungsphase abhören 100f.
– Bradykardie der 101, 104
– eingeschränkte 95
– frühe Dezelerationen (Type I Dips) der 101
– in der frühen Eröffnungsphase abhören 92
– bei heftigen Wehen abhören 97
– langsame Erholungsphase der 95, 101
– Schwankungen der 27
– schwer hörbare 104
– späte Dezelerationen (Type II Dips) der 95, 101
– Tachykardie der 95, 137
– Untersuchung der 113
– variable Dezelerationen (Type III Dips) der 95, 101
hintere Hinterhauptlage 121
hinteres Scheidenhäutchen 156
Hintergrunddienst, medizinischer 206f. *siehe auch* Krankenhaustransport
Hinterkopf 45, 129
Hirtentäschel 110, 151, 176
Hitzepickel 182

Hk *siehe* Hämatokrit
Hochbinden der Brüste 167
Hocken
- bei der aktiven Geburt 94
- in der Austreibungsphase 102, 132
- unter der Geburt 102
Hoden (des Babys), Untersuchung der 114
Höhenstand des Babys 45, 47, 72, 92
hoher Blasensprung 89
hoher Blutdruck *siehe* Hypertonie
Honig 91, 94, 102, 172
Hopfentee/-tinktur 36, 63, 136
Hüften (des Babys), Untersuchung der 115
Hujber, Karlo 195
Hydramnion 66f., 165
Hydrozephalus 34, 165
Hygiene 206
Hymenalsaum 156
Hymenunregelmäßigkeiten 48
Hyperemesis gravidarum 36, 59
Hyperreflexie, Präeklampsie und 64, 65
Hyperthyreose als Gegenanzeige der Hausgeburt 18
Hypertonie 19, 62-64
- als Gegenanzeige der Hausgeburt 30
- der Mutter 135f.
- Präeklampsie und 64
- primäre/essentielle 62f.
- Schwangerschaftshypertonie 59, 62-64
Hypoglykämie 61, 71, 173, 178
Hypokalzämie 29, 61
Hypothermie 71

Infektionen
- in der frühen Eröffnungsphase 89
- der Gebärmutter 172, 174, 184f.
- Gelbsucht und 180
- Hefepilzinfektionen 39
- des Neugeborenen 179
- des Unterleibs 184f.
- vorzeitiger Blasensprung und 136-139, 179
Infektionen und Impfungen in der Schwangerschaft
  (Enders) 195
Ingwer 172
Injektionen 158f.
innere Schamlippen 156
innerer Muskelriß 154
innerer Muskeltonus, nach der Geburt 176
Insertio velamentosa 148
interkranialer Druck, während der Geburt 107
Intimität 123
intrauterine Mangelentwicklung (IUM) 70-72

Isoimmunisierung 33

Jogging 30, 62

Käseschmiere 113
Kaffee 29, 41, 63
Kaiserschnitt 19, 72
- als Ursache für Wochenbettdepressionen 188
Kalzium
- Bluthochdruck und 63
- in der frühen Eröffnungsphase 91
- Streß und 78
Kamille 36, 63
Karteiführung 207f.
Karunkel 48
Katecholamine 13
Kauterisation 19
Kefir in der frühen Eröffnungsphase 91
Kekse 36
Kephalhämatom 113f.
Kernikterus 180
Ketoazidose 121
Ketone, Untersuchung auf 95
Kinder 48, 49
- Auswirkungen der Hebammentätigkeit auf eigene
  210, 211
- bei der Geburt 44
Kitzinger, Sheila 194
Kleidung der Hebamme 205f.
Kleie 183
kleine Fontanelle 129f., 131
Klicktest 115
Klitoris 156
Klitorismassage 100
Klonus, Präeklampsie und 65
Klopfmassage 178
Knoblauch 40
Knöchel, geschwollene 39
Knoten in der Brust 173, 177
Koehler, Nan 126
körperliche Gegenanzeigen 30
körperliche Komplikationen 54-74
körperliche Untersuchungen 20-28
Körperpflege des Babys 183
Koffein *siehe* Kaffee
Kohl 56
Kohlehydrate
- in der frühen Eröffnungsphase 91
- Präeklampsie und 64
Kokain, Bluthochdruck und 63
Kolostrum 22

Komplikationen
- bei der Geburt 117-169
- körperliche 54-74
- nach der Geburt (beim Baby) 178-183
- nach der Geburt (bei der Mutter) 183-191
  siehe auch Krankenhaustransport; medizinischer
  Hintergrunddienst/Konsultationsmöglichkeiten
Komplikationen nach der Geburt
- beim Baby 178-183
- bei der Mutter 183-191
Kompressen (heiße) am Damm 103f., 105
Kondom 191
Konisation 19
Konsultationsmöglichkeiten, medizinische 206f.
Kopf des Babys
- Farbe des 104, 161
- Schuppen auf dem 182
- Untersuchung des 113f.
Kopfhautmassage des Babys 134
Kopfschmerzen 20, 36, 65
Krampfadern 39
Krankengeschichte 18-20
Krankenhaustransport 118, 168f.
- als Quelle von Wochenbettdepressionen 189
  siehe auch medizinischer Hintergrunddienst/Kon-
  sultationsmöglichkeiten
Krankheitsgeschichte und persönlicher Hintergrund
  (Formblatt) 220-226
Kreislaufprobleme 30, 39
Kreuzbeinwölbung 26
Krümmungen (der Wirbelsäule) 114
Kryochirurgie 19
künstliche Befruchtung 82

La Leche Liga 18, 78 *siehe auch* Stillgruppen
Laboruntersuchungen 30-35
Lactobacillus acidophilus *siehe* Döderlein-Bakterien
Landpraxis 202-204
lange Eröffnungsphase 118-124
Langman, Jan 195
langsame Erholungsphase der kindlichen Herztöne
  95, 101
Lanolinsalbe 171
Lebensmittelvergiftung 172
Leber 55
Lehrbuch der Geburtshilfe (Martius) 194
Lehrzeit bei einer Hausgeburtshebamme 200f.
lesbische Mutter 81f.
letzte Periode (LP) 21
letzte Regel (LR) 21
liegende Haltung

- bei der aktiven Geburt 94
- bei der Austreibung 102
Ligamentum sacrospinale 26
linke hintere Hinterhauptlage 129
Lippen (des Babys), Untersuchung der 114
Literaturempfehlungen 194f.
Lösung, vorzeitige *siehe* vorzeitige Plazentalösung
Lokalanästhetikum 156, 158f.
Lothrop, Hannah 195
Lungen (des Babys), Untersuchung der 113
Lungenembolie (nach der Geburt) 185
Lungenentzündung des Neugeborenen 102
Lungenerkrankungen als Gegenanzeige der Hausge-
  burt 18
Lysin 41

Maisstärke 183
makrozytäre Anämie *siehe* megaloblastuläre Anämie
Mandeln 55
Mangelgeburt 70-72
Mangold 56
Martius, Gerhard 194
Massage 48, 133, 154
- bei der aktiven Geburtsarbeit 94
- bei der Austreibung 103f.
- des Damms 48, 49, 99f., 103f., 105, 176
- in der frühen Eröffnungsphase 89
- des Fundus 151
- der Gebärmutter 149
- des Harnröhrenbereichs 104
- der Klitoris 100
- der Schamlippen 100
- der Scheide 99f.
Mastitis 186
MCH (Hämoglobingehalt der Einzelerythrozyten) 55
MCHC (mittlere Hämoglobinkonzentration des Einzelerythrozyten) 55
MCV (mittleres Erythrozyteneinzelvolumen) 55
mechanische Empfängnisverhütung 191
Meditation, Streß und 78
medizinische Aufzeichnungen und Protokolle 207-
  208
Medizinische Embryologie (Langman) 195
medizinischer Hintergrunddienst/Konsultationsmög-
  lichkeiten 206f. *siehe auch* Krankenhaustransport
megaloblastuläre Anämie 55
Mekonium 102, 173
- Aspiration 178
- in der Austreibungsphase 106
- in der frühen Eröffnungsphase 89
Melasse 172, 178, 180 *siehe auch* Sirup

Meningitis 179
Messen des Babys 115
Methergin 149, 151
Metronidazol 39
Mikrozephalie 34
mikrozytäre Anämie *siehe* Eisenmangelanämie
Milch *siehe* Muttermilch
Milchbildung *siehe* Muttermilch; Stillen
Milchschorf 182
Milchstau 173, 186
Mineralöl 183
Mißbildungen beim Baby 165-167
missed abortion *siehe* verhaltene Fehlgeburt
Mißverhältnis 121
Mißverhältnis zwischen kindlichem Kopf und Bek-
    ken der Mutter 72, 121, 124-129
Mola hydatiformis 59f.
Mongolenflecke 113
Moro-Reflex 115
Mothering (Zeitschrift) 33
Müdigkeit 20, 36
Mütter
– ältere 34, 79f.
– Ängste von 41
– alleinerziehende 75-77, 188
– berufstätige 30, 77f.
– Beziehungen zu 82-84
– Dehydration/Flüssigkeitsmangel der 172
– Entfremdung vom Partner 80f.
– Komplikationen im Wochenbett 183-191
– lesbische 81f.
– überaktive 57
– untergewichtige 57
– vegetarische 56
mütterliche Anspannung 133
mütterliche Erschöpfung 118-124
mütterlicher Bluthochdruck 135f.
Mund-Scheiden-Kontakt in der frühen Eröffnungs-
    phase 89
Mund-zu-Mund-Beatmung 163
Muskeltonus
– der Bauchmuskulatur 177
– innerer 176
Mutterbänder 35f., 38
Muttermilch 173, 174 *siehe auch* Stillen
Muttermilchgelbsucht 179f.
Muttermund
– nach der Geburt 175, 176, 177
– Untersuchung in der frühen Eröffnungsphase 92
– Untersuchung in der Schwangerschaft 22, 45-47
Muttermundödem 121

Muttermundriß 150
Muttermundsaum 121f.
Myome 19

Nabelbruch 114
Nabelschnur
– Abdrücken der 134
– Druchtrennen der 109
– eingezwickte 134
– Einklemmung 134
– Probleme mit der 134f.
– Stumpf 172, 174
– Umschlingung 134
– Untersuchung während der Geburt 106f.
– Vorfall der 68, 134f.
– Zug an der (kontrollierter) 109, 148
Nachgeburtsphase 109
– Blutungen während der 148-152
    siehe auch Geburt
Nachsorge 170-191
Nachtkerzenöl 19, 45
Nachuntersuchung in der 3. bis 6. Woche 175-177
Nachwehen 183
Nährhefe 56
Nähte/Nähtechnik 155-161, 172
– nach der Geburt 175
– Untersuchung in der frühen Eröffnungsphase 92,
    93
– Versorgung 161
Narbengewebe 19, 45
Nase (des Babys), Untersuchung der 114
natürliche Empfängnisverhütung 191
Natürliche Geburt (Kitzinger) 194
Natürliche Geburtsvorbereitung und Geburtshilfe
    (Wilberg/Hujber) 195
Naturheilmittel *siehe* Heilkräuter
Nebacetin 114
Nervosität 30
– Präeklampsie und 65
    siehe auch Reizbarkeit
Neugeborene, Das (Haupt) 195
Neugeborenenhypokalzämie 29
Neugeboreneninfektion 179
Neugeborenenpneumonie 102
Neugeborenes *siehe* Baby
Nierenentzündung 39
Nierenklopfschmerz 39
Nierenkrankheiten als Gegenanzeige der Hausgeburt
    18
Nikotin, Bluthochdruck und 63
Non-Streß-Test 62, 73f.

oberflächliche Thrombophlebitis 185

Obst 40, 56f., 63, 64
Obstsaft *siehe* Fruchtsäfte
Ödeme 20, 21
– Eindrücken der Haut 65
– am Muttermund 121
– Präeklampsie und 64f.
Öffentlichkeitsarbeit 206
Öl 103, 105
– Wundsein und 182
örtliche Betäubung *siehe* Lokalanästhetikum
Östriole 73
Ohren (des Babys), Untersuchung der 114
Oligohydramnie 74, 165
Olivenöl 94, 99, 154, 183
Olivenölseife 183
Orgasmus beim Stillen 185
Oxytozin 70, 128, 137, 149, 151, 152
– Gelbsucht und 181

Palpation 27
– in der frühen Eröffnungsphase 92
Papaya 36
Partner, Auswirkungen der Hebammentätigkeit auf
    den 210, 211
Partner, Entfremdung der 80f.
Pessar 191
Pfeffer (Cayenne-), gegen Blutungen 146f.
Pfefferminz 40
Pfeilnaht 92, 93, 130, 131
Pflaumen (-saft) 55, 183
Phototherapie 180
Pille 190
Placenta accreta 152
Placenta prävia 60f., 147
– Diagnose der 61
– marginalis 60
– partialis 60
– bei einer Steißlage 68
– totalis 60
Plateauphase 96 *siehe auch* Geburt
Platzwunden an den Schamlippen 154, 176
Plazenta 73
– Geburt der 109-112
– kindliche Seite 110
– manuelle Lösung der 149
– mütterliche Seite 111
– Nebenplazenta 112
– tiefer Sitz der 60f.
– Untersuchung der 112
– verzögerte Ablösung der 152-154

– vorzeitige Lösung der 60, 135, 147
Plötzlicher Kindstod (SIDS) 173
Polyglobulie 72, 113
Polyhydramnion *siehe* Hydramnion
Polypen am Muttermund 60
postpartale Depression 186-189
Präeklampsie 20, 21, 64-66, 135
Praktische Geburtshilfe (Pschyrembel/Dudenhausen)
    61, 194
Praktische Hebammen (Gaskin) 194
Praxis *siehe* Hebammenpraxis
Praxiseinrichtung 204f.
Praxisorganisation 204f.
Praxisort 202-204
primäre Apnoe 162
Privatleben, Auswirkungen der Hebammenarbeit auf
    210-212
Probewehen 74, 88
Probleme in der Schwangerschaft 54-87
Progesteron 39
Promontorium 26
Protein *siehe* Eiweiß
Proteinurie, Präeklampsie und 65
Protokolle, medizinische 207f.
Pschyrembel, Willibald 61, 194
Pschyrembel Klinisches Wörterbuch 195
psychische Belastungen 74-85
psychische Fähigkeiten von Hebammen 211
psychische Gegenanzeigen 30
Puls
– in der frühen Eröffnungsphase, Untersuchung 92
– nach der Geburt 172
– bei der aktiven Geburtsarbeit, Untersuchung 95
– in der Schwangerschaft 21
Pyelonephritis 39

Querlage 68f.

Rauchen 18, 41
rechte hintere Hinterhauptlage 129
rechte hintere Hinterhauptlage in Schräglage, Dre-
    hung aus 131
rechte vordere Hinterhauptlage, Beugung des Kop-
    fes 131
Reflexe
– des Babys prüfen 115
– der Mutter prüfen 21
reine Steißlage 68
Reizbarkeit, des Babys 181f.
Reizbarkeit, nervöse 30, 181f.
– Präeklampsie und 65

Rh$_0$-Gammaglobuline 33
Rhesusfaktor (Rh) 32f.
Riesenkind 72f.
Ringelblumenextrakt 41
Risse 48, 105, 154f., 176
– der Harnröhre 105
– des Harnröhrenbereichs 104
– des Muttermunds 150
– schauen nach 112f.
– der Scheide 150f.
– vermeiden 103f.
   siehe auch Nähte/Nähtechnik
Rizinusöl, Einleitung mit 64, 72f., 74, 138
Roche Lexikon Medizin 195
Röntgenuntersuchungen
– bei Steißlage 68
– um eine vorübergehende Tachypnoe festzustellen
   179
Röteln
– Antikörper-Titer 32
– als Gegenanzeige der Hausgeburt 18
Rosinen 55
Rosmarin 40
Rotes Kreuz 163
Routineuntersuchungen 35
Rückbildungsübungen 176f.
Rücken (des Babys), Untersuchung des 114
Rückenlage *siehe* liegende Haltung
Rückenschmerzen 38f.

Säugling *siehe* Baby
Säuglingswiederbelebung 163, 165
Saft *siehe* Fruchtsäfte
Salbeitee 167
Salben und Cremes 41
Salz, Bluthochdruck und 63
Sauerstoff 178
– in der Austreibungsphase 101
Sauerstoffmangel 64
Schädigungen und Behinderungen 34
Schafgarbe 40
Schambein 26f.
Schambein, Druck über dem 144
Schambeinbogen 26
Schambeinfuge 24, 131
Schamlippen 156
– Platzwunden an den 154, 176
Schamlippenkommissur 156
Schamlippenmassage 100
Scheide 156 *siehe auch* vaginal…
Scheidenentzündung 20, 32, 39f.

– Spülung bei 39f.
Scheidenfalten 156
Scheidengewebe, Verletzung des 150
Scheidenmassage 99f.
Scheidenmuskulatur, Wahrnehmung/Beweglichkeit
   der 48, 100
Scheidenriß 150f.
Scheidenschleimhaut 156
Scheidenspülung 39f.
Schilddrüsenerkrankungen als Gegenanzeige der
   Hausgeburt 18
Schindele, Eva 195
Schläfrigkeit 173
Schlafrhythmen nach der Geburt 174
schlechter Zustand des Babys 89, 101, 106, 133f.,
   161f.
Schleim, während der Geburt 106
Schleimpfropf 88
Schlüsselbein 115, 145
Schmerzen 20, 36, 39
Schmerzzustände 36
Schmierblutungen 19, 60 *siehe auch* Blutungen
Schneidersitz bei der aktiven Geburt 94
Schokolade, Bluthochdruck und 63
schräger Durchmesser 24, 26
Schräglage, steile 69
Schräglage in rechte vordere Hinterhauptlage, Dre-
   hung aus 131
Schraubenhandgriff 143
Schreckreflex *siehe* Moro-Reflex
Schreien des Babys 173, 174
– Blähungen und 181f.
Schreien während der Austreibungsphase 99
Schulterdystokie 115, 142-145
Schuppen auf dem Kopf des Babys 182
Schwangerenvorsorge, Aufzeichnungen über die
   (Formblatt) 233
Schwangerschaft
– ektopische 59
– Probleme in der 54-87
– Tests 23, 166
Schwangerschaftsdiabetes 35, 61f.
Schwangerschaftserbrechen 36 *siehe auch* Hypere-
   mesis gravidarum
Schwangerschaftshypertonie 59, 62
schwarze Mehlbeere 183
Schwellungen *siehe auch* Wasseransammlungen
– nach dem Nähen 161
Schwerpunkte der Ausbildung (Übersicht) 196
Schwimmen 62, 146
Schwimmhautbildung 114

Sehstörungen 20
– Präeklampsie und 65
seitlich (am Rand) abgelöste Plazenta 60
sekundäre Apnoe 162
Sepsis 178, 179
Sex/Sexualität
– in der frühen Eröffnungsphase 89
– nach der Geburt 175, 189f.
– Probleme mit 84f., 189
Sichelzellenanämie 34
SIDS (Plötzlicher Kindstod) 173
Silbernagl, Stefan 194
Sirup 55 *siehe auch* Melasse
Sitzbäder 172
Sitzbeinhöcker 26, 28
Sitzbeinstachel 25, 26, 47
sitzende Haltung bei der aktiven Geburtsarbeit 94
Skorbut 29
Sodbrennen 36
Sonnenlicht, Behandlung von Gelbsucht durch 180
Sonographie *siehe* Ultraschall
Soor 39, 182f.
späte Dezeleration *siehe* Type II Dip
Spättief *siehe* Type II Dip
Spina bifida 34, 166 f.
spinale Meningitis 32
Spinat 56
Spirale 19, 191
Spirituelle Hebammen (Gaskin) 194
spontaner Abgang 19, 57
Sport 27-30
– und Bluthochdruck 62
sportlich orientierte Frauen 74f.
Sprengen der Fruchtblase 122
Spülen mit Wasserflasche 172, 184
– nach dem Nähen 161
Spülung bei vaginalen Infektionen 39f.
Stadtpraxis 202-204
Stehen in der Austreibungsphase 102
Steißbein 26
Steißlage 68f.
– überraschende 145f.
Stepping Stones to Labour Ward Diagnosis (Ham-lin) 129-131
sterile Technik 157f.
Stillbuch, Das (Lothrop) 195
Stillen 174, 185f.
– Stillhäufigkeit 173, 174
– Unterbinden der Milchbildung 167
   siehe auch Muttermilch
Stillgruppen 170 *siehe auch* La Leche Liga

Stirnlage 140
Streptokokken 32, 179
Streß, berufstätige Mütter und 77f.
Studentinnen *siehe* berufstätige Mütter
Stuhl, Infektionen durch 105
Stuhlgang 172
Symphyse 24, 131
synthetische Materialien 183
Syphilis 31
Syphilistest 31
systolischer Druck *siehe* Blutdruck

Tabak als Gegenindikation der Hausgeburt 30
Tachykardie der kindlichen Herztöne 95, 137
Tachypnoe 178f.
Talkum 183
Taschenatlas der Physiologie (Silbernagl/Despopou-los) 194
Tay-Sachs-Syndrom 34
Tees 36, 151
– Baldrian 136
– Caulophyllum 176
– in der frühen Eröffnungsphase 91
– Helmkraut 36, 136
– Hirtentäschel 176
– Hopfen 36, 136
– Kamille 36
– Kräuter 89
– Salbei 167
Teilnahmslosigkeit 173
teilweise Plazentalösung 148-150
Tempeh 56
Temperatur
– des Babys prüfen 182
– in der frühen Eröffnungsphase prüfen 89
– nach der Geburt 172, 174
– bei der aktiven Geburtsarbeit prüfen 95
– in der Schwangerschaft 21
Termin, nach dem geboren 73
Tests in der Frühschwangerschaft 166
Tetrazykline 32
Tetrazykline-Tropfen 114
Thalassämie 34
Thorax *siehe* Brustkorb
Thrombophlebitis 185
tiefe Bauchatmung
– bei der aktiven Geburtsarbeit 93
– Blähungen beim Baby und 181
tiefe Thrombophlebitis 185
tiefer Querstand, Geburtsstillstand im 126
tiefsitzende Plazenta 60f.

Tine-Test 33f.
Tinkturen, Kräuter- 110, 136, 151, 152, 183
Tod des Babys 57f., 161, 167
Tofu 57
Totgeburt 167
Toxoplasmose 20
Transport *siehe* Krankenhaustransport
Transportbericht nach abgebrochener Hausgeburt
    (Formblatt) 234
Trauern 167
Trichomoniasis 39f.
Trisomie 21 *siehe* Down-Sydrom
Tuberkulose 33f.
Type I Dip 101
Type II Dip 95, 101
Type III Dip 95, 101

Übelkeit 36
überaktive Mütter 57
Überarbeitung der Hebamme 211f.
Übergangsphase 96-98 *siehe auch* Geburt
Übergewicht als Gegenanzeige der Hausgeburt 30
übergroßes Baby 72f.
übermäßige Fruchtwassermenge *siehe* Hydramnion
überraschende Steißlage 145f.
Übertragung 73f.
Ultraschall 34, 68, 166
– zum Erkennen eines Hydramnions 66
– zum Erkennen einer Placenta prävia 61
– zum Erkennen von Übertragung 74
– zum Erkennen einer verhaltenen Fehlgeburt 58
– zum Erkennen von Zwillingen 67
– bei einer Steißlage 69
Umgebung 123
– in der frühen Eröffnungsphase 91
Umklammerungsreflex *siehe* Moro-Reflex
Umstellung aufs Elternsein 177
unkoordinierte Wehen 45, 89f.
unregelmäßige Wehen 45
Unreife *siehe* Frühgeburt
Unreife, funktionelle 73
Unterernährung als Gegenanzeige der Hausgeburt 18
untergewichtige Mütter 57
Unterstützung der Hebamme (Übersicht) 213
Untersuchungen
– in der 3.-6. Woche nach der Geburt 175-177
– routinemäßige 35
    siehe auch Hausbesuche
unvollkommener Wirbelschluß 114
Urinieren *siehe* Wasserlassen
Urinuntersuchung

– in der frühen Eröffnungsphase 92
– bei der aktiven Geburtsarbeit 95
– in der Schwangerschaft 21, 33
Uterus *siehe* Gebärmutter

Väter
– Ängste von 42
– Beteiligung von 42-44
– Beteiligung in der Austreibungsphase 100
– Beziehung zu 82-84
– entfremdete 80f.
– als Ursache von Wochenbettdepressionen 187f.
Vagina 156 *siehe auch* Scheide
vaginale Blutungen 60f.
vaginale Geburt nach Kaiserschnitt 19
vaginale Untersuchungen 49
– in der frühen Eröffnungsphase 92f.
– bei heftigen Wehen 97
vaginaler Schleimausfluß beim Baby 114
variable Dezeleration *siehe* Type III Dip
Vasa prävia 148
vegetarische Mütter 56
verantwortungslose Einstellung als Gegenanzeige
    der Hausgeburt 30
Verbrauchskoagulopathie 58
Verdauungsenzyme 36
Verdauungsstörungen 36, 173
verengter Beckeneingang 125f.
verengtes Becken, Gegenanzeige der Hausgeburt 30
Verhärtungen am Muttermund 19
Verhalten 174
verhaltene Fehlgeburt 58
verstandesmäßig orientierte Frauen 75
Verstopfung 30, 39
– nach der Geburt 183
Verstreichen des Muttermundes 45
– Untersuchung in der frühen Eröffnungsphase 92
Vertraulichkeit 208
Verwöhnen des Babys 174
verzögerte Austreibungsphase 131-133
verzögerte Plazentalösung 152-154
Vierfüßlerstand
– bei der aktiven Geburt 94
– bei der Austreibung 102f.
Vitamin B 36, 55f.
– gegen Blutungen 146
– nach der Geburt 177
– Streß und 78
Vitamin C 28, 54
– in der frühen Eröffnungsphase 89
– nach der Geburt 177

– Streß und 78
Vitamin E 28, 39, 171, 183
– Nähte und 161
Vitamin-E-Lanolinsalbe 171
Vitamin K 114, 140, 145
– gegen Blutungen 147
Vollfettkäse 57
vollkommene Steißfußlage 68
vollkommener Nabelschnurvorfall 134f.
vollständige Plazentalösung 60
voraussichtlicher Geburtstermin 21
Vorderhauptlage 140
Vorderkopf 45, 129
Vorgeschichte, medizinische 18-20
vorletzte Periode 21
Vorliegen kleiner Teile (bei Schädellage) 140
vorliegende Plazenta 60
vorliegender Arm, Entwickeln des 140, 141
Vorräte
– für Eltern 238
– für die Hebamme 204, 237f.
– zum Nähen 156f.
Vorsorge 16-53
Vorsorgeuntersuchungen 35
vorübergehende Tachypnoe 178
Vorwasser 89
Vorwehen 45, 88, 89f. *siehe auch* Wehen
vorzeitige Geburt 69f. *siehe auch* Frühgeburt; Geburt
vorzeitige Plazentalösung 60, 135, 147
vorzeitige Wehen 67 *siehe auch* Geburt; Wehen
vorzeitiger Blasensprung 136-139, 179

Walsh, John 154, 155-161
wandständige Blutkoagel 151
Was die Eltern bereithalten müssen (Checkliste) 238
Was tun, wenn das Baby schreit? (Checkliste) 181
Wasser für das Baby 172
Wasseransammlungen 20 *siehe auch* Schwellungen
Wasserdampf 178
Wasserflasche, Spülung mit 172, 184
– nach dem Nähen 161
Wasserlassen
– in der frühen Eröffnungsphase 89, 91
– nach der Geburt 173, 183
– bei der aktiven Geburtsarbeit 94
– Präeklampsie und 64, 65
– bei heftigen Wehen 97
Wehen 88, 89f.

– unkoordinierte 45, 89f.
– unregelmäßige 45, 88
– bei verengtem Beckeneingang 125f.
– Vorwehen 74, 88, 89f.
  siehe auch Gebären; Geburt
Wehen-Belastungstest 74
Wehenhemmer 70
Wehenhilfe 95
Wehenreaktionstypen *siehe* Type I Dip; Type II Dip; Type III Dip
Wehenstillstand bei hinterer Hinterhauptlage 129-131 *siehe auch* Geburtsstillstand
Wein
– in der frühen Eröffnungsphase 91
– gegen Frühgeburtsbestrebungen 58
Wendung 69
Wiederbelebung des Neugeborenen 161-165
Wilberg, Gerlinde M. 195
Windpocken als Gegenanzeige der Hausgeburt 18
Wirbelsäule (des Babys), Untersuchung der 114
Wochenbett, Hinweise für das (Checkliste) 236
Wochenbettdepression 175, 176, 186-189
Wochenbettpflege (Formblatt) 235
Wundsein 182

Yoga 30, 36
Yoghurt 36, 40, 91

Zaubernuß, Hämorrhoiden und 183
Zehen (des Babys), Untersuchung der 114
»Zeichnen« 88
Zeitschriften für Hebammen 241
zentral abgelöste Plazenta 60
Zervixpolyp 60
Zinkoxyd 41
zu kleines Baby 70-72
Zucker 29, 40, 56
– Schwangerschaftsdiabetes und 62
Zug an der Nabelschnur, kontrollierter 109, 148f.
Zusammenarbeit mit einer Partnerin 208f.
zuwenig Fruchtwasser *siehe* Oligohydramnie
Zwillinge 19
– feststellen 67f.
Zyanose 179
Zytomegalie 20
– als Gegenanzeige der Hausgeburt 18
Zytomegalie-Virus 20
– als Gegenanzeige der Hausgeburt 18